WILEY

Targeted Drug Delivery

靶向药物递送

[印] 约格什瓦尔·巴赫哈夫 主编
(Yogeshwar Bachhav)
侯宏卫 陈欢 尹长锋 主译

化学工业出版社
·北京·

内容简介

本书系统总结了现代靶向给药技术的最新进展与应用，融合药物发现与开发的跨学科视角，涵盖从基础理论到临床转化的全链条知识。阐述了小分子、肽类、蛋白质、抗体及核酸等多元药物的靶向递送策略，深入解析脂质体、抗体-药物偶联物、PROTAC、外泌体、金属配合物等前沿递送系统，探讨脑部递送、口服靶向前药、纳米医学及微机电设备等关键技术，并结合主题深入探讨了靶向药物递送系统的临床评估和未来方向。

本书适合药物化学家、制剂研究人员、生物医药工程师及高级药学专业师生阅读，为靶向治疗领域提供专业参考。

Targeted Drug Delivery, 1st edition/by Yogeshwar Bachhav. //Methods and Principles in Medicinal Chemistry: Vol. 82/by R. Mannhold, H. Buschmann and J. Holenz.
ISBN 978-3-5273-4781-0

北京市版权局著作权合同登记号：01-2025-3879

图书在版编目（CIP）数据

靶向药物递送 /（印）约格什瓦尔·巴赫哈夫（Yogeshwar Bachhav）主编；侯宏卫，陈欢，尹长锋主译. -- 北京：化学工业出版社，2026. 2. -- ISBN 978-7-122-49060-5

Ⅰ. R979.1

中国国家版本馆CIP数据核字第202546QE19号

责任编辑：李晓红　　文字编辑：张瑞霞
责任校对：王　静　　装帧设计：王晓宇

出版发行：化学工业出版社
（北京市东城区青年湖南街13号　邮政编码100011）
印　　装：中煤（北京）印务有限公司
710mm×1000mm　1/16　印张25½　字数453千字
2026年2月北京第1版第1次印刷

购书咨询：010-64518888　　售后服务：010-64518899
网　　址：http://www.cip.com.cn
凡购买本书，如有缺损质量问题，本社销售中心负责调换。

定　　价：298.00元　

译者名单

主　译：侯宏卫　　陈　欢　　尹长锋

译　者：

侯宏卫	陈　欢	尹长锋	张靖彬
李　鑫	马玉努	李　洁	吴夏青
倪　震	廖　雪	韩书磊	付亚宁
王红娟	田雨闪	李　晓	崔利利
宋　政	张钰梦	张淑红	刘瑞霞

序言

《靶向药物递送》作为《药物化学方法与原理》系列图书其中一卷，由Yogeshwar Bachhav主编，通过系统阐述小分子、肽类及大分子药物的多样化靶向策略，凸显了靶向药物递送技术对于尚未满足的医疗需求的关键作用。本书15个章节汇集了各领域国际知名专家的智慧，针对不同药物类型提供了全面的制剂学解决方案。优良药物的创制艺术和科学需要药物化学家掌握越来越多的技能。然而，药物研发的整个过程需要重大变革才能成为一个更具可持续性的科学实践。药物化学的不断演变涵盖多维度——从探索更丰富的分子类型，到与生物制药开发更紧密衔接；从在生物学和药物递送空间的高效化学导航，到优化活性分子设计以精准作用于生物系统内的靶标。但唯有实现安全有效的临床给药，针对特定疾病设计的分子才能彰显其价值。制剂科学正快速发展为药物开发成功的关键因素，而药物递送系统与基质的相互作用已成为早期药物开发阶段的核心考量。

本书独具匠心，着重展现药物发现和药物开发交叉领域的创新进展，而不仅仅是已获批或上市的药物。最重要的是，本书不仅探讨了小分子靶向策略，还包括核酸、肽/蛋白质和抗体等复杂生物制剂的靶向递送技术。

以下章节主题将呈现该领域的关键方面：

- 靶向药物递送基础；
- 利用靶向药物递送系统解决未被满足的医疗需求：聚焦纳米医学应用；
- 基于纳米载体的靶向药物递送系统：小分子和大分子；
- 脂质体作为靶向药物递送系统；
- 抗体-药物偶联物：开发与应用；
- 基因导向性酶前体药物疗法（GDEPT）：一种用于肿瘤治疗的自杀基因治疗策略；
- 靶向型前药在口服给药系统中的应用；
- 外泌体在肿瘤和心脏疾病适应证中的药物递送应用；
- 核酸的递送；
- PROTAC技术在药物开发中的应用；
- 金属配合物赋能靶向递送；
- 用于靶向递送的肽制剂；
- 基于抗体的靶向T细胞疗法；
- 主动靶向递送装置：调控给药速率与程度的技术路径；
- 脑部药物递送：将治疗药物递送至脑部病变的靶向技术。

本书全面综述了靶向药物递送系统领域中不断发展的先进技术，特别涵盖了新冠疫情期间快速开发疫苗的关键技术路径。此外，还特别探讨了靶向递送策略在不同给药途径中的创新应用。

主编Yogeshwar Bachhav具有药学专业背景，获得印度孟买理工学院（ICT）先进药物递送系统博士学位。他在欧洲拥有约16年的药物临床研发经验，主导了从临床前研究到临床Ⅰ、Ⅱ、Ⅲ期试验乃至商业化全周期制剂开发工作，成功推动多个临床候选药物获批上市。

Yogeshwar拥有丰富的药物研发经验，他曾作为研究科学家参与了列支敦士登Pantec Biosolutions AG和瑞士日内瓦大学为期四年的合作项目。在此之后，他在瑞士洛桑Debiopharm Group担任制剂开发经理约四年，兼实验室负责人，成功开发了多项对肿瘤适应证的临床前和临床制剂配方。

目前，Yogeshwar在德国AiCuris Anti-infective Cures AG担任高级总监一职，负责抗病毒和抗细菌创新药物的临床研究制剂开发。自2016年以来，他还创立了一家名为Adex Pharma的咨询公司，专注于解决新药和已获批药物在药物开发过程中遇到的复杂技术难题。

Yogeshwar在先进药物递送系统领域具备深厚的专业造诣，涵盖：小分子和/或肽类药物的处方前研究；口服、皮肤和注射给药制剂的开发；创新剂型的自主研发和外包管理。

除了在靶向制剂领域的多篇出版物外，Yogeshwar还是一位知名专家，发表了30余篇会议论文，并作为发明人参与多项专利申请。此前，他已经为Wiley-VCH同系列书籍中主编了专著《创新剂型：早期设计与开发》。

本书必将成为药物化学家应对跨学科药物研发挑战的权威指南，为靶向药物递送系统领域提供前沿知识体系。

作为丛书主编，我们希望并坚信读者将会从中获益良多。

特别感谢Yogeshwar统筹全书编撰工作，感谢所有作者的卓越贡献，感谢Frank Weinreich、Stefanie Volk及其团队为本书出版提供的大力支持。

Helmut Buschmann
Jörg Holenz
Raimund Mannhold
2022年5月
于亚琛、葡萄牙和法兰克福

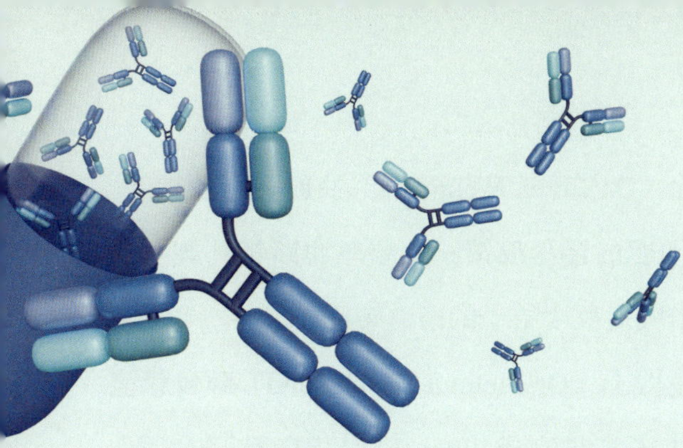

前言

德国科学家保罗·埃尔利希（Paul Ehrlich），因提出药物与受体相互作用的“锁钥理论”荣获1908年诺贝尔生理学或医学奖。这一理论为理解药物分子与靶向受体相互作用引发生理反应（无论预期还是非预期）奠定了重要基石。所有药物不良反应的本质都与这些治疗药物引发的非预期生理活动相关。这也正是靶向给药概念在医学领域具有核心意义的原因所在。药物递送科学家的终极目标在于实现精准递送：将恰当剂量的药物递送至正确作用位点，以实现治疗效果，同时规避不良反应。

本书特别聚焦于药物递送系统的开发，涵盖从药物发现到临床开发交叉领域的药物递送系统，包括已获批和已上市的药物。通过靶向策略实现作用位点的精准递送，是本书的核心命题。尤为重要的是，本书不仅探讨小分子药物的靶向递送，更深入解析肽、蛋白质和抗体等复杂生物制剂的靶向递送技术。

衷心感谢所有撰稿者对本书的贡献，没有他们的支持，本书的编撰就无从谈起。诸位不遗余力地收集各专业领域的创新性研究成果，这极大地提升了本版的学术价值。

特别感谢弗兰克·温赖希博士（Dr. Frank Weinreich）及时的专业指导、富有成效的讨论以及对所有紧急问题的详尽反馈。还要感谢斯特凡妮·沃尔克女士（Ms. Stefanie Volk）在出版流程中给予的所有帮助。

最后，谨向赫尔穆特·布施曼博士（Dr. Helmut Buschmann）致以崇高的敬意，没有他的支持和鼓励，本人实难完成Wiley-VCH出版社两本著作的编撰工作。此外，谨以本书献给我的母亲——一位来自印度乡村的辍学者，她的教诲始终指引我战胜一切困难并不断取得进步。

约格什瓦尔·巴赫哈夫博士

阿德克斯制药咨询服务公司创始人兼董事

2022年6月于孟买

目录

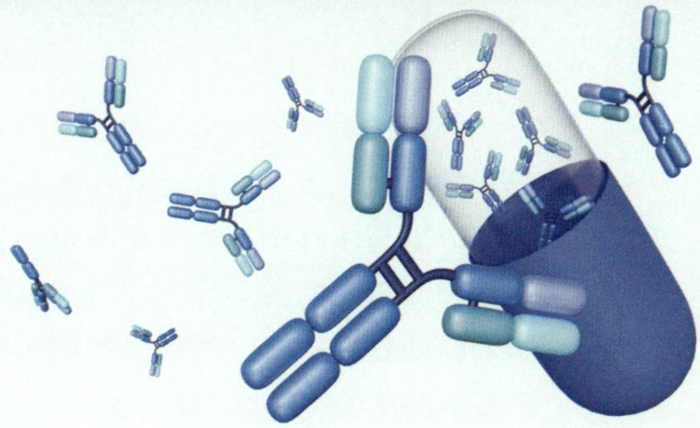

第 1 章 靶向药物递送基础

Kshama A. Doshi

Sutro Biopharma, 111 Oyster Point Blvd, South San Francisco CA, 94080, United States

1.1 引言

药物所带来的生物学效应与药物的作用机制、药理特性和理化特性密切相关。为了引发药理反应，药物通常设计为靶向结合，并激活或抑制它们。例如，一类拓扑异构酶-2抑制剂类的化疗药物通过结合并稳定细胞中的拓扑异构酶-2来诱导细胞死亡；抗糖尿病药物艾塞那肽通过结合并激活胰高血糖素样肽-1（GLP-1），从而增加胰岛素分泌。此外，根据药物的给药途径，药物经历四个主要过程——吸收（药物从给药部位吸收到血液中）、分布（药物随血液循环分布到不同组织）、代谢（药物分解）和排泄（药物排出体外），这些过程主要受药物的物理化学特性影响。这些因素在很大程度上决定药物的作用速度、效力和总体效能。

除上述过程外，药物引发的药理学反应和疗效还受其递送至作用部位的效率、对靶标的选择性递送及相关安全性的影响。为促进药物的安全和有效传输，已开发出多种药物递送系统（如配方、剂型、药物装置组合等）。在过去的几十年里，多种技术和配方，包括控释给药技术、口服和透皮给药系统、基于纳米技术的产品，显著改善了患者的治疗效果[1]。尽管在多种疾病适应证方面取得了显著进展，仍有一些方面需要关注，以满足提高药效的需求，具体包括改善患者依从性、减少不良反应和降低给药频率。近年来，靶向药物递送系统广受关注，因其能够选择性地将药物递送至作用部位，从而实现特定部位的精准输送，确保更高的安全性、疗效和患者依从性。本章将介绍一些基本概念，并说明靶向药物递送方法的理论依据，探讨实现该目标的不同方法、目前的商业成功案例及相关挑战。

首先介绍生物利用度和治疗指数的概念。生物利用度（BA）是药物从制剂中吸收并在作用部位变得可用的速率和程度[2]。相较于口服给药，静脉内给药的药剂的生物利用度较高。这是因为静脉注射后药物立即进入全身血液循环，而口服给药则需通过胃肠道吸收后再进入全身循环［图1.1（a）]。治疗指数（therapeutic index，TI）是衡量药物相对安全性的指标。TI定义为最大耐受毒性剂量与最小有效剂量的比值。常用的TI计算方法是计算半数中毒剂量（TD_{50}）与半数有效剂量（ED_{50}）的比值［图1.1（b)]。

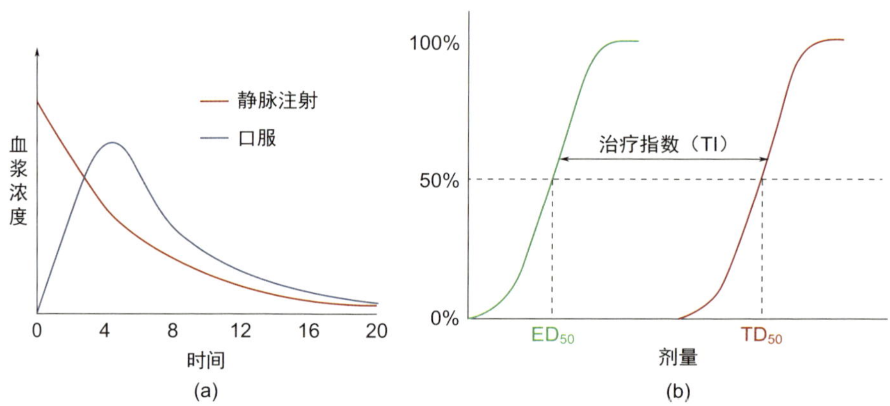

图1.1 （a）静脉注射（红色）和口服（蓝色）给药药物的生物利用度；（b）药物的治疗指数（TI），由ED_{50}与TD_{50}的比率定义

1.2 靶向药物递送

术语“靶向药物递送”和“靶向药物治疗”经常用于药物研发中，但这两个术语是有区别的，不能互换使用。靶向药物治疗（targeted drug therapy）强调药物与靶标/病变细胞上的特定蛋白质或分子基团之间的特异性结合[3]。而靶向药物递送（targeted drug delivery）则追求药物/制剂在靶标/病变区域的优先积聚[4]。所有剂型的高效递送系统都需要满足四大核心要素：滞留（retain)、逃逸（evade)、靶向（target）和释放（release)。

滞留：递送系统在剂型开发、生产和给药过程中保持结构完整性。

逃避：在给药后，递送系统应保持其结构稳定，使其能够规避机体防御机制，在免疫系统清除前抵达靶区，并确保在最佳时间窗内到达目标作用区域。

靶向：递送系统应实现药物在预定作用部位（即病灶）的特异性积聚，同时规避健康组织，降低药物毒性。

释放：一旦到达预定作用部位，递送系统需能可控释放药物，以便药物发挥治疗效果。

靶向药物递送系统的核心目标在于提高药物的TI。相较于非特异性递送系统，当某递送系统能够优先在病灶部位积聚药物，同时减少非病变组织的药物暴露并降低总体毒性时，即被认为具有更高的治疗指数。临床实践表明，赋予药物更高TI的递送系统通常在临床上具有更优异的安全性[5]。

1.3 药物靶向策略

在过去的数十年里，靶向给药领域涌现出诸多创新理念——从新型载体材料的筛选到突破性递送概念的发明，持续推动着药物向靶向区域的高效输送。药物靶向策略通常分为三大类：被动靶向、主动靶向和物理靶向（图1.2）。

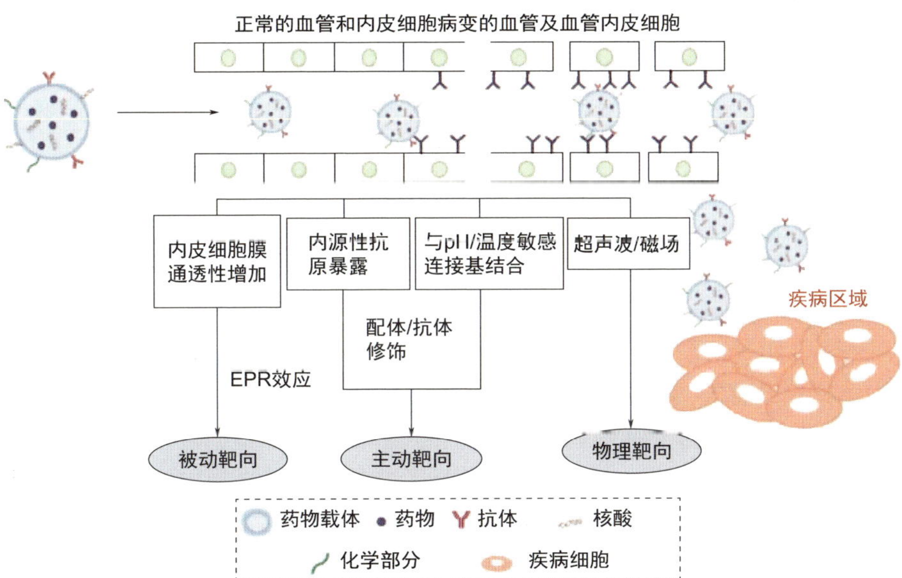

图1.2 不同定向药物递送靶向技术示意图

1.3.1 被动靶向

被动靶向（passive targeting）通常被称为“非主动靶向”，它通过利用人体组织的固有生物学特性实现药物在特定区域的富集。该机制基于靶组织和非靶组织之间的解剖学差异，确保药物的选择性积聚。被动靶向典型案例包括：通过网状内皮系统（reticuloendothelial system，RES）实现的药物积聚；通过高通透性和滞留效应（enhanced permeability and retention，EPR）提升的药物积聚；以及局部递送技术。

（1）网状内皮系统

网状内皮系统（RES）是免疫系统的重要组成部分，存在于包括肝脏和脾脏在内的器官中。RES包含吞噬免疫细胞，包括单核细胞和巨噬细胞，它们可以识别并摄取外来物质。单核细胞和巨噬细胞的生物学功能包括调理或捕获进入全身循环的外来物质。因此，RES使得纳米颗粒优先被肝脏和脾脏等器官摄取。例如，具有强疏水表面的纳米颗粒优先被肝脏摄取，其次是脾脏和肺部。

（2）高通透性和滞留效应

与正常组织血管相比，肿瘤血管结构高度渗透且不连续。正常血管由紧密连接的内皮细胞构成，而肿瘤血管在大小和渗透性上更加异质化。根据肿瘤进展阶段和解剖位置，内皮之间的间隙大小范围从100 nm到780 nm[6,7]。此外，包括血管内皮生长因子（VEGF）、表皮生长因子（EGF）和碱性成纤维细胞生长因子（bFGF）在内的蛋白质的高表达，增强了肿瘤渗漏血管的血管扩张和药物外渗[8]。这些肿瘤血管特性使得高分子量药物在靶区域的递送和滞留得以增强。这种现象带来的增强治疗效果与高通透性和滞留（EPR）效应相关。EPR效应通常用于分子量大于40 kDa的药物的被动靶向。此外，通过药物载体（如结合物、纳米颗粒和脂质体）递送的小分子药物也可以利用EPR效应优先递送至肿瘤部位。

利用EPR效应靶向肿瘤区域的商业化制剂实例包括临床用于抗癌的Daunosome™和Doxil™。Daunsosome和Doxil均为脂质体制剂，能够高效积聚于肿瘤细胞中，从而降低药物引发的不良反应频率[9]。

（3）局部递送

顾名思义，局部给药强调将药物直接递送至病灶部位或器官，从而限制药物在血液循环中的系统性暴露，并最大限度地减少不良药物毒性。局部递送通常适用于某些类型的肿瘤，包括部分前列腺癌和乳腺癌，但并非适用于所有肿瘤类型或所有疾病，因此其应用受到限制。临床前研究表明，将与转铁蛋白配体偶联的紫杉醇纳米颗粒通过瘤内给药方式，在前列腺癌小鼠模型中可有效诱导肿瘤消退。与紫杉醇全身给药相比，这种治疗有更显著的效果[10]。糖皮质激素是一类常用于哮喘维持治疗的药物，通过定量吸入器局部给药。其他通过局部递送系统给药的例子包括糖皮质激素（用于哮喘管理的定量吸入器）和甲硝唑（一种用于牙周病治疗的凝胶制剂抗生素）。

1.3.2 主动靶向

主动靶向（active targeting）是目前最广为人知且应用最广泛的靶向药物递送形式。这种方法赋予药物靶向特性，使其能够在特定分子或区域积聚并发挥连续的药理作用。实现主动靶向的常用策略包括对药物赋予靶向特性的技术，即将药物与具有靶向特性的其他成分结合。该策略可以通过两种方式实现。一种是将药物与不直接显示特定靶标亲和力或结合力的成分偶联，能够在特定环境（如病变组织的pH值、温度或酶）下释放药物。许多制药和生物技术公司正在进行前药研究，即将药物与酶敏感的连接子结合并掩蔽，使其保持非活性状态。当前药到达靶位点时，这些连接子会被肿瘤微环境中特异性上调的酶切割，从而使活性药物成分在肿瘤区域选择性地释放，减少非靶向的不良反应。

另一种常用的技术是将药物与具有强亲和力的组分偶联，这些组分能够特异性结合病变组织中表达的特定受体。这种主动靶向形式也称为配体介导的靶向（ligand-mediated targeting）。基于配体的主动靶向技术目前已广泛应用于多种治疗和诊断方案的开发。主动细胞靶向策略主要包括两种技术路径：一是在纳米载体表面修饰亲和配体，二是开发能够诱导特异性归巢的靶向抗体，从而增强药物在靶细胞的滞留和摄取。抗体-药物偶联物（antibody-drug conjugates，ADC）利用将药物与针对病变细胞上高表达抗原的抗体偶联原理，采用可切割连接子，确保ADC能够选择性地结合到靶细胞而不是其他组织，从而减少不良药物反应（adverse drug reaction，ADR）的发生。

1.3.3 物理靶向

物理靶向技术是指利用外部刺激触发药物在体内特定靶点释放的一种方法。该技术主要适用于以下治疗领域：肿瘤治疗以及包括慢性阻塞性肺疾病（chronic obstructive pulmonary disease，COPD）和囊性纤维化（cystic fibrosis，CF）在内的慢性肺部疾病。目前常用的药物物理靶向技术主要包括两种：超声波靶向技术和磁靶向技术，二者均能实现病理组织的精准定位给药。

（1）超声波靶向技术

十余年来，利用超声波定向引导药物从聚合物胶束释放并促进药物被病变细胞摄取的研究持续深入。超声波可以通过两种方式实现抗肿瘤药物的靶向递送：一是通过降解胶束，在靶点释放药物；二是增强药物从胶束向靶组织的跨膜分配[11]。该技术的主要优势在于其非侵入性，可显著提高患者的依从性。此外，超声波还具有深度穿透能力，并能通过精确调控实现靶位定向辐照。然而，超声波辐射仍存在一些潜在问题不容忽视，包括它们对细胞质膜产生的影响。目前已有临床前研究正在评估低能超声辐射对胶束释药效能及细胞膜损伤的影响[11]。

（2）磁靶向技术

磁靶向利用外磁场引导静脉注射的治疗剂（结合或包裹于磁性载体的药物）实现靶区定位。常用的磁性载药系统包括磁性脂质体、磁性纳米球和磁性铁流体等，其核心材料为铁、镍和磁铁矿等磁性材料[12]。目前，多种磁性载药系统（如含米托蒽醌、依托泊苷、表柔比星等抗肿瘤药物）正处于临床前研究阶段[13,14]。

1.4 靶向给药的治疗应用

纳米载体是目前靶向给药系统中最常用的药物递送载体，这类系统采用纳米级材料（包括纳米颗粒、脂质体、胶束和树状分子聚合物）构建靶向控释药物递送系统[15]。此类递送系统具有广泛的应用场景，涵盖疾病诊断与治疗等多个领域。下面将具体论述可通过靶向药物递送系统实现诊疗的各类疾病适应证。

1.4.1 糖尿病管理

糖尿病（diabetes mellitus，DM）是一种慢性代谢疾病，过去十余年中持续攀升的生病率已显著影响了人们的生活方式。糖尿病可分为1型（T1 DM）和2型（T2 DM）两种，其中1型糖尿病是由于胰岛素绝对缺乏所导致，2型糖尿病的发病机制涉及胰岛素抵抗、葡萄糖产生增加或胰岛素分泌受损。脂质体由磷脂和胆固醇组成，具有独特的双亲性，可以同时包裹和递送亲水性和疏水性药物至特定靶区。已有多项研究使用脂质体递送系统来改善胰岛素的靶向递送。Zhang等人已经表明，脂质与胆固醇按3：1比例组成的脂质体，能提高胰岛素的包埋，具有最佳的膜流动性以及最小的胰岛素泄漏[16]。其他研究报告表明，当脂质体表面包覆叶酸时，靶向递送效果得到增强[17]。基于纳米颗粒的靶向治疗也已被开发并用于糖尿病管理中的胰岛素靶向递送。包裹编码白细胞介素（如IL-10和IL-14）DNA的纳米颗粒已在糖尿病前期动物模型中进行设计和测试。研究结果表明，这些纳米颗粒能够有效抑制T细胞对自体胰岛细胞的反应，并显著抑制糖尿病的发展[18]。总体而言，与常规治疗方法相比，基于纳米颗粒和脂质体的给药方案显著提升了糖尿病的临床管理效能。

1.4.2 神经系统疾病

近年来，神经系统疾病的发病率显著上升，包括阿尔茨海默病和帕金森病。

阿尔茨海默病与淀粉样β-肽和tau蛋白的细胞外沉积有关，而帕金森病则与大脑中多巴胺能神经元的退化有关。由于治疗方法无法或仅能有限地跨越血脑屏障（blood-brain barrier，BBB），神经系统疾病的有效靶向常常较为复杂。然而，纳米医学的进展在克服BBB并增加治疗药物在神经系统疾病中的生物利用度方面已取得了积极成果。乙酰胆碱酯酶（AChE）抑制剂，包括多奈哌齐、卡巴拉汀和加兰他敏，是阿尔茨海默病的常用治疗药物[19]。在临床前研究中，负载利斯的明的聚丙交酯-共-乙交酯（PLGA）和聚山梨酯80（PBCA-80）包被的聚氰基丙烯酸正丁酯纳米颗粒制剂在小鼠行为学研究中表现出比利伐斯汀溶液更好的记忆改善效果[20]。此外，包裹在PLGA颗粒中的多奈哌齐纳米制剂在大脑中的渗透性和积累性高于溶液制剂[21]。神经生长因子（nerve growth factor，NGF）是神经元存活的必需蛋白质，目前正研究其对神经系统疾病的治疗潜力。虽然NGF穿透BBB的能力有限，但吸附在PBCA-80涂层聚*n*-丁基氰基丙烯酸酯纳米颗粒上的NGF在大鼠模型中已显示出减缓神经退行性病变和逆转健忘的有益效果[22]。此外，姜黄素和NGF在纳米制剂中的包载诱导了协同作用，并在临床前研究中增强了治疗效果[23]。

多巴胺能药物（包括左旋多巴和卡比多巴）治疗是帕金森病患者的首选。然而，这些药物在跨越BBB和多巴胺激动剂的生物利用度方面存在限制，导致需要增加给药频率。然而，鉴于增加给药频率引发的全身不良反应，这导致患者依从性降低。纳米药物递送策略在帕金森病的治疗中展示出显著临床潜力。临床前研究表明，负载多巴胺的壳聚糖纳米颗粒可实现多巴胺水平的剂量依赖性增加和药物生物利用度显著提升[24]。多巴胺能神经元的持续刺激对帕金森病的治疗具有重要意义。虽然多巴胺受体激动剂罗替戈汀在体外系统中是多巴胺能神经元的有效刺激剂，但由于其在动物模型中穿越BBB的能力较差，其效用有限。然而，将罗替戊辛负载在PLGA-MS中长期给药显示，药物在大脑中能够长时间持续暴露，并在猴子和大鼠中表现出更高的安全性和耐受性[25,26]。除了纳米制剂，正在研究皮下或全身施用的ADC用于神经系统疾病的管理。SER-241是Serina Therapeutics公司研发的一种每周一次的实验性ADC，该药物将阿扑吗啡与抗体偶联，用于治疗帕金森病。而SER-214目前正在晚期帕金森病患者中进行Ⅱ期临床试验。

1.4.3 心血管疾病

心血管疾病（CVD）是美国致病率最高的病种。靶向给药技术通过减少药物的肾脏排泄，延长系统循环滞留时间，有望满足当前心血管疾病治疗领域的未竟医疗需求。

动脉粥样硬化是一种心血管疾病，其特征在于由于过多的斑块形成导致动脉硬化和狭窄，从而减少流向心脏和大脑的血流量，最终导致中风和冠心病等疾病。靶向药物递送不仅提供了治疗心血管疾病的选择，还显著改善了斑块的诊断和成像。N1177（一种碘化芳酰氧基酯）已成功用于在动脉粥样硬化动物模型中识别动脉壁中的巨噬细胞积聚[27]。该治疗方案已展现了显著的疗效，目前正处于人类临床测试阶段。当采用超顺磁性氧化铁纳米颗粒时，结合物理靶向和主动靶向的联合策略可显著提高纳米颗粒在动脉粥样硬化巨噬细胞中的内化效率[28]。

心肌缺血再灌注（ischemia-reperfusion，IR）损伤是一种心血管疾病，其特征是由于线粒体紊乱和活性氧（reactive oxygen species，ROS）的产生，导致心肌细胞凋亡。尽管有多种有前景的治疗药物用于心肌IR的治疗，但由于无法在关键时间窗口内实现高效递送，多种药物在临床试验中并未能成功。纳米药物递送，包括PLGA纳米颗粒与聚乙二醇化脂质体，在靶向炎性细胞方面展现出潜力，其机制与心肌组织在炎症状态下渗透性增强的特性密切相关[29]。ONO-1301是一种合成的前列环素IP受体激动剂，目前正在开发用于心肌IR。临床前工作已经证明，与ONO-1301溶液相比，当作为纳米颗粒制剂静脉给药时，药物在缺血性心肌组织中显示出选择性积聚。此外，ONO-1301纳米颗粒还能促进细胞因子和肿瘤坏死因子-α（TNF-α）的分泌，进而增加心肌血流灌注并缩小梗死面积[30]。

1.4.4 呼吸系统疾病

通过鼻内给药的靶向药物递送系统已被证明在管理包括哮喘和慢性阻塞性肺疾病在内的呼吸系统疾病中非常有效。鼻内制剂的优势包括减少耐药性、增加药物的肺沉积和最小化对非肺组织的毒性作用。纳米制剂形式的靶向药物递送，包括脂质体和纳米颗粒，是治疗呼吸系统疾病的新范例。

哮喘是一种常见的慢性疾病，其特征是呼吸急促、咳嗽和喘息。糖皮质激素和支气管扩张剂是哮喘管理中常用的药物。临床前研究显示，与溶液制剂相比，含有沙丁胺醇的纳米颗粒由于在肺部的持续积聚而提供了长期缓解效果。沙丁胺醇硫酸盐的脂质体制剂还显示药物在肺部的延长滞留时间（约10 h），从而延长了治疗效果[31]。结核分枝杆菌（*Mycobacterium tuberculosis*，MTB），即结核病（tuberculosis，TB）的主要病因，是全球范围内导致死亡的重要原因之一。MTB能够到达肺泡并通过阻止吞噬-溶酶体的形成来抵抗巨噬细胞介导的破坏。TB的标准治疗药物包括利福平、异烟肼和乙胺丁醇，这些药物可单独使用，也可以与注射剂（链霉素和紫霉素）、氟喹诺酮类或少数口服药物（乙硫异烟胺和对氨基水杨酸）联合使用。基于介孔硅纳米颗粒（mesoporous silica nanoparticles，MSNPs）的靶向药物递送平台，在抗结核药物递送中显示出良好的效果。通过聚乙烯亚胺（PEI）表面功能化修饰的利福平MSNPs复合体系，不仅载药量显著提升，而且还能实现药物的可控释放。此外，含有pH敏感孔道的MSNPs已被证明在内吞作用后可将异烟肼直接释放至MTB感染的巨噬细胞[32]。

1.4.5 肿瘤适应证

癌症，也称为恶性肿瘤，其本质特征是DNA遗传或获得性突变导致细胞异常增殖，且具有从原发部位迁移并侵袭继发部位的潜能。肿瘤组织的异质性以及致密的肿瘤微环境特征，极大增加了治疗复杂性。尽管纳米制剂、放射治疗、免疫疗法和化学疗法等多种技术在肿瘤管理中已取得了进展，但全身给药导致的毒性、药物在肿瘤部位的积聚不足以及非特异性药物作用等问题，限制了现有药物递送技术的疗效。

抗体介导的靶向作用是一种常用的主动靶向治疗方式，在肿瘤治疗中取得了显著成功。抗体通常针对肿瘤相关抗原（tumor-associated antigens，TAA）生成，这些抗原在癌细胞生存的关键下游信号中起重要作用，因此成为治疗靶点。这类抗原在癌细胞中的表达通常较非恶性组织显著增加，因而为靶向治疗提供了途径。例如，由Genentech开发的曲妥珠单抗（Trastuzumab），靶向Her-2受体，该受体在乳腺癌细胞中过度表达；另一种获得FDA批准的单克隆抗体贝伐单抗（Bevacizumab）靶向血管内皮生长因子（VEGF），通过抑制肿瘤血管生成发挥作用。曲妥珠单抗和贝伐单抗均在肿瘤管理中显著改善了患者的生存率[33]。药物通过可切割连接子与TAA抗体偶联，即抗体-药物偶联物（ADC），已在临床前和临床研究中被广泛评估，用于实现细胞毒性药物的肿瘤特异性靶向递送。抗癌药物的脂质体制剂为许多化疗药物提供了有前景的策略，包括阿霉素和紫杉醇。例如，聚乙二醇化（PEG化）脂质体阿霉素（商品名Doxil）显示出强大的抗癌活性，并在转移性乳腺癌的一线治疗中降低了心脏毒性[34]。脂质体柔红霉素（商品名DaunoXome）在卡波西肉瘤患者中显著提高了治疗效果和生存率[35]。除了抗体和纳米颗粒之外，树状聚合物在将抗癌药物递送到特定靶点方面也显示出潜力。使用聚酰胺-胺（PAMAM）树状大分子偶联的阿霉素制剂，通过增强药物在小鼠B16F10黑色素瘤模型中的积聚，显著降低了肿瘤负荷[36]。另一研究团队证实，pH敏感型树状大分子能显著提高药物在肿瘤微环境中的渗透深度和释放效率[37]。

1.5 靶向药物递送产品

在过去的几十年里，多种靶向药物递送产品已获得美国食品和药品监督管理局（FDA）的批准。目前，市场上有50多种基于该技术的产品（表1.1）[38,39]。值得注意的是，靶向递送系统被广泛开发用于具有低水溶性和高毒性的药物。通过纳米制剂形式，这些药物显示出增强的生物利用度、更好的靶点积累、优化的药代动力学特征及较低的毒性。

表1.1　FDA批准的纳米药物：按载体/制剂材料类型分类

药物名称	活性成分	载体	公司	适应证
Doxil®	多柔比星	脂质体	Janssen（强生）	卵巢癌；骨髓瘤
Marqibo kit®	长春新碱	脂质体	Onco TCS	急性淋巴细胞性白血病
Onivyde®	伊立替康	脂质体	Merrimack	胰腺癌
DaunoXome®	柔红霉素	脂质体	Galen	卡波西肉瘤
DepoCyt®	阿糖胞苷	脂质体	Sigma-Tau	淋巴瘤性脑膜炎
AmBisome®	两性霉素B	脂质体	Gilead Sciences（吉利德）	真菌和/或原虫感染
Adagen®	聚乙二醇化腺苷脱氨酶	聚乙二醇化腺苷脱氨酶	Sigma-Tau Pharmaceuticals	免疫缺陷病
Oncaspar®	L-天冬酰胺酶	聚乙二醇化L-天冬酰胺酶	Enzon Pharmaceuticals	急性淋巴细胞性白血病
Copaxone®	Glatopa	L-谷氨酸、L-丙氨酸、L-赖氨酸和L-酪氨酸随机共聚物	Teva	多发性硬化症
Bydureon®	艾塞那肽合成	PLGA（聚乳酸-羟基乙酸共聚物）	AstraZeneca AB（阿斯利康）	2型糖尿病
Atridox®	盐酸多西环素	PLA［聚（D,L-乳酸）］	Tolmar	成人慢性牙周炎
Abraxane®	紫杉醇	白蛋白基颗粒	Celgene	转移性乳腺癌；非小细胞肺癌
Zyprexa Relprevv®	奥氮平棕榈酸酯	微晶	Eli Lilly（礼来）	精神分裂症
Invega Sustenna®	帕利哌酮棕榈酸酯	纳米晶	Janssen（强生）	精神分裂症

1.6　挑战

尽管靶向药物递送在调节疾病效应方面展现了良好的临床潜力，但在许多疾病适应证（包括肿瘤）的治疗潜力上，其临床成功仍然有限。下文将讨论与主动靶向和被动靶向药物递送战略相关的主要挑战。

1.6.1　被动靶向与EPR效应

利用EPR效应的药物递送系统在传递过程中会面临多种生理屏障。纳米载体常常被单核吞噬系统（mononuclear phagocytic system，MPS）从渗漏的血管中清除。许多药物载体会被滞留在肝脏的血窦中，而其他载体被肝细胞和肝巨噬细胞（库普弗细胞）吸收[40]。被动靶向系统的药物递送还受到疾病区域中EPR效应异质性的支配。例如，肿瘤等疾病通常具有高度异质化的病理环境。许多因素，包括目标区域内的空间变化、内皮间隙的可变性（从1 nm到100 nm不等）以及时间异质性，都会导致药物载体的可变渗透性和灌注性[41,42]。此外，不同疾病条件下EPR效应的有效性临床数据有限。目前，对EPR效应有效性的理解主要基于疾病的临床前模型；然而，这些动物模型无法准确反映人类解剖结构或疾病在人体中的发展过程。缺乏关于EPR效应在病灶部位诱导药物积累及其治疗效益的临床数据，使得临床前结果的转化更加具有挑战性[43]。

最近一项关于纳米载体临床前研究的荟萃分析表明，药物注射剂量仅有0.7%能够到达肿瘤部位。目前学界正在通过多种途径来提高纳米载体的药物递送效率。临床前研究表明，血管紧张素Ⅱ诱导的血管舒张可增强EPR效应。此外，细胞介导的药物载体递送既能克服EPR效应不足的区域，又能在提高病灶部位的药物积聚。这种方法利用的是特定细胞类型（特别是免疫细胞）凭借疾病病理趋向性穿透靶向区域的特性。例如，临床前研究证实，通过T细胞将化疗药物靶向到肿瘤是可行的[44]。肿瘤组织通常会被T细胞等免疫细胞浸润。这种现象可以通过将携带化疗药物的纳米颗粒与T细胞联合使用，进一步将化疗药物精准递送到肿瘤微环境中。

1.6.2 主动靶向

基于配体的靶向是最常用的主动靶向给药系统形式。药物载体通过与配体结合促进载体被靶细胞摄取，从而为增强大分子（包括蛋白质和核酸）的递送提供平台。然而，携带大分子的靶向载体通常会在靶细胞中发生内吞作用，导致大分子降解。临床前研究表明，转铁蛋白靶向的纳米载体会经过网格蛋白介导的内吞作用，并在溶酶体中降解[43,45]。目前，许多研究正在致力于寻找促进药物载体从内体逃逸的方法，例如孔道形成蛋白和pH缓冲物质[1]。选择用于主动靶向药物载体的配体通常基于经典疾病标志物，例如用于B细胞恶性肿瘤的CD19和乳腺癌的HER2。然而，鉴于许多疾病的异质性，细胞特异性药物载体很可能促进耐药细胞的生存，因为不表达经典疾病标志物的细胞可以逃逸药物载体的靶向。此外，尽管细胞表面表达增加，但并非所有配体都适合药物载体的内吞，从而限制了药物的摄取。因此，用于靶向药物递送的配体选择是一个重要的考虑因素，配体应根据其表达特征以及是否能够被靶细胞内吞的能力进行筛选和选择。

与被动靶向药物载体的制备相比，主动靶向递送所需的配体-药物载体偶联物制备工艺更为复杂。配体合成、纯化以及药物载体-配体复合物的稳定性等多重设计和工程步骤，使得主动药物递送的开发周期显著延长、成本大幅增加、技术难度也明显提高。此外，主动靶向策略还涉及符合药品生产质量管理规范（good manufacturing practice，GMP）要求的复杂药学开发和放大生产流程，这进一步增加了该疗法的成本。

1.7 扩大规模和挑战

已经开发并报道了几种用于制造靶向药物递送产品的方法。制备过程取决于纳米载体是由聚合物、脂质组成还是金属组成。表1.2列出了常用于每种类型纳米载体的不同制备过程[46]。

表1.2 用各种材料生产纳米载体的方法

<table>
<tr><th colspan="2">纳米载体类型</th><th>制备方法</th></tr>
<tr><td colspan="2">聚合物纳米载体</td><td>纳米结晶
挤出
超临界流体技术
声波法
盐析法</td></tr>
<tr><td colspan="2">脂质纳米载体</td><td>高压均质
溶剂乳化蒸发
溶剂乳化扩散
超声波处理</td></tr>
<tr><td rowspan="4">有金属特性的纳米载体</td><td>碳</td><td>化学气相沉积、激光烧蚀、燃烧过程</td></tr>
<tr><td>金</td><td>化学还原、紫外线照射</td></tr>
<tr><td>硅</td><td>蚀刻、沉积、光刻</td></tr>
<tr><td>铁</td><td>共沉淀、热分解、皮下合成</td></tr>
</table>

上面列出的所有方法都可以分为自下而上或自上而下的过程。自下而上的过程包括通过沉淀等方式生产最终产品，而自上而下的过程则从大尺寸的药物粉末开始，经过进一步的尺寸缩小生产最终产品。选择纳米载体放大生产工艺时，需要考虑多个因素，包括毒理特性、尺寸和形状、材料的性质、被公认为安全（generally regarded as safe，GRAS）状态以及材料的生物可降解性[47]。因此，确保在放大过程中保持药物递送载体的关键特征至关重要，避免这些特性在生产过程中丧失。

由于纳米载体在工程学和化学层面的复杂性，商业化进程和监管批准已成为当前制药纳米载体取得市场成功的最关键时间瓶颈。其中最常见的障碍之一是学术机构开展的临床前研究往往缺乏良好实验室规范（GLP）合规性，这种局限进而阻碍了学界与制药产业的合作对接。虽然在临床前研究中，概念验证（proof of concept，PoC）阶段并不强制要求GLP，但当研究旨在展示技术的前景及其转化应用时，研究必须在GLP合规的实验环境中进行。GLP合规性通常伴随着显著的整体成本和时间投入，因此在启动GLP路径之前，必须根据临床前研究的目标进行审慎的评估。临床试验设计同样是决定纳米载体成功率的关键因素。最近纳米载体临床试验进展展示了一系列重要影响因素，包括伴随诊断、患者选择标准（基于EPR效应的程度）、疾病异质性、靶标受体表达水平以及药物载体与靶标的结合能力。所有这些因素共同决定了靶向药物递送系统的成败。Merrimack制药公司在其纳米脂质体伊立替康（NAL-IRI）的临床测试中取得了显著成功，其采用超顺磁氧化铁纳米颗粒（FMX）作为伴随诊断工具。研究表明，FMX颗粒在肿瘤部位的积聚与nal-IRI的疗效呈正相关，FMX积聚量更高的肿瘤对nal-IRI的治疗响应更强[48]。

1.8 现状

针对靶向药物递送系统的持续研究和临床前成果优化，已推动多项基于靶向纳米载体的临床试验开展。表1.3列举了当前一些正在进行的临床试验，这些试验测试了靶向纳米载体针对不同治疗适应证的疗效。表格总结了目前正在使用靶向纳米载体的临床试验概况。

表1.3　正在进行的使用靶向纳米载体的临床试验列表

纳米载体类型	药物	治疗适应证	临床试验编号
聚合物纳米粒子	西妥昔单抗	结肠癌	NCT03774680
银纳米粒子	抗菌药物	细菌和真菌感染	NCT03752424
白蛋白稳定的纳米粒子	紫杉醇	乳腺癌（Ⅲ期，Ⅳ期）	NCT00785291
超小硅纳米粒子	（^{64}Cu）标记的PSMA靶向粒子示踪剂	前列腺癌诊断工具	NCT04167969
局部荧光纳米粒子	优多瑞肽（Veldeotide）包被的量子点	乳腺癌，皮肤癌	NCT04138342
富含胆固醇的非蛋白纳米粒子	紫杉醇	冠状动脉疾病	NCT04148833
靶向增强纳米粒子	紫杉醇	实体瘤	NCT02979392
靶向硅纳米粒子	荧光染料标记的cRGDY-PEG-Cy5.5-C颗粒	头颈部癌	NCT02106598
磁性纳米粒子	化疗	前列腺癌	NCT02033447

1.9 结论与展望

在过去几十年里，靶向药物递送系统的研究取得了前所未有的进展。支持这一策略的理论基础包括提高治疗效果、降低药物引起的不良反应、开发改进版的现有药物以及提高患者的依从性。理想的药物递送系统应将最大量的药物送达疾病部位；然而，在一些疾病中，如癌症，即使使用靶向递送系统，所递送的药物也仅不到5%能到达肿瘤部位。尽管纳米药物载体已经作出了重要贡献，延长了药物在体内的循环时间，并更好地利用了EPR效应到达靶向部位，但仍需进一步努力改进这些纳米载体向病灶部位的递送。这要求我们更好地理解多个因素，包括疾病生理、血管和血流的调节、疾病区域的异质性以及生理屏障等。此外，改进用于临床前研究的模型、实验室实践和技术，有助于实现从实验室到临床的成功转化。聚焦于评估靶向药物递送系统安全性和质量的监管框架的修改，将进一步促进新兴技术的临床成功。尽管提高递送系统靶向特异性的努力仍在进行中，但许多产品，如用于癌症治疗的白蛋白结合型紫杉醇制剂Abraxane®，基于脂质体的药物Caelyx®、Myocet®（多柔比星）、Mepact®（mifamurtide），以及基于纳米粒子的治疗剂Emend®（阿瑞匹坦，用于治疗恶心）和Rapamune®（西罗莫司，用于移植排斥反应）已经上市并广泛用于人类，正在显著改善患者的治疗效果。

参考文献

[1] Sahay G, Querbes W, Alabi C, et al. (2013). Efficiency of si RNA delivery by lipid nanoparticles is limited by endocytic recycling. *Nat. Biotechnol.* 31 (7): 653-658.

[2] Millar S A, Stone N L, Yates A S, and O'Sullivan S E. (2018). A systematic review on the pharmacokinetics of cannabidiol in humans. *Front. Pharmacol.* 9: 1365.

[3] Gerber D E. (2008). Targeted therapies: a new generation of cancer treatments. *Am. Fam. Physician* 77 (3): 311-319.

[4] Torchilin V P. (2000). Drug targeting. *Eur. J. Pharm. Sci.* 11 (Suppl. 2): S81-S91.

[5] Bodor N. (1987). Redox drug delivery systems for targeting drugs to the brain. *Ann. N. Y. Acad. Sci.* 507: 289-306.

[6] Hobbs S K, Monsky W L, Yuan F, et al. (1998). Regulation of transport pathways in tumor vessels: role of tumor type and microenvironment. *Proc. Natl. Acad. Sci.* U.S.A. 95 (8): 4607-4612.

[7] Yuan F, Salehi H A, Boucher Y, et al. (1994). Vascular permeability and microcirculation of gliomas and mammary carcinomas transplanted in rat and mouse cranial windows. *Cancer Res.* 54 (17): 4564-4568.

[8] Dellian M, Witwer B P, Salehi H A, et al. (1996). Quantitation and physiological characterization of angiogenic vessels in mice: effect of basic fibroblast growth factor vascular endothelial growth factor/vascular permeability factor and host microenvironment. *Am. J. Pathol.* 149 (1): 59-71.

[9] Gregoriadis G. (1995). Engineering liposomes for drug delivery: progress and problems. *Trends Biotechnol.* 13 (12): 527-537.

[10] Sahoo S K, Ma W, and Labhasetwar V. (2004). Efficacy of transferrin-conjugated paclitaxel-loaded nanoparticles in a murine model of prostate cancer. *Int. J. Cancer* 112 (2): 335-340.

[11] Rapoport N. (2004). Combined cancer therapy by micellar-encapsulated drug and ultrasound. *Int. J. Pharm.* 277 (1-2): 155-162.

[12] Hafeli U O. (2004). Magnetically modulated therapeutic systems. *Int. J. Pharm.* 277 (1-2): 19-24.

[13] Lubbe A S, Alexiou C, and Bergemann C. (2001). Clinical applications of magnetic drug targeting. *J. Surg. Res.* 95 (2): 200-206.

[14] Alexiou C, Arnold W, Klein R J, et al. (2000). Locoregional cancer treatment with magnetic drug targeting. *Cancer Res.* 60 (23): 6641-6648.

[15] Mahapatro A. and Singh D K. (2011). Biodegradable nanoparticles are excellent vehicle for site directed in-vivo delivery of drugs and vaccines. *J. Nanobiotechnol.* 9: 55.

[16] Zhang X, Qi J, Lu Y, et al. (2014). Enhanced hypoglycemic effect of biotin-modified liposomes loading insulin: effect of formulation variables intracellular trafficking and cytotoxicity. *Nanoscale Res. Lett.* 9 (1): 185.

[17] Agrawal A K, Harde H, Thanki K, and Jain S. (2014). Improved stability and antidiabetic potential of insulin containing folic acid functionalized polymer stabilized multilayered liposomes following oral administration. *Biomacromolecules* 15 (1): 350-360.

[18] Ko K S, Lee M, Koh J J, and Kim S W. (2001). Combined administration of plasmids encoding IL-4 and IL-10 prevents the development of autoimmune diabetes in nonobese diabetic mice. *Mol. Ther.* 4 (4): 313-316.

[19] Hernando S, Gartziandia O, Herran E, et al. (2016). Advances in nanomedicine for the treatment of Alzheimer's and Parkinson's diseases. *Nanomedicine (London)* 11 (10): 1267-1285.

[20] Joshi S A, Chavhan S S, and Sawant K K. (2010). Rivastigmine-loaded PLGA and PBCA nanoparticles: preparation optimization characterization in vitro and pharmacodynamic studies. *Eur. J. Pharm. Biopharm.* 76 (2): 189-199.

[21] Md S, Ali M, Baboota S, et al. (2014). Preparation characterization in vivo biodistribution and pharmacokinetic studies of donepezil-loaded PLGA nanoparticles for brain targeting. *Drug Dev. Ind. Pharm.* 40 (2): 278-287.

[22] Kurakhmaeva K B, Djindjikhashvili I A, Petrov V E, et al. (2009). Brain targeting of nerve growth factor using poly(butyl cyanoacrylate) nanoparticles. *J. Drug Targeting* 17 (8): 564-574.

[23] Kuo Y C. and Lin C C. (2015). Rescuing apoptotic neurons in Alzheimer's disease using wheat germ agglutinin-conjugated and cardiolipin-conjugated liposomes with encapsulated nerve growth factor and curcumin. *Int. J. Nanomed.* 10: 2653-2672.

[24] Trapani A, De Giglio E, Cafagna D, et al. (2011). Characterization and evaluation of chitosan nanoparticles for dopamine brain delivery. *Int. J. Pharm.* 419 (1-2): 296-307.
[25] Ye L, Guan X, Tian J, et al. (2013). Three-month subchronic intramuscular toxicity study of rotigotine-loaded microspheres in SD rats. *Food Chem. Toxicol.* 56: 81-92.
[26] Tian J, Du G, Ye L, et al. (2013). Three-month subchronic intramuscular toxicity study of rotigotine-loaded microspheres in Cynomolgus monkeys. *Food Chem. Toxicol.* 52: 143-152.
[27] Weissleder R, Nahrendorf M, and Pittet M J. (2014). Imaging macrophages with nanoparticles. *Nat. Mater.* 13 (2): 125-138.
[28] Morishige K, Kacher D F, Libby P, et al. (2010). High-resolution magnetic resonance imaging enhanced with superparamagnetic nanoparticles measures macrophage burden in atherosclerosis. *Circulation* 122 (17): 1707-1715.
[29] Hausenloy D J. and Yellon D M. (2013). Myocardial ischemia-reperfusion injury: a neglected therapeutic target. *J. Clin. Invest.* 123 (1): 92-100.
[30] Yajima S, Miyagawa S, Fukushima S, et al. (2019). Prostacyclin analogue-loaded nanoparticles attenuate myocardial ischemia/reperfusion injury in rats. *JACC Basic Transl. Sci.* 4 (3): 318-331.
[31] Chen X, Huang W, Wong B C, et al. (2012). Liposomes prolong the therapeutic effect of anti-asthmatic medication via pulmonary delivery. *Int. J. Nanomed.* 7: 1139-1148.
[32] Clemens D L, Lee B Y, Xue M, et al. (2012). Targeted intracellular delivery of antituberculosis drugs to Mycobacterium tuberculosis-infected macrophages via functionalized mesoporous silica nanoparticles. *Antimicrob. Agents Chemother.* 56 (5): 2535-2545.
[33] Kabbinavar F, Hurwitz H.I, Fehrenbacher L, et al. (2003). Phase Ⅱ randomized trial comparing bevacizumab plus fluorouracil (FU)/leucovorin (LV) with FU/LV alone in patients with metastatic colorectal cancer. *J. Clin. Oncol.* 21 (1): 60-65.
[34] O'Brien M E R, Wigler N, Inbar M, et al. (2004). Reduced cardiotoxicity and comparable efficacy in a phase Ⅲ trial of pegylated liposomal doxorubicin HCl (CAELYX/Doxil) versus conventional doxorubicin for first-line treatment of metastatic breast cancer. *Ann. Oncol.* 15 (3): 440-449.
[35] Sadava D, Coleman A, and Kane S E. (2002). Liposomal daunorubicin overcomes drug resistance in human breast ovarian and lung carcinoma cells. *J. Liposome Res.* 12 (4): 301-309.
[36] Zhong Q, Bielski E R, Rodrigues L S, et al. (2016). Conjugation to poly(amidoamine) dendrimers and pulmonary delivery reduce cardiac accumulation and enhance antitumor activity of doxorubicin in lung metastasis. *Mol. Pharmaceutics* 13 (7): 2363-2375.
[37] Li H J, Du J Z, Liu J, et al. (2016). Smart superstructures with ultrahigh pH-sensitivity for targeting acidic tumor microenvironment: instantaneous size switching and improved tumor penetration. A*CS Nano*. 10 (7): 6753-6761.
[38] Patra J K, Das G, Fraceto L F, et al. (2018). Nano based drug delivery systems: recent developments and future prospects. *J. Nanobiotechnol.* 16 (1): 71.
[39] Zhong H, Chan G, Hu Y, et al. (2018). A comprehensive map of FDA-approved pharmaceutical

products. *Pharmaceutics* 10 (4): 263.

[40] Sadauskas E, Wallin H, Stoltenberg M, et al. (2007). Kupffer cells are central in the removal of nanoparticles from the organism. *Part. Fibre Toxicol*. 4: 10.

[41] Chauhan V P and Jain R K. (2013). Strategies for advancing cancer nanomedicine. *Nat. Mater*. 12 (11): 958-962.

[42] Ernsting M J, Murakami M, Roy A, and Li S D. (2013). Factors controlling the pharmacokinetics biodistribution and intratumoral penetration of nanoparticles. *J. Controlled Release* 172 (3): 782-794.

[43] Bogart L K, Pourroy G, Murphy C J, et al. (2014). Nanoparticles for imaging sensing and therapeutic intervention. *ACS Nano*. 8 (4): 3107-3122.

[44] Huang B, Abraham W D, Zheng Y, et al. (2015). Active targeting of chemotherapy to disseminated tumors using nanoparticle-carrying T cells. *Sci. Transl. Med.* 7 (291): 291ra94.

[45] Rosenblum D and Peer D. (2014). Omics-based nanomedicine: the future of personalized oncology. *Cancer Lett*. 352 (1): 126-136.

[46] Paliwal R, Babu R J, and Palakurthi S. (2014). Nanomedicine scale-up technologies: feasibilities and challenges. *AAPS Pharm. Sci. Tech*. 15 (6): 1527-1534.

[47] Colombo A P, Briancon S, Lieto J, and Fessi H. (2001). Project design and use of a pilot plant for nanocapsule production. *Drug Dev. Ind. Pharm*. 27 (10): 1063-1072.

[48] Ramanathan R K, Korn R L, Raghunand N, et al. (2017). Correlation between ferumoxytol uptake in tumor lesions by MRI and response to nanoliposomal irinotecan in patients with advanced solid tumors: a pilot study. *Clin. Cancer Res*. 23 (14): 3638-3648.

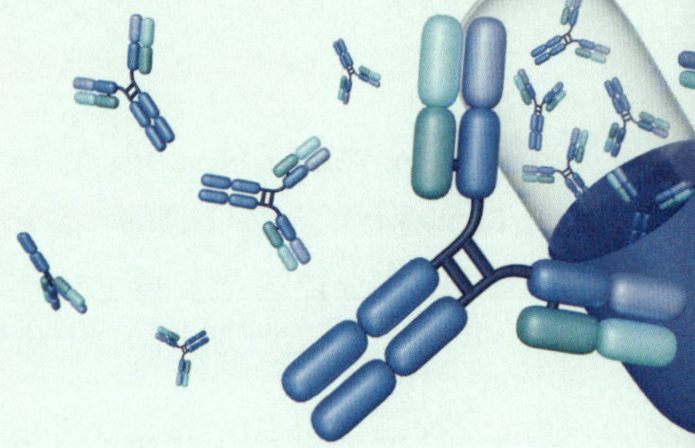

第 2 章 利用靶向药物递送系统解决未被满足的医疗需求：聚焦纳米医学应用

Chandrakantsing Pardeshi[1], Raju Sonawane[1], and Yogeshwar Bachhav[2]

[1]R.C. Patel Institute of Pharmaceutical Education and Research, Department of Pharmaceutics, Shirpur 425405, India

[2]Adex Pharmaceutical Consultancy Services (OPC) Pvt Ltd., Mumbai, India

2.1 引言

药物递送研究的主要目标是通过制备临床有效的药物产品来提高患者的依从性。目前的研究方向是开发靶向药物递送系统，将治疗药物以治疗性可接受的剂量递送到体内特定的靶点[1]。通过将药物递送到目标位置（如细胞、组织或器官），可以显著降低不良反应的严重性。因此，理想的药物递送应该能够找到潜在的、高度特异性的靶点。此外，靶向给药将减少疾病治疗所需的有效剂量和给药频率[2]。

理想的靶向给药系统应避免在正常细胞中产生脱靶毒性[3,4]。靶向药物递送系统还能够保护治疗药物不被组织环境中的酸碱度或酶活性降解，从而使其在预定部位发挥治疗效果。

成功的靶向可以通过将受体特异性配体化学连接到药物载体的表面或通过使用外部刺激（例如磁场、pH变化、温度变化或超声）来实现[5,6]。

在靶向过程中，靶向药物递送系统应能够以最小的非特异性积聚到达预定靶点。药物通过物理吸附、化学结合与靶向配体或封装在载体中的方式，既不应改变药物在靶点的作用，也不影响配体或载体的功能，以确保药物能够到达预期的作用部位[7,8]。因此，有效的靶向给药系统需要四个关键要素——滞留、逃逸、靶向和释放。靶向给药系统是高度复杂的，涉及生物学、化学、物理学、工程学和医学等多个学科的整合[9]。亚历山大·弗罗伦斯总结了这一领域目前未满足的需求和挑战，他是少数几位对纳米颗粒基础药物靶向的夸大宣传提出警示的专家之一[1,10]。

药物靶向的主要策略分为两种类型：主动靶向和被动靶向。主动靶向是指药物或载药载体与靶细胞表面特异性受体之间的相互作用，通常通过特异性配体介导[11]。被动靶向是指药物载体系统或药物在特定部位（由于所述组织的天然特征和生理作用而形成的体内特定区域）的积聚。这可以归因于疾病的化学、物理、药理学和生物学特征。为了防止药物载体系统被网状内皮系统（RES）摄取，从而最大化靶向能力并延长药物载体的系统循环时间，必须对载体的尺寸和表面特性进行特别控制[12,13]。

当前开发靶向药物递送系统的理念起源于20世纪初，源自德国物理学家、诺贝尔奖得主保罗·埃尔利希（Paul Ehrlich）的“魔弹”假说。在过去的几十年里，为实现选择性药物靶向进行了大量战略性研究[13,14]。在开发靶向给药系统时，药物纳米颗粒载体（纳米药物）提供了以下几个好处，以最大限度地减少潜在的系统性不良反应。

- 封装药物的保护，防止生物和/或化学降解物的影响；
- 提高药物的表观水溶性；
- 增加药物在吸收部位的停留时间；
- 增强细胞的内化能力；
- 控制封装药物的释放动力学；
- 通过特定配体修饰治疗性纳米载体表面实现靶向药物递送；
- 此外，靶向药物递送系统也面临一些局限性，例如靶向系统的快速清除，有时针对这些靶向系统的免疫反应，制剂开发需要高度专业的制造工艺和先进的技术，以及在靶位点维持制剂稳定性的问题[13-15]。

本章初步侧重于靶向给药系统的基本概念、类型和策略，主要重点是探索基于纳米医学的系统，以解决未满足的医疗需求。

图2.1展示了各种靶向方法、靶向类型、靶向配体和靶向纳米载体的示意

图。我们相信，这一汇编将对从事开发用于各种靶向药物递送的新型纳米药物的读者和研究人员有所帮助。

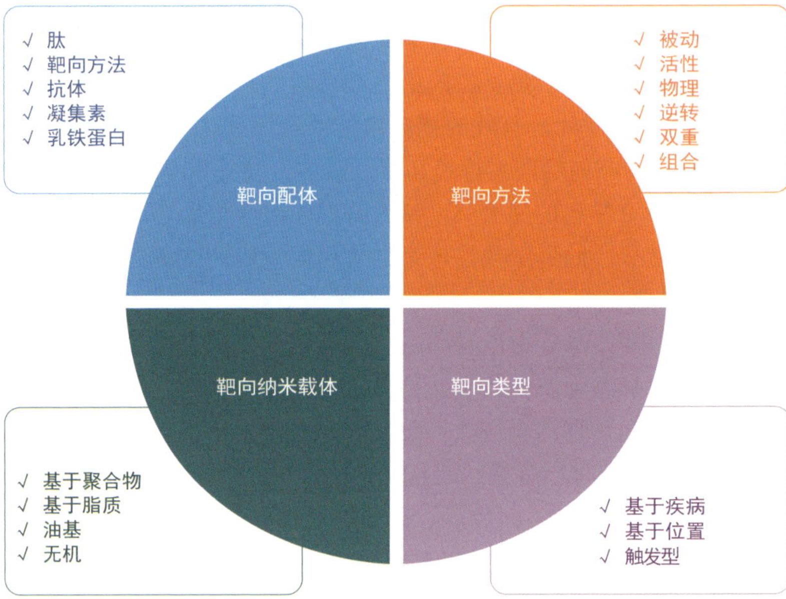

图2.1　各种靶向方法、靶向类型、靶向配体和靶向纳米载体的示意图

2.2　靶向药物递送系统用于未满足的医疗需求

“靶点”指的是特定的组织、器官或细胞群体，其在慢性或急性病理生理状态下需要医疗治疗。载体是用于有效运输药物到预定靶点的特殊分子或系统。载体已经被工程化改造，其能够通过封装或空间基因将药物保留在载体内部或黏附在载体表面，并将其运输或递送到靶细胞内部或附近[16]。

在采用不同的药物靶向策略时，需要考虑生物系统的复杂性，从宏观水平（组织和器官）到分子或原子水平（细胞或细胞成分）（图2.2）。预期该药物特异性且有效地与疾病相关的分子决定因子结合。此外，通过利用药物靶向策略，可以安全且高效地将治疗药物从组织或器官递送到细胞或细胞成分，从而克服身体中各种障碍所带来的常见挑战，例如配体调控载体在组织中的低扩散性和组织异质性[17]。

图2.3展示了理想的配体靶向药物递送系统的设计。该系统由一个靶向配体（如凝集素、乳铁蛋白、肽、适配体或抗体）通过可切割连接子和空间基团与治疗或诊断负载物连接而成[19]。

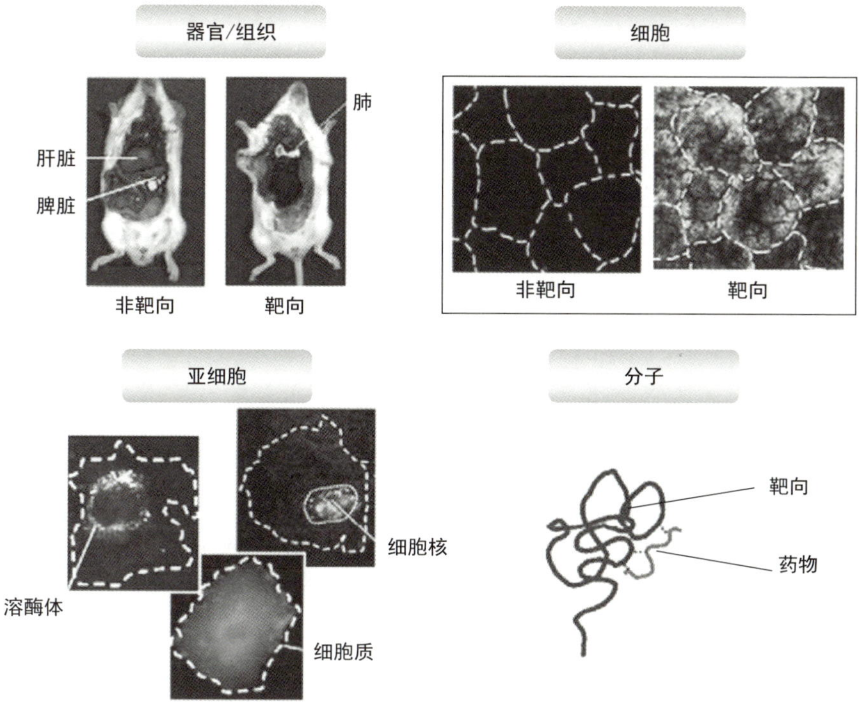

图2.2 药物靶向的层级

来源：经Elsevier许可转载自Muro[17]
图中虚线表示细胞边界

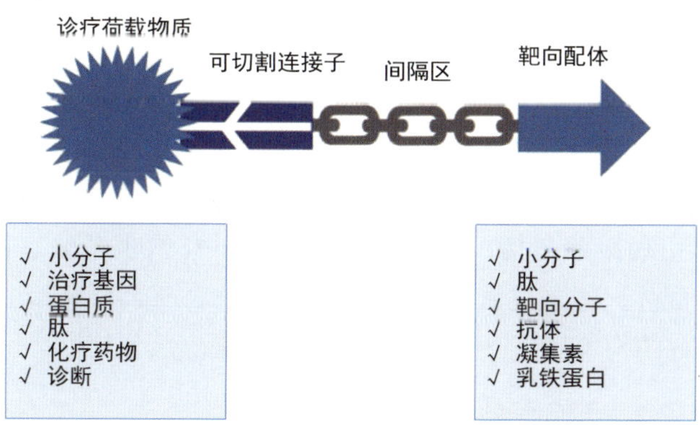

图2.3 理想的配体靶向给药系统示意图

来源：改编自Vyas和Sihorkar[18]

2.2.1 靶向配体

“配体”指的是与药物分子偶联以实现主动靶向的成分，它具有对特定受体的亲和力，该受体通常为位于病灶部位（细胞、组织或器官的表面）。药物可以通过化学偶联直接与配体结合，或通过封装进入载体（最优选择为纳米载体）间接与配体结合[17,18]。

基本上，配体主要有两种类型，细胞内配体（与细胞内受体结合的配体）和细胞外配体（与细胞外受体结合的配体）。全球范围内，研究人员已经探索了多种策略，用于设计和研究配体在纳米载体表面的安装方法，这些纳米载体主要用于治疗、诊断和治疗诊断结合应用。配体在纳米载体表面上的附着是一个复杂的过程，涉及配体和纳米载体的性质，以保持二者的结构稳定性以及配体-纳米载体结构的稳定性[20]。

靶向配体可以通过两种方式装载到纳米载体表面：一种是在制备纳米载体之前，将配体预先偶联到材料上［图2.4（a)］；另一种是在纳米载体制备完成后，通过物理吸附方式将配体固定到载体表面［图2.4（b)］。在预偶联策略中，配体可用于引发聚合反应，进而组装形成纳米载体。通常而言，配体的预偶联方式尤其适合基于化学反应的偶联，这对于大多数配体都适用（包括小分子、肽和适配体）；而后连接方式则更有利于对化学环境敏感的配体（如抗体）。配体偶联也可以通过共价键合［图2.4（c)］实现，即通过配体中存的氨基和纳米载体表面羧基之间形成酰胺键，该过程需要借助交联剂［例如3-(3-二甲基氨基丙基)-1-乙基碳二亚胺盐酸盐（EDC）和*N*-羟基琥珀酰亚胺（NHS)］介导完成。此外，靶向配体还可以通过物理吸附方式，利用亲和复合物将其固载到纳米载体表面［图2.4（d)］[20]。

要实现成功的靶向递送，装载配体的纳米载体会面临诸多挑战，包括酶促降解、潜在的免疫反应和网状内皮系统（RES）的摄取等问题。为此，研究人员探索了多种配体呈现策略，旨在最大化配体在病灶区域的功效，同时最小化给药过程中的潜在风险[20]。

这些配体呈现策略包括：①将配体直接展示在纳米载体表面；②通过光触发激活释放配体；③通过调节pH或酶触发降解表面聚合物涂层来暴露配体；④配体支持材料的构象变化；⑤双配体之间的可逆屏蔽作用[20-26]。

2.2.1.1 小分子作为靶向配体

Li等人[27]最近开发了一种由聚多巴胺纳米颗粒（PDA NPs）制成的新型葡萄糖功能化（葡萄糖转运蛋白-1 [GLUT-1]）靶向、肿瘤微环境响应和药物递送系统。该光热触发的细胞质药物递送系统通过将硼替佐米（BTZ，一种抗癌药物）以pH依赖的方式偶联到PDA NPs的儿茶酚基团上，从而设计出能够有效积累于肿瘤部位并局部化于肿瘤细胞的亚细胞、内体/溶酶体的药物递送系统。

此外，这些纳米颗粒能够响应肿瘤微环境、内体/溶酶体pH值以及近红外辐射（NIR），促进BTZ的强力释放。作者得出结论，GLUT 1靶向、pH和光热响应性药物递送NPs在广泛应用的化学光热肿瘤治疗中展现出巨大的潜力[27]。

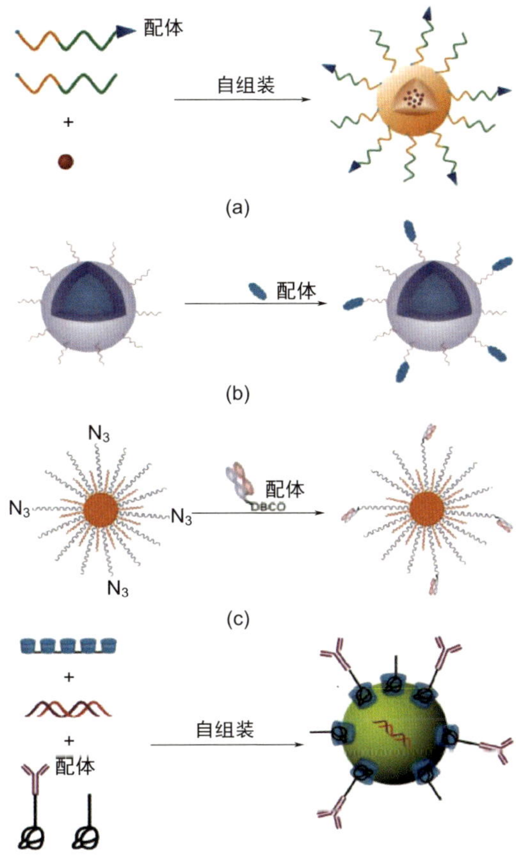

图2.4　靶向配体在纳米载体表面的装配策略[20]

（a）配体的预偶联策略；（b）配体在纳米载体制备过程中的后偶联策略；（c）配体在纳米载体表面通过生物偶联的策略；（d）配体在纳米载体表面通过物理附着的策略

2.2.1.2　适配体作为靶向配体

“适配体”这个词来源于拉丁语“aptus”，意为“适合”。适配体（由Ellington和Gold在1990年首次报道），是能够通过折叠成明确定义的三维结构来特异性结合目标的单链DNA或RNA序列[28,29]。

Xing等人[30]开发了一种掺杂多柔比星（DOX）的脂质体，用于体外和体内癌症模型的实时药物递送。

如图2.5所示，化疗药物DOX被掺杂在脂质体的水性核中，而AS 1411适配体（靶向核仁素）通过脂质双层膜和适配体上的胆固醇末端之间的疏水相互作用附着在脂质体上。通过这种功能化的脂质体，研究了药物递送及针对癌细胞和组织的治疗效果，结果表明，针对MCF-7乳腺癌细胞和裸鼠异种移植的MCF-7乳腺肿瘤的抗癌效果得到了改善。在脂质体表面对PEG的修饰不仅提高了其生物相容性，还延长了循环半衰期，这增强了对小鼠肿瘤组织的靶向效率[30]。

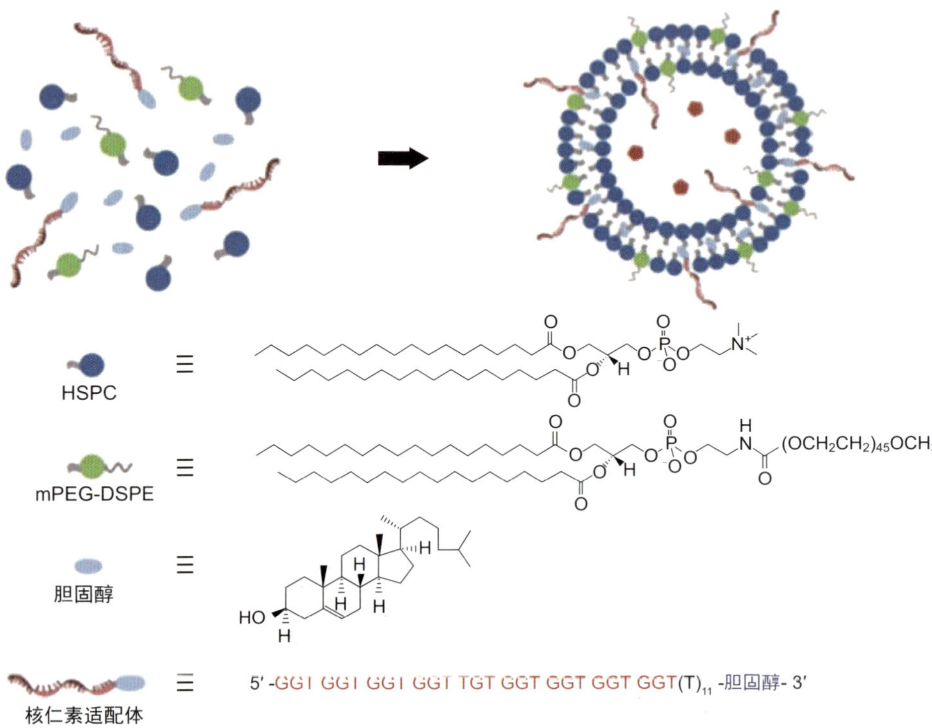

图2.5 核仁素适配体功能化脂质体用于体外和体内癌症治疗的示意图[30]

通过将3′位胆固醇修饰插入脂质双层中，将胆固醇修饰的DNA链固定在脂质体表面

2.2.1.3 抗体作为靶向配体

抗体通常是200～300 nm大小的蛋白质，是免疫系统的一部分。在与纳米颗粒结合后，这些抗体可以将治疗剂或诊疗剂递送到特定的病灶部位，可能是组织或器官[31]。

Scindia等人[32]通过制备抗α8整合素抗体结合的免疫脂质体（IL），专门针对系统性红斑狼疮肾炎（GN；肾小球肾炎）中肾小球系膜细胞上过表达的α8整合素受体。这些免疫脂质体（ILs）装载了DiI——一种红色荧光染料，以便在体内追踪，并注射到不同年龄的雌性小鼠尾静脉中。通过荧光显微镜和流式细胞仪研究了靶向的特异性。抗α8整合素ILs的输送即使在严重肾炎的小鼠中也特定于肾脏。因此，通过抗α8整合素ILs的靶向递送为治疗人类肾小球疾病开辟了新方法。作者指出，除狼疮性肾炎外，该方法还可用于治疗多种慢性肾小球疾病，并有助于推动肾脏疾病中针对终末器官的治疗概念[32]。

2.2.1.4 凝集素作为靶向配体

凝集素是从植物中提取的蛋白质或糖蛋白，对糖基团具有高度特异性，能够识别并特异性结合糖基化脂质和蛋白质的糖基阵列。在过去的二十年里，多项研究报道了凝集素与胶体载体系统结合的尝试。其中，小麦胚芽凝集素（WGA）、臭蛙凝集素、马铃薯凝集素（*Solanum tuberosum* lectin）以及欧洲紫花苜蓿凝集素Ⅰ（UEA-I）被广泛研究用于靶向药物递送[15]。

Chen等人[33]构建了一种结合马铃薯凝集素（STL）的DL-聚乳酸-羟基乙酸共聚物纳米粒子（PLGA NPs），作为一种新型可生物降解且靶向的鼻腔到脑部药物递送系统。研究目的是比较STL-PLGA NPs与未修饰纳米粒子的体外细胞摄取能力和脑部靶向效率。体外摄取研究表明，与未修饰的PLGA纳米颗粒相比，STL-PLGA纳米颗粒在Calu-3细胞中的内吞作用显著增强。此外，在Sprague-Dawley大鼠模型的不同脑组织中，STL-PLGA NPs的脑靶向效率比未修饰的纳米颗粒高出1.89～2.45倍（$p<0.01$）。这些研究结果表明，将STL偶联到PLGA纳米颗粒表面能够增强所制备纳米配方的靶向性，并可作为一种有前景的脑药物递送系统[33]。

2.2.1.5 乳铁蛋白作为靶向配体

乳铁蛋白（Lf）是一种天然阳离子铁结合糖蛋白，属于转铁蛋白（Tf）家族。大量组织学研究表明，乳铁蛋白受体（LfR）在呼吸道上皮细胞的顶端表面以及脑细胞（如脑内皮细胞和神经元）中高度表达。乳铁蛋白还具有穿越血脑屏障（BBB）的能力，因此被广泛研究用于神经治疗药物的靶向递送[15]。此外，研究表明，乳铁蛋白比凝集素更安全[34]。

Meng等人[35]开发了一种表面修饰有乳铁蛋白偶联*N*,*N*,*N*-三甲基壳聚糖（TMC）的Huperzine A（HupA）负载PLGA纳米颗粒（HupA Lf-TMC NPs），用于将HupA安全高效地经鼻递送至大脑，以治疗阿尔茨海默病（AD）。HupA Lf-TMC-PLGA纳米颗粒通过乳化-溶剂蒸发法制备，并通过Box-Behnken实验设计优化。通过MTT实验评估了纳米颗粒的细胞毒性，并使用体内成像系统研究了纳米颗粒鼻腔递送后的脑靶向效果。鼻腔递送后HupA负载纳米颗粒的生物分布通过液相色谱-串联质谱法测定。结果表明，HupA Lf-TMC纳米颗粒在16HBE细胞系中的毒性低于HupA溶液。定性和定量的细胞摄取实验表明，与非靶向对照相比，Lf-TMC纳米颗粒在16HBE和SH-SY5Y细胞中的累积量更高。体内成像结果显示，Lf-TMC纳米颗粒在大脑中表现出更高的荧光强度和更长的滞留时间，与非靶向纳米颗粒相比具有显著优势。

2.2.2 靶向方法

2.2.2.1 基于疾病的靶向递送

本节重点介绍了基于疾病的靶向方法，将纳米药物递送作为对抗各种疾病——如肿瘤、传染病，包括结核、疟疾、人类免疫缺陷病毒（HIV）等的有效策略。

（1）肿瘤靶向递送

纳米颗粒介导的靶向药物递送系统旨在促进药物有效递送至肿瘤部位，最大限度地减少游离药物使用所带来的不良反应，其主要目标是通过EPR效应使纳米颗粒在肿瘤中积累。肿瘤治疗需要将治疗剂以适当的剂量递送到肿瘤部位。静脉注射（IV）给药的药物或药物负载纳米颗粒需要在血流中循环，穿越血管壁进入组织间隙，并渗透到肿瘤中[36,37]。近年来，几种纳米制剂已获得临床批准用于治疗肿瘤，如Myocet®（脂质体多柔比星）、Daunoxome®（脂质体柔红霉素）、Doxil®（脂质体多柔比星）、Depocyt®（脂质体细胞嘧啶）、Genexol-PM®（紫杉醇负载聚合物胶束）、Abraxane®（白蛋白结合紫杉醇颗粒）。此外，还有其他产品正处于临床试验的不同阶段，如Rituxan®（利妥昔单抗）、Herceptin®（赫赛汀）、Campath®（阿仑妥珠单抗）等[3]。

肿瘤可以通过纳米颗粒（NPs）实现被动靶向和主动靶向。被动靶向方面，粒径不超过500 nm的纳米颗粒可以通过EPR效应穿越肿瘤的高渗透性血管。为了避免被网状内皮系统（RES）摄取，这些纳米颗粒通常会进行聚乙二醇（PEG）修饰[38]。此外，纳米颗粒还可以通过在其表面偶联靶向配体（如适配体、凝集素、转铁蛋白、叶酸和抗体）实现主动靶向[39]。

（2）传染病靶向递送

细菌、病毒、真菌和其他微生物是传染病（疟疾、肺结核、艾滋病、霍乱和其他几种疾病）的主要来源。抗微生物化合物通常通过抑制或中断微生物的重要细胞周期过程来杀死它们。然而，随着耐药性的增加，许多新的抗微生物药物目前正处于临床试验的早期阶段，以应对多重耐药性问题。这种情况要求使用靶向药物递送方法来治疗传染病[3,40]。

纳米颗粒介导的靶向药物递送系统吸引了全球多个团队的关注，研究人员集中探讨这些系统的潜在优势，包括：

- 药物/基因递送能力；

- 持续释放作用，能够递送药物组合；
- 降低全身不良反应发生；
- 克服药物耐药性[40]。

靶向配体偶联的纳米载体已被发现对传染病具有较高的疗效。例如，研究了凝集素偶联的麦醇溶蛋白（gliadin）纳米颗粒用于靶向治疗幽门螺杆菌感染[41]。此外，还研究了通过DC3-9dR介导的siRNA递送，靶向TNF-α，以靶向树突状细胞并抑制登革热病毒的复制[42]。

Li等人[43]最近开发了基于PLGA的氨苯砜和氯法齐明纳米颗粒，用于治疗结核病。该研究旨在克服氯法齐明溶解度差，避免口服给药后氨苯砜的首过效应引起的有毒代谢物的产生。纳米颗粒通过乳化溶剂蒸发法制备。研究发现，基于PLGA的达嗪净和氯法齐明纳米颗粒能够靶向肺部深处，并在体内实验中表现出比达嗪净-氯法齐明溶液更好的治疗效果，这可能归因于纳米颗粒系统的药物分布增强和持续释放作用。作者总结称，氨苯砜-氯法齐明组合的PLGA纳米颗粒将是一种经济、安全、有效且临床适用性强的创新剂型，适用于全身递送这些抗结核药物[43]。Pandey和Khuller [44]也报道了类似的研究，他们开发了雾化固体脂质纳米颗粒（SLNs），将利福平（rifampicin）、异烟肼（isoniazid）和吡嗪酰胺（pyrazinamide）结合，用于在感染结核分枝杆菌的豚鼠模型中进行支气管肺泡药物递送。雾化制剂在仅经过7次肺部给药后，能够完全清除肺部和脾脏中的结核分枝杆菌，而相比之下，46次口服给药的药物溶液效果较差[44]。

疟疾是由四种疟原虫属（*Plasmodium*）寄生原生动物引起的广泛传播的传染病，分别是恶性疟原虫、间日疟原虫、三日疟原虫和卵形疟原虫。由于目前的治疗方法存在严重的不良反应和耐药性，迫切需要针对疟疾的靶向药物。在此背景下，Marques等人[45]开发了负载普鲁卡因（primaquine）的脂质体，并通过共价结合肝素来实现针对疟原虫感染红细胞（pRBCs）的靶向递送[45]。Mosqueira等人[46]制备了PLA纳米胶囊和PEG修饰的PLA纳米胶囊，负载卤泛群（halofantrine），并对其进行了家族药物递送的研究。PEG修饰的PLA纳米胶囊表现出长循环性，并对寄生虫具有细胞毒性。在4天的试验中，卤泛群负载的纳米胶囊表现出与溶液型制剂相似或更好的效果，且在严重感染的小鼠中单次给药效果更好。与溶液相比，纳米胶囊在整个实验期间（70 h）使血浆中卤泛群的药时曲线下面积较溶液型制剂增至6倍以上。此外，纳米胶囊在治疗后48 h内能显著加速寄生虫的发展控制，PLA纳米胶囊能够更快地降低寄生虫密度，而PEG修饰的PLA纳米胶囊则能维持更长时间的效果[46]。

抗逆转录病毒药物是有效管理人类免疫缺陷病毒（HIV）和防止其发展为艾滋病（AIDS）的主要手段。理论上，HIV生命周期的所有阶段都是抗逆转录病毒治疗的潜在靶点[47,48]。随着不同类别抗HIV/AIDS药物治疗的发展，联合疗法（特别是高度活跃的抗逆转录病毒治疗，HAART）已成为HIV/AIDS治疗中的一项重大革命[48]。如今，HIV/AIDS治疗的最严重问题是在治疗过程中出现对抗逆转录病毒药物的多药耐药性（MDR），这导致临床结果不佳[48]。基于纳米颗粒（NPs）的抗逆转录病毒治疗靶向递送方法已广泛被研究，旨在靶向单核吞噬系统（MPS）细胞，例如单核细胞/巨噬细胞（Mo/Mac），这些细胞是HIV的常见储存库[49]。Wu等人[50]报道了叠氮胸苷棕榈酸酯（AZTP）的半乳糖基化脂质体，用于将AZT（叠氮胸苷）主动靶向肝细胞，而肝细胞本身作为HIV的储存库[50]。Garg和Jain[51]研究了负载叠氮胸苷（AZT）的半乳糖基化脂质体靶向递送系统，其作用靶点为巨噬细胞表面的凝集素受体。

有人研究了单次静脉注射（IV）半乳糖基化脂质体封装的AZT，以了解其在斯普拉格-道利（Sprague-Dawley）大鼠中的骨髓毒性、血浆和组织分布情况。结果表明，负载AZT的半乳糖基化脂质体显示出最大细胞摄取量，并未观察到显著的血液学毒性。现有配方在富含半乳糖特异性受体的组织中维持了较高的AZT水平，并且在体内的滞留时间较长，导致AZT的半衰期延长，从而增强了该药物在选定动物模型中的抗HIV效果[51]。

2.2.2.2 局部器官靶向

本节重点阐述纳米药物在器官（脑、肺、肝脏和肾脏）特异性递送中的靶向给药策略。

（1）脑部靶向递送

目前已有多种聚合物及聚合物衍生物被用于对纳米载体表面进行修饰，旨在延长纳米制剂在鼻黏膜的滞留时间，从而实现神经治疗药物经鼻-脑直接递送的靶向效率[15]。

最近，Pardeshi和Belgamwar[52]研究了基于亚麻籽油的神经元纳米乳液（NNEs）的制备，并通过TMC对其进行表面改性以制备黏附性神经元纳米乳液（mNNE），用于直接鼻-脑药物递送。这些NNEs装载了高分配盐酸罗匹尼罗-硫酸葡聚糖（ROPI-DS）纳米复合物，并采用热高压均质化（hot high-pressure homogenization，HPH）技术制备。NNEs 的优化通过中心复合实验设计完成。研究的主要目的是为帕金森病（PD）的治疗提供一种能够控制药物释放且在鼻黏膜上停留时间延长的制剂。通过直接鼻-脑给药增强脑靶向，并基于mNNE的鼻黏膜滞留增强作用改善治疗效果，使得给药剂量与频次显著降低，同时大幅提升用药安全性。

将mNNE制剂通过鼻内途径给药于瑞士白化小鼠模型，并与静脉注射的

mNNE制剂和鼻内给药的水性ROPI悬液进行比较，评估其血浆和脑部药代动力学。对小鼠进行的体内研究表明，mNNE制剂通过嗅觉途径实现鼻-脑递送，表现出较好的脑靶向效率。静脉注射后，各时间点mNNE制剂中的ROPI在血浆中的浓度均高于脑部［图2.6（a）］。而鼻内给药后，各研究时间点中，mNNE制剂在脑部的ROPI浓度均高于水性ROPI悬液［图2.6（b）］。此外，mNNE制剂还表现出最高的脑-血比率［图2.6（c）］，表明鼻内给药后，与水性ROPI悬液和NNEs制剂相比，mNNE 制剂具有更高的脑部靶向效率[52]。

（2）肺部靶向递送

肺部具有较大的表面积和由连续血流灌注的薄上皮层。针对肺部进行药物靶向递送可以避免口服药物面临的首过效应，同时为治疗哮喘、结核病（TB）、囊性纤维化、慢性阻塞性肺疾病（COPD）和肺癌等呼吸系统疾病提供快速的全身药物给药途径。通过肺部递送实现的靶向药物输送克服了主要屏障（如黏液层和酶降解），使肺部成为药物和/或基因递送的理想部位[3,53]。

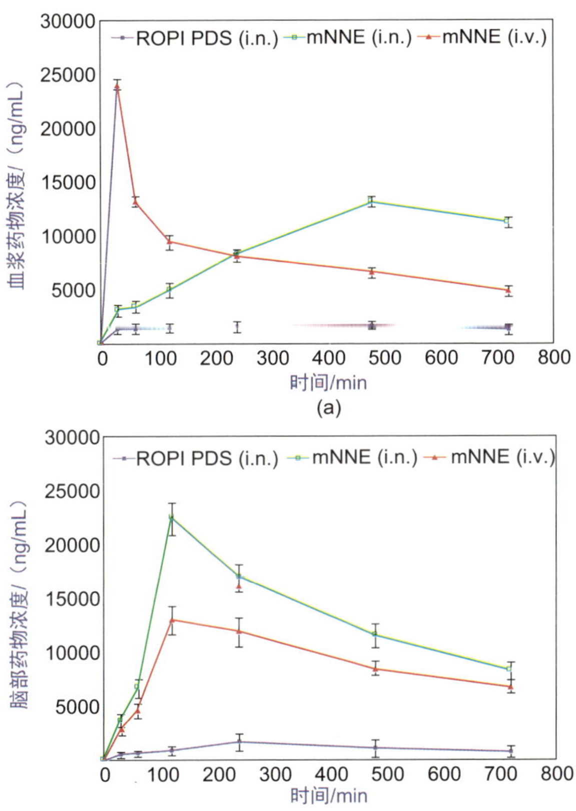

图2.6

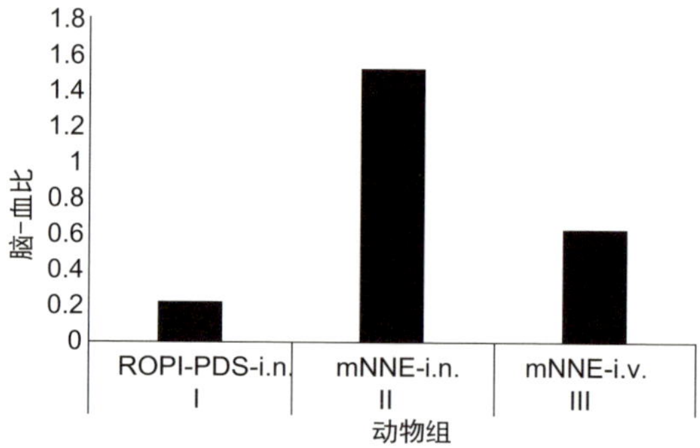

(c)

图2.6　ROPI PDS和mNNE配方在鼻内给药和静脉注射后的血浆浓度（a）和脑浓度（b）随时间变化曲线，以及在瑞士白化小鼠模型中的脑-血比（c）

来源：经Elsevier许可由Pardeshi和Belgamwar[52]提供

Rosiere等人[54]利用叶酸-接枝物自组装共聚物叶酸-聚乙二醇-疏水改性葡聚糖（F-PEG-HMD）开发了负载替莫唑胺（TMZ）的纳米胶束，并将其作为肺癌治疗用干粉吸入剂（DPI）制剂形式进行研究。在F-PEG-HMD存在下，TMZ的溶解度显著提高，促进了TMZ在肿瘤部位的积累。随后，将负载TMZ的纳米胶束喷雾干燥制备成用于吸入的干粉制剂。所开发的DPI制剂在肺部深处（下呼吸道）表现出广泛的肺部积累，这也是叶酸受体（FR）过表达的腺癌的主要部位。通过比色MTT测定法，对TMZ-DPI制剂的体外抗增殖活性与TMZ溶液在小鼠M109-HiFR肺癌和人A549非小细胞肺癌（NSCLC）细胞系中的效果进行了比较。结果显示，TMZ以DPI制剂形式给药时效果更明显[54]。

（3）肝脏靶向递送

肝癌是最常见的肿瘤类型之一，化疗一直是治疗该疾病的主要手段。然而，高系统性毒性和缺乏特异性限制了常规化疗方法在肝癌治疗中的应用。因此，迫切需要一种新型治疗策略，以满足未被满足的医疗需求。在此情况下，能够将药物输送到特定器官或组织的靶向药物递送策略成为提高治疗效率并降低脱靶毒性的理想选择[55,56]。

Tian等人[57]开发了一种由壳聚糖/聚乙二醇-甘草次酸（CTS/PEG-GA）纳米粒组成的肝脏靶向药物递送系统。这些纳米颗粒通过离子凝胶化技术制备，用甘草次酸作为靶向配体，盐酸多柔比星作为抗肿瘤剂。研究通过单光子发射计算机断层扫描（SPECT）评估了纳米粒的生物分布，并使用人肝癌细胞系（QGY-7703 细胞）评估了细胞摄取能力。Balb/c裸鼠模型中的实时SPECT图像显示，与肾脏和膀胱相比，负载DOX的CTS/PEG-GA的纳米颗粒在肝脏中大量积累，这归因于纳米颗粒表面GA的结合。此外，研究还在H22肿瘤负载裸鼠中评估了DOX-CTS/PEG-GA纳米颗粒的抗肿瘤效果。在生理盐水、游离DOX和DOX-CTS/PEG-GA纳米颗粒组中，观察了注射后10天的肿瘤生长情况。治疗10天后，将小鼠处死并取出肿瘤。结果发现，盐水组的肿瘤体积明显大于游离DOX和DOX-CTS/PEG-GA纳米颗粒组，证实了所制备的纳米颗粒在肝癌靶向治疗中的有效性[57]。

（4）肾脏靶向递送

肾脏疾病需要高浓度的肾脏药物，这些药物可能无法有效到达目标细胞。此外，肾功能障碍可能会影响药物在肾脏中的分布。因此，靶向肾脏的药物递送系统在克服上述问题、提高治疗效率和减少肾脏毒性方面具有重要意义[58]。肾脏靶向药物递送系统已在多个关键靶点中进行评价，如肾小球内皮细胞、肾小管基底膜、足细胞、肾小球间质细胞以及近端小管[59]。

Asgeirsdottir等人[60]设计了修饰抗E-选择素抗体（AbEsel-Liposomes）的地塞米松脂质体，并将其用于靶向肾小球内皮细胞（GECs）治疗肾小球肾炎。在肾小球肾炎模型大鼠中，E-选择素在肾小管内皮细胞上表达，导致Ab（Esel）脂质体静脉给药后定位于肾小球。与未靶向的IgG脂质体相比，Ab（Esel）脂质体在肾脏中的积累量提高了3.6倍。此外，7天后的治疗显示，肾小球内皮激活和尿白蛋白水平有所减少。值得注意的是，激活的肾小球内皮细胞表面还会表达其他选择素和整合素受体，这些受体可作为潜在靶点用于将药物递送至肾小管内皮细胞[60]。

Tuffin等人[61]通过将OX7单克隆抗体（mAb）针对Thy1.1抗原的F_{ab}片段与脂质体偶联，制备了OX7结合免疫脂质体（OX7-IL）。由于肾小球内皮是有孔的，并且没有基底膜将肾小球毛细血管与间质分开，间质细胞因此成为通过OX 7-IL递送药物的特别合适的靶点。将OX7-IL静脉注射到大鼠体内后，发现其特异性地靶向肾小管间质细胞，但当与游离的OX7 $F_{(ab)2}$片段共同注射时，OX7-IL的肾脏靶向作用被阻断。注射低剂量的多柔比星包裹在OX7-IL中的大鼠表现出广泛的肾小管损伤，而其他肾脏部分和器官未受影响[61]。

2.3 监管方面与临床展望

纳米技术最近在制药领域引起了革命性的变化，因此，现有的监管指南是否足以应对该领域的法规、产品审批、政策指导和市场监管，成为一个值得探讨的问题。

目前，已有一些纳米技术产品，如脂质体、纳米晶体、微乳液和聚合物纳米颗粒，获得了FDA的批准，用于多种治疗药物的靶向递送（表2.1）。在制药产品审批过程中，产品的安全性、疗效和稳定性是首要且至关重要的考量参数。

在接受和监管批准之前，药物纳米产品应满足以下标准：

- 药物纳米产品的加速和长期稳定性数据；
- 纳米产品的药代动力学特征；
- 应提前实施并验证规模化设计；
- 纳米产品理化参数的详细表征；
- 应采用合适的技术来确定释放动力学；
- 稳健的分析方法，以确保产品的可重复性。

表2.1 部分FDA批准的基于纳米技术的靶向药物递送系统[62]

FDA批准的纳米技术	纳米制剂描述	纳米制剂的优点	治疗适应证	批准年份
AmBisome（吉利德科学）	脂质体两性霉素B	降低肾毒性，靶向输送，稳定	真菌/原生动物感染	1997
Doxil*/Caelyx™（强生）	脂质体多柔比星	改善特定部位输送，降低系统性药物毒性	卡波西肉瘤，卵巢癌，多发性骨髓瘤	1995，2005，2008
Estrasorb™（Novavax）	胶束雌二醇	控制治疗剂的输送	绝经期治疗	2003
Abraxane*/ABI-007（Celgene）	白蛋白结合紫杉醇纳米粒子	改善溶解性，改善肿瘤输送	乳腺癌，非小细胞肺癌，胰腺癌	2005，2012，2013
Nanotherm*（MagForce）	氧化铁纳米晶体	允许细胞摄取并引入超顺磁性	胶质母细胞瘤	2010
Plegridy*（Biogen）	聚合物-蛋白质结合物（聚乙二醇化干扰素β-1a）	通过聚乙二醇化提高蛋白质稳定性	多发性硬化症	2014
Zilretta	醋酸三氟米松与聚乳酸-羟基乙酸共聚物（PLGA）基质微球	延长12周的疼痛缓解	膝关节骨关节炎	2017

来源：修改自Patra等人。

表2.2 在不同临床试验阶段的部分基于纳米技术的靶向药物递送系统[63]

疾病状况	靶向纳米载体	治疗剂	赞助商及地点	临床研究标题	当前状态	临床试验标识符
结肠癌	聚合物纳米粒子	西妥昔单抗	Ahmed A. H. Abdellatif，爱资哈尔大学	装载西妥昔单抗并用生长抑素类似物修饰的靶向聚合物纳米粒子用于治疗结肠癌	Ⅰ期	NCT03774680

续表

疾病状况	靶向纳米载体	治疗剂	赞助商及地点	临床研究标题	当前状态	临床试验标识符
实体瘤	脂质体	多柔比星	瑞士巴塞尔大学医院	实体瘤中的抗EGFR免疫脂质体	已完成	NCT01702129
卵巢癌，输卵管癌	白蛋白稳定纳米粒子	紫杉醇	GOG基金会（妇科肿瘤学组）	用于治疗复发或持续的卵巢上皮癌、输卵管癌或原发性腹膜癌的紫杉醇白蛋白稳定纳米粒子制剂	已完成	NCT00499252
乳腺癌	白蛋白稳定纳米粒子	盐酸吉西他滨，贝伐珠单抗	肿瘤临床试验联盟	用于治疗转移性乳腺癌患者的紫杉醇白蛋白稳定纳米粒子制剂、吉西他滨和贝伐珠单抗	已完成	NCT00662129
乳腺癌，皮肤癌，皮肤病	量子点	维多利迪	Ahmed A. H. Abdellatif，爱资哈尔大学	用于乳腺癌抑制与生物成像的局部用荧光纳米颗粒-生长抑素类似物偶联物	招募中	NCT04138342

尽管已有多项关于基于纳米技术的靶向药物递送系统的专利申请，但由于在纳米药产品规模化生产中面临的挑战，只有极少数产品已进入药房货架。

基于纳米技术的药物递送系统有助于提高靶向能力，并取得更好的治疗效果。在过去的几十年中，已经进行了大量的临床试验来研究基于纳米技术的靶向药物产品的有效性。表2.2列出了处于不同临床试验阶段的部分基于纳米技术的靶向药物递送系统。

2.4 结论与展望

纳米医学这一日益发展的领域在制药、医学、生物医学和组织工程等行业中具有重要应用，主要关注点是实现更好的靶向能力，并提供安全、有效、稳定的平台。尽管靶向给药系统在临床前和临床试验中展示了多种优势，但它们并非完美无缺。抗体介导的疗法引起的免疫反应以及在临床前研究向临床研究转化过程中药代动力学特征的不充分，是靶向药物递送系统的主要局限性。

尽管如此，在开发针对各种病理生理条件的靶向药物递送系统方面仍有很大的发展空间，需要进行广泛的研究，以开发创新的疗法。成功将这些靶向药物递送系统商业化，是制剂科学家们的主要任务，他们需要将其推向临床，同时考虑靶向药物产品的成本效益、安全性、有效性和稳定性。

参考文献

[1] Bae Y H and Park K. (2011). Targeted drug delivery to tumors: myths reality and possibility. *J. Controlled Release* 153: 198-205.

[2] Ezzell C. (2001). Magic bullets fly again. *Sci. Am*. 285: 34-41.

[3] Pattni B S and Torchilin V P. (2015). Targeted drug delivery systems: strategies and challenges. In: *Targeted Drug Delivery: Concepts and Design Advances in Delivery Science and Technology* (ed. P. Devarajan and S. Jain). Cham: Springer.

[4] Banerjee A, Pathak S, Subramanium V D, et al. (2017). Strategies for targeted drug delivery in treatment of colon cancer: current trends and future perspectives. *Drug Discovery Today* 22: 1224-1232.

[5] Aguilar Z P. (2013). *Nanomaterials for Medical Applications*. Academic Press.

[6] Yadav K S, Mishra D K, Deshpande A, and Pethe A M. (2019). Levels of drug targeting. In: *Basic Fundamentals of Drug Delivery* (ed. R.K. Tekade). Academic press.

[7] Hoffman A S. (2008). The origins and evolution of "controlled" drug delivery systems. *J. Controlled Release* 132: 153-163.

[8] Ruenraroengsak P, Cook J M and Florence A T. (2010). Nanosystem drug targeting: facing up to complex realities. *J. Controlled Release* 141: 265-276.

[9] Mills J K and Needham D. (1999). Targeted drug delivery. Expert Opin. Ther. Pat. 9: 1499-1513.

[10] Florence A T. (2007). Pharmaceutical nanotechnology: more than size. Ten topics for research. *Int. J. Pharm*. 339: 1-2.

[11] Sonvico F, Clementino A, Buttini F, et al. (2018). Surface-modified nanocarriers for nose to brain drug delivery: from bioadhesion to targeting. *Pharmaceutics* 10: 1-34.

[12] Li J. (2012). Surface-modified PLGA nanoparticles for targeted drug delivery to neurons. Master thesis. 47. Louisiana State University.

[13] Sonawane R O, Bachhav Y, Tekade A R, and Pardeshi C V. (2021). Nanoparticles for direct nose-to-brain drug delivery: implications of targeting approaches. In: *Direct Nose-to-brain Drug Delivery: Mechanism Technological Advances Applications and Regulatory Updates* (ed. C V Pardeshi and E B Souto). Academic Press.

[14] Pardeshi C V, Kulkarni A D, Sonawane R O, et al. (2019). Mucoadhesive nanoparticles: a roadmap to encounter the challenge of rapid nasal mucociliary clearance. *Indian J. Pharma. Edu. Res*. 53: 17-27.

[15] Pardeshi C V and Souto E B. (2021). Surface-modification of nanocarriers as a strategy to enhance the direct nose-to-brain drug delivery. In: *Direct Nose-to-Brain Drug Delivery: Mechanism Technological Advances Applications and Regulatory Updates* (ed. C.V. Pardeshi and E.B. Souto). Academic Press.

[16] Vyas S P and Khar R K. (2008). Basis of targeted drug delivery. In: *Targeted and Controlled*

Drug Delivery. CBS Publishers and Distributors.

[17] Muro S. (2012). Challenges in design and characterization of ligand-targeted drug delivery systems. *J. Controlled Release* 164: 125-137.

[18] Vyas S P and Sihorkar V. (2000). Endogenous carriers and ligands in non-immunogenic site-specific drug delivery. *Adv. Drug Delivery Rev*. 43: 101-164.

[19] Srinivasarao M and Low P S. (2017). Ligand-targeted drug delivery. *Chem. Rev*. 117: 12133-12164.

[20] Mi P, Cabral H, and Kataoka K. (2019; 1902604). Ligand-installed nanocarriers toward precision therapy. *Adv. Mater*. 1-29.

[21] Christie R J, Matsumoto Y, Miyata K, et al. (2012). Targeted polymeric micelles for siRNA treatment of experimental cancer by intravenous injection. *ACS Nano* 6: 5174-5189.

[22] Mura S, Nicolas J, and Couvreur P. (2013). Stimuli-responsive nanocarriers for drug delivery. *Nat. Mater*. 12: 991-1003.

[23] Chien Y H, Chou Y L, Wang S W, et al. (2013). Near-infrared light photo-controlled targeting bioimaging and chemotherapy with caged upconversion nanoparticles in vitro and in vivo. *ACS Nano* 7: 8516-8528.

[24] Koren E, Apte A, Jani A, and Torchilin V P. (2012). Multifunctional PEGylated 2C5-immunoliposomes containing pH-sensitive bonds and TAT peptide for enhanced tumor cell internalization and cytotoxicity. *J. Controlled Release* 160: 264-273.

[25] Lee E S, Gao Z G, Kim D, et al. (2008). Super pH-sensitive multifunctional polymeric micelle for tumor pH (e) specific TAT exposure and multidrug resistance. *J. Controlled Release* 129: 228-236.

[26] Cao J, Gao X, Cheng M, et al. (2019). Reversible shielding between dual ligands for enhanced tumor accumulation of ZnPc-loaded micelles. *Nano Lett*. 3: 1665-1674.

[27] Li Y, Hong W, Zhang H, et al. (2020). Photothermally triggered cytosolic drug delivery of glucose functionalized polydopamine nanoparticles in response to tumor microenvironment for the GLUT1-targeting chemo-phototherapy. *J. Controlled Release* 10: 232-245.

[28] Ellington A D and Szostak J W. (1990). In vitro selection of RNA molecules that bind specific ligands. *Nature* 346: 818-822.

[29] Tuerk C and Gold L. (1990). Systematic evolution of ligands by exponential enrichment. RNA ligands to bacteriophage t4 DNA polymerase. *Science* 249: 505-510.

[30] Xing H, Tang L, Yang X, et al. (2013). Selective delivery of an anticancer drug with aptamer-functionalized liposomes to breast cancer cells in vitro and in vivo. *J. Mater. Chem*. B 1: 5288-5297.

[31] Wang J, Masehi-Lano J J and Chung E J. (2017). Peptide and antibody ligands for renal targeting: nanomedicine strategies for kidney disease. *Biomater. Sci*. 8: 1450-1459.

[32] Scindia Y, Deshmukh U, Thimmalapura P R, and Bagavant H. (2008). Anti-alpha 8 Integrin immunoliposomes: a novel system for delivery of therapeutic agents to the renal glomerulus in systemic lupus erythematosus. *Arthritis Rheumatol*. 58: 3884-3891.

[33] Chen J, Zhang C, Liu Q, et al. (2012). Solanum tuberosum lectin-conjugated PLGA nanoparticles for nose-to-brain delivery: in vivo and in vitro evaluations. *J. Drug Targeting* 20: 174-184.

[34] Reynoso-Camacho R, de Mejıa E G, and Loarca-Pina G. (2003). Purification and acute toxicity of a lectin extracted from tepary bean (Phaseolus acutifolius). *Food Chem. Toxicol.* 41: 21-27.

[35] Meng Q, Wang A, Hua H, et al. (2018). Intranasal delivery of Huperzine A to the brain using lactoferrin-conjugated *N*-trimethylated chitosan surface-modified PLGA nanoparticles for treatment of Alzheimer's disease. *Int. J. Nanomed.* 13: 705-718.

[36] Grantab R, Sivananthan S, and Tannock I F. (2006). The penetration of anticancer drugs through tumor tissue as a function of cellular adhesion and packing density of tumor cells. *Cancer Res.* 66: 1033-1039.

[37] Kwon I K, Lee S C, Han B, and Park K. (2012). Analysis of the current status of targeted drug delivery to tumors. *J. Controlled Release* 164: 108-114.

[38] Maeda H, Bharate G Y, and Daruwalla J. (2009). Polymeric drugs for efficient tumor-targeted drug delivery based on EPR-effect. *Eur. J. Pharm. Biopharm.* 71: 409-419.

[39] Abouzeid A H, Patel N R, Rachman I M, et al. (2013). Anti-cancer activity of anti-GLUT1 antibody-targeted polymeric micelles co-loaded with curcumin and doxorubicin. *J. Drug Targeting* 21: 994-1000.

[40] Zhang L, Pornpattananangku D, Hu C-M J, and Huang C.-M. (2010). Development of nanoparticles for antimicrobial drug delivery. *Curr. Med. Chem.* 17: 585-594.

[41] Umamaheshwari R B and Jain N K. (2003). Receptor mediated targeting of lectin conjugated gliadin nanoparticles in the treatment of Helicobacter pylori. *J. Drug Targeting* 11: 415-423.

[42] Subramanya S, Kim S S, Abraham S, et al. (2010). Targeted delivery of small interfering RNA to human dendritic cells to suppress dengue virus infection and associated proinflammatory cytokine production. *J. Virol.* 84: 2490-2501.

[43] Li H Z, Ma S H, Zhang H M, et al. (2017). Nano carrier mediated co-delivery of dapsone and clofazimine for improved therapeutic efficacy against tuberculosis in rats. *Biomed. Res.* 28: 1284-1289.

[44] Pandey R and Khuller G K. (2005). Solid lipid particle-based inhalable sustained drug delivery system against experimental tuberculosis. *Tuberculosis* 85 (4): 227-234.

[45] Marques J, Valle-Delgado J J, Urban P, et al. (2017). Adaptation of targeted nanocarriers to changing requirements in antimalarial drug delivery. Nanomed. *Nanotechnol. Biol. Med.* 13: 515-525.

[46] Mosqueira V C, Loiseau P M, Bories C, et al. (2004). Efficacy and pharmacokinetics of intravenous nanocapsule formulations of halofantrine in Plasmodium berghei-infected mice. Antimicrob. *Agents Chemother.* 48: 1222-1228.

[47] Sierra S, Kupfer B, and Kaiser R. (2005). Basics of virology of HIV-1 and its replication. *J. Clin. Virol.* 34: 233-244.

[48] Gupta U and Jain N K. (2010). Non-polymeric nano-carriers in HIV/AIDS drug delivery and

targeting. *Adv. Drug Delivery Rev.* 62: 478-490.

[49] Weiss R A. (1993). How does HIV cause AIDS. *Science* 260: 1273-1279.

[50] Wu H B, Deng Y H, Wang S N, et al. (2007). The distribution of azidothymidine palmitate galactosylated liposomes in mice. *Acta Pharm. Sinica B* 42: 538-544.

[51] Garg M and Jain N K. (2006). Reduced hematopoietic toxicity enhanced cellular uptake and altered pharmacokinetics of azidothymidine loaded galactosylated liposomes. *J. Drug Targeting* 14: 1-11.

[52] Pardeshi C V and Belgamwar V S. (2018). *N,N,N*-trimethyl chitosan modified flaxseed oil based mucoadhesive neuronanoemulsions for direct nose to brain drug delivery. *Int. J. Biol. Macromol.* 120: 2560-2571.

[53] Rytting E, Nguyen J, Wang X, and Kissel T. (2008). Biodegradable polymeric nanocarriers for pulmonary drug delivery. *Expert Opin. Drug Delivery* 5: 629-639.

[54] Rosiere R, Gelbcke M, Mathieu V, et al. (2015). New dry powders for inhalation containing temozolomide-based nanomicelles for improved lung cancer therapy. *Int. J. Oncol.* 47: 1131-1142.

[55] Brannon-Peppas L and Blanchette J O. (2004). Nanoparticle and targeted systems for cancer therapy. *Adv. Drug Delivery Rev.* 56: 1649-1659.

[56] Wu D Q, Lu B, Chang C, et al. (2009). Galactosylated fluorescent labeled micelles as a liver targeting drug carrier. *Biomaterials* 30: 1363-1371.

[57] Tian Q, Zhang C N, Wang X H, et al. (2010). Glycyrrhetinic acid-modified chitosan/poly(ethylene glycol) nanoparticles for liver-targeted delivery. *Biomaterials* 31: 4748-4756.

[58] Haas M, Moolenaar F, Meijer D K F, and de Zeeuw D. (2010). Specific drug delivery to the kidney. Cardiovasc. *Drugs Ther.* 16: 489-496.

[59] Chen Z, Peng H, and Zhang C. (2020). Advances in kidney-targeted drug delivery systems. *Int. J. Pharm.* 587: 119679.

[60] Asgeirsdottir S A, Zwiers P J, Morselt H W, et al. (2008). Inhibition of proinflammatory genes in anti-GBM glomerulonephritis by targeted dexamethasone-loaded AbEsel liposomes. *Am. J. Physiol. Renal Physiol.* 294: F554-F561.

[61] Tuffin G, Waelti E, Huwyler J, et al. (2005). Immunoliposome targeting to mesangial cells: a promising strategy for specific drug delivery to the kidney. *J. Am. Soc. Nephrol.* 16: 3295-3305.

[62] Patra J K, Das G, and Fraceto L F. (2018). Nano based drug delivery systems: recent developments and future prospects. *J. Nanobiotechnol.* 16: 71.

[63] Data obtained from www.clinicaltrials.gov. accessed October 2021.

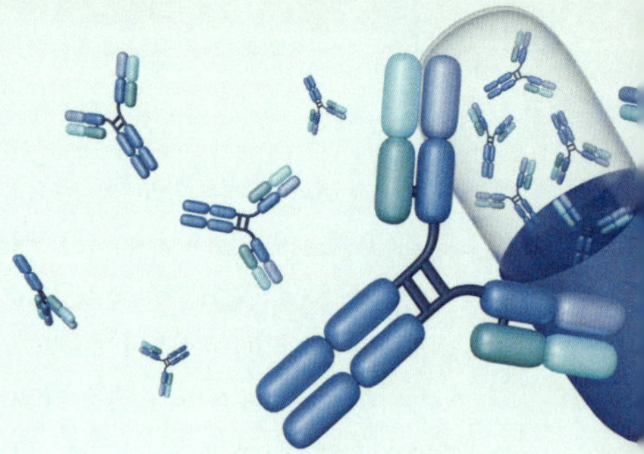

第3章 基于纳米载体的靶向药物递送系统：小分子和大分子

Preshita Desai

Department of Pharmaceutical Sciencses, College of Pharmacy, Western University of Health Sciencses, Pomona, CA 91766, USA

3.1 纳米载体（纳米医学）：在靶向药物递送中的作用和概述

纳米医学在过去十多年中一直是药学领域的热点话题，广泛应用于疾病预防、诊断、影像学、治疗以及治疗学等方面。从临床角度来看，纳米医学——纳米载体（NCs）、纳米颗粒和纳米偶联物——已显著推动了药物递送研究，尤其在提高体内药物效果（安全性与疗效）方面展现出巨大潜力。根据FDA的定义，纳米医学产品是指尺寸至少有一个方向在1～100 nm尺度范围内的纳米材料。然而，结合文献和实际应用来看，纳米医学涵盖的粒子尺寸范围通常为1～1000 nm[1,2]。根据组成和制备方式，纳米载体可大致分为几类，包括脂质基纳米载体、聚合物基纳米载体、无机纳米载体、纳米偶联前药以及混合型纳米载体（由两种或更多材料组合而成）。这些分类示意图如图3.1所示（改编自文献[3]）。

任何药物（小分子或大分子）从研发到市场的成功，不仅依赖于疗效，还需确保安全性和质量。因此，药物在靶向部位的效能（药理反应）是一个关键因素。虽然诸多药物具有良好的效能，但由于安全性或疗效问题，大多数药物未能通过临床前或临床试验。这是因为，除了效能外，药物的体内疗效和安全性还受多种因素的影响，如给药形式、途径、ADME（吸收、分布、代谢、排泄）特性、毒性、非靶向不良反应（尤其是化疗药物）、药物稳定性及耐药性等。通过多种策略可以优化这些参数，实现理想的药物特性，包括开发药物偶联物或前药、与外排或代谢抑制剂联合、使用吸收增强剂、改变给药途径及采用智能药物制剂策略等。这些智能策略中，纳米载体系统是目前最为广泛研究和应用的方案。纳米载体在药物递送中的应用引起了广泛关注，主要是因为其具有以下优点：①小尺寸、大表面积，有助于增强药物的相互作用和摄取；②能包裹水溶性和脂溶性药物；③提供药物稳定性；④实现可控递送；⑤延长体内循环时间；⑥提高吸收并抑制外排；⑦通过调节颗粒尺寸、形状、表面电荷及功能，实现靶向递送；⑧具备多功能性，可同时进行治疗、诊断、靶向治疗及触发药物释放等（见图3.2）。

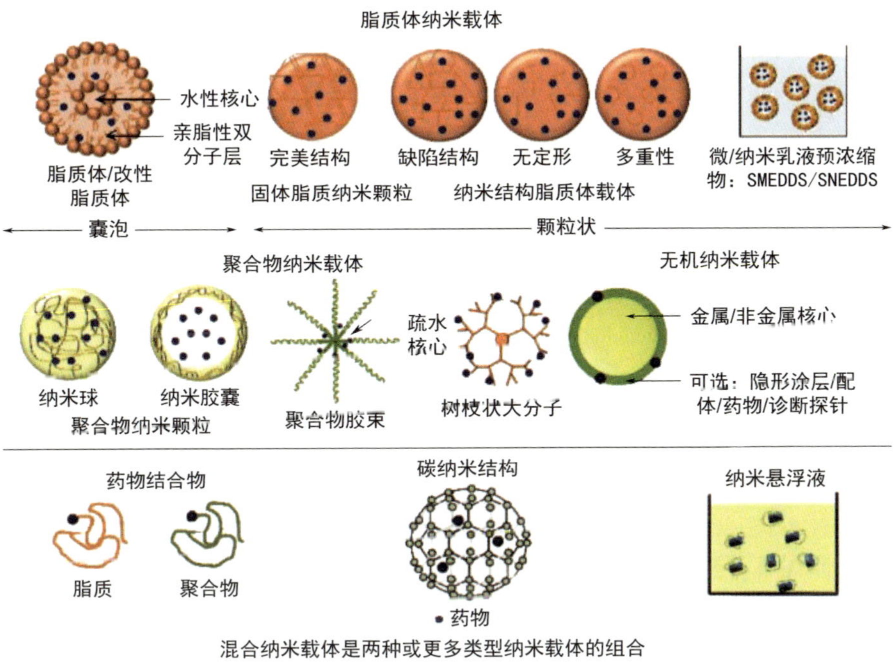

图3.1 各种类型纳米载体（NCs）示意图

SMEDDS—自微乳药物递送系统；SNEDDS—自纳米乳药物递送系统

来源：Desai 等[3] / Frontiers 出版社 / CC BY 4.0

靶向药物递送的需求在第1章中已详细讨论。纳米载体凭借上述优势，非常适合用于药物靶向递送（如图3.2所示），其作用机制主要可分为三大类：被

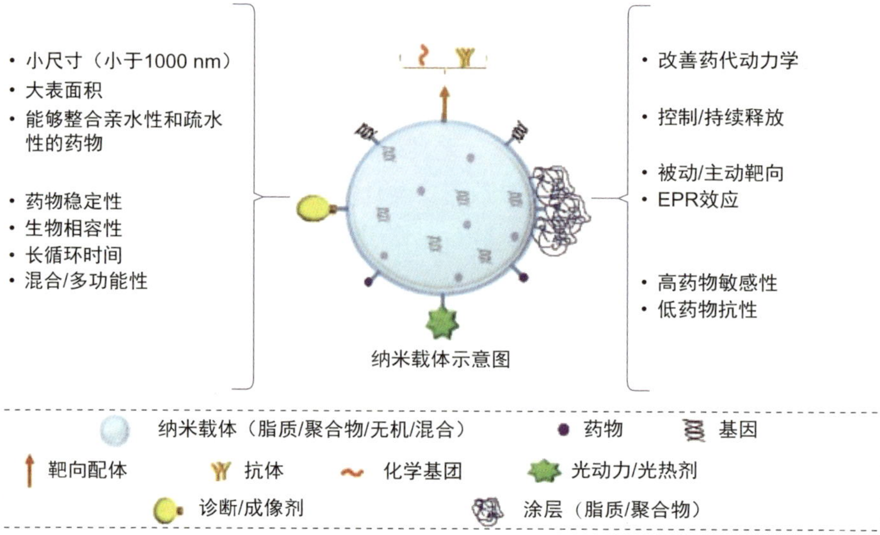

图3.2　多功能纳米载体（NCs）及其优势的示意图

来源：Desai等[3]/Frontiers出版社/CC BY 4.0

动靶向、主动靶向和刺激响应靶向，相关内容将在第3.2～3.4节中进一步探讨（见图3.3）。值得注意的是，所有类型的纳米载体都可以用于靶向应用，但选择和优化最有效的靶向纳米载体需要根据纳米载体类型、靶向策略等因素进行精心设计。这一选择依赖于多个关键因素，包括对疾病病理机制的深入了解、药物的理化性质、纳米载体的种类，以及最重要的靶向产品特性等。更为有趣的是，纳米载体提供了一个灵活的平台，可以将多种靶向策略、药物和诊断分子结合起来，设计“多功能纳米载体”，以提高药物疗效（见图3.2）。近年来，由于其优异的性能和在临床转化中的巨大潜力，多功能纳米载体受到了广泛关注。

靶向纳米载体已被广泛研究并应用于几乎所有疾病的诊断与治疗，但其在肿瘤治疗中的应用最为突出，主要有两方面的原因——疗效和安全性。首先，靶向纳米载体能够克服药物耐药性、外排作用以及肿瘤基质屏障等障碍，有效地将化疗药物精准递送至肿瘤部位；其次，它们能够避免化疗药物在非靶向部位的积聚，从而减少药物引起的毒性反应。靶向纳米载体在一些与特定器官相关的疾病中也有重要应用，特别是在大脑（由于血脑屏障的存在）和肺部等部位，这些区域通常难以通过常规血液循环到达[4]。一些靶向纳米载体已获得批准，并成功从实验室研究转化为临床应用（见表3.1），而其他一些则仍在临床试验阶段（见表3.2）。不同类型的靶向药物递送系统及其应用将在第3.2～3.4节中进行详细讨论。

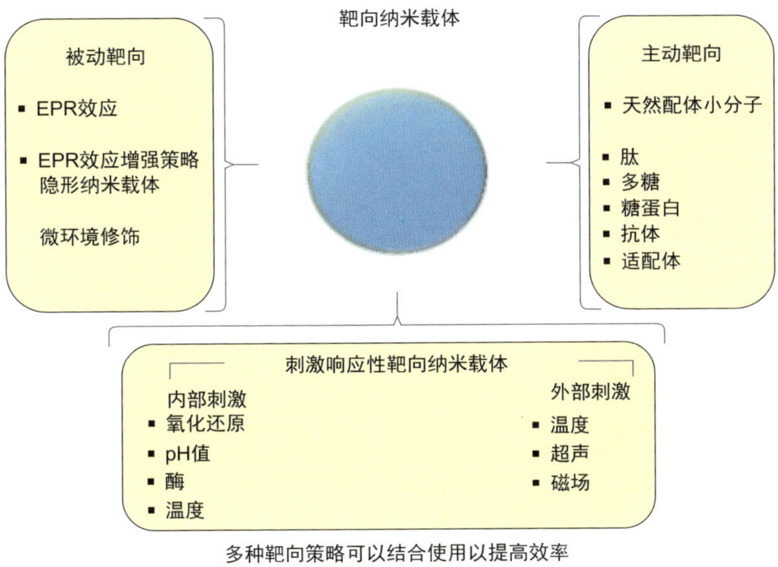

图3.3 靶向纳米载体（NCs）的类型

表3.1 靶向纳米载体的市场情况示例

产品	活性成分	纳米载体类型	靶向策略	适应证	参考文献
Doxil	多柔比星	PEG化脂质体	被动靶向：隐形，EPR效应	卵巢癌，艾滋病相关性卡波西肉瘤	[5]
Abraxane®	紫杉醇	白蛋白纳米载体	被动靶向	转移性肿瘤（乳腺癌）	[6]
Combidex®	氧化铁	氧化铁	被动靶向：右旋糖酐10涂层纳米载体	肿瘤成像	[7]
Oncaspar®	L-天冬酰胺酶	聚合物-蛋白质偶联物	被动靶向	白血病	[8]
Emend®	阿瑞匹坦	纳米晶体	被动靶向	化疗不良反应（呕吐/恶心）	[9]
Mylotarg®	吉妥珠单抗，奥唑米星	抗体-药物偶联物（ADC）	主动靶向：针对CD33抗原	急性髓系白血病	[10]
Adcetris®	本妥昔单抗维妥汀	抗体-药物偶联物（ADC）	主动靶向：针对CD30抗原	难治性霍奇金淋巴瘤	[10]
Kadcyla®	曲妥珠单抗	抗体-药物偶联物（ADC）	主动靶向：针对HER2受体	HER2阳性乳腺癌	[11]

注：HER，人表皮生长因子受体。

表3.2　靶向纳米载体的临床研究情况示例

产品	活性成分	纳米载体类型	靶向策略	适应证	临床阶段	参考文献
紫杉醇白蛋白稳定化纳米载体+卡铂	紫杉醇+卡铂	聚合物	被动靶向：隐形	非小细胞肺癌	第Ⅱ期	[12]
金纳米壳颗粒注射液	—	金纳米壳	被动靶向：纳米颗粒引导激光照射	前列腺肿瘤	临床研究阶段未列出	[13]
西妥昔单抗纳米粒子	西妥昔单抗	聚合物纳米载体	主动靶向：生长抑素受体；刺激响应性靶向：pH响应	结肠癌，直肠癌	第Ⅰ期	[14]
PROMITT®+FOLFOX	丝裂霉素C	PEG化脂质体	被动靶向：隐形，EPR效应	胃肠道上皮内癌变	第Ⅰ期	[15]
ThermoDox®联合射频消融（RFA）	多柔比星	热敏性脂质体	被动靶向：温度响应	肝细胞癌	第Ⅲ期	[16]
NANOM-FIM	—	硅-金纳米复合物，载铁硅-金纳米复合物，CD68靶向微泡	被动靶向：磁性；主动靶向：靶向CD68	动脉粥样硬化	随机研究，临床研究阶段未列出	[17]
（^{64}Cu）标记的PSMA纳米载体	—	聚合物纳米载体	被动靶向：靶向成像	前列腺癌手术治疗	第Ⅰ期	[18]
纳米载体偶联物	生长抑素	涂覆维多瑞肽的量子点	被动靶向和治疗诊断	乳腺癌，皮肤癌，皮肤病	第Ⅰ期	[19]
胶束	紫杉醇	PEG-聚天冬氨酸聚合物胶束	被动靶向：隐形	乳腺癌	第Ⅲ期	[20]

3.2　被动靶向策略

某些疾病，如炎症和肿瘤，会在病灶部位引发病理生理变化，导致血管结构、淋巴系统和组织通透性发生改变。这些变化可被利用来设计靶向纳米载体。该策略依赖于纳米载体本身的特性（如尺寸、形状等）以及生物学变化，而无须依赖能量驱动的配体结合或受体介导的转运过程，因此被称为“被动靶向策略”。EPR效应是一种典型的被动靶向策略（见图3.4）[21]。

EPR效应是肿瘤及相关恶性肿瘤的显著特征。在肿瘤发生的初期，肿瘤组织中细胞代谢活动异常，血管生成过度，并且血管和淋巴结构不正常，导致血管增生、血管通透性增强，以及淋巴系统功能不全。这些结构异常使得生物分子能够在肿瘤组织中实现较高的渗透性、摄取和滞留，统称为EPR效应。有趣的是，这一现象可以为靶向药物递送提供有利条件，利用EPR效应，设计的大分子和纳米载体可以在肿瘤部位（因肿瘤的较高孔隙度和通透性）有效渗透，而难以穿透健康的正常组织。过去几十年，基于EPR效应的肿瘤被动靶向药物递送和纳米载体的开发得到了广泛关注，并已证明其在临床上具有显著疗效[22]。具有较高组织渗透性和长时间循环的大分子/纳米载体已被证明可以通过EPR效应提高靶向治疗效果（见图3.4）。为了实现这一效果，纳米载体需要具备良好的生物兼容性，并具备理想的尺寸、表面电荷和表面特性。一般推荐纳米载体带有中性或轻微负电荷，以优化EPR效应的靶向效果。这是因为高正电荷会引起非特异性细胞结合（因为细胞表面带负电），而过高的负电荷则可能导致通过网状内皮系统（RES）清除[23]。关于纳米载体尺寸对肿瘤摄取的影响，已有许多研究报道。大多数文献认为，粒径为10～200 nm的纳米载体最为适宜。然而，最近的研究表明，随着粒径的增加，EPR效应的靶向效率会有所降低[23-29]。对于大分子靶向治疗，通过EPR效应的有效靶向通常需要分子量至少为40～50 kDa[23-27]。这一点在渗透性较差的肿瘤类型（如胰腺癌）中尤为重要，因此，在这些肿瘤的靶向递送中，通常偏向选择较小的纳米粒子尺寸。例如，Cabral等人开发了不同粒径（分别为30 nm、50 nm、70 nm和100 nm）的聚合物微胶囊，在胰腺癌中的实验结果表明，只有30 nm粒径的纳米粒子能够有效渗透肿瘤并产生可测量的治疗效果[30]。

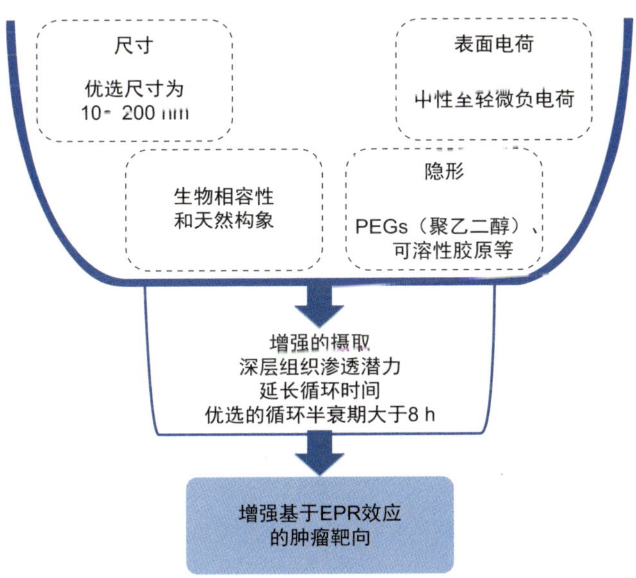

图3.4　影响EPR被动靶向纳米载体的因素示意图

某些复杂肿瘤的低渗透性、EPR效应的广泛异质性（肿瘤之间和患者之间的差异）以及被动靶向疗法在临床上的实际效果一直存在争议，这些都对该策略的有效性和一致性提出了挑战。近年来，研究重点逐渐转向将这种被动靶向策略与其他互补性方法相结合，这些方法包括隐形纳米载体、肿瘤微环境重塑、特定活性靶向策略以确保增强疗效，以及靶向递送（见3.3节）或外部刺激的应用（见3.4节）[31]。

如前所述，延长纳米载体的循环时间是通过EPR效应实现增强药物摄取和组织靶向的关键。然而，这一目标面临着一定的挑战，因为外源性物质（如大分子和纳米载体）容易通过网状内皮系统（RES）迅速被清除。RES清除过程的第一步是“调理作用”，即血浆蛋白在纳米载体表面吸附，随后通过吞噬细胞（如单核细胞、中性粒细胞、库普弗细胞、树突状细胞和巨噬细胞）与其相互作用并被清除。因此，如果纳米载体能够避免调理作用，就能避免被RES系统清除，从而延长其在体内的循环时间。为此，采用中性、生物兼容且亲水性的PEG进行表面涂层，已被证明能够有效防止调理作用及随后的清除，这种策略被称为“隐形”纳米载体[30]。PEG化是一种广泛应用的隐形技术，且具有平台性质，可以应用于各种类型的纳米载体，包括脂质体、聚合物纳米颗粒、胶束及无机纳米载体。从临床角度看，PEG化纳米载体已进入市场，如多柔比星PEG化脂质体（Doxil®、Caelyx®）。尽管PEG化纳米载体显示出较好的效果，但设计和使用时需要谨慎，因为PEG化可能会干扰细胞与载体的相互作用、摄取及内吞逃逸[30,32]。PEG链长对纳米载体的循环时间和靶向效率有显著影响。例如，开发了不同PEG链长（570 Da与1100 Da）的多柔比星PEG化聚赖氨酸树枝状大分子（G4和G5代），并评估其在cathepsin介导的触发药物释放中的效果。研究表明，PEG链长的变化显著影响性能，其中短链PEG（如G4代树枝状大分子）在触发药物释放和疗效方面表现优异。因此，必须细致研究隐形特性与疗效之间的平衡，因为长链PEG可能会干扰药物的渗透性和细胞内化[33]。此外，其他聚合物如可溶性胶原、白蛋白、葡聚糖、肝素、聚噁唑啉（polyoxazoline）、*N*-(2-羟基丙基)甲基丙烯酰胺（HPMA）等，已被用于涂覆纳米载体或作为药物连接的大分子，从而增加其循环时间[30,34]。例如，基于EPR效应的大分子药物Abraxane®（紫杉醇白蛋白结合物），已上市用于癌症治疗，并表现出优于常规药物治疗的疗效。长期循环的纳米载体/大分子可通过EPR效应增强靶向效果。然而，这一策略仍面临挑战，特别是在低渗透性的肿瘤中。为了解决这一问题，已有研究探讨了通过调节肿瘤微环境来提高其渗透性。为此，已有多种策略被提出，如一氧化氮（NO）、抗血管生成药物、基质金属蛋白酶（matrix metalloproteinase，MMP）抑制剂、巨噬细胞清除等，这些方法可有效增强长期循环纳米载体的渗透性[35-37]。例如，研究者开发了释放一氧化氮的脂质体（粒径为100 nm），这些脂质体在注射后1 h内表现出增强的肿瘤积聚，且随着时间推移，这一积聚量在48 h后逐步增加。这种增强的摄取被认为是由于一氧化氮诱导的血管扩张和仅在肿瘤组织中的血流调节[37]。另外，在另一项研究中，NO释放的*S*-硝基化人血清白蛋白二聚体在Abraxane治疗前进行给药，结果显示其能够显著提高Abraxane的肿瘤选择性、积累量和疗效[36]。

综上所述，基于EPR效应的被动靶向方法具有增强渗透性、提高摄取率、设计简单、易于制备且具成本效益等优点。然而，该策略在效能、特异性和选择性方面仍存在局限，因此，通常需要与其他策略结合，以进一步提高治疗效果。

3.3 主动靶向方法

主动靶向是一种更为精确的靶向策略，其核心是在纳米载体表面修饰细胞特异性配体。这些配体能够与特定的细胞受体结合，从而促进受体介导的细胞内化。通过这种方式，纳米载体可以实现对目标细胞的选择性靶向，因此被称为“主动靶向”。在各种疾病的病理生理过程中，细胞表面通常会发生变化，例如某些受体或抗原的上调或下调。如果纳米载体设计为携带针对疾病特异性受体或抗原的配体，并且这些受体或抗原在该疾病中特异性地上调，那么纳米载体可以精准地靶向疾病部位。主动靶向策略的关键优势在于：①针对疾病组织的高度特异性和选择性；②靶向性强，且能够增强药物的渗透性；③具有个性化治疗的潜力。

然而，主动靶向方法也面临一些挑战，包括：①设计和制剂过程复杂；②高成本；③作为一种相对新兴的技术，由于缺乏明确的监管指南，且需经过更严格的审查，市场审批面临一定的障碍[21,38,39]。文献中报道了多种主动靶向策略和配体（见图3.3），包括天然配体-小分子（如透明质酸、叶酸、吐温80等）、多肽［如聚赖氨酸、合成多肽、谷胱甘肽（GSH）、凝集素等］、多糖、抗体［如单克隆抗体（mAb）］和适配体[40,41]。

叶酸是广泛应用于活性靶向研究的天然配体之一，已被用于开发活性靶向的脂质体、外泌体、非水囊、固体纳米载体、聚合物纳米载体、金属纳米载体、铁氧化物、硅纳米载体以及碳纳米管（CNTs）等[41,42]。例如，叶酸靶向的碳纳米管被设计用于靶向肺癌。叶酸-壳聚糖共轭物被结合在碳纳米管上，并且表现出优异的生物相容性。该靶向制剂在A549肺癌细胞系中表现出增强的细胞内化作用，且IC_{50}值较低[42]。在另一项研究中，叶酸靶向的碳纳米管与甲氨蝶呤结合，用于关节炎的治疗。体内实验表明，该靶向制剂在关节炎病灶处显著积累，从而验证了其靶向治疗潜力[43]。有趣的是，除了使用天然配体结合整个受体外，也可以通过化学变体或能够特异性结合特定位点的分子片段来增强靶向效果。例如，一项研究中使用苯基硼酸作为配体靶向*N*-乙酰神经氨酸，这是一种在癌细胞表面过度表达的唾液酸表位。苯基硼酸被接枝到胶束型纳米载体上，即使在轻微酸性的肿瘤微环境中，也能被黑色素瘤细胞系B16F10高效吸收，且增强了细胞毒性。该研究还进一步验证了苯基硼酸靶向纳米载体在肺癌模型中的肿瘤退化效果，证明了其靶向治疗的潜力[44]。作为小分子，肽类配体由于具有可反应的官能团，易于与纳米载体表面结合，因此也广泛应用于活性靶向。例如，在动脉粥样硬化治疗中，研究人员制备了与整合素受体（该受体在动脉粥样硬化斑块中高度表达）结合的肽的铁氧化物纳米载体（粒径：60～80 nm）。这些肽靶向的纳米载体能够通过上调的整合素受体在RAW 264.7巨噬细胞中显著增加摄取量。进一步的研究表明，动脉粥样硬化及相关血管中富含Ⅳ型胶原，因此设计了胶原Ⅳ靶向肽，作为另一种靶向策略。这项研究为肽类配体在活性靶向中的表现提供了宝贵的见解，表明不同的配体在靶向效果上存在差异，因此，在选择靶向策略时，必须充分理解疾病的病理、生理及生物学差异[45]。此外，多糖类配体也被探索用于活性靶向应用。例如，脂肪组织巨噬细胞靶向的多糖纳米载体用于肥胖治疗[46]，黄芪多糖靶向的纳米载体用于乳腺癌治疗[46]，以及转铁蛋白（铁结合糖蛋白）靶向的纳米载体用于大脑和肿瘤靶向[47,48]作为完全合成的替代物，适配体被认为是一种适用于活性靶向的有效方法。从化学角度看，适配体是能特异性结合目标分子（如受体或抗原）的寡核苷酸或肽分子。适配体主要通过系统进化的配体指数富集法（SELEX）合成，这一方法能够开发出对任何细胞靶标具有高亲和力的适配体。因此，适配体为靶向那些难以靶向或具有低亲和力配体的细胞受体提供了巨大的潜力。已有多种适配体靶向的纳米载体被报道[49,50]。例如，5TR1适配体靶向的壳聚糖-聚乳酸-共聚乙二醇酸（PLGA）纳米载体被开发出来，不仅展现了对乳腺癌细胞系MCF-7的增强靶向和摄取，还因壳聚糖的pH依赖性药物释放特性，实现了双重靶向并提高了疗效[51]。这种适配体可以根据特定的靶标需求进行定制。然而，生物相容性和高开发成本仍然是设计中的主要挑战。

另一类常用的活性靶向配体是抗体，它们具有强大的细胞表面抗原结合能力。这些抗体具有高度的特异性，并且随着技术的发展，已可在实验室中合成。这类抗体被称为特异性单克隆抗体（mAb），并被广泛应用于活性靶向。单克隆抗体可以直接与载药纳米载体连接，或通过化学连接药物与抗体结合，形成抗体-药物偶联物（ADC）。目前已经有一些此类ADC进入市场，并总结于表3.1。目前的趋势是采用抗体片段代替完整的抗体，以减小纳米载体的体积、减小空间位阻并提升其稳定性。比如在一项研究中，抗叶酸抗体Fab片段被用于标记铁氧化物纳米载体，结果显示其在细胞内化过程中展现出更高的摄取率和更好的稳定性。此外，这一策略特别适用于大分子递送，如基因递送和小干扰RNA（siRNA）的递送[52]（有关抗体药物递送的详细讨论，请参见第5章）。

3.4 刺激响应性靶向纳米载体

对疾病的病理生理学、潜在的分子机制和与疾病相关的生物学变化的深入研究揭示与不同疾病相关的重要化学和生物学特征。例如，在癌症中，由于乳酸的积累，肿瘤组织的pH为6.0 ～ 7.0（正常生理pH为7.4）；高温约为40 ～ 42 ℃（正常生理温度为37 ℃）；高氧化应激；代谢酶（金属蛋白酶、蛋白酶、弹性蛋白酶等）的过表达；以及胃肠道（GI）从胃（酸性）到直肠（中性至轻碱性）的pH值变化[53]。这些改变可以用于设计一个智能纳米载体系统，该系统将仅在改变的生理条件的影响下触发药物释放，从而实现药物仅在病灶部位的靶向释放。这样的纳米载体被称为“内部刺激响应性”纳米载体。根据所使用的刺激类型，这些纳米载体可以进一步分类，包括化学刺激（如还原反应、pH值、酶作用）、生物刺激（如温度）或以上刺激类型的组合（见图3.3）。触发药物释放的刺激也可以是外部的。这些外部刺激包括温度、超声波和磁场，可以局部应用于目标部位，以达到仅在特定位置发挥作用的效果。可以开发出对上述一个或多个触发因素敏感的特殊纳米载体，这些纳米载体仅在相应外部刺激的作用下，在靶向部位特异性释放药物，这种策略被称为“外部刺激响应性”纳米载体。外部刺激响应性纳米载体是非常有效的，是针对浅表组织或器官的最佳选择。然而，在选择这些针对深层组织靶向的触发因素时必须非常谨慎。

3.4.1 氧化还原刺激响应靶向纳米载体

肿瘤相关的高氧化应激会导致肿瘤组织与正常组织之间在氧化还原电位上的显著差异。这种氧化还原电位差异已被确定为开发靶向药物递送系统的理想内部刺激。作为生理反应，肿瘤部位的谷胱甘肽会被上调并积累（这是一种天然的抗氧化机制）[53]。因此，可以设计含有氧化还原反应敏感材料（如聚合物/脂质等）的药物纳米载体，在肿瘤的高还原环境中发生优先的化学修饰，从而实现靶向药物释放。这类纳米载体被称为氧化还原反应刺激响应性靶向纳米载体。目前，最广泛研究的靶向纳米载体是那些含有二硫键的聚合物或脂质。二硫键在正常的氧化还原环境（健康组织）具有较高的稳定性，但在还原环境（肿瘤微环境）中容易发生还原反应，导致二硫键断裂成巯基，释放药物[53]。

这一过程使药物能够选择性地释放至肿瘤部位，避免了非靶向药物释放，从而减少毒性，尤其在化疗药物的应用中至关重要。

为实现氧化还原靶向递送，已设计了多种特殊的纳米载体[53]。例如，研究者开发了氧化还原响应性介孔硅纳米粒子（MSNs），用于同时递送小干扰RNA（siRNA，肿瘤基因治疗的有效手段）和多柔比星（抗肿瘤药物）。在该系统中，siRNA通过二硫键与MSNs结合，多柔比星则被加载到MSNs中。体外研究表明，这些纳米粒子在存在谷胱甘肽时的药物释放量明显高于无谷胱甘肽的情况，这表明二硫键在氧化还原刺激下的断裂促进了药物释放。进一步的研究显示，与游离的多柔比星相比，这些靶向纳米粒子的积累显著提高，且通过体内实验验证了其增强的疗效[54]。在另一项研究中，研究者制备了具有硫醚键的氧化还原敏感型介孔有机硅纳米粒子（MONs），用于递送多柔比星。这些靶向MONs的粒径为50 nm，在还原环境下具有增强的肿瘤摄取和抑制效果，且通过降解释放药物。除此之外，MONs的生物降解性和生物相容性使其成为靶向治疗中非常有前景的策略[55]。

聚合物纳米载体也已被广泛研究用于此类靶向治疗。例如，研究人员设计了一种由二硫键连接的两亲性透明质酸——生育酚琥珀酸酯（TOS）共轭物构成的胶束，用于携带抗肿瘤药物紫杉醇。研究发现，这种胶束通过双重靶向机制增强了抗肿瘤活性。在黑色素瘤细胞系B16F10中，首先，透明质酸使胶束能够优先被CD44受体过表达的细胞摄取；其次，由于氧化还原刺激导致的二硫键断裂，药物在肿瘤细胞中的选择性释放显著增强了细胞毒性[56]。

3.4.2 pH刺激响应性靶向纳米载体

pH值变化广泛存在于人体的各类生理和病理过程中，这一特性已被用作内部刺激源来开发靶向药物递送系统。例如，正常生理条件下血液和组织的pH约为7.4，而一些细胞器（如内体的pH为5～6，溶酶体的pH为4～5）则呈现酸性环境[57,58]。在炎症、肿瘤或氧化应激等病理状态下，受影响的组织pH可能降至6.5（通常在6～7之间）[53,59]。这些pH的变化可以作为刺激信号，设计出能在特定pH条件下发生构象变化或降解的靶向纳米载体，从而实现靶向药物递送。

设计和开发pH刺激响应性纳米载体需要准确选择对pH变化敏感的辅料（如脂质或聚合物），这些辅料通过离子化、可裂解键或溶解度变化等机制能响应pH变化[60]。现有文献中有多种pH响应性纳米载体的研究，应用范围从细胞内药物递送（如基因治疗）到在炎症性疾病和肿瘤中的组织或器官靶向。胃肠道内的pH变化也为靶向药物递送提供了有利条件[61]。例如，研究人员使用琥珀酰化ε-聚赖氨酸涂层的介孔二氧化硅纳米粒子（MSNs）用于结肠靶向，在此研究中，纳米载体在胃和小肠的酸性环境中保持稳定，但在结肠环境（pH 5.5 ～ 7.4）中则会释放载药物质泼尼松龙[62]。研究者还开发了涂覆透明质酸（通过CD44受体介导靶向摄取肿瘤细胞）和脂质双层的介孔二氧化硅纳米粒子（MSNs），并将抗肿瘤药物多柔比星作为模型药物进行载药研究。该纳米载体系统在pH 7.4的生理环境中能够稳定包裹药物，而在酸性环境下则发生快速的药物释放。研究发现，这种纳米载体能够在HeLa细胞中实现选择性摄取，并通过pH触发的快速释放提高细胞抑制作用，从而有效抑制肿瘤生长[63]。另一项研究中，介孔二氧化硅纳米粒子与葡聚糖通过酰化反应形成了化学键合，这种化学连接在pH 7.4下稳定，但在酸性条件下会水解，促进药物的释放，实验结果也证明这种系统能够在酸性环境下实现有效的细胞内药物递送[64]。此外，pH敏感聚合物在这一领域也得到了广泛应用，已开发出多种类型的纳米载体，如聚合物体、纳米粒子、纳米胶囊和树枝状大分子等[65-69]。例如，研究人员设计了一种pH响应性共聚物，结合了聚乙烯亚胺（PEI）和聚乙二醇（PEG），用于涂覆包裹肿瘤坏死因子α（TNF-α）的介孔二氧化硅纳米粒子。该设计不仅能够实现靶向药物释放（提高疗效并减少毒性），还增强了TNF-α的稳定性，因为自由状态下的TNF-α通常不稳定，半衰期较短。这种共聚物在生理pH条件下充当“门控”功能，抑制TNF-α的释放，而在酸性肿瘤微环境中则能促进药物的快速释放[70]。pH响应性纳米载体也被应用于炎症性疾病的靶向治疗。例如，急性肺损伤（ALI）是一种严重的病症，目前有效的治疗方法非常有限，部分原因在于缺乏针对肺部的靶向给药策略。若未及时治疗，可能导致急性呼吸窘迫综合征，危及生命。为此，研究人员设计了由酸性pH响应性聚(β-氨基酯)聚合物构成的核心，并包封抗炎药物TPCA-1，同时表面涂覆PEG-生物素，以便生物偶联肺部特异性靶向配体（抗ICAM-1抗体）。该纳米制剂在ALI小鼠模型中显示了显著的肺部靶向输送效果，并产生了显著的抗炎反应[71]。因此，这种策略也有望用于风湿性关节炎、氧化应激和缺血等炎症性疾病的靶向治疗[72,73]。

有趣的是，采用天然生物材料的纳米载体也得到了广泛的研究，包括病毒纳米颗粒（VNPs）、类病毒纳米颗粒（VLNPs）、基于乙缩醛化糊精的类病毒纳米颗粒，以及截断的乙型肝炎抗原-药物复合物纳米载体等，这些载体可配合或不配合特定聚合物使用[74-77]。例如，在一项研究中，设计了一种具有pH响应特性的类病毒聚合物纳米颗粒，能够实现细胞内化、内体逃逸，并具备携带大分子负载的能力。该纳米载体通过将具备内体溶解功能的聚(十二烷基甲基丙烯酸酯共丙烯酸)聚合物（模拟病毒衣壳）接枝到乙缩醛化糊精（模拟病毒核心）上来构建。通过纳米沉淀法合成的这些纳米载体在pH接近5（内体pH）时表现出不稳定性，从而释放药物负载。此外，通过将肿瘤穿透肽（受体介导的靶向配体）共轭到纳米载体表面，赋予了这些载体肿瘤靶向能力。总体而言，这些类病毒靶向纳米载体在肿瘤靶向和选择性药物释放方面展现了良好的性能[76]。

综上所述，在大多数情况下，pH触发的纳米载体通常与特定配体介导的主动靶向策略联合使用，这种策略确保了在疾病部位的药物摄取增加，而pH触发机制则确保了药物的爆发性释放。

3.4.3 酶刺激响应性靶向纳米载体

生物酶在维持体内稳态方面起着至关重要的作用，它们对底物具有高度的选择性和特异性。在某些疾病的病理生理过程中，部分酶的表达会被上调。例如，水解酶组织蛋白酶B（Cathepsin B）和基质金属蛋白酶（MMPs）在许多肿瘤中都会被过度表达[78-81]。如果将这些酶的底物与纳米载体化学连接，这些底物将在疾病部位因酶的上调而发生选择性和自发性的水解，进而实现靶向药物释放。此类智能纳米载体的主要优势在于所使用的底物对酶具有高度选择性，确保了药物的靶向递送；更重要的是，这些底物具有良好的生物相容性，因此是安全的。

表面修饰的聚(二甲基硅氧烷)-聚(甲基噁唑啉)聚合物纳米载体被开发用于将抗癌药物紫杉醇靶向输送至肿瘤特异性组织。研究发现，组织蛋白酶B敏感的共轭物在卵巢癌细胞系中发生水解，从而实现了靶向药物释放，并提高了疗效[80]。在另一项研究中，采用类似的原理设计了一种树状聚合物共轭物。该树状聚合物通过与组织蛋白酶B可裂解肽（Gly-Phe-Leu-Gly）连接，用于实现特定部位的药物输送。所开发的靶向树状聚合物呈球形，尺寸小于200 nm，并在CT26肿瘤异种移植模型中用于紫杉醇的输送。研究表明，靶向纳米载体对组织蛋白酶B具有敏感性，并且与普通药物和非靶向纳米载体相比，能显著抑制肿瘤体积[82]。酶介导的纳米递送系统还在靶向治疗胃肠道特定区域（如胃、小肠和结肠）方面获得了广泛关注，这一技术用于治疗癌症、非创伤性结肠炎、炎症和溃疡等疾病，因为这些区域存在选择性微生物谱和酶的作用[61,83,84]。脂质体、聚合物纳米颗粒、介孔二氧化硅纳米颗粒（MSNs）及其组合已经被广泛研究，主要是因为它们能够形成可被酶切割的连接[85]。例如，一种通过偶氮键化学连接壳聚糖的介孔二氧化硅纳米颗粒被开发出来，用于将抗肿瘤药物多柔比星靶向输送至结肠部位。偶氮还原酶是一种结肠特异性酶，由结肠微生物产生。研究表明，在结肠酶的作用下，这些纳米颗粒发生酶解反应，导致药物释放，其细胞抑制效果比未靶向的药物和普通药物高出近3倍[86]。

3.4.4 温度刺激响应性目标纳米载体

热敏纳米载体是靶向药物输送的另一种方法，热刺激可以来源于内源性或外源性。例如，肿瘤部位的温度（约40 ～ 42 ℃）通常高于正常体温，这一现象可以用于通过热响应纳米载体在肿瘤部位触发药物释放。然而，由于内源性温度变化具有较大波动性，这种温度变化在实际应用中受到一定限制。因此，为了实现精准的组织靶向，通常采用外部手段诱导局部高温，常见的方法包括光热疗法、超声、近红外辐射加热、红外和射频电磁加热等。专门设计的热敏聚合物纳米载体和无机纳米载体（如金纳米粒子和氧化铁纳米粒子）因其温度敏感特性，已广泛应用于此类研究[87-90]。例如，一项针对复发性前列腺癌患者的临床Ⅰ期试验中，采用氧化铁纳米载体并结合交变磁场进行热疗。该研究显示，通过交变磁场加热，前列腺温度可达到55 ℃，足以进行有效治疗[91]。在另一项研究中，使用聚焦超声技术诱导局部高温，并触发脂质体中的药物释放[92]。此外，多模态治疗诊断策略在肿瘤靶向治疗中得到了广泛关注，且已被证明具有更高的治疗效果。例如，开发了一种复合纳米载体，具备主动靶向、光热化疗及成像功能。该复合纳米载体采用核壳结构（尺寸约230 nm），核心部分为相变材料（用于成像），外壳则由聚吡咯和透明质酸（用于靶向治疗）构成。研究表明，这些纳米载体在4T1肿瘤小鼠模型中展现了显著的细胞内吞作用，并有效抑制了肿瘤生长[93]。

3.4.5 超声刺激响应性靶向纳米载体

超声波（外部刺激）不仅可以用于产生局部高温，还被广泛应用于靶向药物输送。研究表明，利用超声波作为对比剂，能够显著增强靶向效果和治疗效果，尤其是当其与携带抗体的PLGA纳米载体[94]、氧化铁纳米载体[95]、超声增强外泌体[96]、介孔二氧化硅纳米粒子（MSNs）[97]等结合使用时。例如，支架植入术是治疗急性心肌梗死和血管堵塞的常规方法，但支架植入术可能引发晚期支架内血栓形成和内膜增生等并发症。为了解决这一问题，患者通常会接受溶栓药物和组织型纤溶酶原激活剂（t-PA）的治疗。作为一种替代且更为高效的方案，研究人员开发了包裹t-PA基因质粒的白蛋白纳米载体，并进一步将其与超声敏感的白蛋白微泡交联。通过超声辅助技术，靶向基因递送系统能够在支架治疗的动脉位置进行基因转染。研究结果表明，t-PA的表达可维持长达8周，并且血液中的t-PA浓度显著增加，且未观察到血栓形成或内膜增生的现象，证明了超声介导的靶向基因递送的有效性[98]。

此外，超声波与微泡技术结合后，还能在肿瘤血管中形成瞬时的孔道，进而增强纳米载体的渗透性，这一技术被称为声孔作用。包括聚合物、脂质和无机材料等多种纳米载体，均已被应用于此领域[99]。例如，在两种异种移植肿瘤模型（A431表皮癌和BxPC-3胰腺癌模型）中，研究人员使用标记了荧光探针的脂质体进行体内分布研究，以便通过计算机断层扫描（CT）和激光扫描显微镜观察其在肿瘤中的分布情况。研究表明，超声辅助的脂质体递送在这两种肿瘤模型中均显示出了显著的肿瘤分布，证明了声孔技术能够有效改善脂质体从血管渗透到肿瘤组织的能力。因此，将声孔作用与脂质体结合，能够为大分子、小分子、成像试剂或诊断剂的靶向递送提供一种新的平台策略[100]。

3.4.6 磁场刺激响应靶向纳米载体

磁性纳米载体是一类具有磁性特性的专门纳米载体，它们能在外部磁场的作用下实现靶向递送，因而具有很高的选择性。铁基纳米载体和金纳米载体是目前研究的主要对象，它们利用外部磁场原理进行靶向药物递送[101-103]。

在一项有趣的研究中，研究者制备了“纳米子弹”，其头部由铁氧化物（Fe_2O_3）构成，主体为介孔二氧化硅，并装载了抗肿瘤药物多柔比星。这些特殊设计的纳米载体在正位和异种移植肝癌小鼠模型中表现出了增强的内化能力和药物释放，证明了它们在靶向治疗中的效率[102]。此外，还报道了磁性大分子共轭物的应用。例如，合成了磁性蛋白-聚电解质复合物，用于靶向递送抗肿瘤药物氟尿嘧啶，并通过叶酸共轭来确保药物的靶向释放[103]。

此外，一些具有核壳结构的复合纳米载体也被开发了出来，其中核心部分由金构成，外壳则由铁组成。这些复合纳米载体在基于磁性靶向的治疗、光热治疗和磁共振成像（MRI）中具有优势。此类多功能纳米载体还可以装载大分子药物，从而增强治疗效果。尽管磁性纳米载体具有很高的靶向性和治疗诊断一体化的潜力，但它们的应用仍然受到限制，因为它们只能使用磁性响应性材料构建，这在一定程度上限制了其应用范围。另一个挑战是，由于药物通常附着在这些无机纳米载体的表面，药物载荷量一般较低。

3.5 结论与展望

可以肯定的是，靶向纳米载体在设计、开发和优化方面取得了显著进展。这些智能纳米载体通过靶向特定组织，不仅显著提高了药物疗效，还降低了非靶向性毒性，部分已成功进入临床应用。除了在小分子药物递送方面表现优异外，靶向纳米载体在大分子药物递送方面也展示了巨大的潜力，尤其是在实现细胞内靶向递送的同时，它们还能保护像基因和siRNA这样易受降解的分子，从而确保这些敏感成分的稳定性。随着技术不断进步，可以预见，许多靶向纳米载体将在不久的将来进入市场，为患者提供更多的治疗选择，并显著提高患者的治疗依从性。

然而，尽管进展显著，监管壁垒和高昂的成本依然是制约这些技术顺利临床转化的主要障碍。为了克服这些挑战，需要更加完善的监管框架、药品监管机构的积极互动以及可能的快速审批机制。此外，纳米制剂的规模化生产和更加成熟的制剂方法也将有助于降低成本，从而推动该技术的普及和应用。

最重要的是，鉴于靶向纳米载体至今所取得的成功与前景，笔者认为未来这一技术的发展将主要集中在个性化医疗的方向。在这种模式下，药物或大分子载药的靶向纳米载体可以根据患者的遗传特征和疾病部位的分子分析进行定制，从而确定最合适的靶向策略。

参考文献

[1] USFDA. Considering whether an FDA-regulated product involves the application of nanotechnology. (accessed 3 June 2020).

[2] Desai P P, Date A A and Patravale V B. (2012). Overcoming poor oral bioavailability using nanoparticle formulations - opportunities and limitations. *Drug Discovery Today: Technol.* 9: e87-e95.

[3] Desai P, Thumma N J, Wagh P R, et al. (2020). Cancer chemoprevention using nanotechnology-based approaches. *Front. Pharmacol.* 11: 323.

[4] Rizvi S A A and Saleh A M. (2018). Applications of nanoparticle systems in drug delivery technology. *Saudi Pharm. J.* 26: 64-70.

[5] Baxter. Doxil (doxorubicin HCl liposome injection) for hospital care. (accessed 20 July 2021).

[6] Bristol-Myers Squibb. Abraxane. https://www.abraxanepro.com (accessed 20 July 2021).

[7] Fortuin A S, Brüggemann R, van der Linden J, et al. (2018). Ultra-small superparamagnetic iron oxides for metastatic lymph node detection: back on the block. *Wiley Interdiscip. Rev. Nanomed. Nanobiotechnol.* 10: e1471.

[8] Servier Pharmaceuticals LLC. Oncaspar. https://www.oncaspar.com (accessed 20 July 2021).

[9] Svanberg A and Birgegård G. (2015). Addition of aprepitant (Emend®) to standard antiemetic regimen continued for 7 days after chemotherapy for stem cell transplantation provides significant reduction of vomiting. *Oncology* 89: 31-36.

[10] Joubert N, Beck A, Dumontet C and Denevault-Sabourin C. (2020). Antibody-drug conjugates: the last decade. *Pharmaceuticals (Basel)* 13 (9): 245.

[11] Genentech Inc. Kadcyla. (accessed 20 July 2021).

[12] Otterson G. Paclitaxel albumin-stabilized nanoparticle formulation and carboplatin in treating patients with stage ⅢB stage Ⅳ or recurrent non-small cell lung cancer. https://clinicaltrials.

gov/ct2/show/NCT00729612?term=targeted+ nanoparticle&draw=5&rank=20 (accessed 20 July 2021).

[13] Nanospectra Biosciences Inc. An extension study MRI/US fusion imaging and biopsy in combination with nanoparticle directed focal therapy for ablation of prostate tissue. https://clinicaltrials.gov/ct2/show/NCT04240639? term=targeted+nanoparticle&draw=5&rank=10 (accessed 20 July 2021).

[14] Abdellatif A A H. Targeted polymeric nanoparticles loaded with cetuximab and decorated with somatostatin analogue to colon cancer. https://www.clinicaltrials gov/ct2/show/NCT03774680 (accessed 20 July 2021).

[15] Lipomedix Pharmaceuticals Inc. Assessment of safety and therapeutic efficacy of Promitil in combination with Folfox in patients with GI malignancies. (accessed 20 July 2021).

[16] Celsion. Phase 3 study of ThermoDox with radiofrequency ablation (RFA) in treatment of hepatocellular carcinoma (HCC).

[17] Ural State Medical University. Plasmonic nanophotothermal therapy of atherosclerosis (NANOM-FIM). (accessed 20 July 2021).

[18] Memorial Sloan Kettering Cancer Center. The use of nanoparticles to guide the surgical treatment of prostate cancer. (accessed 20 July 2021).

[19] Al-Azhar University. Topical fluorescent nanoparticles conjugated somatostatin analog for suppression and bioimaging breast cancer. (accessed 20 July 2021).

[20] Fujiwara Y, Mukai H, Saeki T, et al. (2019). A multi-national randomised open-label parallel phase Ⅲ non-inferiority study comparing NK105 and paclitaxel in metastatic or recurrent breast cancer patients. *Br. J. Cancer* 120: 475-480.

[21] Attia M F, Anton N, Wallyn J, et al. (2019). An overview of active and passive targeting strategies to improve the nanocarriers efficiency to tumour sites. *J. Pharm. Pharmacol.* 71: 1185-1198.

[22] Jasim A, Abdelghany S and Greish K. (2017). Chapter 2 - Current update on the role of enhanced permeability and retention effect in cancer nanomedicine. In: *Nanotechnology-Based Approaches for Targeting and Delivery of Drugs and Genes* (ed. V. Mishra P.Kesharwani M.C.I. Mohd Amin and A. Iyer) 62-109. Academic Press.

[23] Fang J, Islam W and Maeda H. (2020). Exploiting the dynamics of the EPR effect and strategies to improve the therapeutic effects of nanomedicines by using EPR effect enhancers. *Adv. Drug Delivery Rev.* 157: 142-160.

[24] Baek J-S and Cho C-W. (2017). A multifunctional lipid nanoparticle for co-delivery of paclitaxel and curcumin for targeted delivery and enhanced cytotoxicity in multidrug resistant breast cancer cells. *Oncotarget* 8: 30369-30382.

[25] Albanese A, Tang P S and Chan W C. (2012). The effect of nanoparticle size shape and surface chemistry on biological systems. *Annu. Rev. Biomed. Eng.* 14: 1-16.

[26] Maeda H, Nakamura H and Fang J. (2013). The EPR effect for macromolecular drug delivery to solid tumors: Improvement of tumor uptake lowering of systemic toxicity and distinct tumor

imaging in vivo. *Adv. Drug Delivery Rev.* 65: 71-79.

[27] Kang H, Rho S, Stiles W R, et al. (2020). Size-dependent EPR effect of polymeric nanoparticles on tumor targeting. *Adv. Healthcare Mater.* 9: 1901223.

[28] Tong X, Wang Z, Sun X, et al. (2016). Size dependent kinetics of gold nanorods in EPR mediated tumor delivery. *Theranostics* 6: 2039-2051.

[29] Sykes E A, Chen J, Zheng G and Chan W C. (2014). Investigating the impact of nanoparticle size on active and passive tumor targeting efficiency. *ACS Nano* 8: 5696-5706.

[30] Cabral H, Matsumoto Y, Mizuno K, et al. (2011). Accumulation of sub-100 nm polymeric micelles in poorly permeable tumours depends on size. *Nat. Nanotechnol.* 6: 815-823.

[31] Golombek S K, May J-N, Theek B, et al. (2018). Tumor targeting via EPR: strategies to enhance patient responses. *Adv. Drug Delivery Rev.* 130: 17-38.

[32] Bennie L A, McCarthy H O and Coulter J A. (2018). Enhanced nanoparticle delivery exploiting tumour-responsive formulations. *Cancer Nanotechnol.* 9: 10.

[33] Mehta D, Leong N, McLeod V M, et al. (2018). Reducing dendrimer generation and PEG chain length increases drug release and promotes anticancer activity of PEGylated polylysine dendrimers conjugated with doxorubicin via a cathepsin-cleavable peptide linker. *Mol. Pharmaceutics* 15: 4568-4576.

[34] Suk J S, Xu Q, Kim N, et al. (2016). PEGylation as a strategy for improving nanoparticle-based drug and gene delivery. *Adv. Drug Delivery Rev.* 99: 28-51.

[35] Sakurai Y, Hada T, Yamamoto S, et al. (2016). Remodeling of the extracellular matrix by endothelial cell-targeting siRNA improves the EPR-based delivery of 100 nm particles. *Mol. Ther.* 24: 2090-2099.

[36] Kinoshita R, Ishima Y, Chuang V T G, et al. (2017). Improved anticancer effects of albumin-bound paclitaxel nanoparticle via augmentation of EPR effect and albumin-protein interactions using *S* nitrosated human serum albumin dimer. *Biomaterials* 140: 162-169.

[37] Yoshikawa T, Mori Y, Feng H, et al. (2019). Rapid and continuous accumulation of nitric oxide-releasing liposomes in tumors to augment the enhanced permeability and retention (EPR) effect. *Int. J. Pharm.* 565: 481-487.

[38] Tekade R K, Maheshwari R, Soni N, et al. (2017). Chapter 1 - Nanotechnology for the development of nanomedicine. In: *Nanotechnology-Based Approaches for Targeting and Delivery of Drugs and Genes* (ed. V. Mishra P. Kesharwani M.C.I. Mohd Amin and A. Iyer) 3-61. Academic Press.

[39] Muhamad N, Plengsuriyakarn T and Na-Bangchang K. (2018). Application of active targeting nanoparticle delivery system for chemotherapeutic drugs and traditional/herbal medicines in cancer therapy: a systematic review. *Int. J. Nanomed.* 13: 3921-3935.

[40] Kapoor M S, D'Souza A, Aibani N, et al. (2018). Stable liposome in cosmetic platforms for transdermal folic acid delivery for fortification and treatment of micronutrient deficiencies. *Sci. Rep.* 8: 16122.

[41] Yoo J, Park C, Yi G, et al. (2019). Active targeting strategies using biological ligands for

nanoparticle drug delivery systems. *Cancers (Basel)* 11 (5): 640.

[42] Yang Y, Zhao Z, Xie C and Zhao Y. (2020). Dual-targeting liposome modified by glutamic hexapeptide and folic acid for bone metastatic breast cancer. *Chem. Phys. Lipids* 228: 104882.

[43] Kayat J, Mehra N K, Gajbhiye V and Jain N K. (2016). Drug targeting to arthritic region via folic acid appended surface-engineered multi-walled carbon nanotubes. *J. Drug Targeting* 24: 318-327.

[44] Deshayes S, Cabral H, Ishii T, et al. (2013). Phenylboronic acid-installed polymeric micelles for targeting sialylated epitopes in solid tumors. *J. Am. Chem. Soc.* 135: 15501-15507.

[45] Kim M, Sahu A, Kim G B, et al. (2018). Comparison of *in vivo* targeting ability between cRGD and collagen-targeting peptide conjugated nano-carriers for atherosclerosis. *J. Controlled Release* 269: 337-346.

[46] Ma L, Liu T W, Wallig M A, et al. (2016). Efficient targeting of adipose tissue macrophages in obesity with polysaccharide nanocarriers. *ACS Nano* 10: 6952-6962.

[47] Clark A J and Davis M E. (2015). Increased brain uptake of targeted nanoparticles by adding an acid-cleavable linkage between transferrin and the nanoparticle core. *Proc. Natl. Acad. Sci. U.S.A.* 112: 12486-12491.

[48] Nogueira-Librelotto D R, Codevilla C F, Farooqi A and Rolim C M B. (2017). Transferrin-conjugated nanocarriers as active-targeted drug delivery platforms for cancer therapy. *Curr. Pharm. Des.* 23: 454-466.

[49] Jo H and Ban C. (2016). Aptamer-nanoparticle complexes as powerful diagnostic and therapeutic tools. *Exp. Mol. Med.* 48: e230.

[50] Liu J, Wei T, Zhao J, et al. (2016). Multifunctional aptamer-based nanoparticles for targeted drug delivery to circumvent cancer resistance. *Biomaterials* 91: 44-56.

[51] Taghavi S, Ramezani M, Alibolandi M, et al. (2017). Chitosan-modified PLGA nanoparticles tagged with 5TR1 aptamer for *in vivo* tumor-targeted drug delivery. *Cancer Lett.* 400: 1-8.

[52] Richards D A, Maruani A and Chudasama V. (2017). Antibody fragments as nanoparticle targeting ligands: a step in the right direction. *Chem. Sci.* 8: 63-77.

[53] Raza A, Hayat U, Rasheed T, et al. (2018). Redox-responsive nano-carriers as tumor-targeted drug delivery systems. *Eur. J. Med. Chem.* 157: 705-715.

[54] Zhao S, Xu M, Cao C, et al. (2017). A redox-responsive strategy using mesoporous silica nanoparticles for co-delivery of siRNA and doxorubicin. *J. Mater. Chem. B* 5: 6908-6919.

[55] Yu L, Chen Y, Lin H, et al. (2018). Ultrasmall mesoporous organosilica nanoparticles: morphology modulations and redox-responsive biodegradability for tumor-specific drug delivery. *Biomaterials* 161: 292-305.

[56] Xia J, Du Y, Huang L, et al. (2018). Redox-responsive micelles from disulfide bond-bridged hyaluronic acid-tocopherol succinate for the treatment of melanoma. *Nanomed. Nanotechnol. Biol. Med.* 14: 713-723.

[57] Wang C, Zhao T, Li Y, et al. (2017). Investigation of endosome and lysosome biology by ultra pH-sensitive nanoprobes. *Adv. Drug Delivery Rev.* 113: 87-96.

[58] Ko M, Quiñones-Hinojosa A and Rao R. (2020). Emerging links between endosomal pH and cancer. *Cancer Metastasis Rev.* 39 (2): 519-534.

[59] Kato Y, Ozawa S, Miyamoto C, et al. (2013). Acidic extracellular microenvironment and cancer. *Cancer Cell Int.* 13: 89.

[60] Gu M, Wang X, Toh T B and Chow E K-H. (2018). Applications of stimuli-responsive nanoscale drug delivery systems in translational research. *Drug Discovery Today* 23: 1043-1052.

[61] Naeem M, Awan U A, Subhan F, et al. (2020). Advances in colon-targeted nano-drug delivery systems: challenges and solutions. *Arch. Pharmacal Res.* 43: 153-169.

[62] Nguyen C T H, Webb R I, Lambert L K, et al. (2017). Bifunctional succinylated ε-polylysine-coated mesoporous silica nanoparticles for pH-responsive and intracellular drug delivery targeting the colon. *ACS Appl. Mater. Interfaces* 9: 9470-9483.

[63] Wang Z, Tian Y, Zhang H, et al. (2016). Using hyaluronic acid-functionalized pH stimuli-responsive mesoporous silica nanoparticles for targeted delivery to CD44-overexpressing cancer cells. *Int. J. Nanomed.* 11: 6485-6497.

[64] Lin Z, Li J, He H, et al. (2015). Acetalated-dextran as valves of mesoporous silica particles for pH responsive intracellular drug delivery. *RSC Adv.* 5: 9546-9555.

[65] Indermun S, Govender M, Kumar P, et al. (2018). 2 - Stimuli-responsive polymers as smart drug delivery systems: classifications based on carrier type and triggered-release mechanism. In: *Stimuli Responsive Polymeric Nanocarriers for Drug Delivery Applications* vol. 1 (ed. A.S.H. Makhlouf and N.Y. Abu-Thabit) 43-58. Woodhead Publishing.

[66] Duro-Castano A, Talelli M, Rodríguez-Escalona G and Vicent M J. (2019). Chapter 13 - Smart polymeric nanocarriers for drug delivery. In: *Smart Polymers and their Applications (Second Edition)* (ed. M.R. Aguilar and J. San Román) 439-479. Woodhead Publishing.

[67] Pramanik S K, Pal U, Choudhary P, et al. (2019). Stimuli-responsive nanocapsules for the spatiotemporal release of melatonin: protection against gastric inflammation. *ACS Appl. Bio Mater.* 2: 5218-5226.

[68] Tiwari A, Verma A, Panda P K, et al. (2019). 20 - Stimuli-responsive polysaccharides for colon-targeted drug delivery. In: *Stimuli Responsive Polymeric Nanocarriers for Drug Delivery Applications* (ed. A.S.H. Makhlouf and N.Y. Abu-Thabit) 547-566. Woodhead Publishing.

[69] Thambi T and Lee D S. (2019). 15 - Stimuli-responsive polymersomes for cancer therapy. In: *Stimuli Responsive Polymeric Nanocarriers for Drug Delivery Applications* (ed. A.S.H. Makhlouf and N.Y. Abu-Thabit) 413-438. Woodhead Publishing.

[70] Kienzle A, Kurch S, Schlöder J, et al. (2017). Dendritic mesoporous silica nanoparticles for pH-stimuli-responsive drug delivery of TNF-alpha. *Adv. Healthcare Mater.* 6 (13).

[71] Zhang C.Y, Lin W, Gao J, et al. (2019). pH-responsive nanoparticles targeted to lungs for improved therapy of acute lung inflammation/injury. *ACS Appl. Mater. Interfaces* 11: 16380-16390.

[72] Ahamad N, Prabhakar A, Mehta S, et al. (2020). Trigger-responsive engineered-nanocarriers and image-guided theranostics for rheumatoid arthritis. *Nanoscale* 12 (24): 12673-12697.

[73] Wu W, Luo L, Wang Y, et al. (2018). Endogenous pH-responsive nanoparticles with programmable size changes for targeted tumor therapy and imaging applications. *Theranostics* 8: 3038-3058.

[74] Biabanikhankahdani R, Alitheen N B M, Ho K L and Tan W S. (2016). pH-responsive virus-like nanoparticles with enhanced tumour-targeting ligands for cancer drug delivery. *Sci. Rep.* 6: 37891.

[75] Biabanikhankahdani R, Ho K.L, Alitheen N B and Tan W S. (2018). A dual bioconjugated virus-like nanoparticle as a drug delivery system and comparison with a pH-responsive delivery system. *Nanomaterials (Basel)* 8: 236.

[76] Wannasarit S, Wang S, Figueiredo P, et al. (2019). A virus-mimicking pH-responsive acetalated dextran-based membrane-active polymeric nanoparticle for intracellular delivery of antitumor therapeutics. *Adv. Funct. Mater.* 29: 1905352.

[77] Wannasarit S, Wang S, Figueiredo P, et al. (2019). Antitumor therapeutics: a virus-mimicking pH-responsive acetalated dextran-based membrane-active polymeric nanoparticle for intracellular delivery of antitumor therapeutics (Adv. Funct. Mater. 51/2019). *Adv. Funct. Mater.* 29: 1970351.

[78] Gong F, Peng X, Luo C, et al. (2013). Cathepsin B as a potential prognostic and therapeutic marker for human lung squamous cell carcinoma. *Mol. Cancer* 12: 125.

[79] Eiján A M, Sandes E O, Riveros M D, et al. (2003). High expression of cathepsin B in transitional bladder carcinoma correlates with tumor invasion. *Cancer* 98: 262-268.

[80] Ehrsam D, Porta F, Hussner J, et al. (2019). PDMS-PMOXA-nanoparticles featuring a Cathepsin B-triggered release mechanism. *Materials (Basel)* 12 (17): 2836.

[81] Chan Y-C and Hsiao M. (2017). Protease-activated nanomaterials for targeted cancer theranostics. *Nanomedicine* 12: 2153-2159.

[82] Lee S J, Jeong Y-I, Park H-K, et al. (2015). Enzyme-responsive doxorubicin release from dendrimer nanoparticles for anticancer drug delivery. *Int. J. Nanomed.* 10: 5489-5503.

[83] Joseph S K, Sabitha M and Nair S C. (2020). Stimuli-responsive polymeric nanosystem for colon specific drug delivery. *Adv. Pharm. Bull.* 10: 1-12.

[84] Zhang M and Merlin D. (2018). Nanoparticle-based oral drug delivery systems targeting the colon for treatment of ulcerative colitis. *Inflamm. Bowel Dis.* 24: 1401-1415.

[85] Gou S, Huang Y, Wan Y, et al. (2019). Multi-bioresponsive silk fibroin-based nanoparticles with on-demand cytoplasmic drug release capacity for CD44-targeted alleviation of ulcerative colitis. *Biomaterials* 212: 39-54.

[86] Cai D, Han C, Liu C, et al. (2020). Chitosan-capped enzyme-responsive hollow mesoporous silica nanoplatforms for colon-specific drug delivery. *Nanoscale Res. Lett.* 15: 123.

[87] Yoshimatsu K, Lesel B K, Yonamine Y, et al. (2012). Temperature-responsive "catch and release" of proteins by using multifunctional polymer-based nanoparticles. *Angew. Chem. Int. Ed.* 51: 2405-2408.

[88] Chen P-M, Pan W-Y, Wu C-Y, et al. (2020). Modulation of tumor microenvironment using a TLR-7/8 agonist-loaded nanoparticle system that exerts low-temperature hyperthermia and

immunotherapy for *in situ* cancer vaccination. *Biomaterials* 230: 119629.

[89] Wang J, Wang D, Yan H, et al. (2017). An injectable ionic hydrogel inducing high temperature hyperthermia for microwave tumor ablation. *J. Mater. Chem. B* 5: 4110-4120.

[90] Tamarov K, Xu W, Osminkina L, et al. (2016). Temperature responsive porous silicon nanoparticles for cancer therapy - spatiotemporal triggering through infrared and radiofrequency electromagnetic heating. *J. Controlled Release* 241: 220-228.

[91] Johannsen M, Gneveckow U, Thiesen B, et al. (2007). Thermotherapy of prostate cancer using magnetic nanoparticles: feasibility imaging and three-dimensional temperature distribution. *Eur. Urol.* 52: 1653-1662.

[92] Deng Z, Xiao Y, Pan M, et al. (2016). Hyperthermia-triggered drug delivery from iRGD-modified temperature-sensitive liposomes enhances the anti-tumor efficacy using high intensity focused ultrasound. *J. Controlled Release* 243: 333-341.

[93] Zhao T, Qin S, Peng L, et al. (2019). Novel hyaluronic acid-modified temperature-sensitive nanoparticles for synergistic chemo-photothermal therapy. *Carbohydr. Polym.* 214: 221-233.

[94] Lin J, Stevens M and Smith J. (2019). Preparation of anti-HER-2 antibody PLGA polymer nano-ultrasound contrast agent in vitro targeting experiment. *bioRxiv* 619742.

[95] Wang Z, Qiao R, Tang N, et al. (2017). Active targeting theranostic iron oxide nanoparticles for MRI and magnetic resonance-guided focused ultrasound ablation of lung cancer. *Biomaterials* 127: 25-35.

[96] Liu Y, Bai L, Guo K, et al. (2019). Focused ultrasound-augmented targeting delivery of nanosonosensitizers from homogenous exosomes for enhanced sonodynamic cancer therapy. *Theranostics* 9: 5261-5281.

[97] Paris J L, Manzano M, Cabañas M V and Vallet-Regí M. (2018). Mesoporous silica nanoparticles engineered for ultrasound-induced uptake by cancer cells. *Nanoscale* 10: 6402-6408.

[98] Ji J, Ren C, Tu H, et al. (2016). Ultrasound-targeting transfection of nano-tissue-type plasminogen activator gene to prevent in-stent thrombosis and neointimal hyperplasia after stenting intervention in injured rabbit iliac artery. *Nanosci. Nanotechnol. Lett.* 8: 671-681.

[99] Duan L, Yang L, Jin J, et al. (2020). Micro/nano-bubble-assisted ultrasound to enhance the EPR effect and potential theranostic applications. *Theranostics* 10: 462-483.

[100] Theek B, Baues M, Ojha T, et al. (2016). Sonoporation enhances liposome accumulation and penetration in tumors with low EPR. *J. Controlled Release* 231: 77-85.

[101] Kesavan M P, Kotla N G, Ayyanaar S, et al. (2018). A theranostic nanocomposite system based on iron oxide-drug nanocages for targeted magnetic field responsive chemotherapy. *Nanomed. Nanotechnol. Biol. Med.* 14: 1643-1654.

[102] Shao D, Li J, Zheng X, et al. (2016). Janus "nano-bullets" for magnetic targeting liver cancer chemotherapy. *Biomaterials* 100: 118-133.

[103] Anirudhan T.S, Christa J and Binusreejayan. (2018). pH and magnetic field sensitive folic acid conjugated protein-polyelectrolyte complex for the controlled and targeted delivery of 5-fluorouracil. *J. Ind. Eng. Chem.* 57: 199-207.

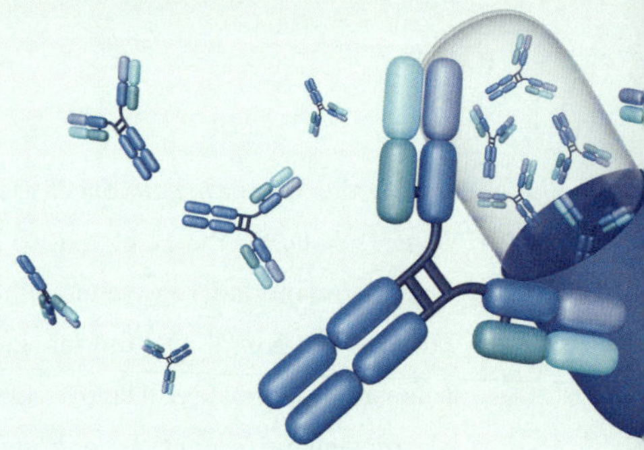

第 4 章 脂质体作为靶向药物递送系统

Raghavendra C. Mundargi, Neetika Taneja, Jayeshkumar J. Hadia, and Ajay J. Khopade

Sun Pharmaceutical Industries Limited, R&D-Formulations, Nima Compound, Tandalja, Vadodara 390020, Gujarat, India

4.1 引言

脂质体技术纪元始于20世纪60年代，英国剑桥郡巴布拉汉姆研究所（Babraham）的亚历克·班汉姆（Alec Bangham）开创性地描述了溶胀磷脂囊泡系统[1-11]。他为细胞膜的模型膜系统提供了第一个证据。Weismann 及其同事将磷脂双层在水中水合时自发形成的封闭结构命名为“脂质体”[12]。随着新制备方法的发展，人们观察到了不同类型的囊泡，这导致人们根据脂质体的大小和薄层对其进行分类：小单层囊泡（20 ～ 50 nm），大单层囊泡（100 ～ 1000 nm），巨单层囊泡（>1000 nm），多层囊泡（>500 nm），寡层囊泡（100 ～ 1000 nm），多囊泡（>1000 nm）[13]。

Gregoriadis提出了将药物封装到脂质体中并用作药物输送载体的概念[14-16]。脂质体囊泡具有包封亲水性和亲脂性化合物的独特能力。水性核可以捕获亲水性分子，而双层可以捕获疏水性分子。脂质体和外部双层的大型内部水性核心为化学实体、治疗诊断剂或大分子（如肽、DNA、寡核苷酸和 RNA）的包装提供了不同的隔室。脂质体科学随着新方法的发展而发展，这些新方法，例如使用反离子的远程负载，提高了封装效率并减少了泄漏[14]。

脂质体的生产已经取得了重大进展，从薄膜水合开始，并发展到反相蒸发、冷冻干燥和可大量化的乙醇注入法[17-19]。超声处理、均质化和通过50 ～ 200 nm孔径聚碳酸酯膜的膜挤出等技术的优化，使大规模生产适用于商业用途且尺寸均匀分布的脂质体取得了重大进展[14]。脂质体的生产工艺已经进一步发展到使用微流体技术的低压工艺，该工艺可扩展且改进了尺寸的均匀性[19]。脂质体的另一项进步是脂质的开发，其提供了对双层的刚性和流动性的控制，从而在储存和生物环境中产生稳定性[20]。例如，天然磷脂是不饱和的，易渗透和药物泄漏，而具有长酰基链的半合成饱和脂质则提供了刚性不可渗透双层结构[21]。进一步的进展与包封药物的体内分布有关[20]。这是利用稳定脂质体中的药物，通过PEG化改善化合物在靶位点的生物分布，以及克服细胞和组织摄取的障碍，从而降低器官毒性来实现的。随着所有这些进步，脂质体最终成为一种经过临床验证的递送载体，可满足广泛的治疗需求[22]。

鉴于目前脂质体领域的成熟度,为读者提供脂质体技术的鸟瞰图至关重要，方法是根据它们带来的关键功能对其进行分类。因此，基于脂质体的递送系统分为四种主要类型：①非常规脂质体；②常规脂质体；③配体靶向的脂质体；④诊疗一体化脂质体（图4.1）[23-31]。

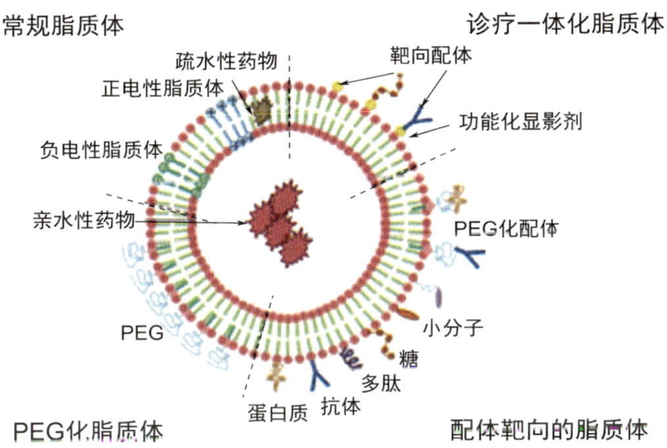

图4.1 不同类型靶向脂质体的示意图

① 常规脂质体由具有不同电荷（中性、阳离子和阴离子型）的磷脂和胆固醇的脂质双层组成。脂质双分子层内包裹着含有亲水性药物复合物的水性核心，而双层膜本身则嵌有疏水性药物复合物。②常规脂质体的另一种形式，脂质体表面覆盖PEG作为亲水性聚合物涂层，以提供更好的空间稳定性。借助于聚乙二醇化修饰，可以调控药代动力学性质以获得预期的临床效益。③主动靶向的配体靶向脂质体通过与双层脂质或PEG链的末端缀合将配体（如肽和抗体）连接到脂质体表面来实现主动靶向。④诊疗一体化脂质体由药物和具有成像剂的靶向配体组成，其能够实现图像引导的靶向药物递送。

非常规脂质体制剂由脂质双层组成，脂质双层可由不同脂质［中性（磷脂）、阳离子、阴离子和胆固醇］[20]组成。此类改良脂质体包封水性体积以促进治疗负荷的稳定，从而提高包封药物的治疗指数。与非脂质体相比，脂质体通过延长血浆半衰期和更好地递送到靶组织（肿瘤）来降低临床中的器官毒性。然而，由于血浆成分中存在一种称为调理作用的现象，最终导致脂质体被网状内皮系统（主要是肝脏和脾脏）的巨噬细胞摄取[14,16]。

为了解决巨噬细胞非目标性摄取的问题，改善脂质体在体内的稳定性并增加其全身循环时间，引入了空间稳定（常规）脂质体的概念作为第二类脂质体，也称为隐形脂质体[14]。将亲水性聚合物PEG衍生脂质（PEG-DSPE）包被在脂质体中，可获得空间稳定的脂质体（图4.1）。使用隐形脂质体显著降低了血清组分的体内调理作用以及网状内皮系统的快速识别和摄取，从而显著提高封装药物的功效[14]。

第三类是配体靶向的脂质体，各种类型的配体，如肽/蛋白质、糖和抗体，附着在脂质体表面，用于受体介导的分布（图4.1）[28,29]。这些配体靶向脂质体具有将包封药物特异性递送至病变部位过表达特定蛋白质的病理细胞或器官的能力。虽然这一概念在临床前模型中取得了巨大的成功，但它远未达到临床概念验证的程度。配体靶向脂质体翻译的主要挑战如下:

• 筛选合适的配体以实现脂质体的配体功能化，旨在提升靶向特异性与受体结合效率[32]；

• 深入了解配体靶向脂质体与细胞膜的相互作用和内化机制，以获得最佳配方；

• 在配体靶向脂质体的临床前评估中实施人体病理相似性，以了解和规避靶向障碍[33]；

• 采用适配的配体偶联化学策略实现配体在脂质体上的构象锚定最优化，以确保高效的受体结合[34]；

• 配体靶向脂质体的综合表征，以确立脂质/脂质体表面的高效配体偶联及受体结合效能；

• 缺乏成熟的规模化生产方法，难以放大配体靶向脂质体工艺并稳定生产大规模批次；

• 相较于非靶向脂质体的临床差异化优势。

配体靶向脂质体技术目前已成为科学家和工业技术人员的重点攻关领域，其目标是推动新一代主动靶向脂质体实现商业化应用。

靶向脂质体进一步升级为第四类脂质体，即结合了治疗和诊断功能的诊疗一体化脂质体（图4.1）。该脂质体通过在脂质体的双层中嵌入脂质偶联的双功能螯合剂掺入实现放射性标记[35]，该技术目前已进入Ⅲ期临床试验阶段[36]。

4.2 脂质体的商业前景

自1995年美国FDA批准首个脂质体产品Doxil®以来，市场上已有大约16种基于脂质体的产品，包括双层囊泡、药物-脂质复合物、多囊泡和RNA-脂质纳米颗粒[37,38]。这些产品中的大多数已获得全球多个监管机构的批准，包括印度的DCGI、美国的FDA、欧洲的EMA和加拿大卫生部。为方便读者，表4.1显示了通过静脉注射被动靶向组织或细胞的产品，表4.2显示了在作用点释放药物的局部给药产品。

由于可直接进入体循环并保留完整的脂质体结构，大多数产品用于静脉给药[38]。在过去的三十年中，脂质体已成为一种可靠的平台，被广泛应用于多种分子类型的递送，涵盖了包括肿瘤、感染、疼痛以及眼部疾病在内的多种适应证[38,53]。人们对癌症治疗的兴趣增加归因于脂质体通过EPR效应的靶向能力，这使得药物能够相对更多地递送到肿瘤间质。此外，大多数细胞毒性分子具有缺点，例如溶解度不良、稳定性不足、疗效不佳和器官毒性[54,55]。脂质体制剂克服了这些问题，同时还提高了功效和安全性。

临床研究证实，脂质体制剂的核心优势在于显著改善药物的药代动力学与药效动力学特性[56-60]。这一突破的实现，得益于脂质体技术对多元化药物分子的卓越包容性：既能容纳不同溶解性与分子特性的药物（包括各类化学实体、前体药物、多肽及抗体），又能通过反荷离子-脂质络合等多样化工艺实现药物包载[49,61-63]。通常，疏水性药物对磷脂双层具有亲和力，因此捕获在脂质双层中，而亲水性药物捕获在水腔中[62]。

商业上取得成功的脂质体产品主要经历了以下技术迭代：隐形脂质体、药物-脂质复合物、非常规脂质体、DepoFoam™缓释系统和RNA-脂质复合物隐形脂质体。这些脂质体创新技术通过保留治疗剂的独特性质，同时克服其固有缺点（例如低血浆半衰期、器官毒性、血液不稳定性、靶组织浓度不足、剂量和频率高），实现药物递送的优化[61,63]。

隐形技术在开发药物递送系统方面得到了广泛的研究，这使得这些脂质体难以被单核吞噬细胞系统检测到[64]。已知脂质体与体内的蛋白质相互作用，触发先天免疫系统反应[65]。这是因为，一旦注射到体内，循环蛋白质可以吸附在脂质体的表面上，从而产生脂质体特有的蛋白质冠。然后蛋白质冠可以诱导各种免疫应答的激活或抑制。特别地，脂质体与补体蛋白相互作用以激活补体级联并增加身体对抗原的应答。阳离子脂质体主要用于基因递送研究，已知其在巨噬细胞、巨噬细胞样细胞和单核细胞样细胞中引起毒性，并改变重要免疫调节剂的分泌[65]。

表4.1 基于静脉注射被动递送的脂质体产品

序号	产品批准年度	创新者	活性成分	适应证	脂质体技术	脂质/脂质/药物（摩尔比）	粒径/nm	脂质体相较于非脂质体的临床优势	当前IMS销售额（美国2020年5月）/百万美元	参考文献
1	Doxil 1995	Sequus Pharmaceuticals	盐酸多柔比星	卡波西肉瘤、卵巢癌，乳腺癌	隐形脂质体	HSPC:胆固醇/PEG 2000-DSPE (56/39.5)	87	半衰期由2.5 h（非常规）延长至46 h，滞留时间更长，靶标分布增加，疗效相当，心脏和胃肠道毒性显著降低	131	[14]
2	Abelcet 1995	Sigma-Tau Pharmaceuticals	两性霉素B	侵袭性严重真菌感染	药物-脂质复合物	DMPC/DMPG (7/3)	3000	半衰期由91.1 h延长至173.4 h，Abelcet的肾毒性［5 mg/(kg・d)］显著低于常规两性霉素B［0.7 mg/(kg・d)］，由于巨噬细胞在肝脏和脾脏中的摄取而分布容积大，因此成功用于治疗巨噬细胞感染，如组织胞浆菌病和利什曼病	6.9	[39]
3	DaunoXome, 1996	NeXstar Pharmaceuticals	柠檬酸柔红霉素	艾滋病相关的卡波西肉瘤	非常规脂质体	DSPC/胆固醇 (2/1)	45	半衰期由0.77 h（普通药物）延长至4～5.6 h（NPL），疗效相当，不良反应更少	7.8	[40]
4	Amphotec, 1996	Ben Venue Laboratories Inc.	两性霉素B	严重的真菌感染	药物-脂质复合物	胆固醇硫酸酯/两性霉素B（1/1）	约122	由于巨噬细胞在肝脏和脾脏中的摄取，因此体积分布大，可成功用于治疗巨噬细胞感染，如组织胞浆菌病和利什曼病	已停产;无销售值	[41]
5	Ambisome, 1997	1997 Astellas Pharma	两性霉素B	疑似真菌感染	药物-脂质复合脂质体	HSPC/DSPG/胆固醇/两性霉素B（2/0.8/1/0.4）	<100	半衰期为7～10 h，只有当脂质体与真菌结合时才会释放两性霉素B。耐受性好，比常规两性霉素B明显更安全（肾毒性18.7%对33.7%）。允许使用更大剂量	120	[41]

续表

序号	产品批准年度	创新者	活性成分	适应证	脂质体技术	脂质/脂质/药物（摩尔比）	粒径/nm	脂质体相较于非脂质体的临床优势	当前IMS销售额（美国2020年5月）/百万美元	参考文献
6	Myocet, 2000	Elan Pharmaceuticals	多柔比星	实体肿瘤	非常规脂质体	EPC/胆固醇（55/45）	190	半衰期由0.2 h延长至2.5 h，滞留时间长，靶标分布增加，疗效相当，毒性降低	欧盟：28.4美元（12月MAT 2019）	[42]
7	Visudyne, 2000	Valeant, Novartis	维替泊芬	PDT敏化剂	非常规脂质体	Verteporphin/DMPC和EPG（1/8）	150～300	等效清除率，组织分布略微增加，毒性降低	NA	[43]
8	Mepact, 2004	Takeda Pharmaceutical Ltd.	米伐木肽	高级别、可切除，非转移性骨肉瘤	非常规脂质体	DOPS/POPC（3/7）	<100		欧盟：10.6美元（12月MAT 2019）	[44]
9	Exparel, 2011	Pacira Pharmaceuticals Inc.	布比卡因	疼痛管理	DepoFoam™	DEPC、DPPG、胆固醇和三卡普林	24000～31000(注射在手术区域)	最佳的术后疼痛控制，恶心显著减少，在所有研究期间最高疼痛评分降低，并且在注射后的前72 h内阿片类药物总使用量显著减少	385.8	[45]
10	Marqibo, 2012	Acrotech/ Talon Therapeutics, Inc.	硫酸长春新碱	急性淋巴细胞白血病	非常规脂质体	SM/胆固醇（60/40）	100	半衰期由1.36 h延长至6.6 h，肿瘤药物分布和治疗指数增加，疗效优越，毒性降低	5.1	[46]
11	Onivyde™, 2015	Merrimack Pharmaceuticals, Inc. Ipsen	伊立替康	mPDAC	隐形脂质体	DSPC/MPEG2000/DSPE (3/2/0.015)	约100	半衰期由5.8 h延长至25.8 h，伊立替康（SN-38）生物活性代谢暴露增加和保留时间延长，疗效显著，毒性降低	120.7	[47]
12	Vyxeos, 2017	Celator	阿糖胞苷和柔红霉素（5：1）	急性髓系白血病	非常规脂质体	DSPC/DSPG/胆固醇（7/2/1）	约100	柔红霉素和阿糖胞苷以固定比例的靶向暴露增加，疗效优越，毒性相当	0.7	[48]
13	Onpattro, 2018	Alnylam	帕替司兰	遗传性转甲状腺素蛋白介导的淀粉样变性	RNA-脂质体复合物-隐形脂质体	DLin-MC3-DMA（MC3）/DSPC/胆固醇/PEG2000-DSPE（50/10/38.5/1.5）	100	首次临床细胞内递送siRNA，多发性神经病评分由7%提高至75%	4.6	[49]

表4.2 基于局部给药的脂质体产品

序号	产品批准年度	创新者	活性成分	适应证	给药方式	脂质体技术	脂质/脂质/药物（摩尔比）	粒径/nm	脂质体相较于非脂质体的临床优势	当前IMS销售额（美国2020年5月）/百万美元	参考文献
1	Depocyt, 1999	Skypharma, Pacira	阿糖胞苷	淋巴瘤性脑膜炎	鞘内	DepoFoam™	DOPC, DPPG, 胆固醇和三油酸甘油酯	20	肿瘤暴露于阿糖胞苷的时间延长，反应率增加，完全细胞学反应率（CCR）为41%，而常规阿糖胞苷为6%，毒性降低	已停产;销售NA	[50]
2	DepoDur™, 2004	Skypharma, Pacira	硫酸吗啡	疼痛管理	硬膜外	DepoFoam™	DOPC, DPPG, 胆固醇和三油酸甘油酯	17000～23000	镇痛时间长且效果优越，峰浓度降低，疗效优越，毒性降低	已停产	[51]
3	Arikayce, 2018	Insmed	阿米卡星	囊性纤维化	口服，吸入	非常规脂质体	DPPC, 胆固醇	375	延长了局部阿米卡星在肺部的释放，同时限制了全身暴露，可接受的毒性，目前只有有限的Arikayce临床安全性和有效性数据可用	2.9	[52]

脂质体也可以根据其表面电荷、尺寸和PEG化引发免疫原性应答[66]。因此，在设计用于特定疾病的脂质体递送系统时，必须考虑其优点和重要缺点。一些研究人员证明，脂质体表面的PEG化改善了脂质体稳定性和静脉内给药后的循环时间，这种脂质体由于其逃避免疫系统和RES拦截的能力而被命名为“Stealth®”[5,67]。

PEG是该技术的常用材料，该处理过程称为PEG化修饰[68]。其方法是将具有反应活性的PEG衍生物与脂质或脂质体共同孵育。通过脂质体与PEG链的这种共价连接，可保护脂质体免受受体免疫系统的侵害，从而降低其免疫原性[69]。此外，该修饰改变了脂质体的物理化学性质，包括流体动力学尺寸的变化。这降低了其肾脏清除率，甚至进一步延长了其循环时间[56]。这些修饰对脂质体的疗效没有影响，毒性较低[70,71]。此外，由于肿瘤脉管系统的渗漏，具有长循环时间的纳米尺寸制剂表现出EPR效应并在肿瘤中缓慢积累。第一个成功的隐形技术是1995年将Doxil®引入美国市场，最初用于治疗既往全身化疗失败后的艾滋病相关卡波西肉瘤患者，后来扩展到卵巢癌患者[72,73]。

Doxil®含有包封在水性核中的药物。它由Barenholz开发，是除美国外第一个在以色列获得监管批准的纳米级脂质体产品[14]。美国NeXstar制药公司开发了用于递送柔红霉素的DaunoXome®，该药物于1996年被美国FDA批准用于治疗晚期HIV相关的卡波西肉瘤[74,75]。2000年，美国Elan制药公司开发了一种脂质体阿霉素Myocet®，在欧洲和加拿大被批准与环磷酰胺联合治疗转移性乳腺癌[61]。在安全性方面，这种脂质体阿霉素注射剂优于阿霉素和Doxil®，因为它不仅降低了与阿霉素相关的心脏毒性，而且还降低了与Doxil®相关的剂量限制性毒性，如HFS[76]。这是由特定组成、独特的制造工艺和脂质体大小组合共同作用的结果。预期的临床结果取决于脂质体的粒径，而粒径又取决于药物的理化性质和靶向递送位点。直径为80 ～ 150 nm的脂质体可以很容易地从灌注肺、心脏和肾脏等组织的毛细血管中逃逸[5,77,78]。此外，80 ～ 150 nm的尺寸范围有利于细胞摄取和降低吞噬清除。商业产品的脂质体尺寸从用于肿瘤治疗的纳米尺寸到用于真菌治疗的微米尺寸不等。用于疼痛控制的产品具有较大的脂质体尺寸，因此它们可以在注射部位持续更长时间，例如Exparel®和DepoDur™ [39,45]。随后，更多基于非常规脂质体技术的产品问世，如Visudyne®（2000）、Mepact®（2004）、Marqibo®（2012）、Vyxeos®（2017）和Arikayce®（2018）。

除了将药物包封在内部水性核中的隐形脂质体技术外，通过药物分子的带电官能团与带负电荷的脂质之间的相互作用将药物包封到脂质体双层中的其他技术，例如DSPG，也已商业化[79]。该产品为两性霉素B，于1997年被批准上市，商品名为Ambisome®，用于治疗全身性真菌感染[80]。与胆固醇组分的疏水相互作用使得两性霉素/DSPG复合物能够包埋在膜中。甾醇结合区之间的相互作用提供了双层中药物-脂质复合物的稳定性。Abelcet®（1995）和Amphotec®（1996）是基于药物-脂质复合物商业化的其他非脂质体产品[81]。由于肾毒性降低，Ambisome®与这些复合物相比具有明显的优势。

随后开发了DepoFoam®，这是一种缓释脂质体药物递送技术，由美国Pacira制药公司于1999年推出[82]。DepoFoam®是几种上市产品背后的核心技术，如Depocyt®（1999）、DepoDur®（2004）和Exparel®（2011）。该技术将药物封装在其多囊脂质体平台中[83]。多囊脂质体在1～30天的所需时间内释放药物[84]。DepoFoam®由微观颗粒球体（3～30 μm）和单层脂质颗粒组成，单层脂质颗粒由含有结合药物的许多非同心内部水室的蜂窝组成[83,84]。每个颗粒都包含许多由单双层脂质膜隔开的非同心水室，并且每个室与其他室由天然存在的脂质（DOPC、DPPG、胆固醇和三油酸甘油酯）的合成类似物制成的双层脂质膜隔开。给药后，DepoFoam™颗粒由于脂质膜的侵蚀和/或重组而在数小时至数周的时间内释放药物。DepoFoam™为需要频繁多次注射或作用持续时间短的药物提供了卓越的解决方案，从而显著改善了患者护理[84]。

脂质体技术进一步发展，使用阳离子脂质（如DOTAP和DOTMA）来创建用于RNA递送的siRNA-脂质复合物制剂[85,86]。2018年，第一个基于RNA的产品Onpattro®获批，实现了重要的里程碑，即包装成隐形脂质体用于肝脏递送的siRNA-阳离子脂质复合物[20,86,87]。Onpattro®的批准成为RNA治疗的基准。由于RNA的降解，裸露的RNA分子具有内在的不稳定性，因此，这些大分子需要与阳离子脂质缩合以产生稳定的RNA。这导致由阳离子电荷介导的优先细胞摄取和有效的内体逃逸，以将治疗性RNA递送到细胞质中，用于进一步处理基因沉默或蛋白质合成[69]。这些阳离子RNA/脂质复合物需要进一步包装在脂质体内以将其施用到体内。

纵观目前的脂质体产品开发前景，肿瘤仍然是主要的治疗类别，占所有获批脂质体产品的一半［图4.2（a）］。其他市场份额约为7%的治疗领域包括真菌感染、肺部给药、疼痛管理、眼科和遗传病［图4.2（a）］。对脂质体批准相关监管障碍（包括CMC）的理解有所提高，使近55种基于脂质体和脂质纳米颗粒的研究性产品处于临床开发的不同阶段[22,23]。从研究产品中可以明显看出［图4.2（b）］，脂质体在肿瘤学中处于领先地位，是一个主要的治疗领域，占有68%的份额，其余占2%～3%的分别为感染、麻醉、心脏病、囊性纤维化、炎症、眼病、疼痛、呼吸系统疾病、过敏、高胆固醇血症和血友病等。

尽管脂质体在多种治疗应用中表现出显著的治疗优势，但由于脂质体制造和供应相关的问题，一些产品仍然无法保持业务连续性。因此，制药行业认为脂质体是低容量和高价值的产品，预计具有可观的全球销售额和市值。

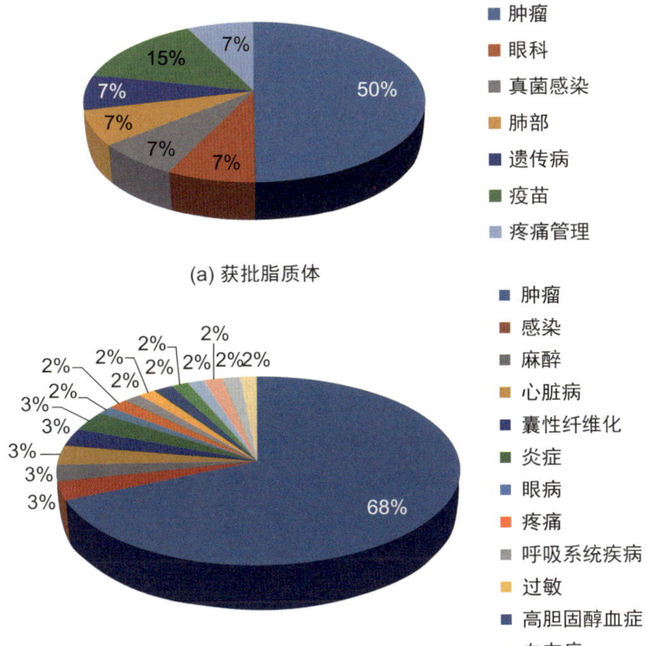

(a) 获批脂质体

(b) 试验用脂质体❶

图 4.2 脂质体产品的治疗性分段分布

4.3 脂质体开发和表征中的重要考虑

基于脂质体的产品是复杂的制剂，因此，制剂的微小变化可能会显著影响临床结果。在本节中，为了方便读者，分 8 个不同的小节讨论重要的考虑因素：①脂质的选择；②药物/脂质比；③聚乙二醇化；④配体锚定；⑤载药技术；⑥物理化学表征；⑦生产工艺；⑧产品稳定性。每个部分都强调了它们如何影响关键质量属性和治疗结果。

4.3.1 脂质的选择

脂质体的结构单元包括两个或多个膜双层脂质的组合。脂质中有三个关键区域可能影响其安全性和稳定性：亲水性头部基团、疏水性尾部区域及连接亲水性和疏水性区域的接头[88]。除 Marqibo® 产品由鞘脂组成外，市售脂质体产品多由两种或多种磷脂组成[46]。磷脂的各种参数，包括尾部长度、尾部不饱和度、连接子类型（醚与酯）和头部基团结构影响脂质体产品的总体性能特征。

❶ 图 4.2（b）原著如此，疑有误。—编者注

如果脂质是长链、尾部饱和度高、醚和/或酯键最少，则可以提高脂质体的稳定性。脂质头部基团的大小和电荷也影响脂质体相互作用和药物跨膜渗透。

特别是，在脂质体制备和储存过程中，可能会发生双尾脂质（例如DOPC）水解、氧化或还原导致的脂质化学降解，从而产生单尾溶血脂质。这些溶脂与红细胞膜结合并引起溶血。它还扰乱其他细胞膜的完整性并触发程序性细胞死亡[89]。除磷脂外，胆固醇几乎总是用于稳定脂质体[87]。胆固醇插入脂质链之间，从而稳定脂质体双层。它降低脂质体膜双层的流动性，从而降低水溶性分子通过脂质体膜的渗透性[18,90]。不含胆固醇的脂质体倾向于与白蛋白、转铁蛋白、巨球蛋白和高密度脂蛋白相互作用，从而使脂质体在体内不稳定并降低其完整性。胆固醇在脂质体组合物中的使用量高达50%（摩尔分数），该浓度将脂质体在大鼠肝脏的积聚从70%降低到40%，并将其血液循环半衰期延长3倍。此外，这些脂质体在小鼠中显示出较低的巨噬细胞摄取IgG反应[91]。

几乎所有市售的脂质体产品（包括Doxil®、Marqibo®、DaunoXome®和AmBisome®）都含有胆固醇。除了胆固醇之外，亲水性和柔性聚合物，例如PEG偶联的脂质，也可以选择性地被包含在脂质体双层中。PEG分子通过模拟水化层结构赋予脂质体隐形效应，从而规避单核吞噬细胞系统的识别，该系统正是导致脂质体快速清除的关键（参见第1.1.3节）[68,92]。各种融合脂质，如二油酰磷脂酰乙醇胺（DOPE），有时会掺入脂质体中，以促进内体逃逸[93]，从而有效递送核酸、蛋白质和肽等大分子。此外，用靶向配体的脂质衍生物（例如叶酸和单克隆抗体）标记脂质体到脂质体表面上可以改善位点特异性递送[28,62]。脂质的选择以及脂质体内脂质的相对比例也是决定脂质体制剂安全性、稳定性和体内行为的关键因素[53]，因为脂质体制剂的微小变化可能显著影响产品的药代动力学和药效学性能[17]。

4.3.2 药物/脂质比

药物与脂质比（D/L比）是一个关键的工艺参数，因为它表示脂质体容纳药物的实际容量。D/L比受脂质组成、梯度盐（在主动加载的情况下）和加载技术的影响。它是载药过程有效性的指标[94,95]。实现最佳载药效率并在脂质体产品的整个生命周期内保持这一效率对于实现最佳治疗活性至关重要。这是通过定制脂质体组合物来实现的，该组合物不会在储存和体内循环期间发生泄漏。该比例的变化可能会影响负载药物的释放曲线，从而影响其有效性。这意味着脂质体的稳定性与不同脂质体制剂中D/L比的变化相关。如果需要大量磷脂来包封低剂量的药物，则递送系统将不易于管理且不经济[94]。对于许多药物，治疗剂量相对较高（例如多柔比星剂量为50 mg/m^2），因此需要在制剂中具有较高的D/L比。然而，在某些情况下，如果存在高D/L比率，则会破坏脂质体膜，导致药物的早期释放。当D/L比（0.95）较低时，可以实现更好的装载效率。因此，确定实现高载药效率所需的D/L比至关重要[95]。各种抗癌药物，如多柔比星、伊达比星或柔红霉素以D/L比（0.3，质量比）装载时，具有接近100%的包封效率和优异的体外稳定性。为了实现高D/L比，可采用基于不同抗衡离子的活性药物负载技术。反离子的选择驱动了主动载药机制中的处方设计。不同的抗衡离子，如硫酸铵、柠檬酸铵、蔗糖八硫酸盐已被用于实现最佳的包封和药物释放[5,27]。市售脂质体产品 Doxil® 和 Myocet® 中的阿霉素活性载药量以及 Onivyde® 中的伊立替康是具有最佳 D/L 比的良好示例[75]。载药量主要取决于药物的性质（即物理化学性质）和脂质体的组成（脂质、脂质/胆固醇比、药物/脂质比和脂质体的电荷）以及载药过程[18,19]。

4.3.3 聚乙二醇化

Frank Davis 等人[96]开创了聚乙二醇化的第一个化学步骤。聚乙二醇化是一种化学修饰，涉及将聚乙二醇聚合物链共价或非共价连接到药物、治疗性蛋白质和脂质体上。PEG的结合使脂质体在体内的循环时间更长，从而延长循环半衰期，增加脂质体在肿瘤内的积聚。为了实现聚乙二醇化的最佳临床效果，需要全面评估药物特性、目标生物半衰期和聚乙二醇分子量等核心要素[23,97]。

有效隐形脂质体的开发受多重因素影响，主要包括：①PEG聚合物链的Flory尺寸（R_f），其代表单个聚合物链所占据的体积——受脂质体表面上的聚合物链长度和PEG密度的影响。②表示囊泡上相邻PEG链之间的平均距离D。重要的是，脂质体表面上PEG的密度也影响每个单独PEG聚合物之间的D[97]。图4.3描述了常规脂质体的多种构象形态。制剂中PEG-脂质浓度的增加会增大PEG密度并最终降低D。当D大于R_f时，PEG聚合物将重组自身并卷曲成蘑菇状构象。然而，当D小于R_f时，过度拥挤的PEG聚合物之间的侧向压力迫使每个聚合物链延伸成刷状构象。值得注意的是，当PEG浓度低于4%（摩尔分数）时，观察到脂质体表面PEG的蘑菇构象。在刷状构象的情况下，发现PEG浓度高于4%（摩尔分数）。如图4.3所示，“聚合物刷”的特征在于从脂质体表面可以达到50 Å的致密结构，而“聚合物蘑菇”是相对更致密的形式，具有35 Å。最小空间为 15 Å 的“Pan Cake”，其结构牢牢占据了脂质体表面。

脂质体循环时间延长是由于常规脂质体的刷状构象通过提供对蛋白质和其他脂质体的排斥力所致[98]。因此，PEG链长和浓度在确定有效的脂质体制备、PEG构型、脂质体大小、药物包封、膜渗透性、脂质体稳定性和PEG作为保护层的有效性方面都很重要。

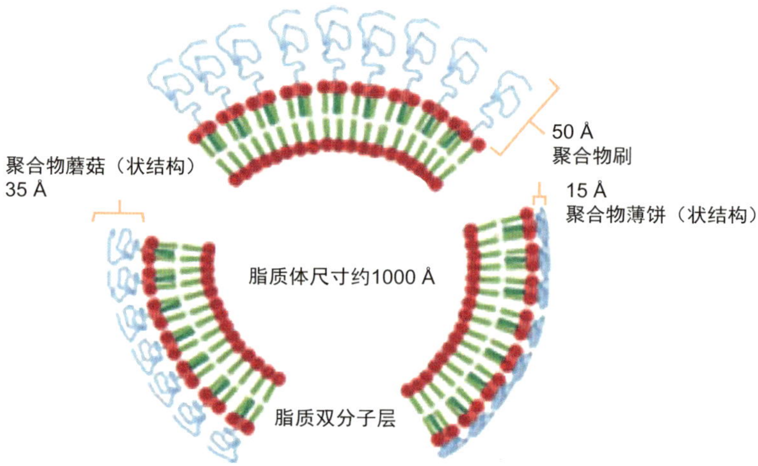

图 4.3　常规脂质体的不同聚乙二醇构象

4.3.4　配体锚定

配体功能化脂质体可以通过三种不同的方法制备——预插入法、后插入法和表面反应法（图4.4）。预插入法和后插入法会产生不同的脂质体表面拓扑结构，例如配体的方向和密度[99,100]。当配体-PEG-脂质通过预插入法掺入脂质体时，只有约50%的配体面向脂质体双层膜外[101,102]。其余50%的配体面向脂质体内部。因此，这种构象将导致无功能的配体。有趣的是，对于通过后插入法制造的配体功能化的脂质体，所有配体都面向脂质体双层膜外。虽然后插入法在固定配体方面优于预插入法，但重要的是要处理留在孵育介质中的配体修饰胶

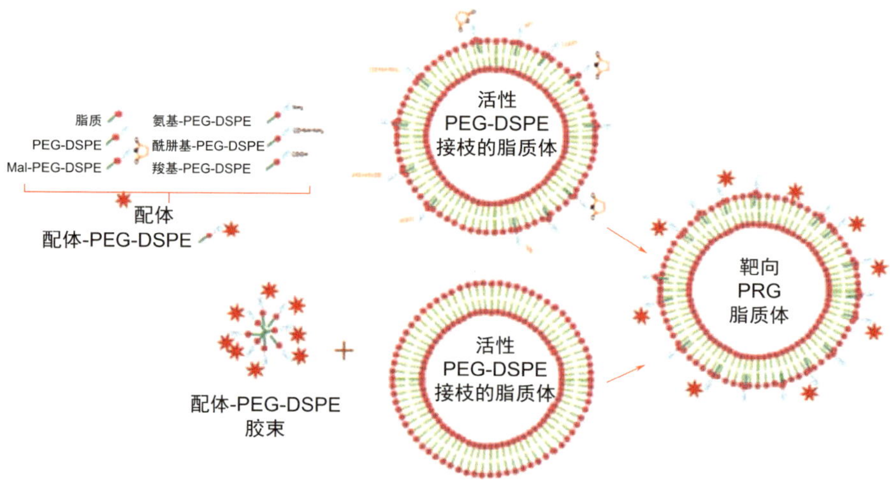

图 4.4　用于活性靶向递送的脂质体的配体官能化策略

束。这对于避免配体修饰胶束至关重要，因为它们仍然具有与靶受体结合并与功能性脂质体竞争的能力[103]。

4.3.5 载药技术

主要采用两种线性可扩展的生产工艺生产基于被动和主动加载技术的脂质体[17,18]。在基于被动加载的工艺中，使用乙醇注射法制备载药脂质体，然后进行挤出、渗滤和无菌过滤[53]。被动加载技术取决于脂质体在囊泡形成期间捕获水性体积的能力。对于水溶性药物，被动装载后的包封效率与脂质体囊泡所包封的水相腔室容积成正比，而该容积取决于脂质体的磷脂浓度及层状结构（或形态特征）。疏水分子的被动负载发生在脂质体的双层中。两亲性分子将以这样的方式包封，即脂溶性部分将嵌入脂质体脂质之间，而它们的水溶性部分将位于脂质体水相中。因此，在不影响层状结构的情况下，疏水性或两亲性药物在双层膜中的负载量总是有一个限度的。

活性药物负载技术主要适用于膜渗透性分子的水溶性盐。它涉及使用乙醇注射或脂质水合方法在具有所需梯度盐的水性介质中制备脂质体以形成MLV（多层囊泡）。然后使这些预形成的MLV经受压力挤出，其中MLV穿过预定义的纳米孔聚碳酸酯膜以实现所需尺寸的单层囊泡。在渗滤装置中处理单层囊泡以替换外部缓冲液[103,104]。这在内部水体积和外部水相之间建立了梯度。通常，梯度缓冲液能够与分子相互作用并在脂质体内部形成不溶性凝胶或沉淀物。通过将脂质体孵育到双层脂质玻璃化转变附近的药物溶液中，可将药物加载到空脂质体中。药物沿着浓度梯度通过脂质双层渗透到脂质体中，直到脂质体内部与周围培养基之间达到平衡。该实施例是装载多柔比星的脂质体的众所周知的图解机制。使用$(NH_4)_2SO_4$浓度梯度作为驱动力，可将阿霉素主动加载到脂质体中[16]。阿霉素在外相pH中形成两亲性弱碱DOX-NH_2，它可以扩散穿过脂质体的磷脂双层。在脂质体内部，两个DOX分子与SO_4^{2-}沉淀形成$(DOX\text{-}NH_3)_2SO_4$盐，NH_3穿过脂质体膜扩散到外部介质中[13]。另一个这样的实例是使用蔗糖八硫酸酯三乙基铵盐作为络合的抗衡离子包封弱碱性两亲分子伊立替康。然而，活性负载技术仅限于特定类别的药物，这些药物表现为弱两亲性碱或酸，并且也可以以未离子化形式渗透双层，但不能以离子化形式渗透[18]。

与小分子不同，大分子，如siRNA、mRNA和DNA，通过在大分子和阳离子脂质之间原位形成脂质复合物被包封。$pK_a<7$的可电离阳离子脂质在低pH下与核酸有效复合，并在pH 7.4时保持中性或低阳离子表面电荷密度[78,105]。该复合物通过微流控技术载入脂质体，借助流体剪切力驱动脂质自组装并同步完成药物包封。一个这样的实例是基于siRNA与阳离子脂质复合的Onpattro-siRNA

脂质纳米颗粒，并且该siRNA复合物被封闭在脂质体囊泡中[4]。

4.3.6 物理化学表征

由于脂质体产品涉及多个复杂的单元操作和工艺，因此根据所需的质量标准监控每个阶段的制造过程至关重要，并且生产工艺和组成的任何变化都会对产品性能产生重大影响。因此，从理化角度彻底表征脂质体对于批次间重现性非常重要。脂质体的表征应符合脂质体产品CQA的预期质量标准，例如脂质相变温度、D/L比、游离药物、脂质降解产物、粒度分布、zeta电位、药物释放曲线[53]。PEG层厚度的实际测量很难进行，因为PEG部分不会出现在cryo-TEM中，研究人员已经利用SAXS技术来确定聚乙二醇化程度[106]。为了在开发阶段建立脂质体产品各个阶段的无缝衔接，设定标准审查流程、美国FDA脂质体药品指南，其中涉及化学、制造和控制以及特定产品的指南[27,50,107]。初始开发数据（包括脂质选择、D/L比的优化、脂质体理化性质表征）对于创建最优化的配方起着关键作用。最终，具有可接受的脂质体特征的最佳制剂具有更高的临床成功概率并提供期望的临床益处。此外，根据ICH Q8、Q9和Q10指南，通常建议在处方开发的初始阶段实施QbD，以实现最佳处方组成和生产工艺[87,103]。

特别是，对于配体功能化的脂质体，在评价脂质体配体PEG的密度和胶束污染问题时通常会遇到问题，控制锚定物的取向是此类评价的主要障碍[108,109]。因此，配体功能化脂质体的表面拓扑结构是生产最佳质量的配体功能化脂质体所需的重要表征数据[110,111]。为了表征表面配体密度，重要的是要确认配体锚定到脂质体表面上。

优化过程中为了区分这两种情况，引入了一个重要的参数，即表面锚定密度，以指定脂质体表面上的总锚定数量。此外，反应产率对于鉴定总锚中配体连接的锚定数量也很重要。基于这两个参数，存在如下定义的结合比率（incorporation ratio）：

$$\text{结合比率} = \text{表面锚定密度} \times \text{反应产率}$$

该结合比率决定了表面配体密度，可以通过光谱学和荧光分光光度法进行测定。

4.3.7 生产工艺

脂质体制备过程涉及多个复杂的单元操作和单元过程，可能会显著影响产品质量和临床性能[18]。无论采用何种脂质体生产工艺，重要的是通过经验和风险评估技术了解工艺以及关键工艺参数对产品质量和安全性的影响[53]。这一开发理念对于创建稳健的脂质体制造工艺是必要的，以提供批次间的可重复性并保持产品质量，而不受工艺参数的微小偏差的影响。

生产过程中的一些偏差及其对脂质体产品性能的影响示例如下[103]：

① 冻干过程中的冷冻步骤、一级和二级干燥温度影响冻干脂质体的形态、残留含水量和稳定性。

② 水相温度影响脂质体的粒径分布。

③ 均质化过程中的速度、时间和温度会影响脂质体的平均粒径和释放曲线，这反过来又会改变产品性能，因为脂质体的大小决定了其生物分布和清除机制。

④ 在主动或被动载药过程中，温度高于脂质相变温度可能分别导致载药或药物泄漏。

⑤ 透析过滤：过程产品稀释、透析器结构材料、膜截留分子量、跨膜压力、压降等。

⑥ 挤出：膜孔径、膜堆叠层数、循环次数和操作压力等。

重要的是要了解这些变量对生产工艺的影响，以便在产品开发期间建立适当的过程控制，并实现所需的工艺性能和成品质量。工艺过程控制的主要监测示例如下：

• 目视检查脂质在作为有机相的乙醇中是否完全溶解。

• 在乙醇注入阶段的MLV粒径控制，为后续加压挤出步骤获得粒径均一的脂质体（低PDI）奠定基础。

• 在脂质体挤出工序前后，挤出膜完整性检测。

• 挤出前后的粒径动态监测，以监控所需的粒度和PDI。

• 测量透析过滤后的电导率，以确认最佳的反向离子梯度。

• 在挤出、透析过滲和无菌过滤后，测定膜完整性和单个脂质组成变化，以监测过滤/挤出效率（这对于脂质体制剂很重要，因为脂质可能被吸附到过滤材料上，导致过滤器堵塞、制剂不稳定和总产物产率降低）。

• 测定包封和游离药物，以确认包封率。

• 在包装前监测冻干粉的填充质量/体积和水分含量的测量，以评估冻干过程的效率。

• 确定颗粒物、无菌性和BET（细菌内毒素）作为可注射产品合规性的一部分。

一般而言，通过全面了解生产工艺和使用适当的过程控制，可以最大限度地减少规模放大和商业批次期间的失败。严格控制的生产工艺极少出现生产故障[17]。在产品开发的早期阶段引入质量源于设计（QbD）理念，可系统建立科学合理的质量控制策略。QbD原则的应用有助于界定设计空间，从而在制剂处方和生产工艺参数选择时提供灵活性，以实现制剂的预期质量属性。尤其是对脂质体产品而言，工艺放大是主要挑战之一，而QbD方法的运用可有效解决这一难题。

4.3.8 产品稳定性

脂质体制剂属于热力学不稳定的囊泡体系，因此在储存期间易发生融合或聚集等物理不稳定性问题，以及在储存期间易发生如水解（溶血脂质）和氧化降解等化学不稳定性问题[21]。产品稳定性在很大程度上受药物性质、脂质体脂质和其他制剂组分及载药技术的影响。

脂质体制剂的稳定性数据与上市后稳定性研究方案是产品开发的核心环节，其研究核心在于通过以下关键指标确立产品的物理化学稳定性：含量测定、游离药物（未包封部分）、有关物质、体外释放度、粒径分布、作为脂质降解产物的溶血脂质、相变温度、可见异物，以此确保储存期间产品质量的稳定，并为保质期提供支持依据[40,41,87]。无论拟配制为脂质体制剂的药物、产品类别及其预期临床用途如何，通过对脂质体产品的最终制剂、化学、生产和控制（包括脂质、原料药、缓冲液、制剂组成和生产工艺条件的可接受质量标准）进行表征来确定产品稳定性都尤为重要。对于每个脂质体产品，在开始GMP生产和临床供应之前，所有CMC参数均已确定并优化。此外，长期储存稳定性对产品质量、安全性和临床结果有直接影响。

4.4 脂质体的靶向递送

靶向药物递送是一种优先且选择性地将活性治疗药物递送至作用位点（即靶点），同时最大限度地减少对非靶点的分布和暴露的策略。总体而言，该策略已成为保护药物、调节药代动力学特性、延长半衰期、降低给药频率和减少药物不良反应的重要技术手段。

脂质体靶向递送系统可分为以下两类：①被动靶向递送系统。通过EPR效应实现药物在靶点（例如肿瘤组织、炎症部位或网状内皮系统富集区域）优先积聚；与未包封的药物相比，可显著提高靶区药物释放量；基于这一原理的局部药物递送，可增强脂质体的原位药效。②主动靶向递送系统。将治疗分子精准递送至作用位点或靶受体。主动靶向递送中的靶特异性归因于配体锚定的脂质体优先附着于细胞靶受体并诱导内吞作用或脂质体-细胞膜融合，显著提升细胞内递送效率。在一些文献中，这通常被分类为一级靶向（器官水平）、二级靶向（细胞水平）和三级靶向（亚细胞水平）。

在最传统的意义上，靶向是通过给药途径实现的，例如，吸入递送至肺、局部递送至皮肤、鞘内注射至脑以治疗相应器官的不同病理状况[54]。然而，当裸露药物通过静脉注射时，它会通过扩散到达血管系统所及以外的身体每个器官。裸药物优先靶向受体，无论受体在何处高度表达，这都会导致体内独特的分布和在不同目标器官中的积累。因此，当通过调控小分子药物的天然分布特性以实现治疗获益时，靶向递送策略的概念在此显得尤为重要。利用人体自身的天然机制，可通过多种方式实现这一目标。大分子的分布与小分子不同，而脂质体的分布又与小分子和大分子均有差异。人体存在规避大颗粒物质分布的天然机制，例如红细胞通过特定机制延长其半衰期[112]。人体自身会产生大量大分子物质，例如抗体，这些物质具有高度特异性，仅在靶位点积聚或结合。基于对这些天然机制的研究，靶向给药策略可分为被动靶向和主动靶向[54]。下文将结合脂质体结构的具体背景展开讨论。

4.4.1 被动靶向递送

脂质体全身给药到体循环中会触发自然颗粒去除机制。因此，它在到达目标组织之前面临许多障碍。首先是在血液中形成覆盖脂质体表面的蛋白质冠，其中被称为调理素的特定蛋白质将其引导至吞噬细胞，其次是被含有丰富吞噬细胞的MPS器官（肝、脾和骨髓）摄取并将其从血液循环中除去，从而缩短脂质体的循环寿命。因此，肝、脾和骨髓等器官是使用脂质体被动靶向药物的有吸引力的靶点[54]。

Onpattro®是首款用于治疗遗传性甲状腺素蛋白淀粉样变性（hATTR）的siRNA肝向制剂，该产品的获批是肝脏靶向治疗领域的一个重要里程碑[49]。它由双分子层组分（DSPC、胆固醇和PEG-脂质）和核心载药系统［包封了可电离的阳离子脂质二亚油基甲基-4-二甲基氨基丁酸酯（DLin-MC3-DMA）和阴性siRNA复合物］组成。它含有优化摩尔百分比的PEG化脂质（PEG2000-C-DMG）的修饰变体，其弱锚定到脂质纳米颗粒上，并在体循环过程中逐渐丢失，从而避免因PEG脂质表面含量过高而阻碍膜去稳定化的过程。DLin-MC3-DMA是一种新型可电离阳离子脂质，具有优化的pK_a值，可显著增强内体逃逸和siRNA释放，从而实现三级亚细胞水平靶向[49]。

大多数实体瘤具有血管通透性异常和淋巴回流障碍的特征，该病理微环境会导致脂质体在肿瘤组织中发生EPR效应。被动靶向机制与EPR效应密切相关，其中脂质体颗粒通过肿瘤受损血管的内皮间隙（细胞旁路转运）渗透至瘤内（图4.5）。为了通过被动递送系统实现细胞旁路转运，需要满足一些先决条件，包括：

- 血液与肿瘤组织之间的高浓度梯度；
- 脂质体血液循环时间长；
- 粒径小于肿瘤血管内皮间隙的截止尺寸（理想值<100 nm）；
- 足够的载药量；
- 药物-脂质复合物到达肿瘤组织的稳定性；
- 药物到达病变组织后缓慢释放到靶细胞中。

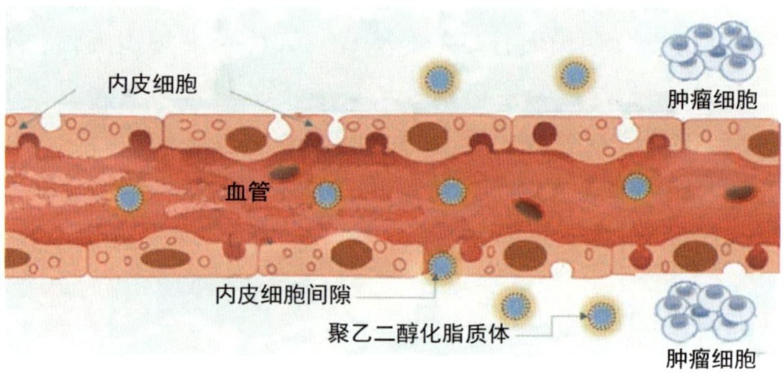

图4.5　基于EPR效应的脂质体被动靶向递送示意图

脂质体被动靶向给药方式有几个优点和缺点，如表4.3所示。

基于被动靶向递送的脂质体产品包括Ambisome®、Myocet®、DaunoXome®、Marqibo®和Vyxeos®。

Ambisome®由氢化大豆磷脂酰胆碱（HSPC）（双层脂质）、DSPG（双层药物复合脂质）、胆固醇（双层稳定剂脂质）、两性霉素B组成。只有当脂质体与真菌结合时，它才释放出两性霉素B[113]。由于调节的药代动力学和真菌结合，与非脂质体两性霉素相比，其肾毒性（18.7%相对于33.7%）显著降低。

表4.3　基于脂质体的被动靶向递送的优缺点

优点	缺点
1. 与常规药物产品相比，通过被动靶向递送在治疗部位的药物分布相对较高 2. 毒性降低和整体安全性提高 3. 功效可能增加	与其他器官相比，靶器官/组织药物浓度相对逐渐增加，药物在肝脏和脾脏中积聚。由于肿瘤内异质性、患者间差异性和动物与人类的差异性，EPR效应高度可变

DaunoXome®是一种载有柔红霉素的脂质体，由DSPC和胆固醇（摩尔比2∶1）组成，被批准用于治疗HIV相关的卡波西肉瘤。它通过减少药物在非靶组织中的分布来提高柔红霉素的安全性。Myocet阿霉素NPL由EPC和胆固醇

(摩尔比55：45)组成(参见表4.1)。它被批准用于转移性乳腺癌与环磷酰胺的联合治疗。基于EPR效应，它增加了靶标分布并降低了毒性。与多柔比星常规注射相比，其疗效相当，心脏事件发生率(13%相对于29%)较低[114]。

Marqibo®是一种硫酸长春新碱脂质体，获批用于治疗急性淋巴细胞白血病。给药时，长春新碱包封在鞘磷脂和胆固醇空脂质体中。与常规注射剂相比，它具有更高的疗效和更低的毒性。Vyxeos®由阿糖胞苷和柔红霉素(5：1)组成，以7：2：1的摩尔比包封在DSPC/DSPG/CHOL中。它以固定比例增加柔红霉素和阿糖胞苷的靶向暴露，因此在高危急性髓性白血病中显示出卓越的疗效和相当的毒性。Vyxeos®是第一个获得批准的基于双载药技术的脂质体[115]。

Visudyne®是2000年美国FDA批准的第一个用于治疗AMD的脂质体药物。它是包封维替泊芬的非常规脂质体，由BPD-EPG-DMPC(1.05：3：5，质量比)组成。湿性AMD是眼睛后段的一种炎性病症，其特征是新生血管渗漏。Visudyne®被动地积聚在这些异常血管或新生血管系统中，然后被经瞳孔的红激光破坏[116]。

另一个例子是阿米卡星负载的非常规脂质体，Arikayce®于2018年批准。正常情况下，吸入的阿米卡星在治疗鸟分枝杆菌复合体方面可能无效，因为细菌产生带负电荷的物质，该物质可以在带正电荷的阿米卡星到达细菌之前捕获它[52]。阿米卡星脂质体将阿米卡星直接递送到肺部感染部位以进行立即治疗，并随时间推移将抗生素局部保持在肺部。在Ⅲ期结果中，接受脂质体阿米卡星治疗的患者中有29%实现了培养转化(痰液检测)，而接受标准治疗的患者仅为8.9%。

非隐形脂质体产品通常由于MPS摄取而具有低循环半衰期。为了实现有效的被动靶向，脂质体应具有隐形组成。如前所述，隐形脂质体在脂质体上有个聚乙二醇化聚合物层，通过避免脂质体从血液循环中快速清除和减少巨噬细胞对脂质体的摄取，提供了长循环半衰期[70]。Doxil®(也称为Caelyx®)是第一个被批准的隐形脂质体。Doxil®的脂质体双层由摩尔比为56：39：5的HSPC/Chol/DSPE-mPEG以及内部水相中的最佳DOX-硫酸盐络合组成。由于PEG化，它具有46 h的长循环半衰期[14]。Doxil®显著限制多柔比星的分布与清除，使其在卡波西肉瘤病灶的药物积聚量较普通多柔比星注射液提升5～11倍，进而将总体缓解率提升至80%。在一项转移性乳腺癌的Ⅲ期临床试验中，Doxil®较游离多柔比星显示出更好的安全性，包括心脏毒性(3.9% vs 18.8%)、中性粒细胞减少(4% vs 10%)、呕吐(19% vs 31%)和脱发(20% vs 66%)发生率降低；而其疗效与游离多柔比星相当：无进展生存期(PFS，6.9个月vs 7.8个月)和总生存期(OS, 21个月vs 22个月)均无显著差异。

已知Doxil®由于聚乙二醇涂层而在皮肤中积聚，因此主要的剂量限制性不良反应是掌跖红斑，通常称为手足综合征[117]。服用Doxil后，少量药物可从手掌和脚底的毛细血管中渗漏，导致皮肤发红、压痛和脱皮，这可能会令人不舒服甚至疼痛。与相同治疗方案中的多柔比星相比，这种不良反应限制了Doxil剂量给药。

隐形脂质体产品开发的另一个里程碑是载有伊立替康的Onivyde®常规脂质体获批用于PDAC（胰腺导管腺癌）的联合治疗[47]。该脂质体双层膜由摩尔比为3/2/0.015的DSPC/Chol/DSPE-mPEG组成。Onivyde®与其他脂质体产品的主要区别在于活性（伊立替康）络合基于多价（+8价）抗衡离子，其提供相对较高的药物与脂质比（1.36∶1），几乎是其他脂质体产品的10倍。脂质体组合物可保护伊立替康降解和药物全身滞留，从而增加肿瘤中活性代谢产物（SN-38）的暴露量，降低毒性[47]。该伊立替康脂质体制剂通过以下机制改善药物代谢动力学特性：提高药物包封率和载药效率、实现缓释效果、保护活性内酯构型药物、延长循环时间、通过EPR效应增加肿瘤积聚量，并改变药物在胃肠道等毒性部位的分布，从而降低宿主毒性反应。基于治疗各种实体瘤的令人鼓舞的临床前和临床数据，Onivyde®于2015年10月被美国FDA批准作为吉西他滨化疗耐药转移性胰腺癌患者的联合治疗方案。此外，它目前正在进行Ⅱ/Ⅲ期临床试验，用于治疗许多其他实体瘤，如小细胞肺癌、结直肠癌和食管胃癌。这表明Onivyde（伊立替康脂质体）在广泛的晚期实体瘤中具有潜在的抗肿瘤活性。

4.4.2 主动靶向递送

当靶点不仅是器官，而且是器官的特定细胞（如肿瘤）时，需要主动靶向。被动靶向系统依赖于EPR效应，并且仅在肿瘤间质积累。因此，在肿瘤细胞内的递送依赖于脂质体的破坏和药物从脂质体中的释放，然后药物扩散到细胞中并发挥其作用。因此，被动靶向可能效率不高。为了解决这些局限性，研究人员正在积极研究配体靶向脂质体作为感兴趣的领域，它也被称为主动靶向。选择性靶向特定受体的配体与脂质体表面偶联，以增加脂质体包封药物的肿瘤选择性递送[25]。研究表明，EPR效应导致脂质体在肿瘤细胞内的积聚，并且附着的配体促进选择性摄取。有许多受体在肿瘤细胞上过表达，如转铁蛋白受体、叶酸受体、表皮生长因子受体（EGFR）、人表皮生长因子受体（HER）、前列腺特异性膜抗原（PSMA）、细胞间黏附分子-1（ICAM-1）、血管内皮生长受体（VEGF）和$\alpha_v\beta_3$整联蛋白[20]。这些受体正在被广泛探索，以确定配体的靶向潜力和药物在位点的有效递送（图4.6）。

为了成功靶向，首先，受体应该过表达并均匀分布在癌细胞表面；其次，脂质体表面的配体与癌细胞上过表达的受体之间的相互作用必须足够强，以便通过受体介导的内吞作用发生配体-受体的内化而被吸收[118]；再次，配体的物理化学性质，如尺寸、取向、电荷和物理吸附应该是最佳的；最后，配体的类型及其特性，如特异性、密度和亲和力以及缀合化学特性，是调节脂质体靶向效率的其他关键参数[119]。配体分为两类——小分子和大分子。具有小尺寸和低分子量的靶向部分被认为是小分子配体。小分子的一个实例是叶酸，其对已知在肿瘤细胞上过表达的叶酸受体具有亲和力。另外，用于靶向的大分子具有大尺寸和高分子量，例如蛋白质、肽、抗体和抗体片段[120]。在癌症中有两种用于主动靶向的细胞靶标，即癌细胞和肿瘤内皮细胞。

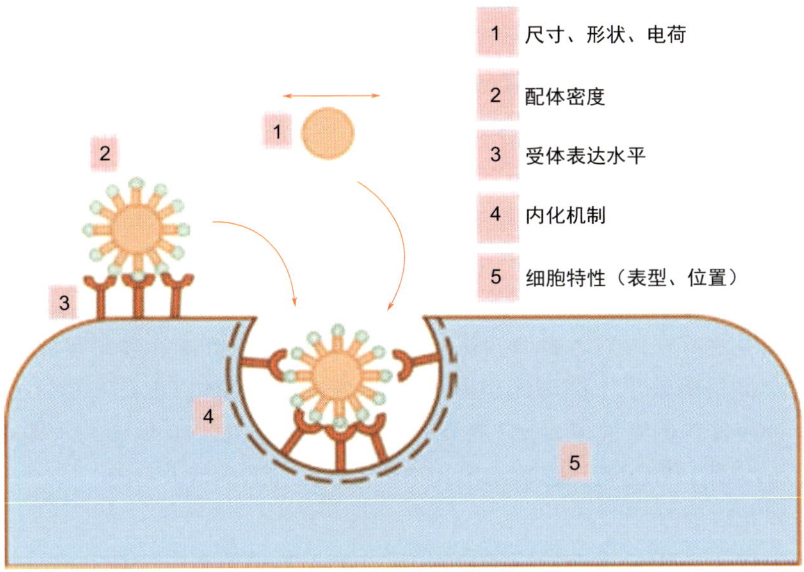

图4.6 通过受体介导摄取的活性靶向脂质体示意图

4.4.2.1 肿瘤细胞靶向

在肿瘤细胞靶向中，靶向脂质体的细胞内化增强，而非仅仅是在肿瘤中的积聚。细胞靶向通过在靶向脂质体内化后释放包封的药物来直接杀死细胞。以下受体和特异性细胞表面部分已被广泛研究用于细胞靶向，即转铁蛋白受体、叶酸受体、表皮生长因子受体（EGFR）、人表皮生长因子受体2（HER2）、前列腺特异性膜抗原（PSMA）和细胞间黏附分子-1（ICAM-1）。

（1）转铁蛋白受体

转铁蛋白（transferrin，Tf）是一种分子量为80 kDa的跨膜糖蛋白，负责将铁转运至全身细胞。转铁蛋白与转铁蛋白受体（TfR）结合，并通过受体介导的内吞作用内化到细胞中。由于铁对能量产生、血红素合成和细胞增殖至关重要，因此肿瘤细胞上的TfR过度表达以满足其增殖的需要，TfR被广泛用作肿瘤特异性药物递送的靶点。在一项研究中，与非靶向脂质体相比，用转铁蛋白对奥沙利铂的常规脂质体进行表面修饰增加了奥沙利铂在肿瘤中的积聚，在C26结肠癌荷瘤小鼠中具有最好的抑制肿瘤生长效果[121]。类似地，与非靶向多柔比星负载脂质体相比，转铁蛋白缀合的多柔比星负载脂质体在小鼠研究中可将更多的多柔比星递送至肿瘤，从而抑制肝癌中的肿瘤生长[122]。转铁蛋白作为配体也已与细胞穿膜肽一起被探索用于脑内递送，其中穿越血脑屏障是药物入脑的一个挑战。Wang等研究者开发了一种表面修饰有细胞穿膜肽和转铁蛋白（Tf）的脂质体。与非靶向脂质体相比，这种脂质体在携带U87神经胶质瘤的小鼠模型中显著延长了存活时间[123]。类似地，在小鼠携带C6原位神经胶质瘤中，用Tf和精氨酸-甘氨酸-天冬氨酸肽修饰的载紫杉醇脂质体的脑分布最高[124]。Holo-Lf是TfR的配体，已与脂质体表面偶联，并改善了脂质体中装载的药物的化疗效果[125]。目前，有三种基于转铁蛋白配体介导的药物递送产品正在进行临床试验，揭示了靶向TfR的真正潜力。MBP-426是一种与转铁蛋白偶联的脂质体系统，用于递送奥沙利铂，目前正在进行治疗胃癌的Ⅱ期临床试验[126]。SGT-94是一种全身给药的复合物，由包封在脂质体中的RB 94基因（质粒DNA）组成。它通过附着在脂质体表面的抗转铁蛋白受体单链抗体片段靶向肿瘤细胞。该研究产品目前处于Ⅰ期临床试验[127]。用转铁蛋白受体TfRscFv SGT-53的单链抗体片段修饰的野生型人p53的脂质体制剂已经完成了实体瘤的Ⅰ期临床试验[128]。转铁蛋白作为靶标已显示出药物位点精准递送的巨大潜力。

（2）叶酸受体

叶酸受体（FR）是一种分子量为38～40 kDa的膜蛋白，在肿瘤细胞表面大量表达。FR在人类中有两种不同的亚型（α和β）。在CD 34$^+$细胞上发现β亚型，对叶酸或其衍生物没有亲和力[129]。另外，亚型α经常在广泛的人类肿瘤细胞表面过表达，如脑癌、卵巢癌、乳腺癌和肺癌[130]。叶酸作为一种配体，由于其各种性质而具有优于其他靶向部分的优势。第一，即使在偶联后，它对FR也具有强结合亲和力（$K_D = 10^{-10}$ mol/L）。第二，叶酸在脂质体表面的共轭化学已经被研究出来[119]。Low等人报道称，除了靶向肿瘤组织外，叶酸还被评估为靶向其他炎性疾病（由于被巨噬细胞摄取），如类风湿性关节炎、银屑病和克罗恩病[131]。多项研究表明，叶酸可用于向人类肿瘤细胞递送治疗剂和成像剂[132]。许多研究还证实，叶酸缀合的脂质体改善了各种肿瘤细胞模型中的细胞摄取。叶酸靶向的载有伊立替康脂质体在MDA-MB-231异种移植模型中表现出选择性靶向，且全身不良反应最小[133]。在Peres-Filho等人的一项研究中，与非靶向脂质体和游离药物相比，共包封紫杉醇和伊马替尼并靶向叶酸受体的脂质体制剂显著降低了MCF7和PC-3细胞活力[134]。叶酸介导的药物靶向也存在一些局限性。尽管FR在肿瘤患者中过表达，但这种表达从睾丸癌中的17%至卵巢癌中的90%不等[132]。在器官成像领域，EC17（靶向叶酸受体的叶酸-FITC偶联物）和与NIR荧光团S0456偶联的OTL 38叶酸受体α（Fra）靶向配体（叶酸）正在进行Ⅰ期试验，用于检测乳腺癌、肺癌、肾癌和卵巢癌[135]。此外，多表位叶酸受体α肽疫苗沙格司亭（GM-CSF）正在进行Ⅱ期临床试验，用于预防1～3期三阴性乳腺癌的复发[136]。目前正在进行铂类耐药卵巢癌患者的Ⅲ期临床试验，以评估EC145和常规脂质体阿霉素联合治疗的疗效和安全性。EC145是一种专门设计用于通过叶酸维生素受体进入肿瘤细胞的药物[137]。虽然目前尚无叶酸受体靶向脂质体，但成功的临床前活性使其成为临床转化的潜在候选药物。

（3）表皮生长因子受体

表皮生长因子受体（EGFR）是属于ErbB受体家族的酪氨酸激酶受体。EGFR刺激肿瘤生长所需的各种过程，如细胞增殖、分化、血管生成和侵袭[138]。EGFR在许多实体瘤中过表达，包括乳腺癌、结直肠癌、非小细胞肺癌、卵巢癌、肾癌、头颈癌、胰腺癌和前列腺癌[139]。由于EGFR在多种肿瘤中的过表达，EGFR已成为特异性肿瘤药物递送的有吸引力的靶点。目前，抗EGFR治疗包括用于治疗各种实体瘤的单克隆抗体（西妥昔单抗和帕尼单抗）和酪氨酸激酶抑制剂（吉非替尼和厄洛替尼）[140]。

目前正在研究一种主动肿瘤靶向的脂质体系统，该系统通过结合EGFR靶向的单克隆抗体来实现。在EGFR单克隆抗体中，西妥昔单抗已被探索作为各种纳米载体上的靶向配体，包括人血清白蛋白纳米颗粒[141]、二氧化硅纳米颗粒[142]和脂质体[143]。例如，制备西妥昔单抗修饰的奥沙利铂脂质体并在结肠直肠癌异种移植模型中进行研究。结果表明，与非靶向载药脂质体和西妥昔单抗相比，EGFR导向的奥沙利铂脂质体显示出增加的肿瘤药物递送和疗效[144]。此外，西妥昔单抗作为靶向剂也已被探索用于体外成像。在此，发现西妥昔单抗靶向荧光脂质体与A431细胞（EGFR过表达的表皮癌细胞）的结合是IEC-6（具有生理EGFR水平的正常肠细胞）的3.5倍，因此可能具有良好的体内靶向能力[145]。目前，C225-ILs-dox（脂质体膜上共价结合有西妥昔单抗片段的阿霉素负载脂质体）处于Ⅱ期临床试验中[146]。由于EGFR靶向单克隆抗体疗法的成功，这似乎是成功靶向的潜在配体。

（4）人表皮生长因子受体

人表皮生长因子受体（HER）家族由HER1、HER2、HER3和HER4四个主要成员组成，也分别被称为ErbB1、ErbB2、ErbB3和ErbB4。与EGFR一样，HER也调节细胞增殖、分化和存活。HER2在许多实体瘤中过表达，包括浸润性乳腺癌（15% ～ 30%）、胃癌（10% ～ 30%）、卵巢癌（20% ～ 30%）、子宫内膜样癌（21% ～ 47%）和食管癌（0% ～ 83%）[147]。因此，它引起了人们对各种癌症靶向治疗的极大兴趣。对于HER2靶向治疗，已获批的单克隆抗体包括曲妥珠单抗和帕妥珠单抗，而马吉妥昔单抗正在进行Ⅲ期临床试验。曲妥珠单抗-美坦辛是单克隆抗体（曲妥珠单抗）和化疗药物美登木素（美坦辛）的抗体药物偶联物，已获美国 FDA 批准用于 HER2 阳性肿瘤的靶向治疗[148]。在酪氨酸激酶抑制剂中，拉帕替尼、阿法替尼、来那替尼和图卡替尼是获批的癌症治疗药物，吡咯替尼和吡奥替尼分别处于Ⅲ期和Ⅱ期临床阶段[149]。人们正在研究附着在纳米载体表面的各种抗HER2单克隆抗体及其片段对肿瘤的靶向能力。例如，制备了用曲妥珠单抗功能化的西罗莫司和紫杉醇免疫脂质体。与紫杉醇/西罗莫司溶液和非功能化脂质体相比，这些免疫脂质体能够更好地控制体内肿瘤生长[150]。MM-302是一种多柔比星与抗HER-2靶向抗体结合的隐形脂质体制剂，可将多柔比星递送至肿瘤细胞，并限制其与健康细胞（如心肌细胞）接触。该脂质体制剂在Ⅰ期试验中显示出良好的临床活性[151]；然而，由于疗效差，其在随后的Ⅱ期试验中以失败告终[152]。在确定其失败的根本原因后，Rodallec 等人报道称，他们使用实验室合成的抗HER2抗体实现了HER-2靶向治疗[153]。

曲妥珠单抗（赫赛汀®）是一种抗HER2单克隆抗体（1998年获批），与多西他赛联合使用时，显著改善了$HER2^+$乳腺癌患者的不良临床结局和生存率[154]。因此，开发曲妥珠单抗修饰的紫杉烷类脂质体代表更具前景的乳腺癌治疗策略，因为相较于其他研究性抗体，曲妥珠单抗作为经充分研究和特性明确的抗体，其作为脂质体锚定配体时具有明确的HER2靶向性证据[155]。

（5）前列腺特异性膜抗原

前列腺特异性膜抗原（PSMA）是一种分子量为100 kDa的跨膜蛋白，又称叶酸水解酶1。PSMA在正常前列腺中每周表达，但在前列腺癌中上调[156]。PSMA也已经在许多其他实体恶性肿瘤的新生血管中表达[157]。PSMA的这种独特表达使其成为成像和特定治疗药物输送的诱人靶点[158]。目前正在探索一系列PSMA配体，包括抗体、适配体、多肽和小分子，用于肿瘤特异性药物输送[159]。ProstaScint®是一种用于前列腺癌成像的放射性标记PSMA单抗[160]。在一项研究中，用α颗粒产生器^{225}Ac和PSMAJ591抗体或A10PSMA适配体功能化的脂质体显示可选择性地杀死表达PSMA的细胞[161]。

最近，Yari等人致力于靶向PSMA，其中他们合成了由PSMA配体、聚乙二醇（PEG 2000）和棕榈酸酯组成的脂质聚合物（P3），并将其插入脂质体表面，随后加载阿霉素并用^{99m}Tc放射性核素标记。这些功能化脂质体的细胞毒性研究表明，与LNCaP细胞（表达PSMA）中的非靶向多柔比星脂质体相比，其毒性更高[162]。除了脂质体，BIND-014（含有多西他赛并用小分子PSMA配体ACUPA修饰的聚合物纳米颗粒）靶向PSMA。BIND-014显示出良好的临床前活性[163]，并且在Ⅰ期临床试验中发现耐受性良好，毒性可预测[164]。但在Ⅱ期临床试验中未能达到主要终点。从这种新产品的失败中吸取的教训对于实现更好的治疗结果至关重要，如BIND治疗学所述，基于EPR的程度，靶受体和肿瘤异质性的存在，主动靶向NC与靶受体结合的能力，以及对伴随诊断（测量血液中前列腺特异性膜抗原的水平）的需求[164,165]。梅里马克制药公司确定了FMX铁纳米颗粒的肿瘤积聚作为预测新型纳米脂质体伊立替康（nal-IRI）反应的标志物。这项研究表明，FMX高积累的肿瘤对nal-IRI更敏感，表明通过预诊断选择患者的重要性[166]。尽管目前没有PSMA靶向脂质体处于临床试验中，但预期在不久的将来会有一些，如在使用脂质体的PSMA靶向领域中的研究的快速步伐所证明的。

（6）细胞间黏附分子-1

细胞间黏附分子-1（ICAM-1）是一种存在于血管内皮细胞和免疫细胞中的跨膜糖蛋白（80 ～ 115 kDa）。在炎症部位，白细胞介素1-β、肿瘤坏死因子-α和脂多糖等细胞因子上调细胞表面细胞间黏附分子-1的表达，帮助白细胞牢固地黏附于炎症的内皮细胞，并通过跨细胞和旁细胞途径外渗到病变组织中。与正常组织相比，肿瘤由于慢性炎症而过度表达ICAM-1[167]，因此它是一种新兴的特定药物传递的靶点。

ICAM-1靶向免疫脂质体的合成证实了ICAM-1靶向治疗的潜力。Guo等人合成pH敏感的Lipocalin-2 siRNA与ICAM-1 mAb偶联的脂质体，证明这些脂质体在三阴性乳腺癌细胞株MDA-MB-231中的细胞摄取量是非靶向免疫脂质体的3.5倍[168]。利用ICAM-1配体功能化的脂质体靶向ICAM-1的方法在不久的将来有可能成为一种产品。

4.4.2.2 肿瘤内皮细胞靶向

与通过肿瘤表面受体靶向癌细胞不同，靶向肿瘤内皮细胞会剥夺癌细胞的氧气和营养物质，并导致细胞死亡。抑制肿瘤的血液供应也会降低肿瘤的转移能力，从而使肿瘤缩小[168]。肿瘤内皮靶向具有优势，因为与定位于肿瘤间质基质中的细胞相比，肿瘤血管网络总是更容易被循环的脂质体访问。此外，肿瘤内皮细胞比癌细胞更稳定，因此产生耐药性的风险更低[169]。以下是脂质体靶向肿瘤内皮细胞的主要候选蛋白。

（1）血管内皮生长因子

血管内皮生长因子（VEGF）是一种血管生成因子，可调节血管生成过程，并在许多肿瘤中上调。VEGF及其受体VEGFR-1和VEGFR-2在骨髓衰竭状态中过表达，如慢性和急性白血病以及各种实体瘤[170]。有两种方法可通过VEGF通路靶向血管生成。第一种方法是靶向VEGFR-2，其通过VEGFR-2的内吞作用减少VEGF结合。第二种方法侧重于靶向VEGF，抑制其与VEGFR-2的结合[171]。贝伐单抗（Bevacizumab）（一种人单克隆抗体）是一种VEGF抑制剂，并且是第一个被批准用于治疗癌症的药物。基于靶向VEGF和VEGFR-2的潜在应用，正在通过用抗VEGF配体修饰纳米载体的表面来靶向肿瘤。例如，Shein等人开发了与小鼠抗VEGF单克隆抗体共价偶联的脂质体。这些抗VEGF脂质体在体外和体内对$VEGF^+$肿瘤细胞具有极高的特异性。在携带颅内C6胶质瘤的大鼠中静脉注射这种抗VEGF脂质体显示在肿瘤中积累并被胶质瘤细胞吞噬，证实了其脑靶向[172]。后来，Shein等人制备了顺铂类似物的脂质体，其用针对VEGF和VEGFR-2的mAB功能化以靶向胶质母细胞瘤。与常规顺铂制剂相比，这些靶向脂质体表现出高载量、延长的循环时间和在胶质瘤中的高积聚[173]。VEGF靶向脂质体正在探索中，由于其有前途的临床前活性，预计将在不久的将来进入临床试验。

（2）$\alpha_v\beta_3$整合素

整合素$\alpha_v\beta_3$由125 kDa α_v亚基和105 kDa β_3亚基组成。整合素$\alpha_v\beta_3$与细胞外基质中存在的一系列分子结合，如纤连蛋白、纤维蛋白原、血管性血友病因子、玻连蛋白以及胶原蛋白和层粘连蛋白的蛋白水解形式，具有Arg-Gly-Asp（RGD）三肽基序[174]。除了与许多ECM蛋白相互作用外，整合素$\alpha_v\beta_3$还与成纤维细胞生长因子-2、金属蛋白酶MMP-2、活化的PDGF、胰岛素和VEGF受体相关。整合素$\alpha_v\beta_3$在几个不同的过程中具有不同的作用，如血管生成、病理性新血管形成和肿瘤转移[175]。因此，整合素$\alpha_v\beta_3$在肿瘤血管生成中的关键作用使得阻断整合素成为一种有希望的策略，因为这将抑制肿瘤血管生成，从而增强其他治疗药物的疗效。$\alpha_v\beta_3$整联蛋白的活性可被单克隆抗体（LM 609）和环RGD肽拮抗剂（西仑吉肽）抑制[176]。Schiffelers等人配制了聚乙烯包被的阿霉素脂质体，并将其与对整联蛋白具有亲和力的RGD肽缀合。这些靶向脂质体在多柔比星不敏感的鼠C26结肠癌模型中抑制肿瘤生长，而非靶向多柔比星脂质体未能减缓肿瘤生长[177]。因此，$\alpha_v\beta_3$整合素似乎是通过与$\alpha_v\beta_3$整合素拮抗剂缀合的脂质体进行特异性药物递送的潜在靶点。

（3）其他重要的靶向脂质体

磷脂酰丝氨酸（PS）是一种阴离子磷脂，存在于所有细胞中，约占总细胞脂质的2% ～ 10%[178]。通常，PS 位于由膜蛋白或ATP依赖性转运蛋白（氨基磷脂转位酶）介导的面向胞质溶胶的质膜内小叶中[179]。然而，某些情况，如氧化应激和肿瘤微环境，可导致PS易位至质膜外小叶，因此被认为是癌细胞的标志物[180]。癌细胞外表面上的PS量增加，因此，不仅在药物递送中，而且在成像中都引起了人们对 PS 作为靶标的极大兴趣[181]。在PS的靶向脂质体领域，许多科学家正在探索Annexin-A5作为配体。例如，Garnier等人用膜联蛋白-A5使常规脂质体功能化，这些靶向脂质体能够高效特异性结合含PS的膜[182]。在另一项有趣的研究中，合成了含有磷脂酰胆碱-硬脂酰胺的阳离子脂质体，其与暴露在癌细胞表面的PS强烈结合。抗癌药物伊立替康和多柔比星包封在这些阳离子脂质体中时，与游离药物相比，在体外和体内表现出较高的疗效。此外，还观察到肿瘤生长延迟和动物生存率潜在提高，而没有任何明显的毒性或肿瘤复发迹象[183]。PS配体膜联蛋白-A5也已被评估用于递送Avastin（贝伐珠单抗）穿过角膜上皮屏障。在此，制备了贝伐珠单抗负载的磷脂囊泡，并研究了与膜联蛋白-A5相关的角膜上皮渗透。该研究表明，与不存在膜联蛋白-A5的安维汀磷脂囊泡相比，膜联蛋白-A5可增强局部给药的安维汀磷脂囊泡向大鼠和兔眼后房的递送[184]。这些研究表明，膜联蛋白-A5是脂质基囊泡特异性递送的潜在新兴候选药物。

（4）siRNA和mRNA脂质纳米颗粒

siRNA疗法在过去几年中已经成为一种潜在的疾病治疗模式。然而，siRNA本身（裸露的）高度不稳定，易于被生物液体中的核酸酶降解，因此无法穿过细胞膜并在肿瘤中积累[185]。siRNA递送也具有挑战性，因为具有高分子量、阴离子电荷和亲水性，这阻止了其在大多数细胞的质膜上的被动扩散。人们已经研究了各种药物递送平台，其中配备阳离子/可电离脂质的脂质纳米颗粒在siRNA递送方面处于领先地位，极具应用前景[186]。脂质能够自组装成有序的纳米颗粒结构（称为脂质复合物），阳离子/可电离脂质能够与siRNA通过静电力结合[187]。其他疏水部分，如胆固醇和PEG-脂质，当加入阳离子/可电离脂质时，显著增强RNA递送的功效。

Onpattro®（Patisiran）是一种由针对封装在脂质中的甲状腺素运载蛋白的siRNA组成的LNP制剂，用于治疗成人遗传性甲状腺素运载蛋白介导的淀粉样变性的多发性神经病的第一个市售产品[78]。基于脂质纳米颗粒（LNP）的siRNA系统用于治疗人类转甲状腺素蛋白淀粉样变性（hATTR），已在两个临床开发阶段确立转化。在安慰剂对照的Ⅰ期试验中评估了第一代基于DLinDMA的制剂，以确定ALNTTR01在单剂量给药后的安全性和有效性，剂量范围为0.01～1 mg/kg。在这项Ⅰ期研究中，观察到NHP研究似乎提供了对人体疗效的合理预测（在1 mg/kg剂量下，NHP的平均TTR降低约50%）。此外，ALNTTR 01显示出令人鼓舞的安全性特征，在受试者亚组中没有与药物相关的SAE。与安慰剂相比，1 mg/kg的ALNTTR 01单次给药导致血清TTR水平平均降低38%，其中一名患者的TTR显著降低80%以上。Onpattro®的临床数据首次在真实患者临床试验中验证了RNAi方法、siRNA和LNP平台。Onpattro®的成功在其他研究候选药物ALN-VSP、TKM-PLK、ALN-PCS中显示出前景[188-190]。

信使RNA（mRNA）是生命的关键分子，几乎涉及细胞生物学的各个方面。mRNA最近才成为能够传递遗传信息的潜力强大药物类别的焦点。合成mRNA可以被设计为类似于成熟和加工的mRNA分子，因为它们自然存在于真核细胞的细胞质中，并瞬时递送蛋白质。最近的进展解决了这类药物固有的挑战，并为广泛的应用提供了基础。一种主要的mRNA应用在很大程度上已经作为疫苗出现。疫苗有助于在体内制备抗体来对抗外来病原体，如细菌或病毒，以防止感染。所有疫苗都将特定细菌或病毒的无害片段引入体内以引起免疫反应。无害片段含有已被削弱或杀死的细菌或病毒。科学家们开发了一种新型疫苗，该疫苗使用mRNA而不是实际细菌或病毒的一部分。

mRNA疫苗通过递送少量与病毒蛋白（通常是位于病毒外膜上的蛋白）相关的mRNA发挥作用。细胞利用这种mRNA蓝图制造病毒蛋白。免疫系统识别出这种蛋白质是外来的，并产生称为抗体的特殊蛋白质，这是正常免疫反应的一部分。抗体通过识别特定的病毒或其他病原体，黏附在它们身上，并标记它们以进行消除，来帮助身体防御感染。抗体在病毒被清除后仍存在于体内，使免疫系统能够在再次接触病毒时迅速做出反应。如果一个人在接种mRNA疫苗后暴露于病毒，抗体会立即识别并附着在它上面，并在它可能造成任何伤害之前标记它以进行销毁。

世界卫生组织于2020年3月宣布2019年新型冠状病毒病肺炎为大流行病，该疾病由导致严重急性呼吸系统综合征的冠状病毒2引起。由于世界各地报道的疾病和死亡人数迅速增加，迫切需要接种疫苗。很快，一项安慰剂对照、双盲剂量递增研究的安全性、耐受性和免疫原性数据被报道，该研究在45名健康成人（18 ～ 55岁）中进行，这些人被随机分配接受两剂10 g、30 g或100 g疫苗（名为BNT 162 b1），每剂间隔21天。这种核苷修饰的mRNA脂质纳米颗粒疫苗编码COVID-19病毒刺突糖蛋白的三聚化受体结合结构域（RBD）。局部反应和全身性反应具有剂量依赖性，通常为轻度至中度，且为一过性（短暂的）。由于与30 μg剂量相比，单次接种后反应原性增加，且免疫原性无显著增加，因此未进行100 μg第二次疫苗接种。血清中RBD结合IgG浓度和COVID-19病毒中和滴度随剂量水平和第二次给药后增加。几何平均中和滴度达到一组COVID-19恢复期人血清的1.9 ～ 4.6倍，这些血清是在SARS-CoV-2 PCR阳性后至少14天获得的。这些结果支持进一步评估这种mRNA候选疫苗，并最终批准疫苗用于临床。

此外，BioNTech和辉瑞mRNA疫苗的Ⅲ期临床试验数据在2020年11月达到了主要终点。主要疗效分析表明，BNT 162 b2在首次给药后28天开始对COVID-19的有效性为95%；评估了170例确诊的COVID-19病例，其中安慰剂组观察到162例，疫苗组观察到8例。不同年龄、性别、人种和种族的人口统计学资料显示其疗效一致；在65岁以上的成人中观察到的疗效超过94%。达到了美国FDA要求的紧急使用授权的安全性数据里程碑。Ⅲ期临床试验数据表明，该疫苗在所有人群中耐受性良好，有超过43000名参与者入组；未观察到严重的安全性问题。唯一发生频率大于2%的3级不良事件是疲劳（3.8%）和头痛（2.0%）。

Moderna 证明了基于LNP的mRNA疫苗的另一个成功案例。mRNA-1273疫苗是一种基于LNP封装的mRNA疫苗，编码严重急性呼吸系统综合征冠状病毒2（COVID-19病毒）的融合前稳定全长刺突蛋白。Moderna报告了在美国99个中心进行的一项Ⅲ期随机、双盲、安慰剂对照试验的结果。将感染新冠病毒或出现相关并发症高风险的人群以1：1的比例随机分配，分别接受两次间隔28天的肌内注射，一组注射100 μg的mRNA-1273疫苗，另一组注射安慰剂。主要终点是让从未感染过新型冠状病毒的患者避免感染，新型冠状病毒肺炎，且症状需在第二次注射至少14天后出现。

该试验登记了30420人，他们被随机分配接受疫苗或安慰剂（以1：1的比例，每组15210名参与者）。超过96%的受试者完成两剂接种，经血清学检测、病毒学检测或两者联合确认，基线期SARS-COV-2感染率为2.2%。安慰剂组的185名参与者［发病率56.5/（千人·年），95%置信区间（CI），48.7～65.3］和mRNA-1273组的11名参与者［发病率3.3/（千人·年）；95% CI，1.7～6.0］被确诊出现有症状性COVID-1。疫苗有效性为94.1%（95% CI，89.3%～96.8%；*P*<0.001）。首次给药14天后进行了关键的次要分析以评估效力，分析对象包括基线时已感染新冠病毒的人群以及65岁及以上的参与者。所有30例出现重症新冠肺炎的患者（包括1例死亡病例）均在安慰剂组。mRNA-1273疫苗组在接种疫苗后更频繁地出现中度、短暂的免疫反应原性。严重不良反应并不常见，且两组的发生率相当。

这款新冠疫苗在预防疾病（包括重症疾病）方面的有效率为94.1%。除了短暂的局部和全身反应外，未发现其他安全问题。两款基于脂质纳米粒的不同信使核糖核酸（mRNA）疫苗的临床转化取得成功，为探索将mRNA作为治疗包括癌症和免疫疾病在内的全球重大疾病的创新药物铺平了道路。

4.5 最近的脂质体临床试验和研究性候选物脂质体

在过去的几十年中，脂质体已被广泛探索用于治疗各种疾病。有许多基于脂质的脂质体产品已经商业化。如最近的临床试验所证明的，基于脂质的载体和脂质体在广泛的病理条件下是非常有前途的。许多在一种病理条件下进行过研究的产品也正在探索其他适应证。虽然有许多基于LNP和脂质体的正在进行的临床试验，但开发的重点现在已经转移到靶向脂质体、基于siRNA和mRNA的疫苗以及基因递送。表4.4列出了一些正在进行的试验。本文根据靶向机制，如被动靶向和主动靶向，对所收集的研究脂质体和基于脂质的药物递送系统进行了分类。被动靶向产品还包括作用部位给药，可局部给药和经鼻给药。此外，基于脂质的药物递送系统已经成为疫苗开发中的重要载体，并且由于分别用于针对肝炎和流感的疫苗接种的产品Epaxal® 和Inflexal® V的开发，人们对脂质体疫苗的兴趣显著增加。Shingrix®（一种基于脂质体的抗带状疱疹亚单位疫苗，于2017年获得批准）和Onpattro®（基于siRNA的多发性神经病疫苗，于2018年获得批准）是脂质体疫苗领域最近的临床成功产品。许多其他产品，如Stimuvax® 和VaxiSome®，已经完成了Ⅱ期试验，取得了积极的成果，为脂质体疫苗在未来治疗各种疾病铺平了道路。

表4.4　基于脂质体的研究候选药物

候选药物	分子	适应证	给药方式	作用机制	申办方	状态
1. 基于脂质体被动靶向的候选药物，包括常规脂质体、非常规脂质体、局部外用和鼻用						
2B3-101	多柔比星	实体瘤	静脉注射	被动 PEG	2-BBB Therapeatic	Ⅱ期
SPI-077	顺铂	肺癌，头颈癌	静脉注射	被动PEG	Alza Corporation	Ⅱ期
ATI-1123	多西他赛	实体瘤	静脉注射	人血清白蛋白促进肿瘤靶向	Azaya Therapeutics	Ⅱ期
Atragen	维A酸	实体瘤	静脉注射	被动	NPG Antigenics	Ⅱ期
BP-100-1.02	Bcl-2	淋巴瘤	静脉注射	NF	Bio-path Holding	Ⅰ期
CPX-1	伊立替康	实体瘤	静脉注射	被动	Celator Pharmaceuticals	Ⅱ期
C-Ⅵ SA bikDD	BikDD	胰腺癌	静脉注射	阳离子脂质	M.D. Anderson Cancer Center	Ⅰ期撤回
EndoTAG-1	紫杉醇	实体瘤	静脉注射	阳离子脂质	Syncore Biotechnology	Ⅱ期完成
IHL-305	伊立替康	实体瘤	静脉注射	被动，PEG	Yakult Honsha	Ⅰ期完成

续表

候选药物	分子	适应证	给药方式	作用机制	申办方	状态
INGN-401	DOTAP: Chol-fus1	肺癌	静脉注射	被动	Genprex	Ⅰ期
l-annamycin	安那霉素	急性淋巴细胞性白血病	静脉注射	被动，NPEG	Aronex Pharmaceuticals	Ⅱ期
L-Grb-2	Grb2 反义寡脱氧核苷酸	白血病	静脉注射	NF	Bio-Path Holdings	Ⅰ期
Lipoplatin	顺铂及其类似物	实体瘤	静脉注射	被动	PEG Regulon and Medison Pharma	Ⅰ期终止
Lipotecan	喜树碱	实体瘤	静脉注射	被动	TLC BIO	Ⅰ期完成
Mepact	L-MTP-PE	骨肉瘤	静脉注射	局部，被动	Medison Pharma; Takeda America Holdings	Ⅱ期批准
MMII	NF	骨关节炎	关节内注射	局部	Sun Pharma-Moebis	Ⅱ期进行中
Nanocort	泼尼松龙	风湿性关节炎	静脉注射	被动，PEG	Enceladus Pharmaceuticals	未知
PNT2258	寡核苷酸	肿瘤	静脉注射	阴离子和 pH 可调脂质	ProNAi Therapeutics	Ⅱ期完成
SapC-DOPS	皂苷 C	实体瘤	静脉注射	SapC-DOPS 靶向磷脂酰丝氨酸，一种在癌细胞表面和肿瘤相关的首选暴露的阴离子磷脂	Bexion Pharmaceuticals	Ⅰ期完成
S-CKD602	喜树碱类似物	晚期恶性肿瘤	静脉注射	被动，PEG	Chong Kun Dang	Ⅰ期完成
ThermoDox	多柔比星，溶酶体敏感	实体瘤	静脉注射	温度敏感，PEG	Celsion Corporation	Ⅰ/Ⅱ期完成
Dimericine	T4N5	癌前病变	局部外用	局部	AGI Dermatics, Inc	Ⅱ期完成
NanoDOX™	多西环素单水合物	糖尿病，足溃疡	局部外用	局部	Nanotherapeutics	Ⅱ期完成
AeroLEF	芬太尼	疼痛缓解	气溶胶	局部快速起效-持续释放	YM Bioscience	Ⅱ期完成
L9NC	鲁比特康	实体瘤，肺癌	气溶胶	局部	Clincosm	Ⅱ期完成
pGT-1 基因脂质体	pGT-1 基因	囊性纤维化	鼻吸入	阳离子脂质体	University of Alabama at Birmingham	1999 年Ⅰ期完成

续表

候选药物	分子	适应证	给药方式	作用机制	申办方	状态
L-CsA	环孢素	闭塞性细支气管炎	间质吸入	吸入	Breath Therapeutics	Ⅲ期
2. 疫苗						
Lipovaxin-MM	疫苗	黑色素瘤	静脉注射	活性携带DCR配体的脂质体	Lipotek	Ⅰ期完成，2011年
Stimuvax	BLP25疫苗 tecemotide	实体瘤	皮下注射	肽疫苗	Biomira	Ⅱ期完成
2VaxiSome	CCS/C疫苗	流感	肌内注射	疫苗	NasVax Ltd.	Ⅱ期完成
CAF01	疫苗	结核病	肌内注射	疫苗	Statens Serum Institut	Ⅰ期完成
Lipo-MERIT	四价RNA-脂质体复合物癌症疫苗	黑色素瘤	静脉注射	疫苗	BioNTech SE	Ⅰ期
3. 基于脂质体被动靶向的候选药物，包括常规脂质体、非常规脂质体、局部外用和鼻用						
RTS S/AS02	FMP2.1/AS02A癌症疫苗	疟疾	肌内注射	疫苗	GlaxoSmithKline	Ⅱ期完成
DPX-0907	癌症疫苗	新生物体	皮下注射	多肽疫苗	ImmunoVaccine Technologies	2010年Ⅰ期完成
NF	新型基于脂质体的鼻用流感疫苗	流感	鼻用	聚阳离子	Hadassah Medical Organization	Ⅱ期
NF MPER-656	脂质体疫苗	HIV感染	肌内注射	肽疫苗	National Institute of Allergy and Infectious Diseases (NIAID)	Ⅰ期
Lipovaxin-MM		黑色素瘤	静脉注射	新型靶向树突状细胞的脂质体疫苗，重组蛋白附着在脂质体表面	Lipotek Pty Ltd.	Ⅰ期完成
4. 基于配体的主动靶向脂质体药物候选物，以及含有siRNA和mRNA的脂质纳米颗粒（LNPs）						
IL-2	LIPO	脂质体白介素-2	黑色素瘤（皮肤）	局部皮内注射	NYU Langone Health	Ⅱ期完成
PDS0101	脂质体HPV-16 E6/E7多肽疫苗PDS0101	局部晚期宫颈鳞状细胞癌	皮下注射	阳离子脂质	PDS Biotechnology Corporation	Ⅱ期
MCC-465	多柔比星	转移性胃癌	静脉注射	活性EG抗体	Mitsubishi Tanabe Pharma Corporation	Ⅰ期

续表

候选药物	分子	适应证	给药方式	作用机制	申办方	状态
Atu027	siRNA	实体瘤	静脉注射	活性，靶向PLK1	Atugen AG	Ⅱ期
MM-302	多柔比星	乳腺癌	静脉注射	HER2靶向抗体-脂质体偶联物PEG	Merrimack Pharmaceuticals	Ⅰ期
EphA2 siRNA	靶向EphA2的DOPC包封siRNA	晚期恶性实体瘤	静脉注射	阳离子脂质	M.D. Anderson Cancer Center	2012年完成Ⅱ期
TKM-PLK1	siRNA	实体瘤	静脉注射	主动靶向	PLK1 Tekmira Pharmaceuticals Corp	Ⅱ期完成
ALN-VSP	siRNA	实体瘤	静脉注射	靶向血管内皮生长因子（VEGF）基因	Alnylam Pharmaceuticals	Ⅰ期完成
ALN-PCS	siRNA	高胆固醇血症	静脉注射	细胞内靶向	PCSK9 Alnylam Pharmaceuticals	Ⅰ期完成
CFTR基因脂质体	CFTR基因	囊性纤维化	鼻吸入	阳离子脂质	University of Alabama at Birmingham	2000年完成Ⅰ期
JVRS-100	免疫刺激性DNA	白血病	静脉注射	阳离子脂质-DNA复合物	Juvaris BioTherapeutics	Ⅰ期完成
LE-rafAON	LErafAON-ETU	肿瘤	静脉注射	阳离子脂质	INSYS Therapeutics Inc.	Ⅰ期完成
TKM-ApoB	siRNA	高胆固醇血症	静脉注射	阳离子脂质PEG	Tekmira Pharmaceuticals Corp	终止（潜在的免疫刺激可能干扰进一步的剂量递增）
TKM-Ebola	siRNA	埃博拉	静脉注射	NF	Tekmira Pharmaceuticals Corp	终止（公司决定重新配制试验产品）
MRX34	miR-34a	晚期实体瘤和血液恶性肿瘤	静脉注射	阳离子脂质	Mirna Therapeutics Inc.	Ⅱ期终止
CALAA-01	siRNA脂质体（CALAA-01）	实体瘤	静脉注射	转铁蛋白受体靶向抗RRM2 siRNA CALAA-01, PEG偶联物	Calando Pharmaceuticals	Ⅰ期终止
SGT-53	P53质粒DNA脂质体	实体瘤	静脉注射	阳离子脂质体，靶向肿瘤的p53（TP53）基因递送	SynerGene Therapeutics, Inc.	Ⅱ期

注：1. SGT-53：具有潜在抗肿瘤活性的递送系统。转铁蛋白受体靶向脂质体p53 cDNA含有编码肿瘤抑制蛋白p53的质粒DNA，包装在与抗转铁蛋白受体单链抗体（TfRscFv）复合的膜样脂质体胶囊中。

2. NF代表信息不可用。

4.6 影响脂质体靶向递送临床转化的因素

脂质体产品已被确立为制药行业中一个有前景的纳米医学平台。很明显，制药行业将基于脂质体的临床前资产视为商业资产的决定是基于业务预测、未满足的需求、开发成本（包括CMC）、临床开发和营销成本。到目前为止，基于脂质体的药物产品仅被批准用于分子策略的再利用，以解决与药物分子相关的问题，例如器官毒性或较短的半衰期。

然而，使用基于脂质体的产品用于研究药物以探索这些递送系统的全部潜力也很重要。美国FDA已批准脂质体产品用于不同的治疗类别，肿瘤学是主要领域，并且从研究产品中可以明显看出，脂质体在纳米递送系统中处于领先地位[191]。脂质体产品已确立的临床获益是基于脂质体提供的病理组织中药物积聚增加可降低药物的有效剂量，并降低毒性和不良反应[192]。很明显，当与脂质体药物的1%～5%相比时，低至0.01%的注射剂量的药剂在靶组织中积聚。因此，更好的积聚以及靶向释放将能够减少剂量并降低随之而来的不良反应。

与常规制剂技术相比，基于脂质体产品的临床转化相对复杂、昂贵且耗时。临床转化需要考虑的关键点包括拟定的目标适应证、目标药物分子、预期产品差异化、成本效益和产品商业化的时间轴[193]。由于脂质体制剂的可行性在很大程度上取决于药物的物理化学性质，因此它应符合被动或主动加载技术的包封标准。除了最佳D/L比，靶向输送还需要满足靶向输送要求[194]。

此外，关于血液和组织药代动力学、药效学、非临床毒性的临床预期差异应符合针对特定病理状况的标准治疗差异。无论是小分子还是大分子药物（例如获批药物、新化学实体及siRNA、mRNA等大分子药物），靶分子都应满足开发和生产过程中出现的脂质体组成和工艺挑战，并需要进行适当定制[195]。由于脂质体产品在热力学上不稳定且包含脂质和治疗分子，因此它们的开发需要根据要封装的分子的特性精心选择所需的脂质、最佳药物/脂质比。需要采用适当的控制策略，合理选择脂质体成分、鉴定并精确表征关键质量属性（CQA），以满足所需的产品质量和体内性能。除了配方方面，还需要考虑临床前药代动力学研究模型，以确定仿制药与原研产品的相似性[196]。对于开发用于癌症适应证的试验药物脂质体制剂，血液和肿瘤药代动力学可指示相对的肿瘤靶向性，从而将脂质体产品与非脂质体制剂区分开来。通常，在等摩尔剂量下，脂质体产品比非脂质体产品可使肿瘤药物浓度增加数倍[197]。因此，与游离药物相比，脂质体药物的延长血浆暴露时间表明其疗效和安全性增强。此外，在啮齿动物和非啮齿动物模型中脂质体制剂最大耐受剂量的提高将确保为临床转化提供合适的IND候选药物。

靶向脂质体的临床成功，特别是在肿瘤学中的成功，取决于脂质体制剂如何最好地实现剂量递增和可接受的不良事件[20]。这是基于这样的事实，即通常抗癌分子以最大耐受剂量给药。脂质体制剂抗癌分子临床耐受性的预期显著改善将直接对临床结局产生积极影响，例如提高安全性、总生存期、商业脂质体制剂的无进展生存期[198]。脂质体产物的较高耐受性有望使分子的治疗指数更高。因为在靶组织处提供相对较高的药物局部递送可以更好地转化为更安全的临床剂量，并导致更好的临床结果，例如无进展生存期、具有可接受或无毒性的总生存期。

4.7 脂质体靶向给药系统的结论和前景展望

在过去的30年里，脂质体技术已经发展成为一个更加成熟的技术，作为最成功的药物递送平台，具有成熟的化学工艺、制造和控制过程，并且对监管有了更好的理解。这一点已通过Abelcet®、MyoCet®、Marqibo®、Vyxeos®、Doxil®和Onpattro®等药品的开发和商业化得到证实。脂质体技术的成功很大程度上是由于隐形脂质体能够通过EPR效应逃避RES并优先被动定位在靶组织中。这意味着治疗指数的总体增加，尤其是降低了毒性而不是提高了疗效。此外，脂质体产品已证明具有风险收益比，是一种临床差异化产品，可在肿瘤学、眼科学、皮肤病学、感染和疼痛管理等各个治疗领域改善患者的健康。除了小分子之外，最近在临床上成功应用LNP制剂来沉默基因，为即将到来的siRNA和基于mRNA的治疗方法带来了巨大的希望。

显而易见，基于脂质体的药物递送市场正快速增长，平均增长率为13.52%。2017年，全球脂质体产品的收入接近23亿美元。2021年全球脂质体产品市场价值为33.5亿美元，预计到2026年年底将达到78.5亿美元，2021～2026年期间的复合年增长率为12.8%。全球主要参与者包括阿尔尼拉姆（Alnylam）、石药集团（CSPC）、复旦张江（Fudan-Zhangjiang）、吉利德科学（Gilead Sciences）、益普生（Ipsen）、强生（Johnson and Johnson）、绿叶制药（Luye Pharma）、莫德纳（Moderna）、诺华（Novartis）、帕西拉（Pacira）、辉瑞（Pfizer）、西格玛-陶（Sigma-Tau）、太阳制药工业有限公司（Sun Pharmaceutical Industries Ltd）、武田制药（Takeda）和梯瓦制药（Teva Pharmaceutical）。基于脂质体的产品未来前景光明，因为仍有许多重大里程碑有待实现。尽管在临床方面取得了成功，但在满足临床未满足需求方面，脂质体仍未得到充分探索，特别是在以下方面：①将脂质体用于研究性药物；②用于主动靶向递送的配体功能化脂质体。通过仔细评估成本效益比、靶点验证、分子适配脂质体制剂的可行性以及相对于标准治疗的预期临床结果，可以实现将脂质体用于研究性药物的转化。这种基于新化学实体（NCE）的脂质体产品的方法很有前景，特别是对于难以成药的中度至超毒性分子。此外，这种临床转化被认为是在提高安全性和疗效方面提高抗癌治疗中治疗指数的可行创新方法之一。

对于配体功能化脂质体，可通过以下方式实现临床转化：确定正确的靶跨膜受体、它们的器官特异性、病理状态下的蛋白质表达水平、选择与受体结合亲和力最高的配体，以及最终在不影响较长全身循环时间的情况下优化表面功能化脂质体上的配体密度。因此，制药领域靶向脂质体的未来发展应关注这些方法以及其他因素，例如：

- 深入了解疾病的病理生理机制；
- 配体功能化脂质体的制造、稳定性和监管审批的标准化；
- 确定配体及其与脂质或脂质体的偶联化学的最佳选择标准，以实现有效的靶点结合和细胞内化；
- 通过深入的生物物理研究，建立配体功能化脂质体与生物膜相互作用的相关性。

参考文献

[1] Zhang J A, Xuan T, Parmar M, et al. (2004). Development and characterization of a novel liposome-based formulation of SN-38. *Int. J. Pharm.* 270: 93-107.

[2] Fang Y-P, Chuang C-H, Wu Y-J, et al. (2018). SN38-loaded<100nm targeted liposomes for improving poor solubility and minimizing burst release and toxicity: in vitro and in vivo study. *Int. J. Nanomed.* 13: 2789.

[3] Abawi A, Wang X, Bompard J, et al. (2021). Monomethyl auristatin Egrafted-liposomes to target prostate tumor cell lines. *Int. J. Mol. Sci.* 22: 4103.

[4] Kulkarni J A, Darjuan M M, Mercer J E, et al. (2018). On the formation and morphology of lipid nanoparticles containing ionizable cationic lipids and siRNA. *ACS Nano* 12: 4787-4795.

[5] Tan Y F, Mundargi R C, Chen M H A, et al. (2014). Layer-by-layer nanoparticles as an efficient siRNA delivery vehicle for SPARC silencing. *Small* 10: 1790-1798.

[6] Elia U, Ramishetti S, Rosenfeld R, et al. (2021). Design of SARS-CoV-2hFc-conjugated receptor-binding domain mRNA vaccine delivered via lipid nanoparticles. *ACS Nano* 15: 9627-9637.

[7] Thi T T H, Suys E J, Lee J S, et al. (2021). Lipid-based nanoparticles in the clinic and clinical trials: from cancer nanomedicine to COVID-19 vaccines. *Vaccines* 9: 359.

[8] Oberli M A, Reichmuth A M, Dorkin J R, et al. (2017). Lipid nanoparticle assisted mRNA

delivery for potent cancer immunotherapy. *Nano Lett.* 17: 1326-1335.

[9] Belfiore L, Saunders D N, Ranson M, et al. (2018). Towards clinical translation of ligand-functionalized liposomes in targeted cancer therapy: challenges and opportunities. *J. Control. Release* 277: 1-13.

[10] Bangham A. (1993). Liposomes: the Babraham connection. *Chem. Phys. Lipids* 64: 275-285.

[11] Düzgüne,s N and Gregoriadis G. (2005). Introduction: the origins of liposomes: Alec Bangham at Babraham. In: *Methods in Enzymology* vol. 391(ed. N. Duzgunes) 1-3. Elsevier.

[12] Sessa G and Weissmann G. (1968). Phospholipid spherules (liposomes) as a model for biological membranes. *J. Lipid Res.* 9: 310-318.

[13] Lasic D D. (1988). The mechanism of vesicle formation. *Biochem. J.* 256: 1-11.

[14] Barenholz Y C. (2012). Doxil®—the first FDA-approved nano-drug: lessons learned. *J. Control. Release* 160: 117-134.

[15] Gregoriadis G. (1978). Liposomes in therapeutic and preventive medicine: the development of the drug-carrier concept. *Ann. N. Y. Acad. Sci.* 308: 343-370.

[16] Gregoriadis G. (2016). Liposomes in drug delivery: how it all happened. *Pharmaceutics* 8 (2): 19.

[17] Mozafari M R. (2005). Liposomes: an overview of manufacturing techniques. *Cell. Mol. Biol. Lett.* 10: 711.

[18] Maherani B, Arab-Tehrany E, Mozafari M R, et al. (2011). Liposomes: a review of manufacturing techniques and targeting strategies. *Curr. Nanosci.* 7: 436-452.

[19] Kastner E, Kaur R, Lowry D, et al. (2014). High-throughput manufacturing of size-tuned liposomes by a new microfluidics method using enhanced statistical tools for characterization. *Int. J. Pharm.* 477: 361-368.

[20] Yingchoncharoen P, Kalinowski D S, and Richardson D R. (2016). Lipid-based drug delivery systems in cancer therapy: what is available and what is yet to come. *Pharmacol. Rev.* 68: 701-787.

[21] Grit M and Crommelin D J. (1993). Chemical stability of liposomes: implications for their physical stability. *Chem. Phys. Lipids* 64: 3-18.

[22] Caracciolo G. (2018). Clinically approved liposomal nanomedicines: lessons learned from the biomolecular corona. *Nanoscale* 10: 4167-4172.

[23] Immordino M L, Dosio F, and Cattel L. (2006). Stealth liposomes: review of the basic science rationale and clinical applications existing and potential. *Int. J. Nanomed.* 1: 297.

[24] Jahn F, Jordan K, Behlendorf T, et al. (2015). Safety and efficacy of liposomal cytarabine in the treatment of neoplastic meningitis. *Oncology* 89: 137-142.

[25] Kirpotin D B, Drummond D C, Shao Y, et al. (2006). Antibody targeting of long-circulating lipidic nanoparticles does not increase tumor localization but does increase internalization in animal models. *Cancer Res.* 66: 6732-6740.

[26] Kirpotin D, Park J W, Hong K, et al. (1997). Sterically stabilized anti-HER2 immunoliposomes: design and targeting to human breast cancer cells in vitro. *Biochemistry* 36: 66-75.

[27] Klimuk S K, Semple S C, Scherrer P, and Hope M J. (1999). Contact hypersensitivity: a simple model for the characterization of disease-site targeting by liposomes. *Biochim. Biophys. Acta Biomembr.* 1417: 191-201.

[28] Koning G A and Storm G. (2003). Targeted drug delivery systems for the intracellular delivery of macromolecular drugs. *Drug Discov. Today* 11: 482-483.

[29] Kono K. (2001). Thermosensitive polymer-modified liposomes. *Adv. Drug Deliv. Rev.* 53: 307-319.

[30] Kraft J C, Freeling J P, Wang Z, and Ho R J. (2014). Emerging research and clinical development trends of liposome and lipid nanoparticle drug delivery systems. *J. Pharm. Sci.* 103: 29-52.

[31] Kunstfeld R, Wickenhauser G, Michaelis U, et al. (2003). Paclitaxel encapsulated in cationic liposomes diminishes tumor angiogenesis and melanoma growth in a "humanized" SCID mouse model. *J. Invest. Dermatol.* 120: 476-482.

[32] Noble G T, Stefanick J , Ashley J D, et al. (2014). Ligand-targeted liposome design: challenges and fundamental considerations. *Trends Biotechnol.* 32: 32-45.

[33] Inglut C T, Sorrin A J, Kuruppu T, et al. (2020). Immunological and toxicological considerations for the design of liposomes. *Nanomaterials* 10: 190.

[34] Moncalvo F, Martinez Espinoza M I, and Cellesi F. (2020). Nanosized delivery systems for therapeutic proteins: clinically validated technologies and advanced development strategies. *Front. Bioeng. Biotechnol.* 8: 89.

[35] Boerman O, Laverman P, Oyen W, et al. (2000). Radiolabeled liposomes for scintigraphic imaging. Prog. *Lipid Res.* 39: 461-475.

[36] Lee W and Im H-J. (2019). Theranostics based on liposome: looking back and forward. *Nucl. Med. Mol. Imaging* 53: 242-246.

[37] Bozzuto G and Molinari A. (2015). Liposomes as nanomedical devices. *Int. J.Nanomed.* 10: 975.

[38] Jensen G M and Hodgson D F. (2020). Opportunities and challenges in commercial pharmaceutical liposome applications. *Adv. Drug Deliv. Rev.* 154-155: 2-12.

[39] Adedoyin A, Swenson C E, Bolcsak L E, et al. (2000). A pharmacokinetic study of amphotericin B lipid complex injection (Abelcet) in patients with definite or probable systemic fungal infections. Antimicrob. *Agents Chemother.* 44: 2900-2902.

[40] Gill P S, Espina B M, Muggia F, et al. (1995). Phase Ⅰ/Ⅱ clinical and pharmacokinetic evaluation of liposomal daunorubicin. *J. Clin. Oncol.* 13: 996-1003.

[41] Paterson D L, David K, Mrsic M, et al. (2008). Pre-medication practices and incidence of infusion-related reactions in patients receiving AMPHOTEC®: data from the Patient Registry of Amphotericin B Cholesteryl Sulfate Complex for Injection Clinical Tolerability (PRoACT) registry. *J. Antimicrob. Chemother.* 62: 1392-1400.

[42] Chang H-I and Yeh M-K. (2012). Clinical development of liposome-based drugs: formulation characterization and therapeutic efficacy. *Int. J. Nanomed.* 7: 49.

[43] Group1A Verteporfin in Photodynamic Therapy Study Group. (2001). Verteporfin therapy of subfoveal choroidal neovascularization in age-related macular degeneration: two-year results of a randomized clinical trial including lesions with occult with no classic choroidal neovascularization—verteporfin in photodynamic therapy report 2. *Am. J. Ophthalmol.* 131: 541-560.

[44] Kager L, Pötschger U, and Bielack S. (2010). Review of mifamurtide in the treatment of patients with osteosarcoma. *Ther. Clin. Risk Manag.* 6: 279.

[45] Vogel J D. (2013). Liposome bupivacaine (EXPAREL®) for extended pain relief in patients undergoing ileostomy reversal at a single institution with a fast-track discharge protocol: an IMPROVE Phase Ⅳ health economics trial. *J. Pain Res.* 6: 605.

[46] Silverman J A and Deitcher S R. (2013). Marqibo®(vincristine sulfate liposome injection) improves the pharmacokinetics and pharmacodynamics of vincristine. *Cancer Chemother. Pharmacol.* 71: 555-564.

[47] Chang T, Shiah H, Yang C, et al. (2015). Phase Ⅰ study of nanoliposomal irinotecan (PEP02) in advanced solid tumor patients. *Cancer Chemother. Pharmacol.* 75: 579-586.

[48] Lancet J E, Ritchie E K, Uy G L, et al. (2017). Efficacy and safety of CPX-351 versus 7+ 3 in older adults with secondary acute myeloid leukemia: combined subgroup analysis of phase 2 and phase 3 studies. *Blood* 130: 2657-2657.

[49] Urits I, Swanson D, Swett M C, et al. (2020). A review of patisiran (ONPATTRO®) for the treatment of polyneuropathy in people with hereditary transthyretin amyloidosis. *Neurol. Ther.* 9 (2): 301-315.

[50] Domínguez A R, Hidalgo D O, Garrido R V and Sánchez E T. (2005). Liposomal cytarabine (DepoCyte®) for the treatment of neoplastic meningitis. *Clin.Transl. Oncol.* 7: 232-238.

[51] Carvalho B, Roland L M, Chu L F, et al. (2007). Single-dose extended-release epidural morphine (DepoDur™) compared to conventional epidural morphine for post-cesarean pain. *Anesth. Analg.* 105: 176-183.

[52] Zhang J, Leifer F, Rose S, et al. (2018). Amikacin liposome inhalation suspension (ALIS) penetrates non-tuberculous mycobacterial biofilms and enhances amikacin uptake into macrophages. *Front. Microbiol.* 9: 915.

[53] Kapoor M, Lee S L, and Tyner K M. (2017). Liposomal drug product development and quality: current US experience and perspective. *AAPS J.* 19: 632-641.

[54] Alavi M and Hamidi M. (2019). Passive and active targeting in cancer therapy by liposomes and lipid nanoparticles. *Drug Metab. Personal. Ther.* 34 (1): 1-8. https: //doi.org/10.1515/dmpt-2018-0032. PMID: 30707682.

[55] Li J, Elkhoury K, Barbieux C, et al. (2020). Effects of bioactive marine-derived liposomes on two human breast cancer cell lines. *Mar. Drugs* 18: 211.

[56] Gabizon A, Catane R, Uziely B, et al. (1994). Prolonged circulation time and enhanced accumulation in malignant exudates of doxorubicin encapsulated in polyethylene-glycol coated liposomes. *Cancer Res.* 54: 987-992.

[57] Batist G, Gelmon K A, Chi K N, et al. (2009). Safety pharmacokinetics and efficacy of CPX-1 liposome injection in patients with advanced solid tumors. *Clin. Cancer Res*. 15: 692-700.

[58] Gabizon A, Amselem S, Goren D, et al. (1990). Preclinical and clinical experience with a doxorubicin-liposome preparation. *J. Liposome Res*. 1: 491-502.

[59] Chen L, Chang T, Cheng A, et al. (2008). Phase I study of liposome encapsulated irinotecan (PEP02) in advanced solid tumor patients. *J. Clin. Oncol*. 26: 2565-2565.

[60] Heinemann V, Bosse D, Jehn U, et al. (1997). Pharmacokinetics of liposomal amphotericin B (Ambisome) in critically ill patients. *Antimicrob. Agents Chemother*. 41: 1275-1280.

[61] Crommelin D J, van Hoogevest P, and Storm G. (2020). The role of liposomes in clinical nanomedicine development. What now? Now what? *J. Control. Release* 318: 256-263.

[62] Zucker D, Marcus D, Barenholz Y, and Goldblum A. (2009). Liposom drugs' loading efficiency: a working model based on loading conditions and drug's physicochemical properties. *J. Control. Release* 139: 73-80.

[63] Ostro M J and Cullis P R. (1989). Use of liposomes as injectable-drug delivery systems. *Am. J. Health Syst. Pharm*. 46: 1576-1588.

[64] Barenholz Y. (1992). Liposome production: historic aspects. In: *Liposome Dermatics* (ed. O. Braun-Falco H.C. Korting and H.I. Maibach) 69-81.Springer.

[65] Milla P, Dosio F, and Cattel L. (2012). PEGylation of proteins and liposomes: a powerful and flexible strategy to improve the drug delivery. *Curr. Drug Metab*.13: 105-119.

[66] Briuglia M-L, Rotella C, McFarlane A, and Lamprou D A. (2015). Influence of cholesterol on liposome stability and on in vitro drug release. *Drug Deliv. Transl. Res*. 5: 231-242.

[67] Roerdink F H, Regts J, Handel T, et al. (1989). Effect of cholesterol on the uptake and intracellular degradation of liposomes by liver and spleen; a combined biochemical and γ-ray perturbed angular correlation study. *Biochim. Biophys. Acta Biomembr*. 980: 234-240.

[68] Cattel L, Ceruti M, and Dosio F. (2003). From conventional to stealth liposomes a new frontier in cancer chemotherapy. *Tumori J*. 89: 237-249.

[69] Lasic D D and Martin F J. (1995). *Stealth Liposomes* vol. 20. CRC Press.

[70] Solomon R and Gabizon A A. (2008). Clinical pharmacology of liposomal anthracyclines: focus on pegylated liposomal doxorubicin. *Clin. Lymphoma Myeloma* 8: 21-32.

[71] Skubitz K M. (2003). Phase Ⅱ trial of pegylated-liposomal doxorubicin (DoxilTM) in Sarcoma* ORIGINAL ARTICLE. *Cancer Invest*. 21: 167-176.

[72] James N, Coker R, Tomlinson D, et al. (1994). Liposomal doxorubicin (Doxil): an effective new treatment for Kaposi's sarcoma in AIDS. *Clin. Oncol*. 6: 294-296.

[73] Tejada-Berges T, Granai C, Gordinier M, and Gajewski W. (2002). Caelyx/Doxil for the treatment of metastatic ovarian and breast cancer. *Expert Rev. Anticancer Ther*. 2: 143-150.

[74] Rosenthal E, Poizot-Martin I, Saint-Marc T, et al. DNX Study Group(2002). Phase Ⅳ study of liposomal daunorubicin (DaunoXome) in AIDS-related Kaposi sarcoma. *Am. J. Clin. Oncol*. 25: 57-59.

[75] Swenson C, Perkins W, Roberts P, and Janoff A. (2001). Liposome technology and the

development of Myocet™ (liposomal doxorubicin citrate). *Breast10*: 1-7.

[76] Leonard R, Williams S, Tulpule A, et al. (2009). Improving the therapeutic index of anthracycline chemotherapy: focus on liposomal doxorubicin(Myocet™). *Breast* 18: 218-224.

[77] Beltrán-Gracia E, López-Camacho A, Higuera-Ciapara I, et al. (2019). Nanomedicine review: clinical developments in liposomal applications. *Cancer Nanotechnol.* 10: 1-40.

[78] Akinc A, Maier M A, Manoharan M, et al. (2019). The Onpattro story and the clinical translation of nanomedicines containing nucleic acid-based drugs. *Nat. Nanotechnol.* 14: 1084-1087.

[79] Hiemenz J W and Walsh T J. (1996). Lipid formulations of amphotericin B: recent progress and future directions. *Clin. Infect. Dis.* 22: S133-S144.

[80] Torrado J, Espada R, Ballesteros M, and Torrado-Santiago S. (2008). Amphotericin B formulations and drug targeting. *J. Pharm. Sci.* 97: 2405-2425.

[81] Adedoyin A, Bernardo J F, Swenson C E, et al. (1997). Pharmacokinetic profile of ABELCET (amphotericin B lipid complex injection): combined experience from phase I and phase Ⅱ studies. *Antimicrob. Agents Chemother.* 41: 2201-2208.

[82] Mantripragada S. (2002). A lipid based depot (DepoFoam® technology) for sustained release drug delivery. *Prog. Lipid Res.* 41: 392-406.

[83] Mantripragada S. (2002). DepoFoam technology. In: *Modified-Release Drug Delivery Technology* (ed. M. Rathbone and J. Hadgraft) 729-736. CRC Press.

[84] Golf M, Daniels S E, and Onel E. (2011). A Phase 3 randomized placebo-controlled trial of DepoFoam® bupivacaine (extended-release bupivacaine local analgesic) in bunionectomy. *Adv. Ther.* 28: 776.

[85] Xu L and Anchordoquy T. (2011). Drug delivery trends in clinical trials and translational medicine: challenges and opportunities in the delivery of nucleicacid-based therapeutics. *J. Pharm. Sci.* 100: 38 52.

[86] ur Rehman Z, Zuhorn I S, and Hoekstra D. (2013). How cationic lipids transfer nucleic acids into cells and across cellular membranes: recent advances. *J. Control. Release* 166: 46-56.

[87] Caillaud M, El Madani M, and Massaad-Massade L. (2020). Small interfering RNA from the lab discovery to patients' recovery. *J. Control. Release* 321: 616-628.

[88] Li M, Du C, Guo N, et al. (2019). Composition design and medical application of liposomes. *Eur. J. Med. Chem.* 164: 640-653.

[89] Ulrich A S. (2002). Biophysical aspects of using liposomes as delivery vehicles. *Biosci. Rep.* 22: 129-150.

[90] Mochizuki S, Kanegae N, Nishina K, et al. (2013). The role of the helper lipid dioleoylphosphatidylethanolamine (DOPE) for DNA transfection cooperating with a cationic lipid bearing ethylenediamine. *Biochim. Biophys. Acta Biomembr.* 1828: 412-418.

[91] Drummond D C, Noble C O, Guo Z, et al. (2006). Development of a highly active nanoliposomal irinotecan using a novel intraliposomal stabilization strategy. *Cancer Res.* 66: 3271-3277.

[92] Gasselhuber A, Dreher M R, Rattay F, et al. (2012). Comparison of conventional chemotherapy stealth liposomes and temperature-sensitive liposomes in a mathematical model. *PLoS One* 7: e47453.

[93] Tseng Y-C, Mozumdar S, and Huang L. (2009). Lipid-based systemic delivery of siRNA. *Adv. Drug Deliv. Rev.* 61: 721-731.

[94] Chountoulesi M, Naziris N, Pippa N, and Demetzos C. (2018). The significance of drug-to-lipid ratio to the development of optimized liposomal formulation. *J. Liposome Res.* 28: 249-258.

[95] Johnston M J, Edwards K, Karlsson G, and Cullis P R. (2008). Influence of drug-to-lipid ratio on drug release properties and liposome integrity in liposomal doxorubicin formulations. *J. Liposome Res.* 18: 145-157.

[96] Koning G A and Storm G. (2003). Targeted drug delivery systems for the intracellular delivery of macromolecular drugs. *Drug Discov. Today* 8: 482-483.

[97] Hau P, Fabel K, Baumgart U, et al. (2004). Pegylated liposomal doxorubicin-efficacy in patients with recurrent high-grade glioma. Cancer: Interdiscip. *Int. J. Am. Cancer Soc.* 100: 1199-1207.

[98] Wang R, Xiao R, Zeng Z, et al. (2012). Application of poly (ethylene glycol)-distearoylphosp hatidylethanolamine (PEG-DSPE) block copolymers and their derivatives as nanomaterials in drug delivery. *Int. J. Nanomed.* 7: 4185.

[99] Yan Z, Wang F, Wen Z, et al. (2012). LyP-1-conjugated PEGylated liposomes: a carrier system for targeted therapy of lymphatic metastatic tumor. *J. Control. Release* 157: 118-125.

[100] Gill K K, Nazzal S, and Kaddoumi A. (2011). Paclitaxel loaded PEG5000-DSPE micelles as pulmonary delivery platform: formulation characterization tissue distribution plasma pharmacokinetics and toxicological evaluation. *Eur. J. Pharm. Biopharm.* 79: 276-284.

[101] Allen T M, Sapra P, and Moase E. (2002). Use of the post-insertion method for the formation of ligand-coupled liposomes. *Cell. Mol. Biol. Lett.* 7: 217-219.

[102] Nogueira E, Gomes A C, Preto A and Cavaco-Paulo A. (2015). Design of liposomal formulations for cell targeting. *Colloids Surf, B Biointerfaces* 136: 514-526.

[103] Crommelin D J, Metselaar J M, and Storm G. (2015). Liposomes: the science and the regulatory landscape. In: *Non-Biological Complex Drugs* (ed. D.J.A. Crommelin and J.S.B. de Vlieger) 77-106. Springer.

[104] Beltrán-Gracia E, López-Camacho A, Higuera-Ciapara I, et al. (2019). Nanomedicine review: clinical developments in liposomal applications. *Cancer Nanotechnol.* 10: 11.

[105] Adams D, Gonzalez-Duarte A, O'Riordan W D, et al. (2018). Patisiran an RNAi therapeutic for hereditary transthyretin amyloidosis. *N. Engl. J. Med.* 379: 11-21.

[106] Varga Z, Wacha A, Vainio U, et al. (2012). Characterization of the PEG layer of sterically stabilized liposomes: a SAXS study. *Chem. Phys. Lipids* 165: 387-392.

[107] Gray V, Cady S, Curran D, et al. (2018). In vitro release test methods for drug formulations for parenteral applications. *Dissolut. Technol.* 25: 8-13.

[108] Goren D, Horowitz A, Zalipsky S, et al. (1996). Targeting of stealth liposomes to erbB-2 (Her/2) receptor: in vitro and in vivo studies. *Br.J.Cancer* 74: 1749-1756.

[109] Lee S-H, Sato Y, Hyodo M and Harashima H. (2016). Topology of surface ligands on liposomes: characterization based on the terms incorporation ratio surface anchor density and reaction yield. *Biol. Pharm. Bull.* 39: 1983-1994.

[110] Nicolas J, Mura S, Brambilla D, et al. (2013). Design functionalization strategies and biomedical applications of targeted biodegradable/biocompatible polymer-based nanocarriers for drug delivery. *Chem. Soc. Rev.* 42: 1147-1235.

[111] Fakhari A, Baoum A, Siahaan T J, et al. (2011). Controlling ligand surface density optimizes nanoparticle binding to ICAM-1. *J. Pharm.* Sci. 100: 1045-1056.

[112] Fang RH, Hu C-M J and Zhang L. (2012). Nanoparticles disguised as red blood cells to evade the immune system. Expert Opin. *Biol. Ther.* 12 (4): 385-389.

[113] Boswell G, Buell D, and Bekersky I. (1998). AmBisome (liposomal amphotericin B): a comparative review. *J. Clin. Pharmacol.* 38: 583-592.

[114] Rafiyath S M, Rasul M, Lee B, et al. (2012). Comparison of safety and toxicity of liposomal doxorubicin vs. conventional anthracyclines: a meta-analysis. *Exp. Hematol. Oncol.* 1: 10.

[115] Krauss A C, Gao X, Li L, et al. (2019). FDA approval summary: (daunorubicin and cytarabine) liposome for injection for the treatment of adults with high-risk acute myeloid leukemia. *Clin. Cancer Res.* 25: 2685-2690.

[116] Rogers A H, Duker J S, Nichols N, and Baker B J. (2003). Photodynamic therapy of idiopathic and inflammatory choroidal neovascularization in young adults. *Ophthalmology* 110: 1315-1320.

[117] Yokomichi N, Nagasawa T, Coler-Reilly A, et al. (2013). Pathogenesis of hand-foot syndrome induced by PEG-modified liposomal doxorubicin. *Hum. Cell* 26: 8-18.

[118] Bareford L M and Swaan P W. (2007). Endocytic mechanisms for targeted drug delivery. *Adv. Drug Deliv. Rev.* 59: 748-758.

[119] Fathi S and Oyelere A K. (2016). Liposomal drug delivery systems for targeted cancer therapy: is active targeting the best choice? *Fut. Med. Chem.*8: 2091-2112.

[120] Yu B, Tai H C, Xue W, et al. (2010). Receptor-targeted nanocarriers for therapeutic delivery to cancer. *Mol. Membr. Biol.* 27: 286-298.

[121] Suzuki R, Takizawa T, Kuwata Y, et al. (2008). Effective anti-tumor activity of oxaliplatin encapsulated in transferrin-PEG-liposome. *Int. J. Pharm.* 346: 143-150.

[122] Li X, Ding L, Xu Y, et al. (2009). Targeted delivery of doxorubicin using stealth liposomes modified with transferrin. *Int. J. Pharm.* 373: 116-123.

[123] Wang X, Zhao Y, Dong S, et al. (2019). Cell-penetrating peptide and transferrin co-modified liposomes for targeted therapy of glioma. *Molecules* 24: 3540.

[124] Qin L, Wang C Z, Fan H J, et al. (2014). A dual-targeting liposome conjugated with transferrin and arginine-glycine-aspartic acid peptide for glioma-targeting therapy. *Oncol. Lett.* 8: 2000-2006.

[125] Song X-l, Liu S, Jiang Y, et al. (2017). Targeting vincristine plus tetrandrine liposomes modified with DSPE-PEG2000-transferrin in treatment of brain glioma. *Eur. J. Pharm. Sci.*

96: 129-140.

[126] Senzer N N, Matsuno K, Yamagata N, et al. (2009). Abstract C36: MBP-426 a novel liposome-encapsulated oxaliplatin in combination with 5-FU/leucovorin (LV): phase Ⅰ results of a phase Ⅰ / Ⅱ study in gastro-esophageal adenocarcinoma with pharmacokinetics. *Mol. Cancer Ther.* 8 (Supplement 1): C36.

[127] Siefker-Radtke A. (2016). A phase Ⅰ study of systemic gene therapy with SGT-94 in patients with solid tumors. *Mol. Ther.* 24 (8): 1484-1491.

[128] Senzer N, Nemunaitis J, Nemunaitis D, et al. (2013). Phase Ⅰ study of a systemically delivered p53 nanoparticle in advanced solid tumors. *Mol. Ther.* 21: 1096-1103.

[129] Reddy J A, Haneline L S, Srour E F, et al. (1999). Expression and functional characterization of the β-isoform of the folate receptor on CD34+ cells. *Blood J. Am. Soc. Hematol.* 93: 3940-3948.

[130] Cheung A, Bax H J, Josephs D H, et al. (2016). Targeting folate receptor alpha for cancer treatment. *Oncotarget* 7: 52553.

[131] Low P S, Henne W A and Doorneweerd D D. (2008). Discovery and development of folic-acid-based receptor targeting for imaging and therapy of cancer and inflammatory diseases. *Acc. Chem. Res.* 41: 120-129.

[132] Low P S and Kularatne S A. (2009). Folate-targeted therapeutic and imaging agents for cancer. *Curr. Opin. Chem. Biol.* 13: 256-262.

[133] Soe Z C, Thapa R K, Ou W, et al. (2018). Folate receptor-mediated celastrol and irinotecan combination delivery using liposomes for effective chemotherapy. *Colloids Surf. B Biointerfaces* 170: 718-728.

[134] Peres-Filho M J, Dos Santos A P, Nascimento T L, et al. (2018). Antiproliferative activity and VEGF expression reduction in MCF7 and PC-3 cancer cells by paclitaxel and imatinib co-encapsulation in folate-targeted liposomes. *AAPS PharmSciTech* 19: 201-212.

[135] Barth C W and Gibbs S L. (2020). Fluorescence image-guided surgery: a perspective on contrast agent development. In: *Progress in Biomedical Optics and Imaging - Proceedings of SPIE* 11222. *Molecular-Guided Surgery: Molecules Devices and Applications Ⅵ* 112220J. International Society for Optics and Photonics.

[136] Kalli K R, Block M S, Kasi P M, et al. (2018). Folate receptor alpha peptide vaccine generates immunity in breast and ovarian cancer patients. *Clin. Cancer Res.* 24: 3014-3025.

[137] Oza A, Vergote I, Gilbert L, et al. (2015). A randomized double-blind phase Ⅲ trial comparing vintafolide (EC145) and pegylated liposomal doxorubicin (PLD/Doxil®/Caelyx®) in combination versus PLD in participants with platinum-resistant ovarian cancer (PROCEED) (NCT01170650). *Gynecol. Oncol.*137: 5-6.

[138] Scaltriti M and Baselga J. (2006). The epidermal growth factor receptor pathway: a model for targeted therapy. *Clin. Cancer Res.* 12: 5268-5272.

[139] Kim S K and Huang L. (2012). Nanoparticle delivery of a peptide targeting EGFR signaling. *J. Control. Release* 157: 279-286.

[140] Vokes E E and Chu E. (2006). Anti-EGFR therapies: clinical experience in colorectal lung and head and neck cancers. *Oncology 20* (5 Suppl 2): 15-25.

[141] Löw K, Wacker M, Wagner S, et al. (2011). Targeted human serum albumin nanoparticles for specific uptake in EGFR-Expressing colon carcinoma cells. *Nanomed. Nanotechnol. Biol. Med.* 7: 454-463.

[142] Zhang X, Li Y, Wei M, et al. (2019). Cetuximab-modified silica nanoparticle loaded with ICG for tumor-targeted combinational therapy of breast cancer. *Drug Deliv.* 26: 129-136.

[143] Pan X, Wu G, Yang W, et al. (2007). Synthesis of cetuximab-immunoliposomes via a cholesterol-based membrane anchor for targeting of EGFR. *Bioconjug. Chem.* 18: 101-108.

[144] Zalba S, Contreras A M, Haeri A, et al. (2015). Cetuximab-oxaliplatin-liposomes for epidermal growth factor receptor targeted chemotherapy of colorectal cancer. *J. Control. Release* 210: 26-38.

[145] Portnoy E, Lecht S, Lazarovici P, et al. (2011). Cetuximab-labeled liposomes containing near-infrared probe for in vivo imaging. *Nanomed. Nanotechnol. Biol. Med.* 7: 480-488.

[146] Merino M, Zalba S, and Garrido M J. (2018). Immunoliposomes in clinical oncology: state of the art and future perspectives. *J. Control. Release* 275: 162-176.

[147] Iqbal N and Iqbal N. (2014). Human epidermal growth factor receptor 2 (HER2) in cancers: overexpression and therapeutic implications. *Mol. Biol. Int.* 2014: 852748.

[148] Huszno J and Nowara E. (2016). Current therapeutic strategies of anti-HER2 treatment in advanced breast cancer patients. *Contemp. Oncol.* 20: 1.

[149] Pernas S and Tolaney S M. (2019). HER2-positive breast cancer: new therapeutic frontiers and overcoming resistance. *Ther. Adv. Med. Oncol.* 11: https: //doi. org/10.1177/1758835919833519.

[150] Eloy J O, Petrilli R, Chesca D L, et al. (2017). Anti-HER2 immunoliposomes for co-delivery of paclitaxel and rapamycin for breast cancer therapy. *Eur. J. Pharm. Biopharm.* 115: 159-167.

[151] Munster P, Krop I E, LoRusso P, et al. (2018). Safety and pharmacokinetics of MM-302 a HER2-targeted antibody-liposomal doxorubicin conjugate in patients with advanced HER2-positive breast cancer: a phase 1 dose-escalation study. *Br. J. Cancer* 119: 1086-1093.

[152] Rodallec A, Sicard G, Giacometti S, et al. (2020). Tumor uptake and associated greater efficacy of anti-Her2 immunoliposome does not rely on Her2 expression status: study of a docetaxel-trastuzumab immunoliposome on Her2+ breast cancer model (SKBR3). *Anticancer Drugs* 31: 463-472.

[153] Rodallec A, Brunel J-M, Giacometti S, et al. (2018). Docetaxel-trastuzumab stealth immunoliposome: development and in vitro proof of concept studies in breast cancer. *Int. J. Nanomed.* 13: 3451.

[154] Marty M, Cognetti F, Maraninchi D, et al. (2005). Randomized phase Ⅱ trial of the efficacy and safety of trastuzumab combined with docetaxel in patients with human epidermal growth factor receptor 2-positive metastatic breast cancer administered as first-line treatment: the M77001 study group. *J. Clin. Oncol.* 23: 4265-4274.

[155] Metro G, Mottolese M, and Fabi A. (2008). HER-2-positive metastatic breast cancer: trastuzumab and beyond. *Expert Opin. Pharmacother.* 9: 2583-2601.

[156] Silver D A, Pellicer I, Fair W R, et al. (1997). Prostate-specific membrane antigen expression in normal and malignant human tissues. *Clin. Cancer Res.* 3: 81-85.

[157] Chang S S, Reuter V E, Heston W, et al. (1999). Five different anti-prostate-specific membrane antigen (PSMA) antibodies confirm PSMA expression in tumor-associated neovasculature. *Cancer Res.* 59: 3192-3198.

[158] Ghosh A and Heston W D. (2004). Tumor target prostate specific membrane antigen (PSMA) and its regulation in prostate cancer. *J. Cell. Biochem.* 91: 528-539.

[159] Yoo J, Park C, Yi G, et al. (2019). Active targeting strategies using biological ligands for nanoparticle drug delivery systems. *Cancers* 11: 640.

[160] Taneja S S. (2004). ProstaScint® scan: contemporary use in clinical practice. Rev. Urol. 6: S19.

[161] Bandekar A, Zhu C, Jindal R, et al. (2014). Anti-prostate-specific membrane antigen liposomes loaded with 225Ac for potential targeted antivascular α-particle therapy of cancer. *J. Nucl. Med.* 55: 107-114.

[162] Yari H, Nkepang G, and Awasthi V. (2019). Surface modification of liposomes by a lipopolymer targeting prostate specific membrane antigen for theranostic delivery in prostate cancer. *Materials* 12: 756.

[163] Hrkach J, Von Hoff D, Ali M M, et al. (2012). Preclinical development and clinical translation of a PSMA-targeted docetaxel nanoparticle with a differentiated pharmacological profile. *Sci. Transl. Med.* 4: 128ra39.

[164] Von Hoff D D, Mita M M, Ramanathan R K, et al. (2016). Phase Ⅰ study of PSMA-targeted docetaxel-containing nanoparticle BIND-014 in patients with advanced solid tumors. *Clin. Cancer Re*s. 22: 3157-3163.

[165] Rosenblum D, Joshi N, Tao W, et al. (2018). Progress and challenges towards targeted delivery of cancer therapcutics. *Nat. Commun.* 9: 1-12.

[166] Ramanathan R K, Korn R L, Raghunand N, et al. (2017). Correlation between ferumoxytol uptake in tumor lesions by MRI and response to nanoliposomal irinotecan in patients with advanced solid tumors: a pilot study. *Clin. Cancer Res.* 23: 3638-3648.

[167] Hua S. (2013). Targeting sites of inflammation: intercellular adhesion molecule-1 as a target for novel inflammatory therapies. *Front. Pharmacol.*4: 127.

[168] Guo P, Yang J, Di Jia M A M, and Auguste D T. (2016). ICAM-1-targeted Lcn2 siRNA-encapsulating liposomes are potent anti-angiogenic agents for triple negative breast cancer. *Theranostics* 6: 1.

[169] Denekamp J. (1984). Vasculature as a target for tumour therapy. In: *Angiogenesis* vol. 4 (ed. F. Hammersen and O. Hudlicka) 28-38. Karger Publishers.

[170] Bellamy W T, Richter L, Sirjani D, et al. (2001). Vascular endothelial cell growth factor is an autocrine promoter of abnormal localized immature myeloid precursors and leukemia progenitor formation in myelodysplastic syndromes. *Blood J. Am. Soc. Hematol.* 97: 1427-

1434.

[171] Byrne J D, Betancourt T, and Brannon-Peppas L. (2008). Active targeting schemes for nanoparticle systems in cancer therapeutics. *Adv. Drug Deliv. Rev.* 60: 1615-1626.

[172] Shein S, Nukolova N, Korchagina A, et al. (2015). Site-directed delivery of VEGF-targeted liposomes into intracranial C6 glioma. *Bull. Exp. Biol. Med.* 158: 371-376.

[173] Shein S A, Kuznetsov I I, Abakumova T O, et al. (2016). VEGF-and VEGFR2-targeted liposomes for cisplatin delivery to glioma cells. *Mol. Pharm.*13: 3712-3723.

[174] Hsu A R, Veeravagu A, Cai W, et al. (2007). Integrin $\alpha_v\beta_3$ antagonists for anti-angiogenic cancer treatment. *Recent Pat. Anticancer Drug Discov.* 2: 143-158.

[175] Brooks P C, Clark R A, and Cheresh D A. (1994). Requirement of vascular integrin alpha v beta 3 for angiogenesis. *Science* 264: 569-571.

[176] Kumar C. (2003). Integrin αvβ3 as a therapeutic target for blocking tumor-induced angiogenesis. *Curr. Drug Targets* 4: 123-131.

[177] Schiffelers R M, Koning G A, ten Hagen T L, et al. (2003). Anti-tumor efficacy of tumor vasculature-targeted liposomal doxorubicin. *J. Control. Release* 91: 115-122.

[178] Vance J E and Steenbergen R. (2005). Metabolism and functions of phosphatidylserine. *Prog. Lipid Res.* 44: 207-234.

[179] Soares M M, King S W, and Thorpe P E. (2008). Targeting inside-out phosphatidylserine as a therapeutic strategy for viral diseases. *Nat. Med.* 14: 1357-1362.

[180] Dong H P, Holth A, Kleinberg L, et al. (2009). Evaluation of cell surface expression of phosphatidylserine in ovarian carcinoma effusions using the annexin-V/7-AAD assay: clinical relevance and comparison with other apoptosis parameters. *Am. J. Clin. Pathol.* 132: 756-762.

[181] Schutters K and Reutelingsperger C. (2010). Phosphatidylserine targeting for diagnosis and treatment of human diseases. *Apoptosis* 15: 1072-1082.

[182] Garnier B, Bouter A, Gounou C, et al. (2009). Annexin A5-functionalized liposomes for targeting phosphatidylserine-exposing membranes. *Bioconjug. Chem.* 20: 2114-2122.

[183] De M, Ghosh S, Sen T, et al. (2018). A novel therapeutic strategy for cancer using phosphatidylserine targeting stearylamine-bearing cationic liposomes. *Mol. Ther.-Nucl. Acids* 10: 9-27.

[184] Davis B M, Normando E M, Guo L, et al. (2014). Topical delivery of avastin to the posterior segment of the eye in vivo using annexin a5-associated liposomes. *Small* 10: 1575-1584.

[185] Whitehead K A, Langer R, and Anderson D G. (2009). Knocking down barriers: advances in siRNA delivery. *Nat. Rev. Drug Discov.* 8: 129-138.

[186] De Fougerolles A R. (2008). Delivery vehicles for small interfering RNA in vivo. *Hum. Gene Ther.* 19: 125-132.

[187] Tam Y Y C, Chen S, and Cullis P R. (2013). Advances in lipid nanoparticles for siRNA delivery. *Pharmaceutics* 5: 498-507.

[188] Tabernero J, Shapiro G I, LoRusso P M, et al. (2013). First-in-humans trial of an RNA interference therapeutic targeting VEGF and KSP in cancer patients with liver involvement.

Cancer Discov. 3: 406-417.

[189] Liu X. (2015). Targeting polo-like kinases: a promising therapeutic approach for cancer treatment. *Transl. Oncol.* 8: 185-195.

[190] Fitzgerald K, Frank-Kamenetsky M, Mant T, et al. (2012). Phase I safety, pharmacokinetic and pharmacodynamic results for ALN-PCS a novel RNAi therapeutic for the treatment of hypercholesterolemia. *Arterioscler. Thromb. Vasc. Biol.* 32: A67.

[191] Etheridge M L, Campbell S A, Erdman A G, et al. (2013). The big picture on nanomedicine: the state of investigational and approved nanomedicine products. *Nanomed. Nanotechnol. Biol. Med.* 9: 1-14.

[192] Sercombe L, Veerati T, Moheimani F, et al. (2015). Advances and challenges of liposome assisted drug delivery. *Front. Pharmacol.* 6: 286.

[193] Hua S, De Matos M B, Metselaar J M, and Storm G. (2018). Current trends and challenges in the clinical translation of nanoparticulate nanomedicines: pathways for translational development and commercialization. *Front. Pharmacol.* 9: 790.

[194] Akbarzadeh A, Rezaei-Sadabady R, Davaran S, et al. (2013). Liposome: classification preparation and applications. *Nanoscale Res. Lett.* 8: 102.

[195] Wahlich J, Desai A, Greco F, et al. (2019). Nanomedicines for the delivery of biologics. *Pharmaceutics* 11 (5): 210.

[196] Kirchhoff C F, Wang X Z M, Conlon H D, et al. (2017). Biosimilars: key regulatory considerations and similarity assessment tools. *Biotechnol. Bioeng.* 114: 2696-2705.

[197] Ait-Oudhia S, Mager D E, and Straubinger R M. (2014). Application of pharmacokinetic and pharmacodynamic analysis to the development of liposomal formulations for oncology. *Pharmaceutics* 6: 137-174.

[198] Bulbake U, Doppalapudi S, Kommineni N, and Khan W. (2017). Liposomal formulations in clinical use: an updated review. *Pharmaceutics* 9: 12.

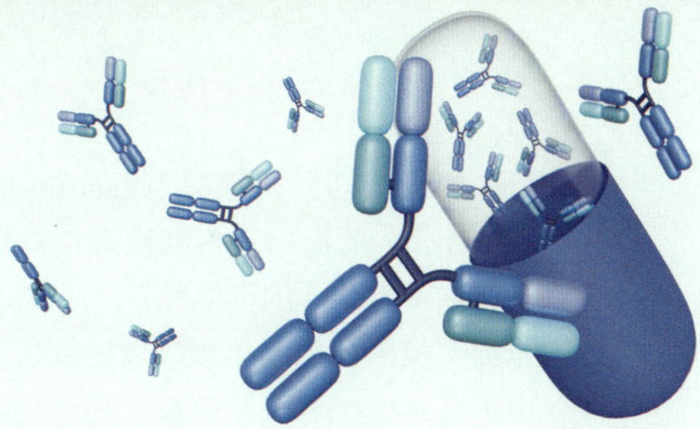

第 5 章

抗体－药物偶联物：开发与应用

Rajesh Pradhan[1], Meghna Pandey[1], Siddhanth Hejmady[1], Rajeev Taliyan[1], Gautam Singhvi[1], Sunil K. Dubey[1,2], and Sachin Dubey[3]

[1]Birla Institute of Technology and Science, Department of Pharmacy, Pilani Campus, Pilani, Rajasthan 333 031, India

[2]Emami Ltd., R&D Healthcare Division, 13, BT Road, Belgharia, Kolkata 700 056, India

[3]Ichnos Sciences SA, Chemin de la Combeta 5, La Chaux-de-Fonds 2300, Switzerland

5.1 引言

近年来，药物研发的焦点已从合成药物转向生物制剂。生物制剂的出现已深刻改变了医疗行业的格局[1]。与合成药物相比，生物制剂具有显著的优势，尤其是在靶向递送方面，这不仅能够加快药效起效速度，还能降低不良反应的发生率。2019年，美国FDA批准了48种新药，其中10种为生物制剂[2]。这10种生物制剂中，有3种是抗体-药物偶联物（antibody-drug conjugates，ADCs）。到目前为止，FDA已批准7种ADCs用于肿瘤治疗，其中首个获批的ADC出现在20世纪90年代。有预测认为，随着目前超过100种ADCs正在进行临床研究，未来ADCs的批准数量将持续增长[3]。最初，单克隆抗体被用于治疗各种疾病，随着重组技术的发展，抗体-药物偶联物的概念应运而生。ADCs能够显著提升治疗的效率和效果。一个典型的ADC包括三个主要组成部分：①重组单克隆抗体，它与②药物分子（即有效载荷）通过③连接子进行化学连接[4]。

20世纪初，德国医生Paul Ehrlich提出了“精准治疗武器”（magic bullets）的概念[5]，他提出了将细胞毒性药物精确递送到靶点的理论，并设想了将抗体与白喉毒素结合的可能性[6]。1975年，Kohler和Milstein开发了杂交瘤技术，这一突破极大地加速了该领域的发展。早期的抗体开发中主要使用小鼠抗体，但由于其免疫原性风险较高，如今已经被重组抗体取代，这些抗体具有更低的免疫反应风险[7]。在ADCs的研发过程中，遇到了许多挑战。例如，在20世纪90年代，KS1/4抗体-甲氨蝶呤偶联物被用于治疗肺癌，BR96抗体-阿霉素偶联物被用于治疗乳腺癌。然而，这些系统尽管能够定位到肿瘤部位，但治疗效果有限[8]。其原因可能是靶抗原选择不佳以及小鼠抗体引发的免疫反应不足，从而降低了药物的效力[9]。

Wyeth和Celltech开发的吉妥珠单抗（Mylotarg™）是治疗急性髓性白血病（AML）的ADC，在临床试验中表现出增强的疗效，最终于2000年获得美国FDA批准。然而，因安全性问题，该药随后被撤市，但仍被认为是第一代ADCs的代表[10]。上述问题被逐步识别并解决，这为第二代ADCs的开发奠定了基础。例如，Seattle Genetics与Millennium/Takeda合作开发的本妥昔单抗维妥汀，用于治疗霍奇金淋巴瘤和间变性大细胞淋巴瘤，表现出强大的抗有丝分裂活性[11]。此外，Genentech与ImmunoGen合作开发了恩美曲妥珠单抗，通过靶向人表皮生长因子受体2（HER2）用于治疗乳腺癌，与第一代ADCs相比，这些新一代ADCs显示出了更高的疗效和更好的安全性[12]。ADCs通过与肿瘤细胞表面的特定抗原结合，实现靶向杀伤作用。随后，这些复合物通过内吞作用被细胞摄取。进入溶酶体后，ADCs通过特定的释放机制（详见第5.2.1节）解离，释放抗体和细胞毒性药物，后者通过其毒性作用杀死肿瘤细胞。ADCs的成功取决于进入靶细胞的游离毒性药物的数量，而这一过程受肿瘤抗原、抗体、连接子和细胞毒药物等因素的驱动[13]。化疗药物的毒性通常与其作用机制相关，但其穿透性有限，且容易与其他分子表面结合，而单克隆抗体的作用主要是引发免疫反应。这些特性决定了开发高效ADCs需要综合考虑多个关键因素。

因此，ADCs具备多项优势，尤其是由于单克隆抗体能够靶向表达在肿瘤细胞表面的特定抗原，这使得ADCs具有高度的肿瘤特异性[14]。它们能够区分健康组织与癌变组织，从而大大降低引发不良反应的可能性。此外，ADCs可以直接将药物递送至肿瘤细胞，因此对靶细胞具有很高的杀伤力。由于这种精准递送机制，ADCs不仅疗效显著，还能降低药物的系统毒性，从而提高药物的安全性和耐受性[15]。基于上述优势，ADCs在将药物靶向递送至特定病灶方面已成为一种成功的策略。本文主要聚焦于ADCs的组成、作用机制、研发挑战以及相关的监管指南，同时还详细讨论了ADCs的不同应用及其在市场上已上市的代表性案例研究。

5.2 ADCs设计

ADCs通常是前体药物，由抗体通过连接子与药物载荷结合而成。ADCs的递送通常通过静脉注射实现，随后通过识别靶抗原到达目标部位[16]。ADCs一般由三种结构明确的成分组成，即抗体、载荷和连接子。这三部分的结合可以实现更高的疗效并降低不良反应。图5.1对ADCs的组成部分及各自的属性进行了示意性展示。尽管一个ADC分子由三部分组成，但靶抗原的选择在药物的靶向递送中起到了关键作用[17]。靶抗原并非ADCs的固有成分，但其选择决定了药物在体内的作用效果。靶抗原的选择是最关键的一步，因为它引导抗体识别目标细胞[18]。理想情况下，靶抗原应该在目标细胞上高度表达，而在健康细胞中的表达较低甚至几乎没有。例如，HER2受体在肿瘤细胞表面的表达量比正常细胞高出约100倍。靶抗原最好主要分布在目标细胞的表面，这样可以确保单克隆抗体能够轻松且准确地识别目标细胞。为了促进内化过程，靶抗原还应具备内化特性，以提高药物载荷的治疗效果。“旁观者效应”是指非内化ADCs引发的毒性。当药物被释放后杀死周围的旁观者细胞（这些细胞本身可能并不表达靶抗原）时，就会产生旁观者效应[17,19]。因此，精心选择合适的靶抗原以便生成或选择相应的抗体至关重要。此外，最新的研究趋势还表明，未来肿瘤分类可能会基于肿瘤细胞中存在的抗原进行细分。

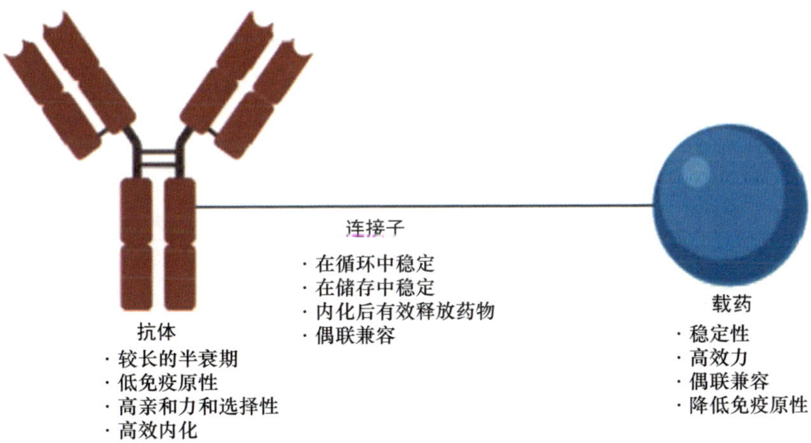

连接子
· 在循环中稳定
· 在储存中稳定
· 内化后有效释放药物
· 偶联兼容
抗体
· 较长的半衰期
· 低免疫原性
· 高亲和力和选择性
· 高效内化
· 可以是活化的
载药
· 稳定性
· 高效力
· 偶联兼容
· 降低免疫原性

图5.1 ADCs结构示意图及其三个组成部分和主要特征

5.2.1 抗体

抗体应具有高度的特异性，能够靶向识别肿瘤细胞中表达的目标分子（靶抗原）的细胞表面。ADCs中主要使用的抗体是免疫球蛋白G（IgG）。IgG由一个恒定片段（Fc）和两个抗原结合片段（Fabs）组成[20]。其中，Fc部分负责将IgG连接至免疫细胞，而Fabs则与抗原特异性结合。抗体分子具有较大的分子量和较长的半衰期，适用于长期免疫功能。IgG1亚型是最常用的单克隆抗体类型，有时也会使用IgG2和IgG4[21]。相比之下，IgG3由于具有全型多态性和较短的半衰期，在商业开发中使用较少，但其细胞裂解能力比其他抗体更强。而IgG4具有在循环中形成杂合抗体的特性，这种杂合抗体是通过与另一IgG4抗体交换一半分子形成的。此外，IgG2倾向于形成共价二聚体，这有助于增强抗体的亲和力和内化效率[22]。因此，IgG1或IgG4亚型抗体通常被认为是最适合的选择。

理想的单克隆抗体应具备以下特性[23]：能够通过受体介导的内吞作用或溶酶体和内体系统的其他机制实现细胞内摄取。因此，单克隆抗体的设计需要确保其仅与靶抗原表面结合，并对其亲和力、结合能力、内化动力学及特异性进行优化。此外，应尽量减少受体细胞表面脱落，以减少抗体在循环中的非特异性结合。抗体与药物载荷的偶联不应影响其稳定性、结合能力及整体药代动力学（pharmacokinetics，PK）。抗体应具有较长的半衰期，以便在特定细胞中积累，并且免疫原性反应尽可能低。抗体的理想结合亲和力范围为0.1 ～ 1 nm。第一代ADCs主要使用小鼠抗体，这些抗体会引发严重的免疫反应。此外，它们还面临无法有效穿透细胞以及需要更强效药物载荷的挑战。为克服这些缺陷，第二代抗体应运而生，这些抗体通过生物工程技术（如人源化抗体）制备[24]。因此，现今市面上的大多数抗体均为人源化抗体，并结合了更强效的药物载荷。治疗性单克隆抗体在高剂量时表现出线性药代动力学特性，而在低剂量时则表现出非线性药代动力学特性[25]。靶向辅助清除是非线性消除的主要原因[26]。抗体作为载体系统，通过识别靶抗原将药物载荷递送至目标部位，同时抗体本身也可能具有活性。尽管单克隆抗体具备诸多优势，但其在ADCs给药途径上的限制依然显著[27,28]。抗体通过口服途径给药时，由于组织穿透性差，往往会导致降解和生物利用度较低，因此最优的给药方式是注射给药[29]。在这一领域，需要进一步研究开发正交递送系统、优化制剂方法及探索新的给药途径[30-37]。

5.2.2 连接子

连接子的化学性质在ADCs的疗效与安全性中起着至关重要的作用[38-40]。

理想的连接子应在血液循环中保持稳定，并在靶向部位释放药物载荷。它还应当是无毒的，并且在与抗体偶联后保持不活跃[41]。连接子的分子通常是疏水性的，以提高ADCs的靶向性[42]。连接子可分为可切割连接子和不可切割连接子两大类。可切割连接子主要对生理刺激做出反应，进一步可分为酸敏感型连接子、蛋白酶可切割型连接子和二硫化物连接子3种主要类型[43]。

① 酸敏感型连接子会在溶酶体（pH 4.4 ～ 5）和内体（pH 5 ～ 6.5）内水解，在碱性环境中稳定。这类连接子通常会在进入溶酶体后非特异性地释放药物[44,45]。例如，IMMU-110是一种酸敏感型连接子的ADC设计，其中抗体为人源化抗CD74单克隆抗体，载荷部分为通过腙连接子偶联的多柔比星[46]。

② 蛋白酶可切割型连接子是最常用的连接子类型。这类连接子在不同的pH条件下以及血清中的蛋白酶抑制剂存在下均能保持稳定，其设计旨在靶细胞内通过特定溶酶体蛋白酶（如组织蛋白酶B）的作用精确释放药物。例如，缬氨酸-瓜氨酸连接子是一种典型的肽类蛋白酶可切割连接子[47,48]。此外，β-葡萄糖醛酸连接子也是一种蛋白酶可切割型连接子。肿瘤细胞和溶酶体中富含β-葡萄糖醛酸酶[49]，这种连接子能够在β-葡萄糖醛酸酶的作用下裂解，精准释放药物载荷[50]。这类连接子通常具有较高的疏水性，不仅能够增强药物的溶解性，还可以显著提高药物的疗效[51]。

③ 谷胱甘肽二硫化物连接子是一种广泛应用的连接子类型[52]。在应激条件下（如肿瘤细胞中），谷胱甘肽的浓度会显著升高[53]。肿瘤细胞内的特定酶能够还原二硫化物键，从而触发药物载荷的释放。这一过程由还原后的谷胱甘肽介导，使二硫化物连接子中的药物得以精准释放[54]。

不可切割连接子依赖于溶酶体的降解作用。诸如硫醚键等不可切割连接子在血液中具有更高的稳定性，从而提高ADCs的治疗指数[15]。其机制基于ADCs的内化作用，随后在溶酶体中降解并释放药物载荷。不可切割连接子能够改变药物载荷的化学特性，从而提高其疗效[55]。图5.2展示了ADCs中连接子的分类。偶联化学是决定ADCs治疗窗口的关键因素[56]。目前提出了多种偶联策略，包括通过赖氨酸残基、半胱氨酸残基进行偶联，或采用位点特异性偶联以提高ADCs的均一性。其他方法还包括酶介导的偶联和非天然氨基酸的引入[23]。在过去几年中，化学偶联工艺被广泛应用。常用的化学偶联方式包括赖氨酸氨基末端或半胱氨酸硫醇基与抗体部分的偶联。酶促偶联提供了位点特异性偶联，通常被认为是一种可重复性较高的技术[57]。这些方法能够增强特异性，提高均一性，并实现药物/抗体比值（drug-antibody ratio，DAR）的窄分布[29]。然而，最常用的方法仍然是化学偶联工艺。

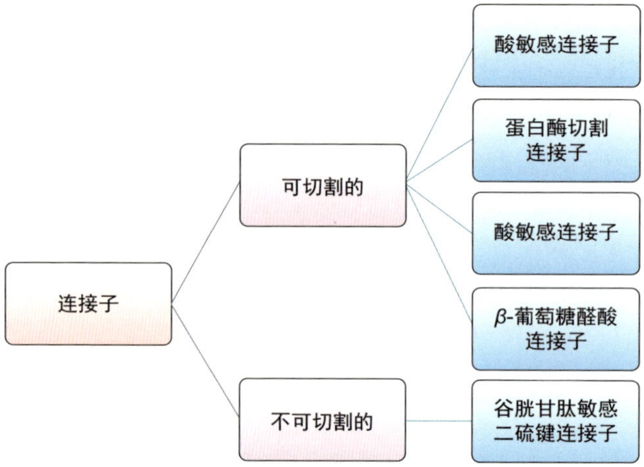

图5.2 ADCs结构中常用连接子的分类[55]

图中展示了不同类型连接子的主要示例

5.2.3 药物载荷

药物载荷是ADCs成功的关键成分。药物载荷通常是分子量较小且具有高度活性的药物，但其缺乏足够的靶向性或具有较差的吸收/渗透特性。理想的药物载荷应具有足够的溶解度，并且其半数最大抑制浓度（IC_{50}）值应处于亚纳摩尔范围内。药物载荷的免疫原性应尽可能低，并且具有较长的半衰期。此外，药物载荷应能与连接子和抗体结合。药物载荷可以分为两大类，用于与单克隆抗体的偶联[23]。第一类是放射性核素抗体偶联物，含有能够发射辐射的放射性核素，这些药物通过抗体进入靶细胞并产生相应的治疗效果[58,59]。第二类是具有高效活性的天然或合成药物分子抗体偶联物。这类ADCs的机制取决于所偶联药物的类型，通常是抗癌分子[60]。在ADCs的开发中使用的药物载荷包括奥利斯他汀、美登素类、吉妥珠单抗和奥英妥珠单抗等。此外，许多分子量较小（通常小于1000 Da）的抗风湿、抗炎药物也被应用于ADCs的研究中。另外，当药物载荷具有最佳的药物抗体比（DAR，即每个抗体分子所偶联的药物分子数）时，其效能会更高[61]。较高的DAR通常意味着药物的清除速度更快，可能导致疗效下降，并增加药物分布的异质性[62]。因此，理想的DAR通常应保持在4左右，以获得最佳的治疗效果[63]。

5.3 作用机制

ADCs通常通过静脉注射给药，以避免胃酸对药物的降解[64]。注射后，

ADCs与靶细胞表面高表达的特定靶抗原结合，而该抗原在正常细胞中的表达极低[65]。抗体通过识别靶抗原并与之结合形成ADCs-抗原复合物。随后，该复合物通过受体介导的内吞作用被细胞摄取。早期内体中包含ADCs-抗原复合物，其表面由网格蛋白包裹。在内体酸性环境的影响下，质子离子进入内体，引发人类新生受体（FcRn）与ADCs单克隆抗体部分的相互作用[66]。其中，少量ADCs与FcRn结合后被回收到细胞外，从而保护健康细胞免受损伤。剩余的ADCs则继续在内体内向晚期内体阶段转化[67]。当晚期内体与溶酶体融合时，溶酶体内含有的蛋白酶降低pH值，导致ADCs发生裂解并释放药物载荷。释放的药物载荷通过干扰细胞信号通路，诱导细胞凋亡，最终导致靶细胞死亡。细胞死亡的具体机制取决于所使用药物载荷的类型[15]。图5.3展示了ADCs作用机制的详细示意图。

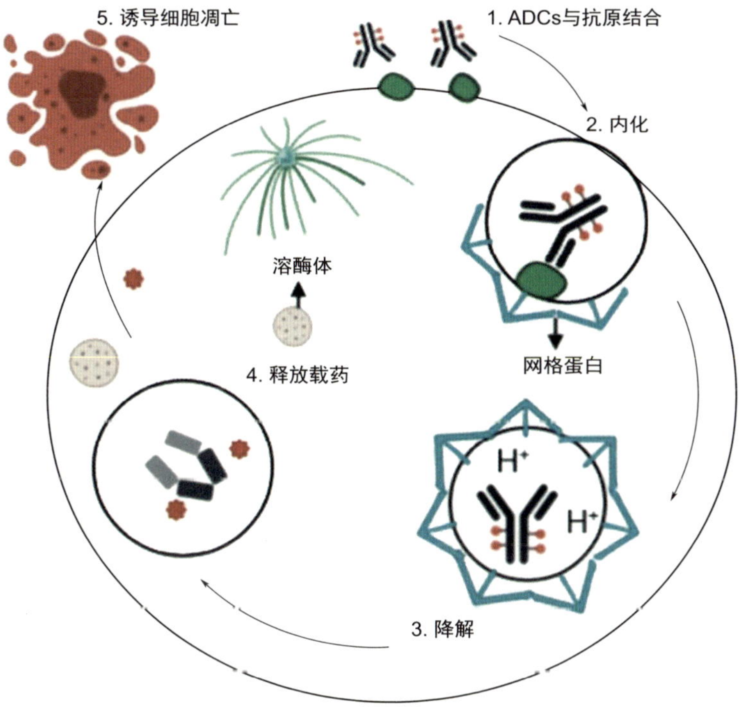

图5.3　ADCs作用机制示意图

5.4　ADCs的药代动力学考虑因素

ADCs首先通过抗体部分与细胞表面目标抗原结合，随后通过受体介导的内吞作用被细胞摄取。进入细胞后，ADCs经历溶酶体介导的降解过程，释放细胞毒性药物并诱导细胞死亡，这是ADCs的主要作用机制。然而，ADCs也有可能通过非特异性机制（如细胞饮吞作用）被其他细胞摄取，从而在正常细胞中释放药物，导致毒性反应[68]。

在ADCs分子中，抗体部分大约占总分子量（通常约为150 kDa）的98%，因此抗体成分在ADCs的药代动力学（PK）特性中起着主导作用。抗体的目标结合、Fc受体介导的回收以及Fc效应功能，均由抗体部分决定。抗体的缓慢清除、较长半衰期、蛋白水解降解以及较低的分布容积是ADCs吸收、分布、代谢和排泄（ADME）特性中的关键因素。尽管抗体赋予了ADCs较长的半衰期等药代动力学优势，但也带来了一些缺点，如口服生物利用度低，且皮下或肌内注射时吸收不完全（这主要是由于抗体分子较大）。此外，抗体可能引发免疫原性反应，且在某些情况下表现出非线性的分布与清除特征[69]。

未偶联药物（即未与抗体连接的药物）和偶联药物（正确连接的抗体与细胞毒小分子药物）在某些药代动力学特性上相似，但也存在一些差异，特别是在药物的异质性或非均匀混合方面。尤其在多个药物分子偶联到抗体的不同位置时，这种差异更加显著。此外，ADCs作为包含两种药理活性成分（抗体和细胞毒小分子药物）的复合物，其体内行为和命运受到这两种成分相互作用的制约[70]。

5.4.1 ADCs的异质性

ADCs分子中的异质性主要来源于两个方面：生产过程中产生的变异和体内代谢过程中发生的变化。生产过程中抗体与药物的偶联反应是ADCs异质性的主要来源。抗体与药物的偶联通常发生在抗体的特定氨基酸残基（如半胱氨酸和赖氨酸）上，这些残基能够通过化学反应进行特异性的修饰[71]。半胱氨酸和赖氨酸残基通常是偶联反应的靶点，因为它们具有高效的化学反应能力。不同抗体因偶联方式差异，其药物/载荷分子的连接位点数量及偶联数量（即药物/抗体比值，DAR）亦有所不同[62,71]。例如，通过半胱氨酸偶联的ADCs，其DAR范围通常在0到8之间，这表明药物分子可能偶联到抗体中的部分或所有半胱氨酸残基，形成二硫键[71]。而通过赖氨酸偶联的ADCs则可能存在更大的变异性，包括偶联药物的数量和偶联位置的不一致性。除了生产过程中导致的异质性，体内给药后的化学或生物过程也可能引起异质性，主要表现为“去偶联”现象[72]。去偶联是指药物从ADCs分子中脱离的过程，这一过程通常依赖于连接子类型及偶联位点的不同，可能涉及酶促降解或化学反应。去偶联的发生会导致药物从抗体中释放，降低DAR，从而影响ADCs的疗效和药代动力学特性[73]。

ADCs的异质性给其表征、定量和优化带来了显著挑战。为了减少生产过程中产生的异质性，已有多种策略被提出。例如，Junutula等人开发了一类新型的硫单抗-药物偶联物，利用工程化的半胱氨酸残基，显著提高了偶联位点的特异性，减少了异质性，且具有明确的DAR和更高的治疗指数[74,75]。同样，McDonagh等人通过设计特定的半胱氨酸及其链间二硫键，减少了偶联的半胱氨酸数量，进而降低了ADCs的异质性[76]。然而，体内过程引起的异质性仍然存在，且去偶联现象依然是一个值得关注的问题[63]。因此，全面了解药物偶联位点、DAR与ADCs药代动力学之间的关系，对于进一步优化ADCs的设计至关重要。可以得出结论，DAR在ADCs的设计、优化和疗效提升中起着核心作用[68]。

5.4.2 ADCs的生物分析考虑

ADCs的活性依赖于抗体和药物分子这两个核心成分，因此对它们的检测至关重要。这些检测既可以评估两者结合后的表现，也可以单独评估它们的体内行为。常见检测内容包括总抗体（Tab，包含未偶联和偶联抗体）、偶联药物、偶联抗体、未偶联抗体及游离药物的定量分析[68,77,78]。

总抗体（Tab）浓度通常通过酶联免疫吸附测定（ELISA）检测，结果包括未偶联抗体和偶联抗体的总量[79]。Tab的数据对于了解ADCs抗体部分的药代动力学特性及其体内稳定性至关重要。Tab的药代动力学表现对于ADCs的优化，特别是在偶联方式和药物负载选择中的作用不可忽视。ELISA方法还可以用于测量循环系统中偶联抗体的浓度，这一浓度通常被视为活性ADCs的近似值[80]。然而，精确测定偶联抗体的量存在较大挑战，检测方法对药物负载变化的敏感性不同，这可能导致测定浓度与实际药理活性不完全一致，从而影响评估的准确性[77, 81]。偶联药物的浓度通常通过从抗体上裂解药物来测定。药物被释放后，其总量可以被量化，用以反映结合到抗体上的药物数量[82]。偶联药物浓度的检测一般采用液相色谱-质谱联用（LC-MS）或ELISA方法。然而，这些方法无法提供关于抗体与药物结合比例（DAR）的直接信息，特别是对于高DAR和低DAR物种之间的浓度差异无法区分[79]。此外，未偶联的药物和抗体也可以通过LC-MS或ELISA法进行测定。与ELISA方法相比，LC-MS具有非常好的灵敏性和特异性。未偶联的细胞毒药物浓度能够反映药物在体内的暴露情况，这是评估系统毒性的重要指标。目前尚未有单一检测方法能够全面表征ADCs在体内的所有特性。然而，随着技术的不断进步，对ADCs的更精细、更特异的分析已成为可能。这些新技术将为更全面地了解ADCs的药代动力学特性提供重要支持[68,77-79]。

5.4.3 ADCs的药代动力学参数

ADCs由抗体和药物分子组成，因此其药代动力学特性同时受到这两种成分的影响。Lin和Tibbitts研究了ADCs的药代动力学分布，指出偶联过程会显著改变其药代动力学参数，导致浓度-时间曲线表现出快速下降，而总抗体（Tab）表现出典型的多指数衰减模式。偶联药物的初始浓度较高，这与药物/抗体比值（DAR）密切相关，但其浓度下降的速度明显快于Tab。游离药物的浓度则相对较低[68]。

（1）吸收

ADCs主要通过静脉注射给药，其吸收过程与未偶联抗体相似[68,83]。静脉给药后，ADCs进入血液循环，并根据靶向抗原的表达情况及其他因素，达到目标部位。

（2）分布

ADCs的主要成分是抗体，因此其分布受抗体成分的影响。ADCs从血浆到间质液的转运主要依赖于ADCs通过血管内皮细胞的扩散。靶向抗原的表达和ADCs与抗原结合后的内化也会影响其分布[83-85]。ADCs通过抗原特异性或非特异性机制分布到非靶组织，可能会对药理效应或毒性效应产生显著影响。靶细胞在体循环中可能会发生抗原脱落现象[86]。在这种情况下，ADCs可能会与可溶性的脱落抗原结合，从而导致ADCs通过肝脏清除，这有可能引发肝毒性[87]。抗体与药物的偶联会影响ADCs向组织的分布。因此，ADCs的分布不仅影响其药理效应，也会影响其治疗指数。

（3）代谢和清除

ADCs可以通过酶促或化学过程解偶联为细胞毒性药物和抗体[26,88]。ADCs的另一个药代动力学过程是代谢，涉及抗体和药物代谢产物（如药物氨基偶联物或游离药物）的生成。代谢产物的生成过程受连接子稳定性、偶联位点及总药物负载量的影响。由易受化学或酶降解的连接子构成的ADCs，通常以解偶联为主要代谢途径。在代谢过程中，ADCs经历内吞或吞饮作用，随后在溶酶体的参与下进行酶促降解[70]。ADCs代谢产物的大小和结构通常与小分子治疗药物相似，其最终代谢产物的特性和行为决定了ADCs的潜在毒性。ADCs的毒性主要来自药物载荷的代谢产物，这些代谢产物可能对ADCs的特异性产生非特异性影响。ADCs的代谢和清除主要依赖细胞色素P450酶及转运蛋白。这些代谢产物可能与其他药物发生相互作用，从而引发毒性反应[68, 85]。未来关于ADCs代谢产物化学特性及下一代ADCs的研究将有助于开发更具靶向性的抗体、更稳定的连接子，并减少载药特异性毒性。

5.5 ADCs的应用

目前，已有7种ADCs获批上市，另有超过100种正在临床试验阶段[64]。获批的ADCs主要应用于肿瘤治疗。然而，近年来，ADCs的开发范围正在扩大，新的候选药物正在探索用于治疗类风湿性关节炎、细菌感染、眼部疾病以及结核病等。由于ADCs能够实现靶向递送药物，同时显著降低不良反应，因此这一领域的研究得到了广泛关注。第5.5.1节介绍了目前市场上已获批的ADCs，并在表5.1中详细汇总了其关键信息。

表5.1 抗体-药物偶联物总结表

序号	通用名称	制造商	商品名	连接子类型	载药	靶抗原	用途	参考文献
1	吉妥珠单抗	Wyeth/Pfizer	Mylotarg	肼	*N*-乙酰基-*γ*-卡里奇霉素	CD33	急性髓系白血病	[89]
2	本妥昔单抗维妥汀	Seattle Genetics	Adcretris	蛋白酶可切割连接子	单甲基奥瑞他汀E	CD30	复发性霍奇金淋巴瘤和复发性间变性大细胞淋巴瘤	[90]
3	恩美曲妥珠单抗	Roche, Genentech	Kadcyla	不可切割连接子	微管蛋白抑制剂DM1	HER2	转移性乳腺癌	[91]
4	奥加伊妥珠单抗	Pfizer/Wyeth	Besponsa	酸不稳定连接子	*N*-乙酰基-*γ*-卡里奇霉素，1,2-二甲基肼二氯化物	CD22	复发或难治性B细胞恶性肿瘤	[92]
5	泊洛妥珠单抗	Roche, Genentech	Polivy	蛋白酶可切割连接子	多拉司他汀10类似物单甲基奥瑞他汀	CD79b	复发或难治性（R/R）弥漫性大B细胞淋巴瘤	[93]
6	恩诺单抗	Astellas Pharma/Seattle Genetics	Padcev	蛋白酶连接子	单甲基奥瑞他汀E	Nectin-4	转移性尿路上皮癌	[94]
7	德曲妥珠单抗	Daiichi Sankyo/AstraZeneca	Enhertu	可切割连接子	德鲁替康	HER2	转移性HER2阳性乳腺癌	[95]

5.5.1 ADCs的市场批准

（1）吉妥珠单抗

吉妥珠单抗是首个获批上市的抗体-药物偶联物（ADC），由Wyeth公司以

Mylotarg品牌名销售。该药物曾获得美国FDA批准，但在几年后因相较于常规治疗显示出较高的死亡率，且临床效益较低，最终被撤回[96]。吉妥珠单抗奥唑米星由细胞毒性药物*N*-乙酰基-*γ*-卡里奇霉素与人源化IgG4单克隆抗体抗CD33通过肼键（hydrazone linker）共价连接组成。该药物用于治疗2岁以上儿童及成人的CD33阳性急性髓系白血病（AML）。其作用机制是通过与CD33抗原结合，随后被细胞内吞并释放*N*-乙酰基-*γ*-卡里奇霉素，导致细胞死亡[89]。在经过前期试验的Meta分析后，Pfizer公司于2017年重新将该药物推向市场，通过一项针对280名老年患者的开放标签Ⅲ期临床试验[97]。2018年4月，该药物被FDA批准用于急性髓系白血病的治疗。美国FDA报告指出，肝毒性是该药物的主要不良反应。该治疗方案通常包括一个诱导周期和两个巩固疗程[98]。在临床应用中，吉妥珠单抗奥唑米星常与多柔比星和阿糖胞苷联合使用。该药物以注射剂型上市，规格为4.5 mg冻干粉，需要在使用前重新溶解[97]。

（2）本妥昔单抗

本妥昔单抗于2011年8月获得市场批准，由西雅图基因公司（Seattle Genetics）以品牌名Adcetris®上市[99]。它是美国FDA批准的第二个抗体药物偶联物（ADC），由抗CD30单克隆抗体通过可被蛋白酶切割的连接子与单甲基奥瑞他汀E（monomethyl auristatin E）共价连接而成。该药物主要用于治疗间变大细胞淋巴瘤（ALCL）和霍奇金淋巴瘤（HL）。基于针对复发性霍奇金淋巴瘤和复发性间变大细胞淋巴瘤的Ⅱ期临床试验结果，该药物获得了加速批准[90,100]。本妥昔单抗的作用机制是通过将单甲基奥瑞他汀E递送至CD30阳性癌细胞内，抑制细胞分裂，从而阻止细胞的进一步复制并诱导细胞死亡。尽管该药物在患者中的耐受性良好，但仍可能引发一些不良反应，包括外周神经病变、中性粒细胞减少症、疲劳、恶心、贫血、咳嗽、血小板减少、腹泻、发热、皮疹以及上呼吸道感染。该药物以静脉输注形式给药，市场上以冻干粉末形式供应，每剂量为50 mg，使用前需重新溶解。本妥昔单抗可与多柔比星、长春花碱和达卡巴嗪联合使用[101]。

（3）恩美曲妥珠单抗 (T-DM1)

恩美曲妥珠单抗（T-DM1）于2013年2月获得批准，由Roche和Genentech以品牌名Kadcyla®上市[102,103]。它是首个获批用于非血液肿瘤的ADC。该药物由曲妥珠单抗（人源化抗HER2单克隆抗体）与多分子美坦辛类DM1通过非可切割连接子［*trans*-4-(马来酰亚胺甲基)环己烷-1-甲酸丁二酰亚胺酯］共价结合而成。恩美曲妥珠单抗用于治疗晚期（转移性）HER2阳性乳腺癌[91]。该药物通过美国FDA的快速审批程序获批，适用于曾接受过紫杉烷类药物和曲妥珠单抗联合治疗或单独治疗的乳腺癌患者。其批准基于一项随机对照试验（Ⅲ期

EMILIA试验）的结果。恩美曲妥珠单抗的作用机制是靶向HER2抗原后，通过破坏微管的合成，导致细胞周期停滞并最终诱导细胞凋亡。其常见不良反应包括转氨酶升高、疲劳、恶心和血小板减少等。该药物以注射剂形式上市，剂量为100 mg和160 mg的冻干粉剂，需在使用前重新溶解。恩美曲妥珠单抗用于转移性乳腺癌的单药治疗[104]。

（4）奥加伊妥珠单抗

奥加伊妥珠单抗于2017年8月获得批准，由辉瑞/惠氏（Pfizer/Wyeth）以品牌名 Besponsa™ 销售[105]。该药物靶向CD22抗原，由细胞毒性药物*N*-乙酰基-*γ*-卡里奇霉素-1,2-二甲基肼二氯化物与人源化IgG4单克隆抗体通过酸敏感连接子［连接子由3-甲基-3-巯基丁肼和4-(4′-乙酰基苯氧基)丁酸的缩合产物组成，简称AcBut］偶联而成。该药物主要用于治疗复发或难治性B细胞恶性肿瘤[92]。其作用机制是通过破坏双链DNA，导致细胞周期停滞并最终诱导细胞凋亡。治疗的主要不良反应是肝毒性[106]。奥加伊妥珠单抗既可以与其他化疗药物联合使用，也可单独作为单药治疗。该药物以注射剂型提供，每剂量为0.9 mg的冻干粉剂，使用前需重新溶解并稀释。

（5）泊洛妥珠单抗

泊洛妥珠单抗于2019年6月获得市场批准，由Roche-Genentech以 Polivy™ 品牌名销售[107]。它是首个靶向 CD79b 的抗体-药物偶联物（ADC），用于治疗复发或难治性（R/R）弥漫性大B细胞淋巴瘤（DLBCL），这是一种发生在成人中的非霍奇金淋巴瘤类型。该药物常与利妥昔单抗（rituximab）和苯达莫司汀（bendamustine）联合使用。泊洛妥珠单抗由合成的多拉司他汀10的类似物单甲基奥瑞他汀E（一种微管抑制剂）与靶向B细胞抗原的人源化单克隆抗体通过蛋白酶可切割连接子（马来酰亚胺己酰缬氨酸-瓜氨酸-对氨基苯甲酰氧羰基）偶联而成[93]。该药物基于Ⅰb/Ⅱ期GO29365随机研究的结果获得加速批准[108]。其作用机制是破坏微管、引发细胞周期停滞并最终导致细胞死亡。常见的不良反应包括白细胞减少、血小板减少、麻木、腹泻和食欲下降。每个小瓶含有140 mg冻干粉剂，使用前需重新溶解[109]。

（6）恩诺单抗

恩诺单抗于2019年12月获得批准，由Astellas Pharma和Seattle Genetics联合营销，品牌名为Padcev™[110]。它是首个针对Nectin-4抗原的抗体-药物偶联物（ADC）。该药物由IgG1κ单克隆抗体（靶向Nectin-4抗原）与单甲基奥瑞他汀E通过蛋白酶可切割连接子（马来酰亚胺己酰缬氨酸-瓜氨酸-对氨基苯甲酰氧羰基）结合而成[94]。恩诺单抗用于治疗已经接受过程序性死亡配体-1（PD-L1）或程序性死亡受体-1（PD-1）抑制剂治疗以及含铂化疗的转移性尿路上皮癌[94]。

其作用机制是通过结合Nectin-4抗原后被内化，进而与微管蛋白结合并抑制其聚合，最终导致细胞死亡。该药物以30 mg或20 mg的冻干粉末剂型提供，使用前需要重溶。恩诺单抗基于肿瘤反应率获得了加速审批。常见的不良反应包括败血症、尿路感染、呼吸困难和皮疹[111]。

（7）德曲妥珠单抗

德曲妥珠单抗于2019年12月获得美国FDA批准，由Daiichi Sankyo/AstraZeneca以Enhertu®[112]品牌上市。该药物用于治疗接受过抗HER2方案治疗的转移性HER2阳性乳腺癌患者。基于疗效持续时间和肿瘤反应率，德曲妥珠单抗获得了加速批准。它由靶向HER2抗原的单克隆抗体曲妥珠单抗与德鲁替康（一种拓扑异构酶Ⅰ抑制剂）通过可切割连接子偶联而成[95]。该抗体与HER2抗原结合后，通过内吞作用进入细胞，连接子在细胞内被裂解释放药物，从而引发DNA损伤并最终导致细胞死亡。常见的不良反应包括恶心、疲劳、脱发、呕吐、便秘、贫血和咳嗽。该药物以静脉输注方式给药，剂量为5.4 mg/kg，每三周一次[113]。

5.5.2 ADCs在类风湿性关节炎中的应用

类风湿性关节炎是一种慢性自身免疫性疾病，主要表现为滑膜炎症和骨破坏。在这种疾病中，血清和滑液中通常会过度表达促炎性细胞因子，如IL-1、IL-6和肿瘤坏死因子（TNF）[114]。尽管目前已有多种治疗方案用于缓解类风湿性关节炎的症状，但ADCs因其良好的靶向性和较少的不良反应，正在被开发用于该病的治疗[115]。一种托珠单抗-阿仑膦酸盐偶联物已被开发用于治疗类风湿性关节炎。该ADC由人源化单克隆抗体托珠单抗与阿仑膦酸盐通过可切割连接子［3-(2-吡啶基硫代)内酰肼-聚乙二醇-*N*-羟基琥珀酰亚胺］偶联而成[116]。该ADC通过阻断IL-6减轻类风湿性关节炎的症状，而阿仑膦酸盐作为抗炎药，通过抑制巨噬细胞减少炎症。因此，该偶联物在类风湿性关节炎的治疗中被认为是一种有效的选择[116, 117]。

5.5.3 ADCs在细菌感染中的应用

ADCs技术也被应用于细菌感染的治疗，利用单克隆抗体将抗生素精准递送到细菌靶点[118]。这种策略可用于治疗金黄色葡萄球菌及其他细菌感染，如结核分枝杆菌感染。例如，一种此类ADC是由针对*β*-*N*-乙酰氨基葡萄糖的细胞壁次磷酸抗体与抗生素利福平通过连接子（MC-ValCit-PABQ）偶联而成[119]。该ADC通过识别细菌表面的抗原并被内化，进而将药物释放到细菌内部，从而引起细菌细胞死亡。这种治疗方法有助于克服抗生素耐药性，为感染性疾病的治疗提供了新的可能性，同时也能提高疗效较差的抗生素的效能，并降低疾病的复发风险[118, 120]。

5.5.4 ADCs在眼科学的应用

ADCs的开发在眼科学领域展现了广阔的应用潜力，尤其是在实现眼部精准药物递送方面。研究表明，ADCs是一种治疗脉络膜新生血管化的有前景的方法[121]。脉络膜新生血管化的特征是在视网膜色素上皮层和神经视网膜下方异常生长和形成渗漏性的新生血管[122]。ADCs可被开发用于靶向此类疾病中特异的抗原。尽管抗血管内皮生长因子可以作为此疾病的抗原，但由于其为可溶性分子，在药物递送方面存在一定限制。目前正在进行研究以寻找存在于异常细胞中并导致脉络膜新生血管化的靶点[123]。在后囊混浊的治疗中，ADCs也显示出潜在的应用价值。后囊混浊是由于上皮细胞增殖并逐渐形成多层结构而引起的[121]。目前已有多种ADCs进入临床试验阶段，用于治疗这种疾病。例如，研究者开发了一种ADC，其由鼠源性单克隆抗体通过连接子与多肽蓖麻毒素偶联而成[124]。该ADC能够靶向上皮细胞表面的糖蛋白表位，内化后通过抑制蛋白质合成实现对细胞的杀伤。然而，截至目前，激光囊膜切开术仍然是治疗该病的标准方法[125]。在ADCs领域的持续研究中，科学家正致力于开发更可行的解决方案，以应对眼科相关疾病。

5.6 ADCs的耐药性

单克隆抗体类治疗药物在癌症及其他疾病的治疗中可能面临耐药性问题[38]。耐药性通常由宿主或肿瘤相关因素引起[126]。P-糖蛋白的外排作用是导致药物耐药的主要机制[127, 128]。细胞周期机制也可能与ADCs的耐药性相关，处于G0期的细胞对药物的敏感性较低[129]。ADCs耐药性的机制如图5.4所示。一种克服耐药性的方法是使用前药策略。另一种方法是采用不易被P-糖蛋白外排的大分子ADCs，或者使用与P-糖蛋白亲和力较低的同类分子[38, 130]。此外，采用不可切割的连接子也可能是克服耐药性的潜在策略[131]。

5.7 ADCs的监管方面

ADCs的评估由美国FDA的药物评估与研究中心（CDER）负责，而单克隆抗体则由生物制品评估与研究中心（CBER）负责评估。然而，自2003年起，单克隆抗体与ADCs都由CDER进行评估。在监管提交的质量控制部分中，单

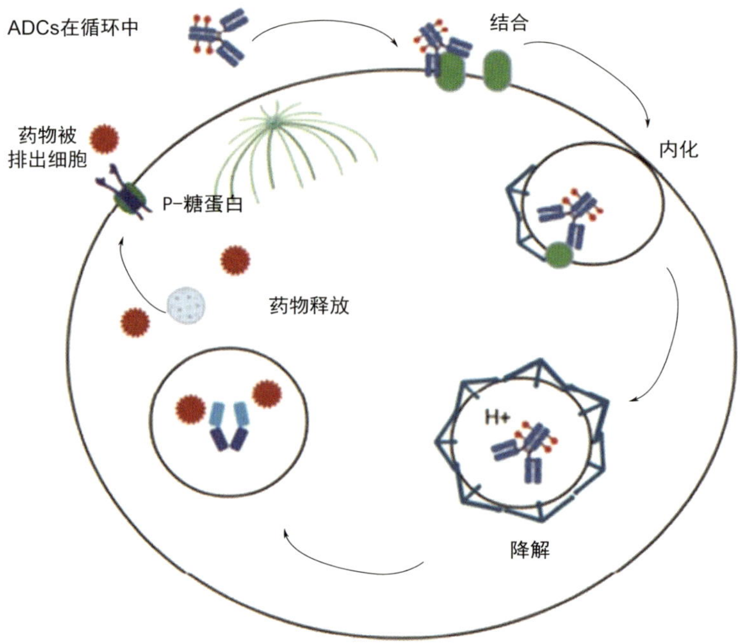

图5.4　抗体-药物偶联物（ADCs）抗药性机制

克隆抗体、连接子-药物和整个ADCs都需要在化学、生产和控制（CMC）方面进行表征。FDA在ADCs的审查过程中涉及两个办公室：一个是生物制品办公室（OBP），另一个是新药质量评估办公室（ONDQA）。单克隆抗体在OBP进行审查，而连接子和药物则由ONDQA进行评估[132]。关于ADCs监管方面的概述见图5.5。

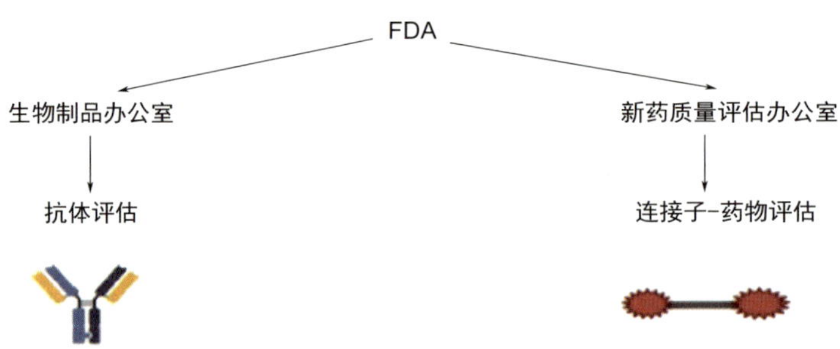

图5.5　ADCs的监管

5.7.1　ONDQA的作用

药物-连接子的评估涉及多个方面，包括光学纯度、杂质（与产品、工艺、游离药物、残留溶剂和重金属相关）、多晶型，以及生物活性（靶向特异性和结合亲和力）和效力。此外，起始物料的来源，如微生物菌株的发酵来源、肽类结构的改造、天然产物及合成化合物，也需要进行评估。连接子-药物中间体是通过多种偶联反应生产的，因此，杂质的定量分析尤为重要。连接子-药物的特征通常通过一系列正交技术进行表征，例如紫外光谱（UV）、红外光谱（IR）、质谱（MS）、核磁共振（NMR）和元素分析等。通常，杂质水平超过1%时，需要对其进行结构表征[133]。

5.7.2 OBP的作用

OBP主要负责单克隆抗体的评估。评估内容包括：单克隆抗体的一级结构（如肽图谱分析和N端/C端序列分析）、构象结构（如电荷、大小和分子量）、碎片的存在、对靶标抗原的特异性，以及翻译后修饰（如唾液酸含量、单糖含量和寡糖谱分析）。肽图谱分析用于表征单克隆抗体的一级结构，并为ADCs的批次一致性提供信息。除了上述分析方法，评估单克隆抗体时还需检验其效应功能，确保其对靶标的特异性结合。此外，检测方法还应能够表征来源于单克隆抗体的杂质，包括工艺相关杂质（如宿主细胞DNA和微生物污染物）和产品杂质（如二聚体、聚集体及降解产物）。这些杂质对生物活性的影响也需要进行评估，确保其对治疗效果不会产生不利影响。在进行杂质评估时，特别需要关注与工艺相关的杂质，评估其对产品质量的潜在影响。验证应在去除工艺相关杂质后进行，以确保最终产品的质量符合标准。最终，OBP和新药质量评估办公室（ONDQA）将联合审查所有相关数据，由同一位评审员进行综合评审，基于报告结果决定是否批准该产品上市。

5.8 结论与展望

随着医学研究日益向生物制剂领域倾斜，抗体-药物偶联物的概念得到了快速发展。由于其优异的靶向治疗能力，抗体-药物偶联物的批准数量持续增加。本章综述了抗体-药物偶联物的基本概念、发展历程及其临床应用的前景。抗体-药物偶联物的历史回顾了其概念的起源以及该疗法所带来的显著治疗效益。文章还详细讨论了设计抗体-药物偶联物时每一组成部分的重要性以及药物在细胞内部化后的作用机制。作为一种结合了抗体与药物载荷的混合系统，抗体-药物偶联物的药代动力学特征兼具两者的特性，因此对其药代动力学的研究具有较高复杂性。异质性和体内分布是评估抗体-药物偶联物时最重要的参数之一。随着这一领域的不断发展，亟须更高效的分析手段来精确衡量其药代动力学特性。

截至目前，已有七种抗体-药物偶联物获得美国FDA批准，其中三种是在2019年批准的，标志着这一年在抗体-药物偶联物领域的突破性进展。大多数抗体药物偶联物目前已获批用于癌症治疗。然而，研究人员正在积极探索其在其他适应证中的潜在应用，尤其在炎症、细菌感染和眼科等领域已有初步研究成果，展现出良好的前景。

尽管抗体-药物偶联物耐药性相对较低，但已有研究显示，部分细胞可能会对抗体-药物偶联物产生耐药性。因此，新的策略已被提出，旨在克服这一挑战。美国FDA也通过发布相关的监管指导方针，支持抗体-药物偶联物的批准和应用。抗体-药物偶联物的评估由两大办公室负责：生物制品评估办公室（OBP）和新药质量评估办公室（ONDQA）。作为一个新兴领域，抗体-药物偶联物的研究仍在不断推进，特别是在解决耐药性问题和优化设计方面。目前，研究的重点是扩展抗体-药物偶联物在癌症治疗之外的应用领域，力争为其在其他疾病治疗中的批准奠定基础。

参考文献

[1] McCamish M, Yoon W, and McKay J. (2016). Biosimilars: biologics that meet patients' needs and healthcare economics. *Am. J. Manag. Care* 22 (13 Suppl.): S439-S442. http://www.ncbi.nlm.nih.gov/pubmed/28719221.

[2] U.S. FDA. Drugs@FDA: FDA-Approved Drugs. https://www.accessdata.fda.gov/ scripts/cder/daf/index.Cfm?event=overview.process&ApplNo=021409 (accessed Apr. 21 2020).

[3] de la Torre B G and Albericio F. (2019). The pharmaceutical industry in 2018. An analysis of FDA drug approvals from the perspective of molecules. *Molecules* 24 (4): 809. https://doi.org/10.3390/molecules24040809.

[4] Weiner G J. (2015). Building better monoclonal antibody-based therapeutics. *Nat. Rev. Cancer* 15 (6): 361-370. https://doi.org/10.1038/nrc3930.

[5] Schwartz R S. (2004). Paul Ehrlich's magic bullets. *N. Engl. J. Med.* 350 (11): 1079-1080. https://doi.org/10.1056/NEJMp048021.

[6] Himmelweit F. (ed.) (1960). *The Collected Papers of Paul Ehrlich* 1e. Pergamon. https://www.elsevier.com/books/the-collected-papers-of-paul-ehrlich/ himmelweit/978-0-08-009056-6 (accessed 21 April 2020).

[7] Köhler G and Milstein C. (1975). Continuous cultures of fused cells secreting antibody of predefined specificity. *Nature* 256 (5517): 495-497. https://doi.org/10 .1038/256495a0.

[8] Saleh M N, Sugarman S, Murray J, et al. (2000). Phase I trial of the anti-Lewis Y drug immunoconjugate BR96-doxorubicin in patients with Lewis Y-expressing epithelial tumors. *J. Clin. Oncol.* 18 (11): 2282-2292. https://doi.org/10.1200/JCO.2000.18.11.2282.

[9] Tolcher A W, Sugarman S, Gelmon K A, et al. (1999). Randomized phase II study of BR96-

doxorubicin conjugate in patients with metastatic breast cancer. *J. Clin. Oncol.* 17 (2): 478-478. https://doi.org/10.1200/JCO.1999.17.2.478.

[10] Petersdorf S, Kopecky K, Stuart R K, et al. (2009). Preliminary results of Southwest Oncology Group Study S0106: an international intergroup phase 3 randomized trial comparing the addition of gemtuzumab ozogamicin to standard induction therapy versus standard induction therapy followed by a second randomization to post-consolidation gemtuzumab ozogamicin versus no additional therapy for previously untreated acute myeloid leukemia. *Blood* 114 (22): 790-790. https://doi.org/10.1182/blood.V114.22.790.790.

[11] Pd S and El S. (2012). The discovery and development of brentuximab vedotin for use in relapsed Hodgkin lymphoma and systemic anaplastic large cell lymphoma. *Nat. Biotechnol.* 30 (7): 631-637. https://doi.org/10.1038/nbt.2289.

[12] Barok M, Joensuu H, and Isola J. (2014). Trastuzumab emtansine: mechanisms of action and drug resistance. *Breast Cancer Res.* 16 (2): 209. https://doi.org/10.1186/bcr3621.

[13] Burris H A. (2013). Developments in the use of antibody-drug conjugates. *Am. Soc. Clin. Oncol. Educ. Book* https://doi.org/10.1200/EdBook_AM.2013.33.e99.

[14] Lambert J M and Morris C Q. (2017). Antibody-drug conjugates (ADCs) for personalized treatment of solid tumors: a review. *Adv. Ther.* 34 (5): 1015-1035. https://doi.org/10.1007/s12325-017-0519-6 .

[15] Nagayama A, Ellisen L W, Chabner B and Bardia A. (2017). Antibody-drug conjugates for the treatment of solid tumors: clinical experience and latest developments. *Targeted Oncol.* 12 (6): 719-739. https://doi.org/10.1007/s11523- 017-0535-0.

[16] Diamantis N and Banerji U. (2016). Antibody-drug conjugates - an emerging class of cancer treatment. *Br. J. Cancer* 114 (4): 362-367. https://doi.org/10 .1038/bjc.2015.435.

[17] Donaghy H. (2016). Effects of antibody drug and linker on the preclinical and clinical toxicities of antibody-drug conjugates. *mAbs* 8 (4): 659-671. https://doi .org/10.1080/19420862.2016.1156829.

[18] Damelin M, Zhong W, Myers J, and Sapra P. (2015). Evolving strategies for target selection for antibody-drug conjugates. *Pharm. Res.* 32 (11): 3494-3507. https://doi.org/10.1007/s11095-015-1624-3.

[19] Strohl W R. (2018). Current progress in innovative engineered antibodies. *Protein Cell* 9 (1): 86-120. https://doi.org/10.1007/s13238-017-0457-8 .

[20] Hoffmann R M, Coumbe B G T, Josephs D H, et al. (2018). Antibody structure and engineering considerations for the design and function of antibody drug conjugates (ADCs). *OncoImmunology* 7 (3): e1395127. https://doi.org/10 .1080/2162402X.2017.1395127.

[21] Yoo E M, Wims L A, Chan L A and Morrison S L. (2003). Human IgG2 can form covalent dimers. *J. Immunol.* 170 (6): 3134-3138. https://doi.org/10.4049/ jimmunol.170.6.3134.

[22] van der Neut Kolfschoten M, Schuurman J, Losen M, et al. (2007). Antiinflammatory activity of human IgG4 antibodies by dynamic Fab arm exchange. *Science* 317 (5844): 1554-1557. https://doi.org/10.1126/science.1144603.

[23] Bakhtiar R. (2016). Antibody drug conjugates. *Biotechnol. Lett.* 38 (10): 1655-1664. https://doi.org/10.1007/s10529-016-2160-x.

[24] Scott A M, Wolchok J D, and Old L J. (2012). Antibody therapy of cancer. *Nat. Rev. Cancer* 12 (4): 278-287. https://doi.org/10.1038/nrc3236.

[25] Han T H and Zhao B. (2014). Absorption distribution metabolism and excretion considerations for the development of antibody-drug conjugates. *Drug Metab. Dispos.* 42 (11): 1914-1920. https://doi.org/10.1124/dmd.114.058586.

[26] Vugmeyster Y, Xu X, Theil F-P, et al. (2012). Pharmacokinetics and toxicology of therapeutic proteins: advances and challenges. *World J. Biol. Chem.* 3 (4): 73-92. https://doi.org/10.4331/wjbc.v3.i4.73.

[27] Dubey S and Giovannini R. (2021). Stability of biologics and the quest for polysorbate alternatives. *Trends Biotechnol.* 39 (6): 546-549.

[28] Nongkhlaw R, Patra P, Chavrasiya A, et al. (2020). Chapter 6 - Biologics: delivery options and formulation strategies. In: *Drug Delivery Aspects* vol. 4: 115-155.

[29] Chari R V J, Miller M L, and Widdison W C. (2014). Antibody-drug conjugates: an emerging concept in cancer therapy. *Angew. Chem. Int. Ed.* 53 (15): 3796-3827. https://doi.org/10.1002/anie.201307628.

[30] Dubey S, Perozzo R, Scapozza L, and Kalia Y N, et al. (2021). Stability of insulin like growth factor 1 (IGF-1) in the presence of dermis and epidermis. *Eur. J. Pharm. Biopharm.* 158: 379-381.

[31] Dubey S, Perozzo R, Scapozza L, et al. (2020). Specific protein-protein interactions limit the cutaneous iontophoretic transport of interferon β-1B and a poly-ARG interferon β-1B analogue. *Int. J. Pharm.: X* 2: 100051. https://doi.org/ 10.1016/j.ijpx.2020.100051.

[32] Yu J, Dubey S, and Kalia Y.N. (2018). Needle-free cutaneous delivery of living human cells by Er:YAG fractional laser ablation. *Expert Opin. Drug Delivery* 15 (6): 559-566.

[33] Dubey S and Kalia Y N. (2014). Understanding the poor iontophoretic transport of lysozyme across the skin: when high charge and high electrophoretic mobility are not enough. *J. Controlled Release* 183: 35-42.

[34] Dubey S, Perozzo R, Scapozza L, et al. (2011). Noninvasive transdermal iontophoretic delivery of biologically active human basic fibroblast growth factor. *Mol. Pharmaceutics* 8 (4): 1322-1331.

[35] Ibeanu N, Egbu R, Onyekuru L, et al. (2020). Injectables and depots to prolong drug action of proteins and peptides. *Pharmaceutics* 12 (10): https://doi .org/10.3390/pharmaceutics12100999.

[36] Dubey S and Kalia Y N. (2011). Electrically assisted delivery of an anionic protein across intact skin: cathodal iontophoresis of biologically active ribonuclease T1. *J. Controlled Release* 152 (3): 356-362.

[37] Dubey S and Kalia Y N. (2010). Non-invasive iontophoretic delivery of enzymatically active ribonuclease A (13.6 kDa) across intact porcine and human skins. *J. Controlled Release* 145 (3): 203-209.

[38] Shefet-Carasso L and Benhar I. (2015). Antibody-targeted drugs and drug resistance - challenges and solutions. *Drug Resist. Updates* 18: 36-46. https://doi.org/10.1016/j.drup.2014.11.001.

[39] Hughes B. (2010). Antibody-drug conjugates for cancer: poised to deliver? *Nat. Rev. Drug Discovery* 9 (9): 665-667. https://doi.org/10.1038/nrd3270.

[40] Flygare J A, Pillow T H, and Aristoff P. (2013). Antibody-drug conjugates for the treatment of cancer. *Chem. Biol. Drug Des.* 81 (1): 113-121. https://doi.org/ 10.1111/cbdd.12085.

[41] Teicher B A and Chari R V J. (2011). Antibody conjugate therapeutics: challenges and potential. *Clin. Cancer Res.* 17 (20): 6389-6397. https://doi.org/10.1158/1078-0432.CCR-11-1417 .

[42] Sassoon I and Blanc V. (2013). Antibody-Drug Conjugate (ADC) Clinical Pipeline: a review. *Methods Mol. Biol.* 1045: 1-27. Humana Press Inc. SpringerLink. https://link.springer.com/protocol/10.1007%2F978-1-62703-541-5_1 (accessed 21 April 2020).

[43] McCombs J R and Owen S C. (2015). Antibody drug conjugates: design and selection of linker payload and conjugation chemistry. *AAPS J.* 17 (2): 339-351. https://doi.org/10.1208/s12248-014-9710-8 .

[44] Senter P D. (2009). Potent antibody drug conjugates for cancer therapy. *Curr. Opin. Chem. Biol.* 13 (3): 235-244. https://doi.org/10.1016/j.cbpa.2009.03.023.

[45] Dan N, Setua S, Kashyap V K, et al. (2018). Antibody-drug conjugates for cancer therapy: chemistry to clinical implications. *Pharmaceuticals* 11 (2): 32. https://doi.org/10.3390/ph11020032.

[46] Lu J, Jiang F, Lu A, and Zhang G. (2016). Linkers having a crucial role in antibody-drug conjugates. *Int. J. Mol. Sci.* 17 (4): 561. https://doi.org/10.3390/ ijms17040561.

[47] Bryden F, Martin C, Letast S, et al. (2018). Impact of cathepsin B-sensitive triggers and hydrophilic linkers on *in vitro* efficacy of novel site-specific antibody-drug conjugates. *Org. Biomol. Chem.* 16 (11): 1882-1889. https:// doi.org/10.1039/C7OB02780J.

[48] Wang Y-J, Li Y-Y, Liu X-Y, et al. (2017). Marine antibody-drug conjugates: design strategies and research progress. *Mar. Drugs* 15 (1): 18. https://doi.org/10 .3390/md15010018.

[49] Jaracz S, Chen J, Kuznetsova L V and Ojima I. (2005). Recent advances in tumor-targeting anticancer drug conjugates. *Bioorg. Med. Chem.* 13 (17): 5043-5054. https://doi.org/10.1016/j.bmc.2005.04.084.

[50] de Graaf M, Boven E, Scheeren H W, et al. (2002). Beta-glucuronidase-mediated drug release. *Curr. Pharm. Des.* http://www.eurekaselect.com/64491/article (accessed 21 April 2020).

[51] Bargh J D, Isidro-Llobet A, Parker J S and Spring D R. (2019). Cleavable linkers in antibody drug conjugates. *Chem. Soc. Rev.* 48 (16): 4361-4374. https://doi.org/10.1039/C8CS00676H.

[52] Jeffrey S C, Andreyka J B, Bernhardt S X, et al. (2006). Development and properties of β-glucuronide linkers for monoclonal antibody-drug conjugates. *Bioconjugate Chem.* 17 (3): 831-840. https://doi.org/10.1021/bc0600214.

[53] Wu G, Fang Y-Z, Yang S, et al. (2004). Glutathione metabolism and its implications for health. *J. Nutr.* 134 (3): 489-492. https://doi.org/10.1093/jn/134 .3.489.

[54] Sapra P, Hooper A T, O'Donnell C J and Gerber H-P. (2011). Investigational antibody drug

conjugates for solid tumors. *Expert Opin. Invest. Drugs* 20 (8): 1131-1149. https://doi.org/10.1517/13543784.2011.582866.

[55] Tsuchikama K and An Z. (2018). Antibody-drug conjugates: recent advances in conjugation and linker chemistries. *Protein Cell* 9 (1): 33-46. https://doi.org/ 10.1007/s13238-016-0323-0 .

[56] Lyon R P, Meyer D L, Setter J R and Senter P.D. (2012). Conjugation of anticancer drugs through endogenous monoclonal antibody cysteine residues. *Methods Enzymol.* 502: 123-138. https://doi.org/10.1016/B978-0-12-416039-2.00006-9.

[57] Junutula J R, Raab H, Clark S, et al. (2008). Site-specific conjugation of a cytotoxic drug to an antibody improves the therapeutic index. *Nat. Biotechnol.* 26 (8): 925-932. https://doi.org/10.1038/nbt.1480.

[58] Kitson S L, Cuccurullo V, Moody T S and Mansi L. (2013). Radionuclide antibody-conjugates a targeted therapy towards cancer. *Curr. Radiopharm.* 6 (2): 57-71. https://doi.org/10.2174/1874471011306020001.

[59] Singh S K, Luisi D L, and Pak R H. (2015). Antibody-drug conjugates: design formulation and physicochemical stability. *Pharm. Res.* 32 (11): 3541-3571. https://doi.org/10.1007/s11095-015-1704-4.

[60] Lambert J M. (2013). Drug-conjugated antibodies for the treatment of cancer. *Br. J. Clin. Pharmacol.* 76 (2): 248-262. https://doi.org/10.1111/bcp.12044.

[61] Beckley N S, Lazzareschi K P, Chih H-W, et al. (2013). Investigation into temperature-induced aggregation of an antibody drug conjugate. *Bioconjugate Chem.* 24 (10): 1674-1683. https://doi.org/10.1021/bc400182x.

[62] Hamblett K J, Senter P D, Chace D F, et al. (2004). Effects of drug loading on the antitumor activity of a monoclonal antibody drug conjugate. *Clin. Cancer Res.* 10 (20): 7063-7070. https://doi.org/10.1158/1078-0432.CCR-04-0789 .

[63] McDonagh C F, Turcott E, Westendorf L, et al. (2006). Engineered antibody-drug conjugates with defined sites and stoichiometries of drug attachment. *Protein Eng. Des. Sel.* 19 (7): 299-307. https://doi.org/10.1093/protein/gzl013.

[64] Peters C and Brown S. (2015). Antibody-drug conjugates as novel anti-cancer chemotherapeutics. *Biosci. Rep.* 35 (4): https://doi.org/10.1042/BSR20150089.

[65] Li F, Emmerton K K, Jonas M, et al. (2016). Intracellular released payload influences potency and bystander-killing effects of antibody-drug conjugates in preclinical models. *Cancer Res.* 76 (9): 2710-2719. https://doi.org/10.1158/0008-5472.CAN-15-1795.

[66] Roopenian D C and Akilesh S. (2007). FcRn: the neonatal Fc receptor comes of age. *Nat. Rev. Immunol.* 7 (9): 715-725. https://doi.org/10.1038/nri2155.

[67] Gorovits B and Krinos-Fiorotti C. (2013). Proposed mechanism of off-target toxicity for antibody-drug conjugates driven by mannose receptor uptake. *Cancer Immunol. Immunother.* 62 (2): 217-223. https://doi.org/10.1007/s00262-012-1369-3.

[68] Lin K and Tibbitts J. (2012). Pharmacokinetic considerations for antibody drug conjugates. *Pharm. Res.* 29 (9): 2354-2366. https://doi.org/10.1007/s11095- 012-0800-y.

[69] Carter P. (2001). Improving the efficacy of antibody-based cancer therapies. *Nat. Rev. Cancer* 1 (2): 118-129. https://doi.org/10.1038/35101072.

[70] Kamath A.V and Iyer S. (2015). Preclinical pharmacokinetic considerations for the development of antibody drug conjugates. *Pharm. Res.* 32 (11): 3470-3479. https://doi.org/10.1007/s11095-014-1584-z.

[71] Singh R and Erickson H K. (2009). Antibody-cytotoxic agent conjugates: preparation and characterization. In: *Therapeutic Antibodies* Methods in Molecular BiologyTM (Methods and Protocols) vol. 525 (ed. A. Dimitrov) 445-467. Totowa NJ: Humana Press.

[72] Wang L, Amphlett G, Blättler W A, et al. (2005). Structural characterization of the maytansinoid-monoclonal antibody immunoconjugate huN901-DM1 by mass spectrometry. *Protein Sci.* 14 (9): 2436-2446. https://doi.org/10.1110/ps .051478705.

[73] Sun X, Widdison W, Mayo M, et al. (2011). Design of antibody-maytansinoid conjugates allows for efficient detoxification via liver metabolism. *Bioconjugate Chem.* 22 (4): 728-735. https://doi.org/10.1021/bc100498q.

[74] Junutula J R, Bhakta S, Raab H, et al. (2008). Rapid identification of reactive cysteine residues for site-specific labeling of antibody-Fabs. *J. Immunol. Methods* 332 (1-2): 41-52. https://doi.org/10.1016/j.jim.2007.12.011.

[75] Dornan D, Bennett F, Chen Y, et al. (2009). Therapeutic potential of an anti-CD79b antibody-drug conjugate anti-CD79b-vc-MMAE for the treatment of non-Hodgkin lymphoma. *Blood* 114 (13): 2721-2729. https://doi.org/10.1182/ blood-2009-02-205500 .

[76] McDonagh C F, Kim K M, Turcott E, et al. (2008). Engineered anti-CD70 antibody-drug conjugate with increased therapeutic index. *Mol. Cancer Ther.* 7 (9): 2913-2923. https://doi.org/10.1158/1535-7163.MCT-08-0295.

[77] Alley S C and Anderson K E. (2013). Analytical and bioanalytical technologies for characterizing antibody-drug conjugates. *Curr. Opin. Chem. Biol.* 17 (3): 406-411. https://doi.org/10.1016/j.cbpa.2013.03.022.

[78] Gorovits B, Alley S C, Bilic S, et al. (2013). Bioanalysis of antibody-drug conjugates: American Association of Pharmaceutical Scientists Antibody-Drug Conjugate Working Group position paper. *Bioanalysis* 5 (9): 997-1006. https:// doi.org/10.4155/bio.13.38.

[79] Kaur S, Xu K, Saad O M, et al. (2013). Bioanalytical assay strategies for the development of antibody drug conjugate biotherapeutics. *Bioanalysis* 5 (2): 201-226. https://doi.org/10.4155/bio.12.299.

[80] Xu K, Liu L, Dere R, et al. (2013). In vivo drug-linker stability characterization of the drug-to-antibody ratio distribution for antibody-drug conjugates in plasma/serum. *Bioanalysis* 5 (9): 1057-1071. https://doi.org/10.4155/bio.13.66.

[81] Sanderson R J, Hering M A, James S F, et al. (2005). *In vivo* drug-linker stability of an anti-CD30 dipeptide-linked auristatin immunoconjugate. *Clin. Cancer Res.* 11 (2 Pt 1): 843-852.

[82] Hengel S M, Sanderson R, Valliere-Douglass J, et al. (2014). Measurement of *in vivo* drug load distribution of cysteine-linked antibody-drug conjugates using microscale liquid

chromatography mass spectrometry. *Anal. Chem.* 86 (7): 3420-3425. https://doi.org/10.1021/ac403860c.

[83] Boswell C A, Mundo E E, Zhang C, et al. (2011). Impact of drug conjugation on pharmacokinetics and tissue distribution of anti-STEAP1 antibody-drug conjugates in rats. *Bioconjugate Chem.* 22 (10): 1994-2004. https://doi.org/10.1021/bc200212a.

[84] Mould D R and Green B. (2010). Pharmacokinetics and pharmacodynamics of monoclonal antibodies: concepts and lessons for drug development. *BioDrugs* 24 (1): 23-39. https://doi.org/10.2165/11530560-000000000-00000.

[85] Tabrizi M A, Tseng C-M L, and Roskos L K. (2006). Elimination mechanisms of therapeutic monoclonal antibodies. *Drug Discovery Today* 11 (1-2): 81-88. https://doi.org/10.1016/S1359-6446(05)03638-X.

[86] Pastuskovas C V, Mallet W, Clark S, et al. (2010). Effect of immune complex formation on the distribution of a novel antibody to the ovarian tumor antigen CA125. *Drug Metab. Dispos.* 38 (12): 2309-2319. https://doi.org/10.1124/dmd.110.034330.

[87] Alley S C, Zhang X, Okeley N M, et al. (2009). The pharmacologic basis for antibody-auristatin conjugate activity. *J. Pharmacol. Exp. Ther.* 330 (3): 932-938. https://doi.org/10.1124/jpet.109.155549.

[88] Lobo E D, Hansen R J, and Balthasar J P. (2004). Antibody pharmacokinetics and pharmacodynamics. *J. Pharm. Sci.* 93 (11): 2645-2668. https://doi.org/10.1002/jps.20178.

[89] Baron J and Wang E S. (2018). Gemtuzumab ozogamicin for the treatment of acute myeloid leukemia. *Expert Rev. Clin. Pharmacol.* 11 (6): 549-559. https://doi.org/10.1080/17512433.2018.1478725.

[90] van de Donk N W C J and Dhimolea E. (2012). Brentuximab vedotin. *mAbs* 4 (4): 458-465. https://doi.org/10.4161/mabs.20230.

[91] Lambert J M and Chari R V J. (2014). Ado-trastuzumab emtansine (T-DM1): an antibody-drug conjugate (ADC) for HER2-positive breast cancer. *J. Med. Chem.* 57 (16): 6949-6964. https://doi.org/10.1021/jm500766w.

[92] Kantarjian H M, DeAngelo D J, Stelljes M, et al. (2019). Inotuzumab ozogamicin versus standard of care in relapsed or refractory acute lymphoblastic leukemia: Final report and long-term survival follow-up from the randomized phase 3 INO-VATE study. *Cancer* 125 (14): 2474-2487. https://doi.org/10 .1002/cncr.32116.

[93] Deeks E.D. (2019). Polatuzumab vedotin: first global approval. *Drugs* 79 (13): 1467-1475. https://doi.org/10.1007/s40265-019-01175-0.

[94] Enfortumab vedotin drug description. ADC Review. https://www.adcreview .com/enfortumab-vedotin-drug-description/ (accessed 22 April 2020).

[95] Modi S, Jacot W, Yamashita T, et al. (2020). Trastuzumab deruxtecan in previously treated HER2-positive breast cancer. *N. Engl. J. Med.* 382 (7): 610-621. https://doi.org/10.1056/NEJMoa1914510.

[96] ADC Review (2017). Gemtuzumab ozogamicin (Mylotarg®; Pfizer/Wyeth). *ADC Review.*

https://www.adcreview.com/gemtuzumab-ozogamicin-mylotarg/ (accessed 22 April 2022).

[97] U.S. FDA (2017). MYLOTARGTM (gemtuzumab ozogamicin) for injection. https://www.accessdata.fda.gov/drugsatfda_docs/label/2017/761060lbl.pdf (accessed 22 April 2022).

[98] MylotargTM | Pfizer for Professionals. https://mylotarg.pfizerpro.com/ (accessed 22 April 2022).

[99] U.S. FDA (2014). ADCETRIS® (brentuximab vedotin) for injection. https:// www.accessdata.fda.gov/drugsatfda_docs/label/2014/125388_s056s078lbl.pdf (accessed 22 April 2020).

[100] Brentuximab Vedotin (SGN35) Drug Description. ADC Review. https://www .adcreview.com/brentuximab-vedotin-sgn35/ (accessed 22 April 2020).

[101] ADCETRIS. ADC therapy - CD30-directed ADCETRIS® (brentuximab vedotin). https://www.adcetris.com/ (accessed 22 April 2020).

[102] ADC Review Journal of Antibody-drug Conjugates. Trastuzumab Emtansine | T-DM1 | Kadcyla®. ADC Review. https://www.adcreview.com/drugmap/ trastuzumab-emtansine-t-dm1-kadcyla (accessed 22 April 2020).

[103] KADCYLA® (ado-trastuzumab emtansine) in HER2+ breast cancer. https://www.kadcyla.com (accessed 22 April 2020).

[104] Peddi P.F and Hurvitz S.A. (2014). Ado-trastuzumab emtansine (T-DM1) in human epidermal growth factor receptor 2 (HER2)-positive metastatic breast cancer: latest evidence and clinical potential. *Ther. Adv. Med. Oncol.* 6 (5): 202-209. https://doi.org/10.1177/1758834014539183.

[105] BESPONSATM (inotuzumab ozogamicin) | R/R B-Cell ALL | Safety Info. https://www.pfizerpro.com/product/besponsa/hcp (accessed 22 April 2020).

[106] ADC Review Journal of Antibody-drug Conjugates. Inotuzumab ozogamicin (CMC-544) drug description. ADC Review. https://www.adcreview.com/inotuzumab-ozogamicin-cmc-544-drug-description/ (accessed 22 April 2020).

[107] U.S. FDA (2019). FDA approves polatuzumab vedotin-piiq for diffuse large B-cell lymphoma. https://www.fda.gov/drugs/resources-information-approveddrugs/fda-approves-polatuzumab-vedotin-piiq-diffuse-large-b-cell-lymphoma (accessed 22 April 2020).

[108] ADC Review Journal of Antibody-drug Conjugates. Polatuzumab vedotin (drug description). ADC Review. https://www.adcreview.com/polatuzumab-vedotindrug-description (accessed 22 April 2020).

[109] POLIVYTM (polatuzumab vedotin-piiq) for R/R DLBCL. https://www.polivy.com (accessed 22 April 2020).

[110] U.S. FDA (2019). FDA grants accelerated approval to enfortumab vedotin-ejfv for metastatic urothelial cancer. https://www.fda.gov/drugs/resourcesinformation-approved-drugs/fda-grants-accelerated-approval-enfortumabvedotin-ejfv-metastatic-urothelial-cancer (accessed 22 April 2020).

[111] Seagen®. Enfortumab vedotin (ASG-22ME). Seattle Genetics. https://www.seattlegenetics.com/pipeline/enfortumab-vedotin (accessed 22 April 2020).

[112] U.S. FDA (2019). FDA approves fam-trastuzumab deruxtecan-nxki for unresectable or

metastatic HER2-positive breast cancer. https://www.fda.gov/ drugs/resources-information-approved-drugs/fda-approves-fam-trastuzumabderuxtecan-nxki-unresectable-or-metastatic-her2-positive-breast-cancer (accessed 22 April 2020).

[113] AstraZeneca. Enhertu (trastuzumab deruxtecan) approved in the US for HER2- positive unresectable or metastatic breast cancer following two or more prior anti-HER2 based regimens. https://www.astrazeneca.com/media-centre/pressreleases/2019/enhertu-trastuzumab-deruxtecan-approved-in-the-us-for-her2-positive-unresectable-or-metastatic-breast-cancer-following-2-or-more-prioranti-her2-based-regimens.html (accessed 22 April 2020).

[114] Schett G and Gravallese E. (2012). Bone erosion in rheumatoid arthritis: mechanisms diagnosis and treatment. *Nat. Rev. Rheumatol.* 8 (11): 656-664. https://doi.org/10.1038/nrrheum.2012.153.

[115] Smolen J S, Aletaha D, Koeller M, et al. (2007). New therapies for treatment of rheumatoid arthritis. *Lancet* 370 (9602): 1861-1874. https://doi.org/10.1016/ S0140-6736(07)60784-3.

[116] Lee H, Bhang S H, Lee J H, et al. (2017). Tocilizumab-alendronate conjugate for treatment of rheumatoid arthritis. *Bioconjugate Chem.* 28 (4): 1084-1092. https://doi.org/10.1021/acs.bioconjchem.7b00008.

[117] Davignon J-L, Hayder M, Baron M, et al. (2013). Targeting monocytes/macrophages in the treatment of rheumatoid arthritis. *Rheumatology* 52 (4): 590-598. https://doi.org/10.1093/rheumatology/kes304.

[118] Mariathasan S and Tan M-W. (2017). Antibody-antibiotic conjugates: a novel therapeutic platform against bacterial infections. *Trends Mol. Med.* 23 (2): 135-149. https://doi.org/10.1016/j.molmed.2016.12.008.

[119] Lehar S M, Pillow T, Xu M, et al. (2015). Novel antibody-antibiotic conjugate eliminates intracellular *S. aureus*. *Nature* 527 (7578): 323-328. https://doi.org/10.1038/nature16057.

[120] Zhou C, Lehar S, Gutierrez J, et al. (2016). Pharmacokinetics and pharmacodynamics of DSTA4637A: A novel THIOMABTM antibody antibiotic conjugate against *Staphylococcus aureus* in mice. *mAbs* 8 (8): 1612-1619. https://doi.org/ 10.1080/19420862.2016.1229722.

[121] Shen J and Attar M. (2015). Antibody-drug conjugate (ADC) research in ophthalmology - a review. *Pharm. Res.* 32 (11): 3572-3576. https://doi.org/10.1007/ s11095-015-1728-9 .

[122] Shen W Y, Yu M J, Barry C J, et al. (1998). Expression of cell adhesion molecules and vascular endothelial growth factor in experimental choroidal neovascularisation in the rat. *Br. J. Ophthalmol.* 82 (9): 1063-1071. https://doi.org/10.1136/bjo.82.9.1063.

[123] Kamizuru H, Kimura H, Yasukawa T, et al. (2001). Monoclonal antibodymediated drug targeting to choroidal neovascularization in the rat. *Invest. Ophthalmol. Visual Sci.* 42 (11): 2664-2672.

[124] Tarsio J F, Kelleher P J, Tarsio M, et al. Inhibition of cell proliferation on lens capsules by 4197X-ricin A immunoconjugate. *J. Cataract Refract. Surg.* 23 (2): 260-266.

[125] Crosson C E, Kelleher P J, and Lam D M. (1992). Ocular pharmacokinetics of lens epithelial cell-specific immunotoxin 4197X-RA. *Exp. Eye Res.* 55 (1): 87-91. https://doi.

org/10.1016/0014-4835(92)90096-b.

[126] Kruser T J and Wheeler D L. (2010). Mechanisms of resistance to HER family targeting antibodies. *Exp. Cell. Res.* 316 (7): 1083-1100. https://doi.org/10.1016/j .yexcr.2010.01.009.

[127] Reslan L, Dalle S, and Dumontet C. (2009). Understanding and circumventing resistance to anticancer monoclonal antibodies. *mAbs* 1 (3): 222-229.

[128] Kovtun Y V and Goldmacher V S. (2007). Cell killing by antibody-drug conjugates. *Cancer Lett.* 255 (2): 232-240. https://doi.org/10.1016/j.canlet.2007.04 .010.

[129] Jedema I, Barge R M Y, van der Velden V H J, et al. (2004). Internalization and cell cycle-dependent killing of leukemic cells by gemtuzumab ozogamicin: rationale for efficacy in CD33-negative malignancies with endocytic capacity. *Leukemia* 18 (2): 316-325. https://doi.org/10.1038/sj.leu.2403205.

[130] Zhao R Y, Erickson H K, Leece B A, et al. (2012). Synthesis and biological evaluation of antibody conjugates of phosphate prodrugs of cytotoxic DNA alkylators for the targeted treatment of cancer. *J. Med. Chem.* 55 (2): 766-782. https://doi.org/10.1021/jm201284m.

[131] Kovtun Y V, Audette C A, Mayo M F, et al. (2010). Antibody-maytansinoid conjugates designed to bypass multidrug resistance. *Cancer Res.* 70 (6): 2528-2537. https://doi.org/10.1158/0008-5472.CAN-09-3546 .

[132] Kommineni N, Pandi P, Chella N, et al. Antibody drug conjugates: development characterization and regulatory considerations. *Polym. Adv. Technol.* 31 (6): 1177-1193. https://doi.org/10.1002/pat.4789.

[133] Shapiro M A and Chen X-H. (2012). Regulatory Considerations When Developing Assays for the Characterization and Quality Control of Antibody-Drug Conjugates. *Am. Lab.* http://www.americanlaboratory.com/913-TechnicalArticles/119843-Regulatory-Considerations-When-Developing-Assays-for-theCharacterization-and-Quality-Control-of-Antibody-DrugConjugates/ (accessed 22 April 2020).

[134] Miksinski S P and Shapiro M. (2012). Regulatory Considerations for Antibody Drug Conjugates. https://fda.report/media/85350/Regulatory-Considerationsfor-Antibody-Drug-Conjugates--Sarah-Pope-Miksinski--Ph.D.-%28ONDQA%29--Marjorie-Shapiro--Ph.D.-%28OBP%29--October-18--2012--AAPS-AnnualMeeting.pdf (accessed 22 April 2020).

第 6 章

基因导向性酶前体药物疗法：一种用于肿瘤治疗的自杀基因治疗策略

Prashant S. Kharkar and Atul L. Jadhav

Institute of Chemical Technology, Department of Pharmaceutical Sciences, Nathalal Parekh Marg, Matunga, Mumbai 400 019, India

6.1 引言

在过去的二十年中，病毒学和分子生物学领域取得了重大突破，同时也开展了关于各种肿瘤类型的基因异常的研究，包括实体肿瘤和血液系统恶性肿瘤。从各种来源收集的信息已被用于基因治疗，其中一段遗传物质（通常是DNA）被转移到受体的细胞中，以达到特定的治疗目的。与此相关的一个术语——自杀基因疗法（suicide gene therapy），指的是一种将病毒或细菌基因导入肿瘤细胞的方法。经过转化的肿瘤细胞因此获得将无毒化学物质转化为“致命性”活性分子的能力。经过转染/转导后导入的基因，通常被称为转基因[1]。转基因通过mRNA执行其预期的功能，随后产生蛋白质产物（图6.1）。转基因材料是补充性DNA（cDNA），即去除了细胞最终通过剪接或转录后修饰所去除部分的原始基因的简化版本，最终生成用于翻译的mRNA模板。

“非自体DNA”片段到达作用位点后，可以选择两种途径：要么与宿主基因组DNA整合（插入性突变），要么停留在细胞外（游离型）。在第一种情况下，由于基因组插入，下游DNA的阅读框通常会被修改。这种情况在探索基因治疗的各种潜在应用时令人担忧，因为如果这种突变发生在生殖系而非体细胞中，则可能通过患者的后代遗传[2]。肿瘤的基因治疗已经被广泛研究了很长时间，特别是自20世纪90年代以来。过去三十年中发表的多篇综述文章概述了基因治疗在肿瘤中的应用[3]。总体而言，成功实现肿瘤基因治疗的主要策略包括：①基因导向性酶前体药物疗法（gene-directed enzyme-prodrug therapy，GDEPT），将自杀基因或RNA链导入患者细胞中；②增强免疫细胞对抗癌细胞活性的基因疗法（将抗原或细胞因子基因导入患者的肿瘤细胞中）；③溶瘤病毒疗法（将病毒导入患者的肿瘤细胞中）；④将潜在的治疗基因（如肿瘤抑制基因）转移到异常肿瘤细胞中；⑤反义治疗（将反义寡核苷酸导入患者肿瘤细胞）[4]。

GDEPT包含以下三个关键要素：①需要通过酶促反应激活的前体药物；②激活前体药物所需的酶；③基因递送系统[5,6]。通过适当的基因递送载体将转基因导入肿瘤细胞，同时施用前体药物。自杀基因的产物将前体药物转化为细胞毒性分子，进而杀死肿瘤细胞（如图6.1所示）。在前体药物设计中已

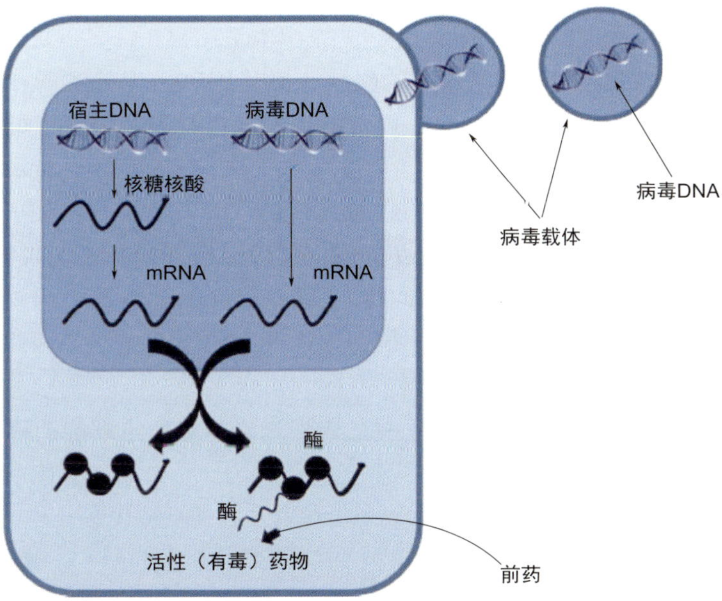

图6.1　基因导向性酶前体药物疗法示意图

通过适当的载体将DNA片段（自杀基因）插入靶细胞中，然后该基因产生预期的蛋白质（酶），该酶通过代谢将前药（非活性分子）转化为其活性（有毒）形式。随后的一系列事件最终导致靶细胞的杀伤效应

探索了多种化学类型和化学方法，同时开发了多种病毒和非病毒载体用于基因递送[7]。

在GDEPT中主要采用两类酶：①非哺乳动物酶（无论是否存在人类同源酶）；②人类源酶，这些酶在肿瘤细胞中要么完全不表达，要么低水平表达。第一类酶的例子包括：单纯疱疹病毒胸苷激酶（HSV-TK）、细菌胞嘧啶脱氨酶（CD）、细菌羧肽酶G2（CPG2）、嘌呤核苷磷酸化酶（PNP）、胸苷磷酸化酶（TP）、硝基还原酶（NTR）、D-氨基酸氧化酶（DAAO）、黄嘌呤-鸟嘌呤磷酸核糖转移酶（XGPRT）、青霉素-G酰胺酶（PGA）、β-内酰胺酶（β-L）、多药激活酶（MDAE）、β-半乳糖苷酶（β-Gal）、辣根过氧化物酶（HRP）和脱氧核苷酸激酶（DRNK）。由于其非人类来源，这些酶存在免疫原性相关的问题。第二类酶列举如下：脱氧胞苷激酶（dCK）、羧肽酶A（CPA）、β-葡萄糖醛酸酶（β-Glu）和细胞色素P450（CYP450）。由于其人类来源，这些酶不涉及免疫原性相关问题。

在GDEPT中主要使用了两种类型的前药：直接连接型前药和自发释放型前药。第一类包括药理学上不活跃的分子，需要通过特定的化学转化才能变为活性药物；第二类包括能够生成不稳定中间体的分子，该中间体在激活后通过后续阶段释放活性药物。广泛研究的酶/前药对包括：HSV-TK/更昔洛韦、CD/5-氟胞嘧啶、NTR/CB1954及其类似物、CPG2/CMDA、CPG2/ZD-2767P、CYP450/环磷酰胺、CYP450/异环磷酰胺，以及PNP/6-甲基嘌呤-2′-脱氧核苷。其他前药示例包括喷昔洛韦、阿昔洛韦、氟达拉滨、伊立替康和6-硫黄嘌呤。这些前药分子结构见图6.2。在最近的一篇综述文章中，Sheikh等人讨论了基因治疗中前药和前药激活系统的最新趋势[9]。作者详细阐述了前药的生物分布、疗效及GDEPT方法的不良反应，包括活性部分的系统毒性。此外，他们还强调了对现有系统（如HSV-TK/更昔洛韦和其他系统）的改进，以解决临床试验中可能出现的问题，例如因HSV-TK变体突变导致基因修饰细胞对更昔洛韦的耐药性发展。

在GDEPT方法中，载体是用于将基因递送到目标宿主细胞的病毒或非病毒载体。一个理想的基因递送载体应具备以下能力：①在特定细胞中分布载荷（特异性/靶向性）；②在全身循环中表现出稳定性并能抵抗代谢分解；③具备安全性并将不良反应降至最低；④以可控的方式表达（可表达性）。逆转录病毒、腺病毒、腺相关病毒（细小病毒）、疱疹病毒、痘病毒、慢病毒等已成功应用于基因递送载体中。物理方法（如电穿孔、声孔、激光照射、显微注射和基因枪技术）以及化学方法（如阳离子脂质体、阳离子聚合物和脂质聚合物）已被证明是有前景的非病毒递送系统[7-9]。

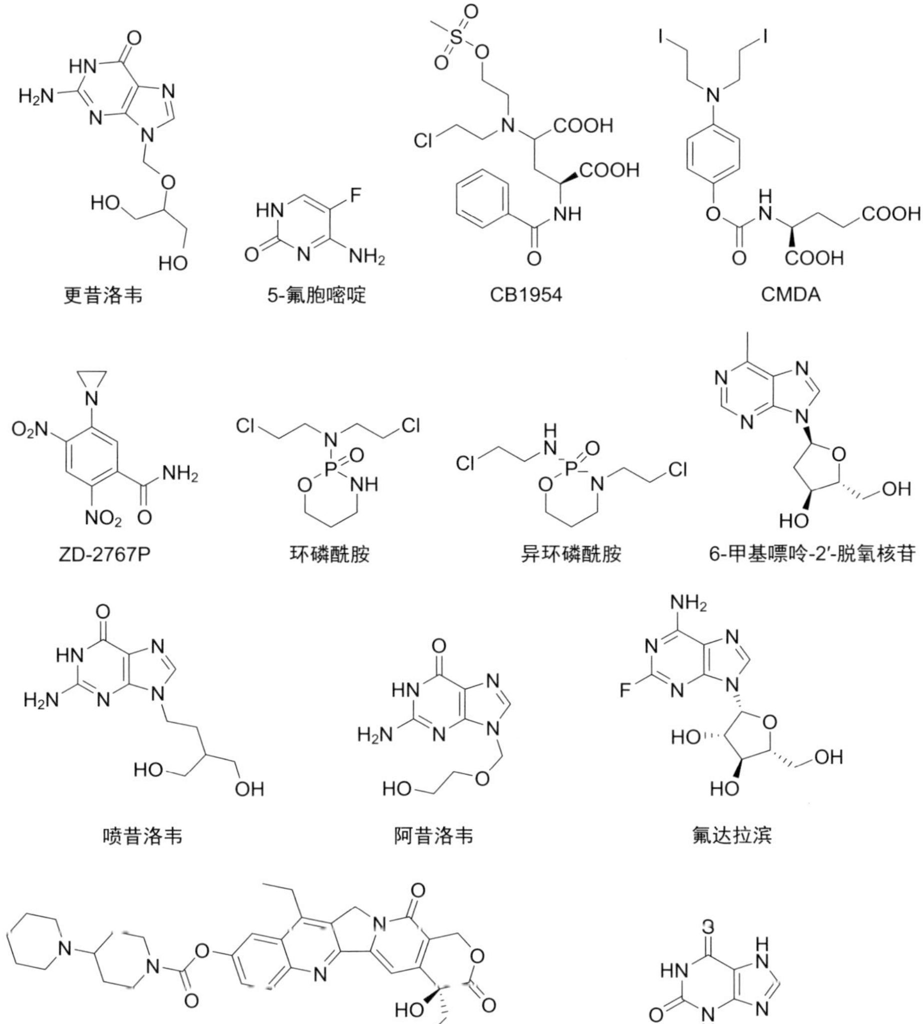

图6.2 GDEPT中适用的代表性前药的分子结构

GDEPT方法面临多方面的挑战。首先，前药在给药及后续代谢反应后，必须以足够浓度到达作用部位，即肿瘤组织。为了被激活酶识别并激活，前药需要具有触发实体，该实体经过酶促过程后被转化为效应实体，并最终释放出来。根据化学需要，这两个实体可能需要通过连接子结合在一起。生成的效应实体分子必须具备杀死肿瘤细胞的能力，并呈现旁观者效应（bystander effect），即杀死邻近肿瘤细胞的能力。由于活性药物通过细胞间连接（细胞间转移）和/或内吞作用被邻近肿瘤细胞吸收，在仅有部分肿瘤细胞被导入转基因的情况下，其周边肿瘤细胞（旁观者）也会一并被清除。鉴于并非所有肿瘤细胞都能被转基因有效转染，旁观者效应对治疗效果至关重要。尽管在大多数情况下基因转染过程效率有限，仅能影响肿瘤实体中的极少一部分细胞，但该效应却能显著增强治疗效果[10]。对此感兴趣的读者可以深入文献研究更多相关案例。此外，还存在其他问题，例如较慢的前药转化为药物的动力学过程，递送载体的转染/转导效率，以及前药、递送载体、质粒DNA和酶等参与成分的非特异性毒性问题[7]。

总之，前药化学选择、激活酶反应动力学、前药多种物理化学及分子特性之间的平衡、转基因传递及其相关性质对治疗结果有显著影响。尽管GDEPT在临床前和早期临床试验取得了一些成功，但至今尚无任何GDEPT疗法进入临床实际应用。

本章介绍了GDEPT领域的最新技术进展，特别关注癌症和病毒感染的研究。主要涵盖近五年的文献研究，为了对读者有益，避免了冗余信息，例如已在相关综述文章中详细讨论的内容。

6.2 GDEPT治疗难治性肿瘤

6.2.1 高级别胶质瘤

高级别胶质瘤（HGGs）预后差，由于肿瘤在复杂的脑组织中深度扩散，手术治疗非常困难。为了解决缺乏有效治疗选择的问题，已经投入了大量的努力，研究了小分子药物[11]、基因治疗[12]、放射增敏剂以增强放疗效果[13]等多种方法。Giotta等人[12]广泛地回顾了相关文章和临床试验，并得出结论，基因治疗方法，包括基因导向性酶前体药物疗法（GDEPT），是高级别胶质瘤有希望的选择，尤其是在转化挑战上，主要涉及转基因和前药实体的递送和可达性，以及更新和有效的靶基因选择。对GDEPT相关报道的广泛搜索揭示了使用单纯疱疹病毒胸苷激酶（HSV-TK）、胞嘧啶脱氨酶（CD）和嘌呤核苷磷酸化酶（PNP）基因的情况。图6.3展示了HSV-TK/更昔洛韦系统的作用机制的代表性示意图。

在2021年11月4日进行的ClinicalTrials.gov搜索（使用关键词“suicide gene therapy”）列出了几个涉及高级别胶质瘤（HGGs）的正在进行的临床试验（表6.1）。此外，之前开展的基于GDEPT的HGGs试验的结果也已报道。自杀基因治疗对于脑肿瘤患者已被证明是可行且安全的，但其疗效仍需进一步验证。转基因递送不足以达到足够数量的肿瘤细胞，特别是那些深度侵袭的肿瘤细胞，

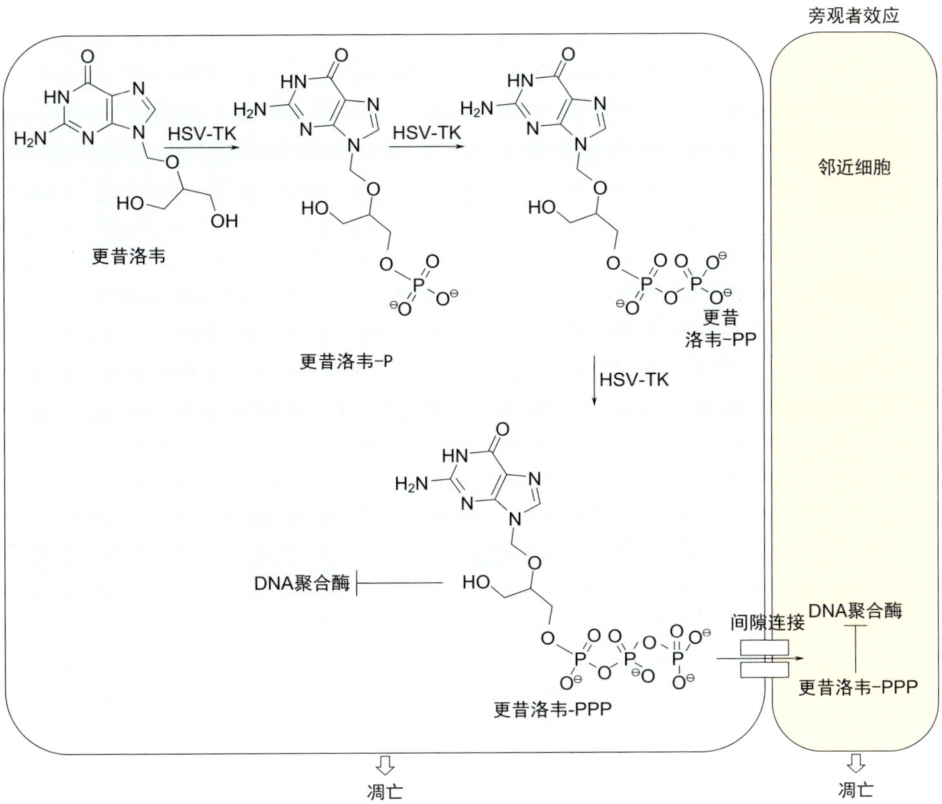

图6.3 HSV-TK/更昔洛韦系统的作用机制[14]

通过更昔洛韦-P和更昔洛韦-PP的转化，更昔洛韦被转化为其三磷酸化形式更昔洛韦-PPP，进而抑制DNA聚合酶，导致DNA合成停滞（细胞周期的S期）并引发凋亡。更昔洛韦-PPP通过细胞间隙连接逃逸到邻近细胞，导致类似的效应（旁观者效应）

以及水溶性药物更昔洛韦［无法穿透血脑屏障（BBB）］在脑部血脑屏障完整区域的穿透能力不足，是这种治疗的两个潜在缺点。许多研究论文尝试解决这些问题。在最近发表的一篇综述文章中，Tamura等人总结了GDEPT在恶性胶质瘤中的最新进展[14]。除了相对已有的研究方法，作者还讨论了基于干细胞的策略，特别是神经干细胞、间充质干细胞和其他干细胞作为递送载体的潜力，因为它们具有迁移能力。此外，文章还提供了一个全面的列表，列出了之前开展的涉及GDEPT和相关“自杀”方法的恶性胶质瘤临床试验，强调了药物发现领域对这一方法的兴趣。与此类似，Hossain等人[16]在他们的综述文章中回顾了迄今为止在临床试验中评估GDEPT用于肿瘤治疗的混合结果，并概述了这些治疗胶质瘤的方法。尽管在临床中经历了初步挫折，但该策略在HGGs治疗及相关研究中正获得越来越大的动力，主要集中在改进前药、有效的递送载体、更新的自杀基因以及新的组合策略上。AdV-HSV-TK（腺病毒HSV-TK）/更昔洛韦系统表现出的抗肿瘤免疫反应较弱，需要额外的免疫增强才能显示出显著的疗效。将免疫检查点抑制剂添加到抗肿瘤疗程中，通常会促使AdV-HSV-TK/更昔洛韦系统产生强烈的抗肿瘤免疫反应[16]。类似的策略可以用于克服GDEPT在HGGs中的问题。考虑到HGGs微环境具有高度的免疫抑制作用，这一思路对实现理想的治疗结果至关重要。GDEPT及相关治疗策略在一些肿瘤中引发的坏死性和免疫原性细胞死亡（ICD）与在其他肿瘤中引起的凋亡和非ICD的复杂相互作用，进一步使得生物机制的理解更加复杂，这可能有助于我们合理化最佳治疗组合，以获得更好的治疗效果。尽管如此，新的体外和临床研究结果与更好的策略将为揭示GDEPT在治疗如HGGs等难治性肿瘤中的真正潜力铺平道路。

表6.1　基于GDEPT治疗HGGs的临床试验

NCT No.	阶段	指示	处理	参考文献
NCT04657315	Ⅰ/Ⅱ期	复发性HGGs	bCD/MSC11FCD	[15a]
NCT03596086	Ⅰ/Ⅱ期	复发性HGGs	HSV1-TL/伐昔洛韦	[15b]
NCT03603405	Ⅰ/Ⅱ期	新诊断的HGGs	HSV1-TK/伐昔洛韦	[15c]
NCT03576612	Ⅰ期	新诊断的HGGs	HSV1-TK/伐昔洛韦	[15d]
NCT02015819	Ⅰ期	复发性HGGs	bCD/5FC+亚叶酸	[15e]
NCT01811992	Ⅰ期	新诊断的HGGs	HSV1-TK/伐昔洛韦	[15f]
NCT02192359	Ⅰ期	复发性HGGs	hCE1m6/伊立替康	[15g]

6.2.2　三阴性乳腺癌

三阴性乳腺癌（TNBC）的治疗是一个临床挑战，原因包括预后差、复发率高、缺乏标准化的化疗方法以及肿瘤干细胞（CSCs）在其进展和维持中的作用。针对TNBC治疗的新药发现是一个活跃的研究领域。Kuo等人研究了STAT3/NF-κB通路在开发基于HSV-TK/更昔洛韦的GDEPT用于TNBC中的应用[17]。其创新之处在于利用STAT3/NF-κB响应元件驱动的HSV-TK/更昔洛韦系统，通过利用STAT3/NF-κB信号通路在大多数TNBC细胞和CSCs中过表达，增强该系统的肿瘤选择性。作者使用了慢病毒载体进行转基因转导。研究明确支持了初步假设，即通过给STAT3/NF-κB调控的HCV-TK/更昔洛韦治疗来实现肿瘤选择性。研究发现CSCs标志物的表达显著减少，侵袭性降低。有趣的是，无论在体内还是体外，该治疗都使肿瘤细胞对顺铂敏感。与顺铂的联合使用在体内表现出了显著的肿瘤退缩效果。然而，该研究存在一些局限性，例如局部注射慢病毒系统可能引发原癌基因激活，并且研究中使用的是局部给药而非全身给药，这限制了其在转移癌症中的应用。总的来说，使用肿瘤微环境特异性启动子提高了肿瘤选择性（在特定实验环境下），从而展示了新型GDEPT方法的潜力。

类似的研究中，Abbaspour等人使用了血管内皮生长因子（VEGF）启动子与PNP/氟达拉滨（图6.2）系统相结合，并采用非病毒性聚合物复合载体pEGFP-N1，以实现肿瘤选择性[18]。VEGF启动子来源于4T1（小鼠乳腺癌细胞系，具有与人类TNBC相似的分子特征），PNP 基因则来自大肠杆菌基因组DNA，并克隆入载体中。转染方法采用阳离子聚合物。该基因传递系统的转染效率约为 30%，无论是 VEGF-PNP-pEGFP-N1 还是原始的 CMV-PNP-pEGFP-N1 质粒。值得注意的是，作者观察到旁观者效应显著地弥补了非病毒聚合物复合体 pEGFP-N1 基因传递系统的低效率。该研究进一步强化了利用肿瘤特异性基因表达系统实现GDEPT肿瘤选择性的思路。Raza和Ghosh重新设计了用于人乳腺癌细胞系MCF-7的CD活性[19]。利用早期基于大肠杆菌胞嘧啶脱氨酶（CD）/5-氟胞嘧啶（5-FC）方法的局限性的巧妙想法，其中测试并比较了CD突变体F186W与形成间隙连接的蛋白connexin-43（Cx43）的组合，以及单独的CD-Cx43和CD F186W突变体。前药5-氟胞嘧啶对CD的结合亲和力较差，而其突变体F186W对5-氟胞嘧啶的结合亲和力有所提高。此外，Cx43的表达增强了CD/5-氟胞嘧啶系统的疗效。随后，作者采用了一种强有力的方法，测试了CD F185W突变体和Cx43的组合对细胞活力降低的效果。正如预期的那样，联合疗法的效果远优于单一治疗系统。这项出色的工作为这种多管齐下的治疗策略开辟了新途径，使得经过改良的GDEPT方法得以精准优化。表6.2列出了针对浸润性乳腺癌的其他GDEPT方案的相关研究报告。

表6.2　GDEPT法治疗浸润性乳腺癌的研究概括

转基因	所用乳腺癌细胞系	输送系统	治疗方法	参考文献
iC9	MCF-7	吡啶功能化多壁碳纳米管	单独使用自杀基因iC9或与放线菌素D和多柔比星联合使用	[20a]
酵母:尿嘧啶磷酸核糖转移酶自杀融合基因 (yCD: UPRT-MSCs)	MDA-MB-231	间充质干细胞（MSCs）及其外泌体	5-氟胞嘧啶	[20b]
人FAS启动子驱动的HSV-TK (Ad-FAS-TK)	SK-Br3, MCF-7, MDA-MB-231	重组腺病毒	更昔洛韦	[20c]

续表

转基因	所用乳腺癌细胞系	输送系统	治疗方法	参考文献
HSV-TK	MCF-7, MDA-MB-231	氧化石墨烯-羟基磷灰石纳米复合材料	更昔洛韦	[20d]
E基因	MCF-7	FuGENE 6转染试剂（非脂质体，多组分试剂）	E自杀基因单独使用或与紫杉醇、多西他赛和多柔比星联合使用	[20e]

6.2.3 其他类型肿瘤

Faneca等人使用基于HSV-TK/更昔洛韦系统的GDEPT进行了口腔鳞状细胞癌的体内外评价[21]。作者使用了SCC-Ⅶ（小鼠口腔鳞状细胞癌）和HSC-3（人口腔鳞状细胞癌）细胞系进行体外抗肿瘤活性测试，同时使用雌性C3H/HeJ小鼠进行体内效果研究。采用阳离子脂质体/DNA脂质复合物进行转染。还研究了间隙连接调节对潜在旁效应的影响。研究明确证实了GDEPT在口腔癌细胞系中具有优越的体内外活性。为了实现临床最佳疗效，进一步研究涉及不同类型口腔癌和其他系统是有必要的。在类似的研究中，Gwak和Lee评估了两性共聚物聚乳酸-共-乙醇酸-接枝-聚乙烯亚胺（PgP）作为纳米载体，在细胞培养和对大鼠脊髓肿瘤的体内动物效果研究中用于同时递送药物和基因的效用[22]。大鼠胶质瘤细胞系C6用于体外实验，T5脊髓肿瘤大鼠模型用于效果研究。治疗的改善效果，无论是体外还是体内，归因于纳米载体高效递送转基因的能力。进一步应用该纳米载体递送其他转基因用于其他实体肿瘤的研究也是有必要的。

Zhang等人研究了纳米气泡辅助的PNP/氟达拉滨（图6.2）系统在肝细胞癌（HCC）治疗中的潜在应用[23]。制备纳米气泡后，通过超声照射实现基因向HCC细胞（HepG2和SMMC7721）的转移。这种无毒且稳定的基因传递系统在较低的前药浓度下表现出显著的细胞生长抑制活性，并诱导细胞凋亡，同时表现出显著的旁效应。这类用于基因递送的新颖方式对于扩展GDEPT的适用性至关重要。Hsiao等研究了基于HSV-TK/更昔洛韦系统的成骨连接蛋白（osteonectin, ON）启动子辅助GDEPT在前列腺癌中的应用[24]。ON是一种糖蛋白，也富含半胱氨酸的酸性分泌蛋白（SPARC）或基底膜蛋白40（BM-40），它可以结合骨中的钙并对胶原蛋白具有亲和力。作者使用这一新型GDEPT实现了更好的肿瘤特异性，尤其是在前列腺肿瘤上皮和支持骨基质细胞中，从而控制局部和转移性前列腺肿瘤。研究中使用了人前列腺癌细胞系LNCaP、PC3和DU145进行生物学实验。

在最近的一篇文章中，Tokay等人描述了用于硝基还原酶的新型前药作为抗癌药物的研究[25]。研究设计了二硝基苯胺化学类型，并合成和表征了几个化合物。为了评估这些前药的体外细胞毒性（MTT 法），研究使用了人肝癌 Hep3B 细胞、前列腺癌 PC-3 细胞，以及作为正常细胞的人脐静脉内皮细胞（HUVEC）。接下来的研究评估了由一种新型硝基还原酶激活前药的效果，该酶之前从腐生葡萄球菌中鉴定出来。通过LC-MS分析对一种代表性化合物的代谢产物进行了鉴定，这些代谢产物是由硝基还原酶反应产生的。随后，生成的活性代谢产物针对PC-3细胞的细胞毒性作用进行了评估。总的来说，该研究发现了具有潜在应用于基于硝基还原酶的GDEPT的新型化学类型。转移性去势抵抗性前列腺癌（mCRPC）是一种临床难题，目前尚无治愈方法。Shen等人尝试了一种基于前列腺特异性抗原（PSA）启动子辅助HSV-TK的GDEPT策略，靶向雄激素受体阳性细胞。他们使用JC多瘤病毒样颗粒作为基因传递载体[26]。在使用的动物模型中，该转基因能够有效抑制骨转移前列腺癌细胞的生长，证实了该方法在治疗mCRPC中具有前景的治疗效果。

文献引用了大量（特别是过去五年内）关于GDEPT和相关自杀基因治疗方法的文章。与GDEPT不同的是，在GDEPT中将编码前药激活酶的基因递送至肿瘤细胞中，而另一种思路是通过特定载体将前药激活酶直接递送到肿瘤细胞中，例如：①肿瘤靶向单克隆抗体（抗体导向性酶前体药物疗法，ADEPT）[27]或②固体基质（固定化导向性酶前体药物疗法，IDEPT）[28]。然而，这两种方式均面临主要挑战，即由于抗体连接酶以及固定化酶衍生物的较大分子尺寸，难以穿透细胞膜。这种限制可能会显著影响其在肿瘤细胞中的治疗效率。

尽管已有多种模型酶/前药组合可提供使用，但关于新型自杀基因、激活酶和前药化学的研究仍在推动。这 “旧”概念正在通过更新、改进的方法重新审视，包括与间隙连接蛋白结合以增强旁观者效应。为了提高基因转导和转染效率，新型载体（包括病毒或非病毒）正在被深入研究。药物在临床中的复杂激活机制增加了研究的难度。然而，关于GDEP方法的文章和专利数量持续增长。最近完成的早期临床试验中取得的适度成功，对于维持研究兴趣至关重要。一旦有相当数量的临床候选药物获得批准，科学界将推动这一领域迈向新高度。

6.3 新型GDEPT酶

嘌呤和嘧啶的补救代谢酶（如CD、TP和PNP）及相关前药已被广泛研究用于多种肿瘤治疗。最近，Acosta等人描述了一种核苷酸2′-脱氧核糖基转移酶（NDTs）或*N*-脱氧核糖基转移酶或反-*N*-脱氧核糖基酶，这些酶来源于德氏乳杆菌（*Lactobacillus delbrueckii*，简称*Ld*NDT），用于针对肿瘤的GDEPT应用[29]。这些酶参与核苷酸碱基的2′-脱氧核糖部分的转糖基化反应。或者，在缺乏第二个要转糖基化的核苷酸碱基的情况下，糖基化的酶会经历水解反应。人类宫颈癌（HeLa）细胞系被用于转染，同时使用2′-脱氧-2-氟腺苷（dFAdo）作为前药。GDEPT系统在治疗上可达到的浓度下显著降低了细胞活力。在野生型细胞（未表达激活酶的细胞）中测试的浓度下，前药相对无毒。尽管转染效率较低，但旁观者效应对整体细胞毒性有显著贡献。

在这方面，美国FDA批准了Gedeptin®，一种表达大肠杆菌PNP基因的复制缺陷腺病毒载体（孤儿药状态），该载体能够将核苷前药（如氟达拉滨）转化为活性代谢物，从而杀死肿瘤细胞[30]。该载体通过注射直接进入肿瘤，每两天注射三次，随后在接下来的三天内通过静脉注射氟达拉滨。酶促反应产生2-氟腺嘌呤（褪色），这是一种高毒性化合物，且局部浓度较高。

格尔德霉素是一种通过抑制热激蛋白90（Hsp90）来发挥作用的高效抗癌药物，它影响许多癌细胞中突变或过度表达的蛋白质的降解。然而，由于其极高的肝毒性，其临床应用受到限制。Carruthers等人设计了一种新型的格尔德霉素前药，这种前药可以用于基于*β*-半乳糖苷酶前药激活酶的GDEPT[31]。作为递送载体，使用了重组腺相关病毒（rAAV）来传递*β*-半乳糖苷酶（LacZ）基因。体内功效研究清楚地证明了这一方法的成功，并且没有肝毒性，这再次强调了激活药物的效果是局部的。Farquhar等人[32]使用了基于大肠杆菌*β*-半乳糖苷酶的类似系统，用于多种糖苷前药的蒽环类药物，包括*N*-[4″-(*β*-D-半乳糖吡喃糖基)-3″-硝基苄氧羰基]柔红霉素（Daun02）和*N*-[(4″*R*,*S*)-4″-乙氧基-4″-(1′-*O*-*β*-D-半乳糖吡喃糖基)丁基]柔红霉素（gal-DNC4）。Daun02在效果上优于gal-DNC4。

6.4 结论

基于GDEPT模式的自杀基因治疗策略已在肿瘤治疗领域取得了突破性成果。其主要优势在于局部性（即肿瘤特异性）的细胞杀伤效应，对非靶向器官和组织的毒性最小。自1984年首次提出以来，该策略持续激起了科学家的研究热情，并在该领域取得了重大进展。目前已完成HSV-TK/GCV、CD/5-FU以及多种其他自杀基因治疗方法的深入研究。然而，要将这一策略从实验室应用转化到临床，仍需解决四大关键难题，例如：缺乏合适的递送系统、转基因表达持续时间短期且效率低、前药转化率低以及有限的旁观者效应。因此，当前亟须将研究重点转向酶工程和前药创新双轨并进，开发高稳定性、高亲和力酶系统以及具备高效旁观者效应的安全前药。需要开展严谨的研究来解决这些问题，并使自杀基因疗法真正为患者带来益处。

参考文献

[1] Düzgüne¸s N. (2019). Origins of suicide gene therapy. *Methods Mol. Biol.* 1895:1-9. https://doi.org/10.1007/978-1-4939-8922-5_1.

[2] Tiberghien P. (1994). Use of suicide genes in gene therapy. *J. Leukocyte Biol.* 56(2): 203-209. https://doi.org/10.1002/jlb.56.2.203.

[3] (a) Cross D and Burmester J K. (2006). Gene therapy for cancer treatment: past, present and future. *Clin. Med. Res.* 4 (3): 218-227. https://doi.org/10.3121/cmr.4.3.218; (b) Collins M and Thrasher A. (2015). Gene therapy: progress andpredictions. *Proc. Biol. Sci.* 282 (1821): 20143003. https://doi.org/10.1098/rspb.2014.3003; (c) Shim G, Kim D, Le Q V, et al. (2018). Nonviral delivery systemsfor cancer gene therapy: strategies and challenges. *Curr. Gene Ther.* 18 (1): 3-20. https://doi.org/10.2174/1566523218-666180119121949. (d) Redd Bowman K E, Lu P, Vander Mause E R and Lim C S. (2020). Advances in delivery vectorsfor gene therapy in liver cancer. *Ther Deliv.* 11 (1): 833-850. https://doi.org/10.4155/tde-2019-0076.

[4] Sun W, Shi Q, Zhang H, et al. (2019). Advances in the techniques and methodologies of cancer gene therapy. *Discov. Med.* 27 (146): 45-55.

[5] Denny W A. (2003). Prodrugs for gene-directed enzyme-prodrug therapy (suicide gene therapy). *J. Biomed. Biotechnol.* 2003 (1): 48-70. https://doi.org/10.1155/-S1110724303209098.

[6] Dachs G U, Tupper J, and Tozer G M. (2005). From bench to bedside for gene-directed enzyme prodrug therapy of cancer. *Anticancer Drugs* 16 (4): 349-359. https://doi.org/10.1097/00001813-200504000-00001.PMID: 15746571.

[7] Malekshah O M, Chen X, Nomani A, et al. (2016). Enzyme/prodrug systems for cancer gene therapy. *Curr. Pharmacol. Rep.* 2 (6): 299-308. https://doi.org/10.1007/s40495-016-0073-y .

[8] Springer C J and Niculescu-Duvaz I. (2000). Prodrug-activating systems in suicide gene therapy. *J. Clin. Invest.* 105 (9): 1161-1167. https://doi.org/10.1172/JCI10001.

[9] Sheikh S, Ernst D, and Keating A. (2021). Prodrugs and prodrug-activated systems in gene therapy. *Mol. Ther.* 29 (5): 1716-1728. https://doi.org/10.1016/j.ymthe.2021.04.006.

[10] Kramm C.M, Sena-Esteves M, Barnett F.H, et al. (1995). Gene therapy for brain tumors. *Brain Pathol.* 5 (4): 345-381. https://doi.org/10.1111/j.1750-3639.1995.-tb00615.x.

[11] Nayak L and Reardon D A. (2017). High-grade gliomas. *Continuum (Minneap Minn)* 23 (6): 1548-1563. https://doi.org/10.1212/CON.0000000000000554.

[12] Giotta Lucifero A, Luzzi S, Brambilla I, et al. (2020). Gene therapies for high-grade gliomas: from the bench to the bedside. *Acta Biomed.* 91 (7-S): 32-50.https://doi.org/10.23750/abm.v91i7-S.9953.

[13] Shah H M, Jain A S, Joshi S V and Kharkar P.S. (2021). Crocetin and related oxygen diffusion-enhancing compounds: review of chemical synthesis pharmacology clinical development and novel therapeutic applications. *Drug Dev. Res.*82 (7): 883-895. https://doi.org/10.1002/ddr.21814.

[14] Tamura R, Miyoshi H, Yoshida K, et al. (2021). Recent progress in the research of suicide gene

therapy for malignant glioma. *Neurosurg. Rev.* 44 (1): 29-49. https://doi.org/10.1007/s10143-019-01203-3.

[15] (a) NCT04657315: Evaluation of maaximum tolerated dose safety and efficiency of MSC11FCD therapy to recurrent glioblastoma patients (MSC11FCD-GBM).https://clinicaltrials.gov/ct2/show/NCT04657315 (accessed 5 November 2021); (b) NCT03596086: HSV-tk + valacyclovir + SBRT + chemotherapy for recurrent GBM. https://clinicaltrials.gov/ct2/show/-NCT03596086 (accessed 05 November 2021); (c) NCT03603405: HSV-tk and XRT and chemotherapy for newly diagnosed GBM. https://clinicaltrials.gov/ct2/show/NCT03603405 (accessed 05 November 2021); (d) NCT03576612: GMCI Nivolumab and radiation therapyin treating patients with newly diagnosed high-grade gliomas (GMCI). https://clinicaltrials.gov/-ct2/show/NCT03576612 (accessed 05 November 2021); (e) NCT02015819: Genetically modified neural stem cells flucytosine and leucovorin for treating patients with recurrent high-grade gliomas. https://clinicaltrials.gov/ct2/show/NCT02015819 (accessed 05 November 2021); (f) NCT01811992: Combined cytotoxic and immune-stimulatory therapy for glioma. https://clinicaltrials.gov/ct2/show/NCT01811992 (accessed 05 November 2021); (g) NCT02192359: Carboxylesterase-expressing allogeneic neural stem cells and irinotecan hydrochloride in treating patients with recurrent high-grade gliomas.https://clinicaltrials.gov/ct2/show/NCT02192359 (accessed 05 November 2021).

[16] Hossain J A, Marchini A, Fehse B, et al. (2020). Suicide gene therapy for the treatment of high-grade glioma: past lessons present trends and future prospects. *Neurooncol. Adv.* 2 (1): vdaa013. https://doi.org/10.1093/noajnl/vdaa013.

[17] Kuo W Y, Hwu L, Wu C Y, et al. (2017). STAT3/NF-κB-regulated lentiviral TK/GCV suicide gene therapy for cisplatin-resistant triple-negative breast cancer.*Theranostics* 7 (3): 647-663. https://doi.org/10.7150/thno.16827.

[18] Abbaspour A, Esmaeilzadeh A, and Sharafi A. (2021). Suicide gene therapy-mediated purine nucleoside phosphorylase/fludarabine system for in vitro breast cancer model with emphasis on evaluation of vascular endothelial growth factor promoter efficacy. 3 *Biotech* 11 (3): 140. https://doi.org/10.1007/s13205-021-02692-0.

[19] Raza A and Ghosh S S. (2019). Connexin-43 enhances the redesigned cytosine deaminase activity for suicide gene therapy in human breast cancer cells.*Biochem Insights* 12: 1178626418818182. https://doi.org/10.1177/11786264188-18182.

[20] (a) Mohseni-Dargah M, Akbari-Birgani S, Madadi Z, et al. (2019). Carbon nanotube-delivered iC9 suicide gene therapy for killing breast cancer cells in vitro. *Nanomedicine* (*London*) 14 (8): 1033-1047. https://doi.org/10.2217/nnm-2018-0342; (b) Altanerova U, Jakubechova J, Benejova K, et al. (2019). Prodrug suicide gene therapy for cancer targeted intracellular by mesenchymal stem cell exosomes. *Int. J. Cancer* 144 (4): 897-908. https://doi.org/10.1002/ijc.31792; (c) Yan C, Wen-Chao L, Hong-Yan Q, et al. (2007). A new targeting approach for breast cancer gene therapy using the human fatty acid synthase promoter. *Acta Oncol.* 46 (6): 773-781. https://doi.org/10.1080/02841860601016070; (d) Cheang T Y, Lei Y Y, Zhang Z Q, et

al. (2018). Graphene oxide-hydroxyapatite nanocomposites effectively deliver HSV-TK suicide gene to inhibit human breast cancer growth. *J. Biomater. Appl.* 33 (2): 216-226. https://doi.org/10.1177/0885328218788242. (e) Rama A R, Prados J, Melguizo C, et al. (2011). Synergistic antitumoral effect of combination E gene therapy and Doxorubicin in MCF-7 breast cancer cells. *Biomed. Pharmacother.* 65 (4): 260-270. https://doi.org/10.1016/j.biopha.2011.01.002.

[21] Faneca H, Düzgüne¸s N and Pedroso de Lima M C. (2019). Suicide gene therapy for oral squamous cell carcinoma. *Methods Mol. Biol.* 1895: 43-55. https://doi.org/10.1007/978-1-4939-8922-5_4.

[22] Gwak S J and Lee J S. (2019). Suicide gene therapy by amphiphilic copolymer nanocarrier for spinal cord tumor. *Nanomaterials* (Basel) 9 (4): 573. https://doi.org/10.3390/nano9040573.

[23] Zhang B, Chen M, Zhang Y, et al. (2018). An ultrasonic nanobubble-mediated PNP/fludarabine suicide gene system: a new approach for the treatment of hepatocellular carcinoma. *PLoS One* 13 (5): e0196686. https://doi.org/10.1371/journal.pone.0196686.

[24] Hsiao W C, Sung S Y, Chung L W K and Hsieh C L. (2019). Osteonectinpromoter-mediated suicide gene therapy of prostate cancer. *Methods Mol. Biol.*1895: 27-42. https://doi.org/10.1007/978-1-4939-8922-5_3.

[25] Tokay E, Güngör T, Hacıo˘g lu N, et al. (2020). Prodrugs for nitroreductase-based cancer therapy-3: antitumor activity of the novel dinitroaniline prodrugs/Ssap-Ntr B enzyme suicide gene system: synthesis in vitro and in silico evaluation in prostate cancer. *Eur. J. Med. Chem.* 187: 111937. https://doi.org/10.1016/j.ejmech.2019.111937.

[26] Shen C H, Lin M C, Fang C Y, et al. (2021). Suppression of bone metastatic castration-resistant prostate cancer cell growth by a suicide gene delivered by JC polyomavirus-like particles. *Gene Ther.* https://doi.org/10.1038/s41434-021-00280-8.

[27] Sharma S K and Bagshawe K D. (2017). Antibody directed enzyme prodrug therapy (ADEPT): trials and tribulations. *Adv. Drug Delivery Rev.* 118: 2-7.https://doi.org/10.1016/j.addr.2017.09.009.

[28] Nemani K V, Ennis R C, Griswold K E and Gimi B. (2015). Magnetic nanoparticle hyperthermia induced cytosine deaminase expression in microencapsulated E. coli for enzyme-prodrug therapy. *J. Biotechnol.* 203: 32-40. https://doi.org/10.1016/j.jbiotec.2015.03.008.

[29] Acosta J, Pérez E, Sánchez-Murcia P A, et al. (2021). Molecular basis ofNDT-mediated activation of nucleoside-based prodrugs and application in suicide gene therapy. *Biomolecules* 11 (1): 120. https://doi.org/10.3390/biom11010120.

[30] Gedeptin Technology overview. https://www.geovax.com/our-technology/gedeptin-technology-overview (accessed 07 November 2021).

[31] Carruthers K H, Metzger G, During M J, et al. (2014). Gene-directed enzyme prodrug therapy for localized chemotherapeutics in allograft and xenograft tumor models. *Cancer Gene Ther.* 21 (10): 434-440. https://doi.org/10.1038/cgt.2014.47.

[32] Farquhar D, Pan B F, Sakurai M, et al. (2002). Suicide gene therapy using E.coli β-galactosidase. *Cancer Chemother. Pharmacol.* 50 (1): 65-70. https://doi.org/10.1007/s00280-002-0438-2.

第 7 章 靶向型前药在口服给药系统中的应用

Milica Markovic, Shimon Ben-Shabat, and Arik Dahan

Ben-Gurion University of the Negev, Faculty of Health Sciences, School of Pharmacy, Department of Clinical Pharmacology, Ben-Gurion Blvd. 1, Beer-Sheva 8410501, Israel

7.1 引言

众多药物分子存在一些不利的特性，这些特性在临床应用中可能导致药理学、药效学以及药代动力学方面的挑战。药物分子的衍生化是克服这些障碍的有效方法。这种方法也被证明可以提高药物分子的疗效。

前药是一种非活性药物衍生物，通过酶促和/或化学转化在体内转化为活性药物部分（图7.1）[2]。前药策略能够改善药物的化学稳定性、吸收、分布、代谢和排泄（ADME）特性、部位特异性、安全性以及通过改善味道/气味来提高患者的依从性[3]。在过去，前药是偶然发现的，这种方法被用作最后的行动方针；现在，在药物开发过程中早期就有意识地设计前药方法。从2008年到2017年，美国FDA批准了30种前药（几乎占所有批准药物的10%），市场上所有药物中有10%确实是前药[2]。通常，前药的设计比一些配方方法更快、更有效，而且比追求一种全新的化合物更有利。

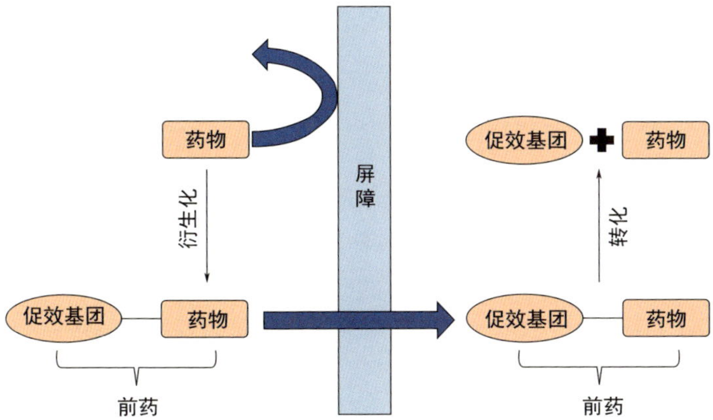

图 7.1　体内前药激活过程示意图

来源：Markovic 等 [1] / MDPI / CC BY-4.0.

过去二十年的分子革命推进了药物开发过程，使其不再依赖于基于血浆水平的经验拟合，相反，新的ADME研究考虑了分子和细胞参数（例如，膜内流和/或外流转运体、细胞蛋白的表达和分布以及其他分子水平因素）[4]。这场分子革命改进了药物设计和给药的过程，并增加了使用前药方法的需要，这在本章中有所强调。

前药通常用于改善口服给药后的药物吸收。常规策略主要通过两种方式实现：一是通过将药物与亲水性官能团（如硫酸根、磷酸根）共价结合来提高药物的溶解度[5]；二是通过将药物与脂溶性基团（如酯类）结合来增加被动渗透性[6,7]。通过不同的给药途径使用前药方法来实现多种目的，这影响了前药转化为活性原药的方式[8]。使用这种方法的主要目标是改善药物的理化性质和药物在口服给药后面临的生物制约障碍。这种方法可以设计出反应性低、细胞毒性较低的药物[9]。具体的目标是改善口腔吸收、血脑屏障（BBB）的渗透、皮肤渗透，克服代谢途径的缺陷，并减少毒性。

最近，一种现代的靶向型前药策略越来越被广泛采用，它利用酶和转运体来改善药物的吸收。利用这种方法，具备良好的分子和功能特性的转运体是必要的。此外，正如最近的研究一样[10]，靶向蛋白可能对具有特定药代动力学特征的药物有特定的偏好。前药激活是游离药物出现和显示治疗效果的必要步骤。这种激活可能是非特异性的，然而，深入了解负责这种激活的酶可能有助于合理地设计前药；酶-底物特异性可以考虑改善位点特异性、疗效和降低药物毒性。

尽管经典前药方法的目标是改变药物的物理化学特征（如亲脂性、带电官能团），但现代前药衍生转化方法考虑了影响前药在体内命运的分子/细胞因素[11]。

第7.2节将详细阐述关于靶向前药策略的进一步信息。

7.2 现代靶向型前药策略

前药策略可以用来克服生理障碍或通过针对特定酶或转运体，利用酶-底物特异性或转运体-底物特异性来改善各种药物属性。通过多种技术，包括控制基因表达和/或克隆，阐明了酶/转运体的分子特征，这为合理设计前药提供了更好的理解，从而改善了药物的靶向性。本节概述了转运体和酶靶向的前药方法。

7.2.1 前药策略——靶向酶系统

酶是介导前药在体内发生系统前转化为活性药物的关键因子。若以降低系统首过代谢为目标，通过不可逆药物转化（主要为化学修饰）实现酶靶向的效果，比前药策略更有效。然而前药的核心目标是增强口服药物的吸收以及实现靶向传递。本书重点阐述作为前药原药转化靶点的酶系统。

将前药水解为活性原药是实现治疗效果的关键步骤。带有酯官能团的前药通常由胆碱酯酶、乙酰胆碱酯酶、羧酸酯酶和对氧磷酶激活[12]。通常，前药水解不是特异性的。常规的前药策略的核心目标在于前药自身的活化过程，而酶激活的机制通常未被充分考虑。然而，深入理解负责前药激活的酶系统，不仅显著影响理性药物设计策略，甚至可实现针对前药代谢中特定酶的精准靶向性。鉴定负责不同前药种类水解的特定酶系统对于确定设计改进药物部分的新靶点至关重要。

口服给药后的药物吸收，出现在胃肠道（GIT）中的酶是前药设计中要考虑的靶向位点；在特定的前药设计中使用营养物质（脂质、肽和糖）作为官能团，提高前药对胃肠道酶的靶向能力，这样可以提高口服吸收率[13,14]。这种前药的另一个优点是，一旦它们在体内被水解为活性药物的部分，这些前药就会产生安全的营养物质，如副产物（脂类、多肽和糖类等）[15]。然而，这在之前就已经被详细描述过了[16,17]，因此本章的重点是针对位点特异性药物传递的靶向前药方法。为了实现有效的位点特异性药物递送，需要优化三个主要参数：①前药转运和快速摄取到所需的作用位点；②选择性激活前药到活性母药的特定部位；③将药物定向滞留于靶标部位[18,19]。该策略利用特定组织过表达或特异性存在的酶来实现靶向，例如结肠微生物菌群中的糖苷酶可实现结肠靶向给药[20,21]）。结肠微生物群所含的糖苷酶能切割糖苷前药（亲水性，难以从小肠吸收），释放原药；前药也可以设计为保持完整偶联物的吸收。这种策略的一个例子是口服地塞米松21-β-D-葡萄糖苷前药，它允许60%的初始剂量到达盲肠[22]。

除了前药外，成功的结肠靶向是通过共药物（codrug）。与由原药和载体组成的前药不同，共药物是一个包含两种协同药物化学合并成一个分子的实体，旨在改善一种或两种药物的药物传递特性。一个例子包括5-氨基水杨酸（5-ASA）和泼尼松龙的共药物，偶氮键通过1,4-自溶间隔物和酯键连接，通过结肠偶氮还原酶和1,4-消除间隔物的内酰胺化激活[23]。

7.2.1.1 缬环鸟苷酶介导的前药激活

阿昔洛韦的5′-缬氨酸酯前药（即伐昔洛韦）是一种强力的抗病毒剂，能够通过与hPEPT1转运体结合，将阿昔洛韦的口服生物利用度提高3～5倍[24]。然而，伐昔洛韦激活及其影响的最重要的步骤之一是其在体内转化为阿昔洛韦。已经证明，这种转化依赖于人类伐昔洛韦酶（valacyclovirase）、丝氨酸水解酶和一种主要负责特定激活氨基酸酯前药的酶，其对氨基酸酯的高亲和力来自残基D123，与前药[25]的α-氨基官能团产生静电相互作用。伐昔洛韦酶具有可容纳多种离去基团及核苷类似物的庞大结合口袋[26-28]。尽管氨基酸酯方法在设计核苷类似物时已经被多次实施，并且PEPT1的适当靶向极大地改善了口服吸收，但在发现伐昔洛韦酶之前，这种类似物的激活被认为是非特异性的。该实例明确揭示了在前药活化及最终治疗效果中，识别负责将前药转化为游离药物的酶系在前药活化中的关键作用（图7.2）。

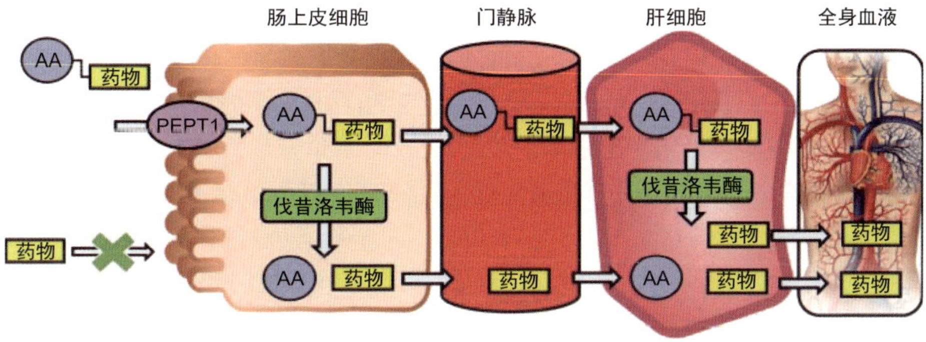

图7.2 双靶向前药策略示意图——通过转运蛋白PEPT1和缬氨酸鸟嘌呤酶激活

PEPT1—肽转运蛋白1；AA—氨基酸

来源：改编自Milica Markovic等（2020）的研究/MDPI/CC BY 4.0.

胍基团因其正电荷和与羧酸基团（带负电）的强烈静电相互作用而具有重要的生理作用。许多受体对L-精氨酸具有特异性亲和力，该分子兼具胍基团和受体活性位点的羧酸盐基团。因此，可通过模拟胍基官能团设计前药或抑制剂，以实现向靶向位点的精准药物递送[29]。含胍基的药物部分在口服后往往表现出较低的生物利用度，这是由于其带正电荷的基团和极性导致的被动扩散减少。在常规的前药设计中，对胍基进行掩蔽修饰的策略已取得一定成功[30,31]。氨基酸酯的模型前药——3-羟甲基-苯基胍（3-HPG）采用双前药策略实现协同效应：利用胍基激活伐昔洛韦酶并靶向PEPT1肠道吸收载体，从而显著提高吸收效率。这种现代双重前药策略被用于一系列3-HPG前药的转运和活化机制的系统性评估[32]。与原药相比，前药的异亮氨酸和缬氨酸酯在Caco-2细胞的通透性和大鼠肠道通透性显著增加，有助于PEPT1的转运。伐昔洛韦酶成功激活了3-HPG的前药，根据K_m值范围内，作为阳性对照。

这种在开发初始阶段即同步考量激活和转运过程的创新策略步骤，代表着前药设计的未来发展方向。通过这种前瞻性设计，既可以减少经验性探索环节，又能显著提升最终药物的生物性能。

7.2.1.2 磷脂酶A_2介导的前药激活

磷脂酶A_2（PLA_2）水解磷脂（PL）的*sn*-2位脂肪酸，从而释放出可被吸收的产物——游离的脂肪酸和*sn*-1位的溶血磷脂（lysophospholipid，LPL）。PLA_2在许多炎症性和恶性疾病[33-36]的组织中过表达。作者设计并研究了一种脂质前药[37]，即基于磷脂的前药，其中磷脂*sn*-2位的脂肪酸通过碳链连接子[38-41]被活性药物取代。这种特殊的设计是针对PLA_2作为这些前药的激活酶，从而切割*sn*-2位的药物（图7.3）[42,43]。

尽管PLA_2需要识别一个*sn*-2定位的脂肪酸[44]，但研究表明，通过调控连接磷脂*sn*-2位和药物连接子长度，PLA_2酶仍能够识别并催化磷脂前药释放活性药物[45,46]。这一机制首先在抗炎药双氯芬酸和吲哚美辛的两种磷脂前药中得到验证。体外实验显示，当连接子长度从5个CH_2单元缩短到2个CH_2单元时，磷脂-吲哚美辛前药的活化率显著降低（5个CH_2单元的活化率高达7.7%，2个CH_2单元的活化率高达7.7%）[38]。类似地，对于磷脂-双氯芬酸前药，具有较低连接子长度（高达6个碳）的缀合物显示出连接子长度与PLA_2介导的水解程度和速率之间的线性相关性。蜂毒PLA_2孵育90 min后，C_6连接子前药下降了95%，而C_2连接子前药下降了20%，然而当连接子长度延长至8个碳（C_8）时并未进一步改善前药的活化效果，反而比6个碳（C_6）连接子表现更差[40]。对大鼠磷脂-吲哚美辛前药的体内研究表明，口服后完整的前药未被吸收，但肠腔内PLA_2从前药中释放游离吲哚美辛，得到游离原药在血液中的控释谱[38]。

另一个使用PLA_2作为前药激活酶的例子是抗血管生成剂富马西林。为了克服富马西林不良的理化和代谢特性，采用前药策略并将前药融合到$\alpha_v\beta_3$靶向全氟碳（PFC）纳米载体系统中，该系统允许内吞和药物传递，然后被动转移到靶细胞。一旦进入细胞，细胞内的PLA_2负责前药激活和游离药物从*sn*-2位置释放。体内研究表明，与不使用药物[47,48]的对照组纳米颗粒相比，血管生成减少。

本小节重点阐述了药物分子与磷脂（PL）之间的连接子（或间隔基）对实现磷脂酶 A_2（PLA_2）成功活化的重要性，同时指出将前药策略及其精心设计与优化的递送系统相结合，可在作用部位实现有效的药物靶向并释放足量的游离药物。这种方法还可以更好地控制从完整的前药中释放游离药物。

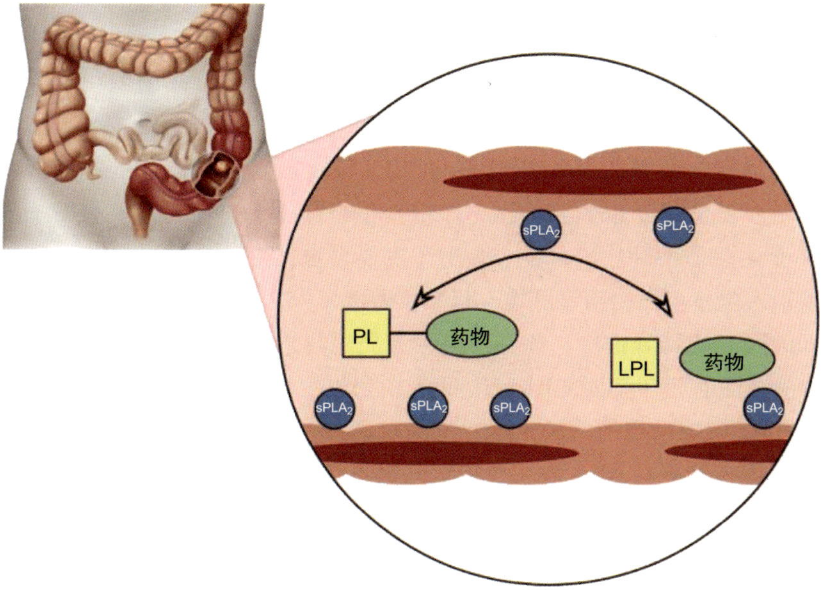

图 7.3 使用磷脂-药物缀合物的靶向递送示意图

PL—磷脂；PLA_2—磷脂酶 A_2

来源：Markovic 等人[41] / MDPI / CC BY-4.0

7.2.1.3 抗体、基因和病毒导向性酶前体药物疗法

靶向性的前药递送对于治疗肿瘤组织非常重要，然而，研究表明，只有少数人类肿瘤类型含有相应的高水平的活化酶，即使是这样，这些酶并不只限于癌变组织[49]。定点前药活化策略主要依赖以下途径：其一，利用内源性酶或生理环境（如靶组织缺氧、pH 差异）；其二，向特定部位递传编码外源性前药活化酶，即所谓的基因导向性酶前体药物疗法（GDEPT），也称为自杀基因疗法，或病毒导向性酶前体药物疗法（VDEPT）。利用针对肿瘤相关抗原的单克隆抗体，将外源性前药活化酶递送至作用部位，待酶从体内清除后，再给予可作为该酶底物的前药，此策略称为抗体导向性酶前体药物疗法（ADEPT）。ADERT 与 GDEPT 通过在前药给药前将活化酶精准定位至肿瘤部位，可克服常规前药靶向癌灶的局限。该策略的核心理念在于将细胞毒性药物的作用精准导向癌变组织。

就ADEPT而言，其原理是将抗肿瘤抗体与一种生理条件下不存在的外源酶结合，通过静脉输注使该复合物富集于肿瘤组织区域。待这些复合物从循环系统清除后，再注入正常情况下无活性的前药，此时富集在肿瘤组织中的外源酶会特异性激活前药，从而实现靶向治疗。该策略已被证明对人类化疗耐药性肿瘤异种移植模型有效[50-52]，临床试验证实其有可能成为实体肿瘤[53]的高效治疗选择[54,55]。

肿瘤组织也被负责编码激活前药的酶的基因所靶向，通过病毒载体（腺病毒/逆转录病毒）将酶基因运输到肿瘤组织和非肿瘤组织[56]。通过将外源酶基因与肿瘤特异性转录单元下游结合[57,58]，可以实现其在肿瘤组织中的肿瘤靶向表达。这种策略构成VDEPT或GDEPT的理论基础。

选择适宜的酶系统是ADEPT和GDEPT策略成功激活前药的关键。理想酶特性包括：低分子量单体结构，无需糖基化修饰——这些特性将有助于蛋白质改造并优化整体性能[49,59]。非人源酶（主要来自微生物）成为优选，因为它们可以识别人类不存在的新型底物，且免疫原性可控，使得研究重点聚焦于酶对底物（即前药）的特异性[51]。需注意两种策略的酶选择存在本质差异：ADEPT通过胞外酶激活前药，而GDEPT依赖细胞内表达的酶实现活化。

ADEPT策略采用的酶通常带一定的电荷并含有双功能烷基化基团，这种特性阻止酶进入细胞与DNA发生反应，从而显著提升治疗安全性[60,61]。前药在肿瘤组织中被激活后，活性药物可以自由进入细胞并完成其药理作用。ADEPT系统中采用的哺乳动物源酶是人β-葡萄糖醛酸苷酶，其既可以与人源化抗体片段形成融合蛋白[62]，也可以与人单链Fv抗体联用[63]，协同不同的发挥治疗作用前药[64,65]。包含哺乳动物同源物（如硝基还原酶）[66]和无同源物如羧基肽酶G2和β-内酰胺酶[67]在内的非哺乳动物源酶已被广泛使用。

GDEPT系统通常采用病毒或细菌来源的单体酶，这类酶对多种底物[68]具有高度特异性。细菌硝基还原酶可以将单功能烷基化剂的效力提升10000倍，转化为双功能制剂[61]。由于硝基还原酶需依赖NADH/NADPH作为必需的还原辅酶，前药活化仅限细胞内发生，因此特别适用于GDEPT而非ADEPT系统。化疗前药环磷酰胺和异环磷酰胺需经肝脏CYP450代谢激活，通过P450基因转染显著提升药物的化疗敏感性。该方法可以显著提高P450激活类化疗前药的治疗效果，而不会增加肝脏代谢产生活性药物系统分布所致毒性[69]。基于胰腺癌患者P450基因治疗Ⅰ/Ⅱ期临床试验凸显了该策略的重要价值[70]。

前药活化过程，即将游离药物从前体复合物中释放的关键步骤，本质上是决定前药能否展现治疗效果的最核心环节。智能激活酶靶向设计标志着现代前药策略的重大进步。该设计方案可以通过计算模拟进行系统规划和优化，具体方法将在第7.3节中详细描述。

7.2.2 前药策略——靶向转运体

常规的前药方法基于将药物与疏水基团结合以提高被动渗透性，从而改善吸收效率，而现代前药方法使用膜转运体和/或酶来提高高极性和/或带电部分（如氨基酸和肽）的运输。这样，肠上皮转运体可以使药物吸收，提高吸收较差的药物的生物利用度。前药设计策略可以模拟肠道营养物质的结构，通过激活内源性转运途径，借助载体蛋白实现高效吸收，同时生成安全性代谢副产物[71]。

到目前为止，分子生物学革命极大增进了我们对多种转运体表达和功能机制的认知。肠上皮细胞存在多种转运体[72]，如肽转运蛋白1（PEPT1）[16,73]、有机阴离子转运蛋白家族[74]、L-型氨基酸转运蛋白1（LAT1）[75]、质子偶联氨基酸转运蛋白1（PAT1）[76,77]、氨基酸转运蛋白$ATB^{0,+}$[78-80]、质子偶联叶酸转运蛋白（PCFT）[81,82]、单羧酸盐转运蛋白家族[83,84]、钠依赖性葡萄糖转运蛋白（SGLT）家族[85-87]、顶端钠依赖性胆汁酸转运蛋白（ASBTs）家族[88]和有机阳离子转运蛋白（OCTs）家族[89,90]，这些转运体常被作为前药的选择性靶向标。

利用有关这些转运体的底物特异性的知识，可以调整前药设计，通过肠道组织中的转运体来改善口服后药物的吸收。本节重点介绍肠道转运体。

7.2.2.1 肽转运蛋白1

PEPT1广泛分布于小肠内，负责蛋白消化后的二肽和三肽的吸收[91]。该转运体具有广泛的底物特异性、低亲和力和较大的底物结合能力，以及其在小肠中的高表达，使PEPT1成为现代前药方法的理想靶点。PEPT1已成为突出的前药设计靶点，因为一些吸收性差的药品可以被衍生化成肽模拟前药，这些前药会靶向肠道PEPT1以增强膜通透性，从而提高活性药物的口服吸收，例如，血管紧张素转换酶（ACE）抑制剂、肾素抑制剂和β-内酰胺类抗生素，如表7.1所示。

现代前药策略中靶向转运体的一个典型例子是用于治疗流感感染的神经氨酸酶抑制剂，如奥司他韦和扎那米韦。奥司他韦是羧酸奥司他韦的乙酯前药，在人类中，羧酸奥司他韦的口服生物利用度小于5%，而奥司他韦的口服生物利用度约为80%，这使它成为经典前药策略[97]的一个很好的例子。奥司他韦的问题是耐药性，而扎那米韦[98]没有显示出耐药性，但与奥司他韦相比，扎那米韦表现出非常低的口服生物利用度（2%）[99]。为了改善扎那米韦的口服吸收，我们设计、合成了与氨基酸相连的酰氧酯扎那米韦结合物，并进行了表征，以确定其稳定性、与PEPT1转运体的结合能力和酶代谢（表7.1）[92]。L-缬氨酸-扎那米韦偶联物在过表达PEPT1的细胞培养模型中，与PEPT1的结合能力提高了3倍；根据Caco-2通透性和空肠灌注研究，与游离的扎那米韦相比，前药给药后扎那米韦通过肠上皮细胞的通透性更高。这种新型靶向策略，以前药活化释放活性成分，增加膜渗透性为特征，通过靶向PEPT1等肠膜转运体改善口服吸收，有望显著提升口服扎那米韦口服疗法所需的生物利用度[92]。

含有氨基酸、二肽和三肽结构的前药被发现是PEPT1的理想底物，相关研究涉及抗逆转录病毒药物去羟肌苷[100]，抗病毒核苷类似物齐多夫定、奥司他韦、更昔洛韦和阿昔洛韦[24,101,102]，抗肿瘤药物氟尿苷[103-105]及吉西他滨[106,107]。这些研究共同揭示了PEPT1对改善药物口服吸收及生物利用度的关键作用。尽管肽模拟药物与肠道PEPT1结合能力早有证实，最近研究采用了一个水解稳定性载体——含有硫酰胺键的修饰二肽与多种已上市药物结构偶联，显著增强了与PEPT1的结合亲和力[108]。

表7.1　肽转运体的底物（包括天然的和前药）

<table>
<tr><th colspan="4">肽转运蛋白1（PEPT1）</th></tr>
<tr><th colspan="4">天然底物</th></tr>
<tr><td colspan="2">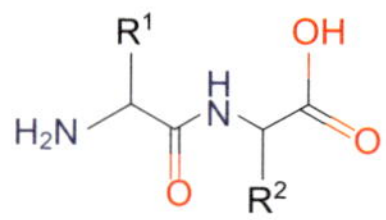
二肽</td><td colspan="2">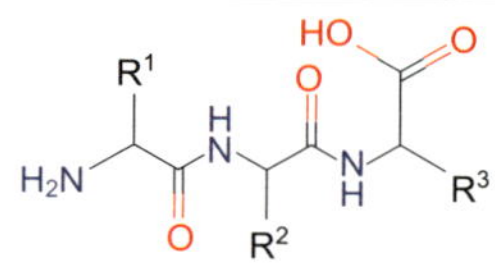
三肽</td></tr>
<tr><th colspan="4">前药底物</th></tr>
<tr><td>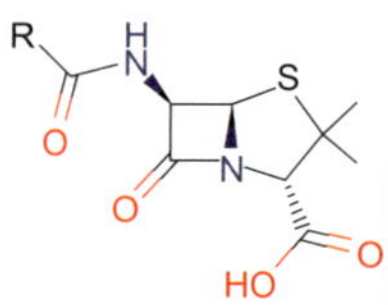
青霉素肽</td><td>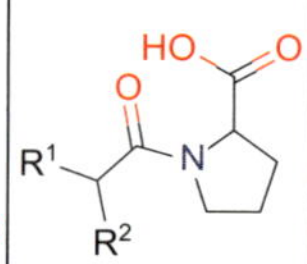
ACE抑制剂</td><td>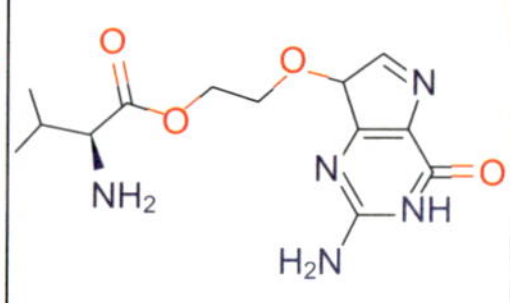
伐昔洛韦</td><td>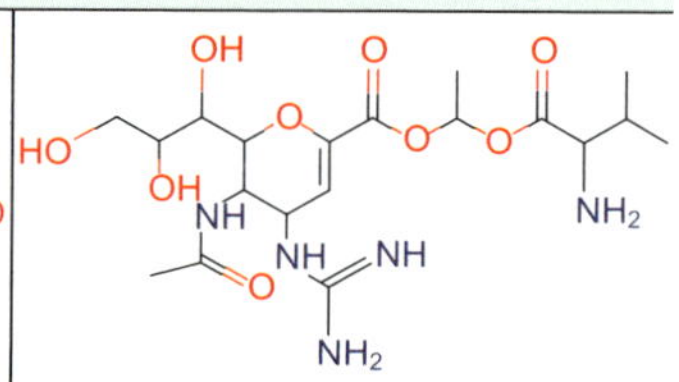
L-缬氨酸-扎那米韦</td></tr>
<tr><th colspan="4">单羧酸转运蛋白1（MCT1）</th></tr>
<tr><th colspan="4">天然底物</th></tr>
<tr><td colspan="2">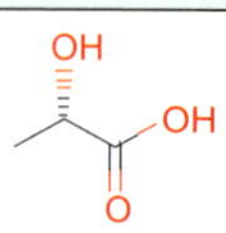
乳酸</td><td colspan="2">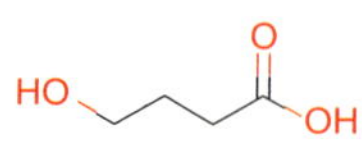
γ-羟基丁酸</td></tr>
<tr><th colspan="4">前药底物</th></tr>
<tr><td colspan="2">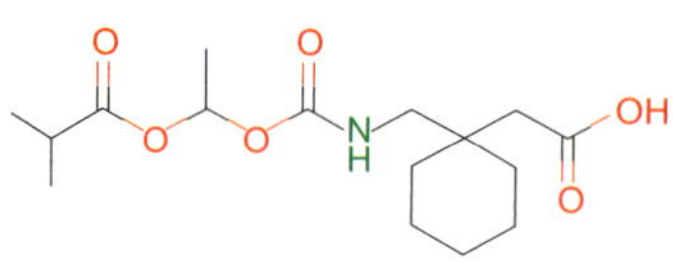
XP13512</td><td colspan="2">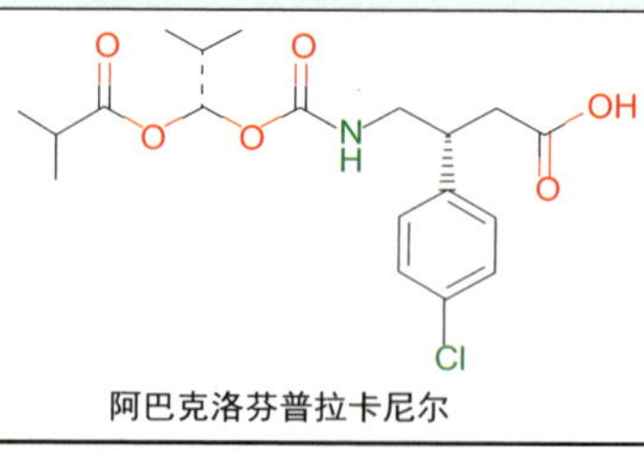
阿巴克洛芬普拉卡尼尔</td></tr>
</table>

续表

<table>
<tr><th colspan="2">胆汁酸转运蛋白（ASBT）</th></tr>
<tr><th colspan="2">天然底物</th></tr>
<tr><td colspan="2">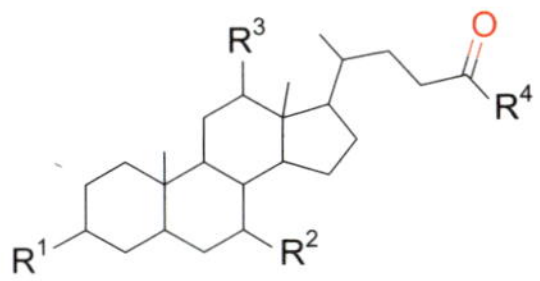
胆盐
R1: H, OH
R2: H, OH
R3: H, OH
R4: H, OH, NHCH2COO–, NHCH2CH2SO3–</td></tr>
<tr><th colspan="2">天然底物</th></tr>
<tr><td colspan="2">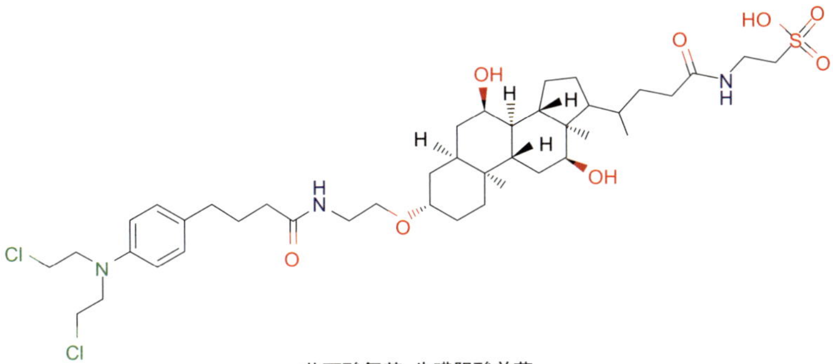
苯丁酸氮芥-牛磺胆酸前药</td></tr>
<tr><td>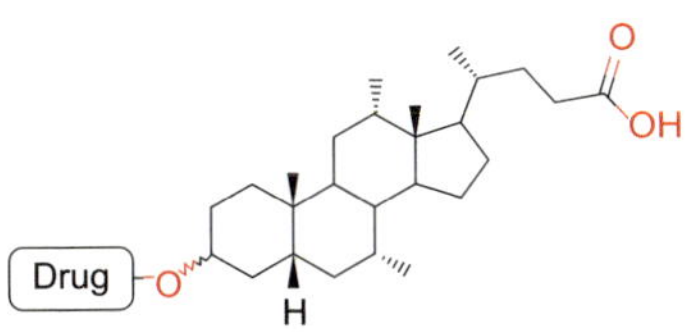
羟甲基戊二酰辅酶A还原酶抑制剂前药</td><td>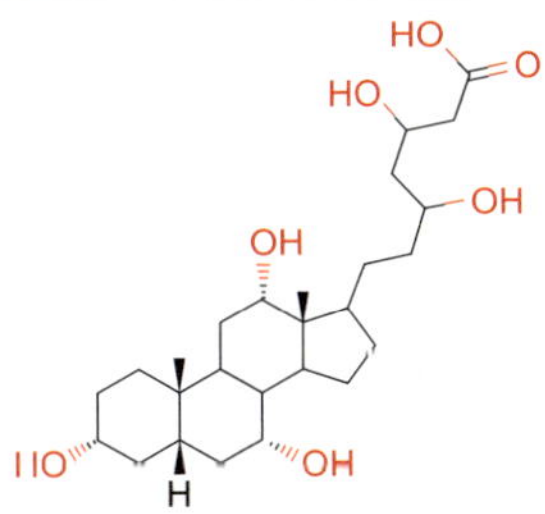
羟甲基戊二酰辅酶A还原酶抑制剂混合体</td></tr>
</table>

来源：引自文献[92-96]。

7.2.2.2 单羧酸转运体1型

通常，现代前药策略中的另一种靶向转运体是单羧酸转运体1（MCT1，SLC16A1）。MCT1具有高转运容量和低底物亲和力特性，其沿胃肠道广泛分布（主要定位于顶端，在结肠中表达尤为显著[109]），主要转运直链脂肪族单羧酸类底物[110,111]。加巴喷丁的氨基甲酸酯前药（XP13512）被设计用来克服患者之间的可变吸收、剂量依赖性吸收和快速药物清除（表7.1）[93]。口服XP13512后，加巴喷丁在循环中的生物利用度显著增加，这也在临床研究[112]中得到了证实；前药还导致剂量比例增加，结肠吸收改善。这一进展的主要作用是由于利用MCT1介导的转运和钠依赖的多种维生素转运体（SMVT）[93,112]。

阿巴氯芬是*R*-巴氯芬的前药，其设计旨在通过竞争性MCT1的天然底物乳酸来增强吸收（表7.1）[113]。研究表明，与游离巴氯芬相比，该前药在表达MCT1的细胞中摄取率显著提高，并使活性药物在大鼠体内的暴露量增加5倍，在猴体内增加12倍；在犬类实验中，给药后48 h内按设定时间点采血监测，巴氯芬的生物利用度达约68%，且维持持续的药物暴露状态[113]。

7.2.2.3 胆汁酸转运体

胆汁酸转运体（ASBT）的天然底物是胆汁盐（胆酸、鹅去氧胆酸、脱氧胆酸、石胆酸、牛磺胆酸）（表7.1）。消化后，胆汁在肠道中分泌，通过主动和被动运输被吸收，然后再循环到肝脏。ASBT位于回肠末端肠细胞的顶膜，具有广泛的底物特异性、高转运容量及强亲和力，能有效促进药物吸收，因此被视作理想药物作用靶标[94,114]。

一种针对化疗药物苯丁酸氮芥（chlorambucil）的胆汁酸前药被合成出来，目的是克服苯丁酸氮芥在癌组织中积累不足的问题[115]。氯丁酸-牛磺胆酸盐（S2676）偶联物从肠回肠部分吸收，随后从肝脏分泌，同时保持氯丁酸的烷基化特性（表7.1）。研究表明，胆汁酸转运体介导了S2676对癌组织（人肝细胞癌）的高亲和力摄取，使细胞抑制剂的胆汁酸偶联物成为靶向这类肿瘤[115]的成功策略。

通过他汀类药物（一类抑制胆固醇生物合成关键酶——HMG-CoA还原酶的药物）的研究，证实了胆酸前药可实现肝脏特异性靶向。胆盐的肠肝循环使胆汁酸-他汀偶联物并入内源性胆盐加工途径，从而使其成为药物靶向肝脏[94-96]中胆固醇生物合成的完美候选药物。这可能会减少肝脏外胆固醇生物合成所引起的不良反应。这些研究展示了具有类似结构性质的杂合分子（如他汀类药物和胆盐），其中前药分子由他汀类药物和胆盐偶联实现（表7.1）[94-96]。完整的前药不能抑制HMG-CoA还原酶，但在胆盐水解后，前药以代谢物的形式释放活性药物，其肝浓度明显高于肝外组织，表明前药具有良好的靶向潜力；另外，杂化分子能够抑制酶。口服前药后，胆固醇生物合成抑制明显，杂合物无活性[94,95]。

在现代前药设计策略中，还利用了其他转运体作为潜在靶点，并显示出肠道通透性显著改善的效果[116,117]。现代靶向转运体的前药方法允许增强具有不良药物样特性的母体药物的吸收。它允许机械的、智能的方法来进行前药设计，可以改善低渗透药物的吸收。因此，更高的渗透性及随之提升的吸收率，将有助于开发更多可行的口服给药方案。

7.3 靶向前药设计中的计算方法

计算机辅助药物设计（CADD）是一种通过计算机模拟来预测药物与蛋白质（受体或酶）之间相互作用的虚拟方法，目的是优化药物分子[1,118]。使用CADD的关键障碍是模拟的不准确性——在计算上获得的药物分子和蛋白质之间结合的亲和力并不总是与实验数据相关。例如，分子对接法虽是优化药物设计和/或药物筛选的快速常规手段，但其预测准确率（约20%）较低，主要影响因素包括分子数据库规模不足、对接构象选择不当、蛋白结合位点设定不合理等，这些因素均需在开展研究前充分考量[119]。基于物理学的虚拟模拟方法较为复杂且耗时，但它们比经验方法（如对接）能提供更精确的计算和估算（约80%）。这些基于物理学的方法包括量子力学/分子力学（QM/MM）或自由能扰动（FEP）方法[118]。

一种常用的FEP方法是分子动力学（MD）模拟，它可以阐明大分子的结构-功能关系。例如，这些模拟可以揭示磷脂-药物偶联物的结构要求，它们被设计为靶向磷脂酶A_2（PLA_2）[40,41,120]；在许多情况下，偶联物设计需要磷脂和药物之间的连接物或间隔物，以获得PLA_2[48,121,122]的激活，在其他地方有详细描述[43]。分子建模模拟是获取偶联物结构信息的重要工具，该偶联物将表现出PLA_2[123]最高程度的前药物激活。使用不同的分子建模模拟来评估PLA_2酶对磷脂-前药物的活性（包括分子对接和MD模拟）[120,124,125]。建立了基于热力学积分和WHAM/伞形采样方法的现代硅模拟方法，以跟踪PLA_2过渡态结合自由能的变化，减少/延长其过渡态结合自由能的变化。模拟研究结果显示，计算预测与实验结果高度吻合[38,40,120,124]，明确证实连接子长度对PLA_2介导的活化速率具有关键影响，进而决定了作用部位游离原药的释放量。基于计算模拟与实验研究，最终确定磷脂-吲哚美辛和磷脂-双氯芬酸前药的最佳连接子长度分别为5～6个碳原子[38,40,120,124]。模拟研究还表明，无论是蜂毒来源还是人源PLA_2的两种亚型，其活化速率相当，这意味着在实验条件下蜂毒PLA_2可作为人源酶亚型的替代物[120,124]。总之，连接子长度可以极大地影响PLA2激活磷脂前药的能力，然而，连接子的最佳长度必须根据具体情况进行评估，因为药物部分的大小和/或体积显著影响蛋白质和前药之间的空间相互作用。在硅/体外结合的方法有可能指导最佳的磷脂-药物偶联物的设计，从而减少所需的实验数量。另一种模拟方法，密度泛函理论（DFT），也经常用于评估含有连接物的各种前药，如阿昔洛韦[126]、阿托瓦酮[127]和多巴胺[128]。

7.4 讨论

前药策略不再被视为最后的选择，而是在前药开发的早期阶段就被认为是一种有效的策略。对酶、膜内流和流出转运体的分子和功能特性的深入了解引发了一场分子革命，改变了使用前药的方式。前药的疗效被证明在很大程度上是通过允许特定的酶激活或改善膜转运体的吸收，从而提高它们的生物利用度。这种方法可以更容易地从临床前设计转化为临床设计，并预测药物-药物相互作用的可能性。

ADEPT和GDEPT作为一种成功的靶向前药方法，包括基因传递精确的酶表达，载体蛋白是一种有希望提高药物传递位点（特别是在癌症中）和提高治疗效果的很有前途的方法。在前药设计中，肠道转运体可帮助改善吸收不良药物的吸收，如第7.2.2节所述。有时，膜转运体也可以帮助器官/组织靶向和选择性药物摄取，以及利用转运体基因多态性来开发针对特定人群的药物。

另一种有前途的前药策略是双靶向前药方法，其中使用激活酶和膜转运体来提高药物通透性，这被证明是开发口服药物传递的分子革命的有效途径，正如伐昔洛韦所证明的那样。

利用分子轨道方法（DFT）进行计算模拟，可以实现设计前药方法中使用的连接物的途径，从而提高药物的生物利用度，控制药物的释放特性。FEP模拟可以非常快速和准确地预测底物的亲和度变化。这一领域可以极大地影响前药设计，现代计算技术被越来越多地开发并认为是有用的。

同时使用这三种方法（酶前药靶向、转运体和硅预测方法），通过计算研究规划前药设计，靶向特异性激活酶或转运体，增加药物吸收是开发新的前药候选药物的一个研究越来越多的方向。

随着对肠道转运体和激活酶认知的持续深入，这一领域预计将持续发展。这意味着前药策略已超越常规的化学衍生化范畴，正转变为通过靶向生理系统实现治疗效果最优化的创新路径。

7.5 发展前景和临床应用

在靶向递送的前药设计方面，未来的发展方向包括使用不同的连接子（或间隔基），这些连接子可以显著改善精准药物递送或控制前药转化为活性原药的速率[40,122,125]。此外，新兴的计算方法在前药优化中发挥着重要作用，可以显著降低前药开发过程的成本。随着对酶和膜转运体在结构、作用机制和作用方面认识的加深，可能导致未来靶向前药递送[129]的发展。例如，2011年，FDA

批准了加巴喷丁依纳卡比尔，这是加巴喷丁的前药，是两种高容量营养转运体MCT-1和SMVT的底物，在人类胃肠道中广泛分布。前药设计增加了运输能力，并允许以适当的剂量比例提供更高剂量的加巴喷丁，避免了临床剂量[130]时的摄取饱和。

目前，正在进行临床试验来评估抗癌前药NUC-1031对晚期胆道癌[131]患者的疗效。NUC1031是吉西他滨的一种预激活单磷酸形式，由于保护性磷酸转化，NUC-1031有能力克服吉西他滨的耐药机制，包括对人类平衡核苷转运体（hENT1）的耐药性、核苷激活耐药性（脱氧胞苷激酶，dCK缺乏）和通过脱氧胞苷脱氨酶（CDA）[132]嘧啶脱氨。前药AKR1C3激活的前药OBI-3424用于复发/难治性T细胞急性淋巴细胞白血病[133]患者；OBI-3424也进入了肝细胞癌和去势耐药前列腺癌[134]的试验。OBI-3424在醛酮还原酶家族1成员C3（AKR1C3）的存在下选择性释放有效的DNA烷基化剂，在癌组织中过表达；它与传统的烷基化剂（即环磷酰胺、异环磷酰胺）的区别在于其选择性激活[135]。血管紧张素转换酶抑制剂（ACEIs）原型药物依那普利作为羧酸酯酶1激活的前药，目前正通过临床试验来探究确定酶遗传多样性对多剂量健康受试者体内药物活化、药代动力学和药效学的影响。这项研究的结论将成为推动ACEI前药个性化应用的重要基石[136]。

7.6 结论

药物衍生化被用来改善不理想的药物特性并改善药物治疗，然而如今，分子革命为酶和转运体的分子和功能特征提供了洞见，从而促进了前药的开发和靶向药物递送系统的发展。靶向前药策略——其中转运体负责肠道通透性或酶负责激活，以及计算模拟引领设计本身，是现代前药设计的方向，也是开发口服药物递送前药重要的发展趋势。

参考文献

[1] Markovic M, Ben-Shabat S and Dahan A. (2020). Computational simulations to guide enzyme-mediated prodrug activation. *Int. J. Mol. Sci.* 21.

[2] Rautio J, Meanwell N A, Di L and Hageman M J. (2018). The expanding role of prodrugs in contemporary drug design and development. *Nat. Rev. Drug Discovery* 17: 559-587.

[3] Stella V J. (2004). Prodrugs as therapeutics. *Expert Opin. Ther. Pat.* 14: 277-280.

[4] Dahan A, Zimmermann E M and Ben-Shabat S. (2014). Modern prodrug design for targeted oral drug delivery. *Molecules* 19: 16489-16505.

[5] Stella V J and Nti-Addae K W. (2007). Prodrug strategies to overcome poor water solubility. *Adv. Drug Delivery Rev.* 59: 677-694.

[6] Beaumont K, Webster R, Gardner I and Dack K. (2003). Design of ester prodrugs to enhance oral absorption of poorly permeable compounds: challenges to the discovery scientist. *Curr. Drug Metab.* 4: 461-485.

[7] Testa B. (2009). Prodrugs: bridging pharmacodynamic/pharmacokinetic gaps. *Curr. Opin. Chem. Biol.* 13: 338-344.

[8] Ettmayer P, Amidon G L, Clement B and Testa B. (2004). Lessons learned from marketed and investigational prodrugs. *J. Med. Chem.* 47: 2393-2404.

[9] Serafin A and Stanczak A. (2009). Different concepts of drug delivery in disease entities. *Mini-Rev. Med. Chem.* 9: 481-497.

[10] Bocci G, Benet L Z and Oprea T I. (2019). Can BDDCS illuminate targets in drug design? *Drug Discovery Today*.

[11] Dahan A, Khamis M, Agbaria R and Karaman R. (2012). Targeted prodrugs in oral drug delivery: the modern molecular biopharmaceutical approach. *Expert Opin. Drug Delivery* 9: 1001-1013.

[12] Liederer B M and Borchardt R T. (2006). Enzymes involved in the bioconversion of ester-based prodrugs. *J. Pharm. Sci.* 95: 1177-1195.

[13] Amidon G L, Leesman G D and Elliott R L. (1980). Improving intestinal absorption of water-insoluble compounds: a membrane metabolism strategy. *J. Pharm. Sci.* 69: 1363-1368.

[14] Markovic M, Ben-Shabat S, Keinan S, et al. (2019). Lipidic prodrug approach for improved oral drug delivery and therapy. *Med. Res. Rev.* 39: 579-607.

[15] Markovic M, Ben-Shabat S, Aponick A, et al. (2020). Lipids and lipid-processing pathways in drug delivery and therapeutics. *Int. J. Mol. Sci.* 21.

[16] Bai J P and Amidon G L. (1992). Structural specificity of mucosal-cell transport and metabolism of peptide drugs: implication for oral peptide drug delivery. *Pharm. Res.* 9: 969-978.

[17] Fleisher D, Stewart B H and Amidon G L. (1985). Design of prodrugs for improved gastrointestinal absorption by intestinal enzyme targeting. *Methods Enzymol.* 112: 360-381.

[18] Stella V.J and Himmelstein K.J. (1980). Prodrugs and site-specific drug delivery. *J. Med. Chem.* 23: 1275-1282.

[19] Stella V J and Himmelstein K J. (1985). Prodrugs: a chemical approach to targeted drug delivery. In: *Directed Drug Delivery: A Multidisciplinary Problem* (ed. R.T. Borchardt A.J. Repta and V.J. Stella) 247-267. Totowa NJ: Humana Press.

[20] Friend D R and Chang G W. (1984). A colon-specific drug-delivery system based on drug glycosides and the glycosidases of colonic bacteria. *J. Med. Chem.* 27: 261-266.

[21] Gorbach S L. (1971). Intestinal microflora. *Gastroenterology* 60: 1110-1129.

[22] Laine K and Huttunen K M. (2010). Enzyme-activated prodrug strategies for site-selective drug delivery. In: *Prodrugs and Targeted Delivery: Towards Better ADME Properties* vol. 47 (ed. J.

Rautio) 231-252.
[23] Ruiz J F M, Radics G, Windle H, et al. (2009). Design synthesis and pharmacological effects of a cyclization-activated steroid prodrug for colon targeting in inflammatory bowel disease. *J. Med. Chem.* 52: 3205-3211.
[24] Han H, de Vrueh R L, Rhie J K, et al. (1998). 5′-Amino acid esters of antiviral nucleosides acyclovir and AZT are absorbed by the intestinal PEPT1 peptide transporter. *Pharm. Res.* 15: 1154-1159.
[25] Kim I, Chu X Y, Kim S, et al. (2003). Identification of a human valacyclovirase: biphenyl hydrolase-like protein as valacyclovir hydrolase. *J. Biol. Chem.* 278: 25348-25356.
[26] Kim I, Crippen G M and Amidon G L. (2004). Structure and specificity of a human valacyclovir activating enzyme: a homology model of BPHL. *Mol. Pharmaceutics* 1: 434-446.
[27] Kim I, Song X, Vig B S, et al. (2004). A novel nucleoside prodrug-activating enzyme: substrate specificity of biphenyl hydrolase-like protein. *Mol. Pharmaceutics* 1: 117-127.
[28] Sun J, Dahan A, Walls Z F, et al. (2010). Specificity of a prodrug-activating enzyme hVACVase: the leaving group effect. *Mol. Pharmaceutics* 7: 2362-2368.
[29] Sun J, Miller J M, Beig A, et al. (2011). Mechanistic enhancement of the intestinal absorption of drugs containing the polar guanidino functionality. *Expert Opin. Drug Metab. Toxicol.* 7: 313-323.
[30] Huttunen K M, Mannila A, Laine K, et al. (2009). The first bioreversible prodrug of metformin with improved lipophilicity and enhanced intestinal absorption. *J. Med. Chem.* 52: 4142-4148.
[31] Saulnier M G, Frennesson D B, Deshpande M S, et al. (1994). An efficient method for the synthesis of guanidino prodrugs. *Bioorg. Med. Chem. Lett.* 4: 1985-1990.
[32] Sun J, Dahan A and Amidon G L. (2010). Enhancing the intestinal absorption of molecules containing the polar guanidino functionality: a double-targeted prodrug approach. *J. Med. Chem.* 53: 624-632.
[33] Haapamaki M M, Gronroos J M, Nurmi H, et al. (1999). Phospholipase A2 in serum and colonic mucosa in ulcerative colitis. *Scand. J. Clin. Lab. Invest.* 59: 279-287.
[34] Kennedy B P, Soravia C, Moffat J, et al. (1998). Overexpression of the nonpancreatic secretory group II PLA2 messenger RNA and protein in colorectal adenomas from familial adenomatous polyposis patients. *Cancer Res.* 58: 500-503.
[35] Laye J P and Gill J H. (2003). Phospholipase A2 expression in tumours: a target for therapeutic intervention? *Drug Discovery Today* 8: 710-716.
[36] Minami T, Tojo H, Shinomura Y, et al. (1993). Elevation of phospholipase A2 protein in sera of patients with Crohn’s disease and ulcerative colitis. *Am. J. Gastroenterol.* 88: 1076-1080.
[37] Milica Markovic S B-S and Dahan A. (2020). Lipidic prodrugs for drug delivery: opportunities and challenges. In: *Recent Advancement in Prodrugs* (ed. D.N.C. Kamal Shah N.S. Chauhan and P. Mishra) 113-132. CRC Press.
[38] Dahan A, Duvdevani R, Dvir E, et al. (2007). A novel mechanism for oral controlled release of drugs by continuous degradation of a phospholipid prodrug along the intestine: in vivo and in

vitro evaluation of an indomethacin-lecithin conjugate. *J. Controlled Release* 119: 86-93.

[39] Dahan A, Duvdevani R, Shapiro I, et al. (2008). The oral absorption of phospholipid prodrugs: in vivo and in vitro mechanistic investigation of trafficking of a lecithin-valproic acid conjugate following oral administration. *J. Controlled Release* 126: 1-9.

[40] Dahan A, Markovic M, Epstein S, et al. (2017). Phospholipid-drug conjugates as a novel oral drug targeting approach for the treatment of inflammatory bowel disease. *Eur. J. Pharm. Sci.* 108: 78-85.

[41] Markovic M, Dahan A, Keinan S, et al. (2019). Phospholipid-based prodrugs for colon-targeted drug delivery: experimental study and in silico simulations. *Pharmaceutics* 11 (4): 186.

[42] Dahan A, Markovic M, Aponick A, et al. (2019). The prospects of lipidic prodrugs: an old approach with an emerging future. *Future Med. Chem.* 11: 2563-2571.

[43] Markovic M, Ben-Shabat S, Keinan S, et al. (2018). Prospects and challenges of phospholipid-based prodrugs. *Pharmaceutics* 10 (4): 210.

[44] Kurz M and Scriba G K. (2000). Drug-phospholipid conjugates as potential prodrugs: synthesis characterization and degradation by pancreatic phospholipase A2. *Chem. Phys. Lipids* 107: 143-157. https://doi.org/10.3390/pharmaceutics14030675 https://doi.org/10.3390/ijms23052673

[45] Markovic M, Ben-Shabat S, Nagendra Manda J, et al. (2022). PLA2-triggered activation of cyclosporine-phospholipid prodrug as a drug targeting approach in inflammatory bowel disease therapy. *Pharmaceutics.* 14 (3): 675. https://doi.org/10.3390/pharmaceutics14030675.

[46] Markovic M, Abramov-Harpaz K, Regev C, et al. (2022). Prodrug-based targeting approach for inflammatory bowel diseases therapy: mechanistic study ofphospholipid-linker-cyclosporine PLA2-mediated activation. *Int. J. Mol. Sci.* 23 (5): 2673. https://doi.org/10.3390/ijms23052673.

[47] Pan D, Pham C T, Weilbaecher K N, et al. (2016). Contact-facilitated drug delivery with Sn2 lipase labile prodrugs optimize targeted lipid nanoparticle drug delivery. *Wiley Interdiscip. Rev. Nanomed. Nanobiotechnol.* 8: 85-106.

[48] Pan D, Sanyal N, Schmieder A H, et al. (2012). Antiangiogenic nanotherapy with lipase-labile *Sn*-2 fumagillin prodrug. *Nanomedicine (London)* 7: 1507-1519.

[49] Han H K and Amidon G L. (2000). Targeted prodrug design to optimize drug delivery. *AAPS Pharm. Sci.* 2: E6.

[50] Bagshawe K D. (1987). Antibody directed enzymes revive anti-cancer prodrugs concept. *Br. J. Cancer* 56: 531-532.

[51] Sharma S K and Bagshawe K D. (2017). Antibody directed enzyme prodrug therapy (ADEPT): trials and tribulations. *Adv. Drug Delivery Rev.* 118: 2-7.

[52] Tietze L F, Feuerstein T, Fecher A, et al. (2002). Proof of principle in the selective treatment of cancer by antibody-directed enzyme prodrug therapy: the development of a highly potent prodrug. *Angew. Chem. Int. Ed.* 41: 759-761.

[53] Maji D, Lu J, Sarder P, et al. (2018). Cellular trafficking of *Sn*-2 phosphatidylcholine prodrugs studied with fluorescence lifetime imaging and super-resolution microscopy. *Precis. Nanomed.* 1: 128-145.

[54] Francis R J, Sharma S K, Springer C, et al. (2002). A phase I trial of antibody directed enzyme prodrug therapy (ADEPT) in patients with advanced colorectal carcinoma or other CEA producing tumours. *Br. J. Cancer* 87: 600-607.

[55] Springer C J, Poon G K, Sharma S K and Bagshawe K D. (1993). Identification of prodrug active drug and metabolites in an ADEPT clinical study. *Cell Biophys.* 22: 9-26.

[56] Sandmair A M, Loimas S, Puranen P, et al. (2000). Thymidine kinase gene therapy for human malignant glioma using replication-deficient retroviruses or adenoviruses. *Hum. Gene Ther.* 11: 2197-2205.

[57] Huber B E, Richards C A and Austin E A. (1994). Virus-directed enzyme/prodrug therapy (VDEPT). Selectively engineering drug sensitivity into tumors. *Ann. N.Y. Acad. Sci.* 716: 104-114; discussion 140-103.

[58] Niculescu-Duvaz D, Negoita-Giras G, Niculescu-Duvaz I, et al. (2010). Directed enzyme prodrug therapies. In: *Prodrugs and Targeted Delivery: Towards Better ADME Properties* (ed. J. Rautio) 271-344. Wiley.

[59] Knox R J, Friedlos F, Jarman M, et al. (1995). Virtual cofactors for an *Escherichia coli* nitroreductase enzyme: relevance to reductively activated prodrugs in antibody directed enzyme prodrug therapy (ADEPT). *Biochem. Pharmacol.* 49: 1641-1647.

[60] de Graaf M, Boven E, Scheeren H W, et al. (2002). Beta-glucuronidase mediated drug release. *Curr. Pharm. Des.* 8: 1391-1403.

[61] Haisma H J, Boven E, van Muijen M, et al. (1992). A monoclonal antibody-β-glucuronidase conjugate as activator of the prodrug epirubicin glucuronide for specific treatment of cancer. *Br. J. Cancer* 66: 474-478.

[62] Bosslet K, Czech J and Hoffmann D. (1994). Tumor-selective prodrug activation by fusion protein-mediated catalysis. *Cancer Res.* 54: 2151-2159.

[63] de Graaf M, Boven E, Oosterhoff D, et al. (2002). A fully human anti-Ep CAM scFv-β-glucuronidase fusion protein for selective chemotherapy with a glucuronide prodrug. *Br. J. Cancer* 86: 811-818.

[64] Prijovich Z M, Burnouf P A, Chou H C, et al. (2016). Synthesis and antitumor properties of BQC-glucuronide a camptothecin prodrug for selective tumor activation. *Mol. Pharmaceutics* 13: 1242-1250.

[65] Tranoy-Opalinski I, Legigan T, Barat R, et al. (2014). β-Glucuronidase responsive prodrugs for selective cancer chemotherapy: an update. *Eur. J. Med. Chem.* 74: 302-313.

[66] Gwenin V V, Poornima P, Halliwell J, et al. (2015). Identification of novel nitroreductases from *Bacillus cereus* and their interaction with the CB1954 prodrug. *Biochem. Pharmacol.* 98: 392-402.

[67] Wang H, Zhou X-L, Long W, et al. (2015). A fusion protein of RGD4C and β-lactamase has a favorable targeting effect in its use in antibody directed enzyme prodrug therapy. *Int. J. Mol. Sci.* 16: 9625-9634.

[68] Zhang J, Kale V and Chen M. (2015). Gene-directed enzyme prodrug therapy. *AAPS J.* 17: 102-

110.

[69] Chen L and Waxman D J. (2002). Cytochrome P450 gene-directed enzyme prodrug therapy (GDEPT) for cancer. *Curr. Pharm. Des.* 8: 1405-1416.

[70] Lohr M, Hoffmeyer A, Kroger J, et al. (2001). Microencapsulated cell-mediated treatment of inoperable pancreatic carcinoma. *Lancet* 357: 1591-1592.

[71] Warren M S and Rautio J. (2010). Prodrugs designed to target transporters for oral drug delivery. In: *Prodrugs and Targeted Delivery: Towards Better ADME Properties* vol. 47 (ed. J. Rautio) 133-151.

[72] Varma M V, Ambler C M, Ullah M, et al. (2010). Targeting intestinal transporters for optimizing oral drug absorption. *Curr. Drug Metab.* 11: 730-742.

[73] Lee V H, Chu C, Mahlin E D, et al. (1999). Biopharmaceutics of transmucosal peptide and protein drug administration: role of transport mechanisms with a focus on the involvement of PepT1. *J. Controlled Release* 62: 129-140.

[74] Tamai I. (2012). Oral drug delivery utilizing intestinal OATP transporters. *Adv. Drug Delivery Rev.* 64: 508-514.

[75] Puris E, Gynther M, Auriola S and Huttunen K M. (2020). L-Type amino acid transporter 1 as a target for drug delivery. *Pharm. Res.* 37: 88.

[76] Anderson C M, Grenade D S, Boll M, et al. (2004). H+/amino acid transporter 1 (PAT1) is the imino acid carrier: an intestinal nutrient/drug transporter in human and rat. *Gastroenterology* 127: 1410-1422.

[77] Thwaites D T and Anderson C M. (2011). The SLC36 family of proton-coupled amino acid transporters and their potential role in drug transport. *Br. J. Pharmacol.* 164: 1802-1816.

[78] Ganapathy M E and Ganapathy V. (2005). Amino acid transporter ATB0,+ as a delivery system for drugs and prodrugs. *Curr. Drug Targets Immune Endocr. Metab. Disord.* 5: 357-364.

[79] Hatanaka T, Haramura M, Fei Y J, et al. (2004). Transport of amino acid-based prodrugs by the Na^+- and Cl^--coupled amino acid transporter $ATB^{0,+}$ and expression of the transporter in tissues amenable for drug delivery. *J. Pharmacol. Exp. Ther.* 308: 1138-1147.

[80] Kovalchuk V, Samluk Ł, Juraszek B, et al. (1866). Trafficking of the amino acid transporter $B^{0,+}$ (SLC6A14) to the plasma membrane involves an exclusive interaction with SEC24C for its exit from the endoplasmic reticulum. *Biochim. Biophys. Acta Mol. Cell Res.* 2019: 252-263.

[81] Qiu A, Jansen M, Sakaris A, et al. (2006). Identification of an intestinal folate transporter and the molecular basis for hereditary folate malabsorption. *Cell* 127: 917-928.

[82] Visentin M, Diop-Bove N, Zhao R and Goldman I D. (2014). The intestinal absorption of folates. *Annu. Rev. Physiol.* 76: 251-274.

[83] Pierre K and Pellerin L. (2009). Monocarboxylate transporters. In: *Encyclopedia of Neuroscience* (ed. Squire L R) 961-965. Oxford: Academic Press.

[84] Tsuji A. (1999). Tissue selective drug delivery utilizing carrier-mediated transport systems. *J. Controlled Release* 62: 239-244.

[85] Cao X, Gibbs S T, Fang L, et al. (2006). Why is it challenging to predict intestinal drug

absorption and oral bioavailability in human using rat model. *Pharm. Res.* 23: 1675-1686.

[86] Harada N and Inagaki N. (2012). Role of sodium-glucose transporters in glucose uptake of the intestine and kidney. *J. Diabetes Invest.* 3: 352-353.

[87] Wright E M, Loo D D F and Hirayama B A. (2011). Biology of human sodium glucose transporters. *Physiol. Rev.* 91: 733-794.

[88] Balakrishnan A and Polli J E. (2006). Apical sodium dependent bile acid transporter (ASBT SLC10A2): a potential prodrug target. *Mol. Pharmaceutics* 3: 223-230.

[89] Jonker J W and Schinkel A H. (2004). Pharmacological and physiological functions of the polyspecific organic cation transporters: OCT1 2 and 3 (SLC22A1-3). *J. Pharmacol. Exp. Ther.* 308: 2-9.

[90] Terada T and Inui K. (2008). Physiological and pharmacokinetic roles of H+/organic cation antiporters (MATE/SLC47A). *Biochem. Pharmacol.* 75: 1689-1696.

[91] Zhang Y, Sun J, Sun Y, et al. (2013). Prodrug design targeting intestinal PepT1 for improved oral absorption: design and performance. *Curr. Drug Metab.* 14: 675-687.

[92] Gupta S V, Gupta D, Sun J, et al. (2011). Enhancing the intestinal membrane permeability of zanamivir: a carrier mediated prodrug approach. *Mol. Pharmaceutics* 8: 2358-2367.

[93] Cundy K C, Annamalai T, Bu L, et al. (2004). XP13512 [(±)-1-([(α- isobutanoyloxyethoxy) carbonyl] aminomethyl)-1-cyclohexane acetic acid] a novel gabapentin prodrug: II. Improved oral bioavailability dose proportionality and colonic absorption compared with gabapentin in rats and monkeys. *J. Pharmacol. Exp. Ther.* 311: 324-333.

[94] Kramer W, Wess G, Neckermann G, et al. (1994). Intestinal absorption of peptides by coupling to bile acids. *J. Biol. Chem.* 269: 10621-10627.

[95] Kramer W, Wess G, Enhsen A, et al. (1994). Bile acid derived HMG-CoA reductase inhibitors. *Biochim. Biophys. Acta Mol. Basis Dis.* 1227: 137-154.

[96] Wess G, Kramer W, Han X B, et al. (1994). Synthesis and biological activity of bile acid-derived HMG-CoA reductase inhibitors. The role of 21-methyl in recognition of HMG-CoA reductase and the ileal bile acid transport system. *J. Med. Chem.* 37: 3240-3246.

[97] Doucette K E and Aoki F Y. (2001). Oseltamivir: a clinical and pharmacological perspective. *Expert Opin. Pharmacother.* 2: 1671-1683.

[98] Gupta R K and Nguyen-Van-Tam J S. (2006). Oseltamivir resistance in influenza A (H5N1) infection. *N. Engl. J. Med.* 354: 1423-1424; author reply 1423-1424.

[99] Cass L M, Efthymiopoulos C and Bye A. (1999). Pharmacokinetics of zanamivir after intravenous oral inhaled or intranasal administration to healthy volunteers. *Clin. Pharmacokinet.* 36 (Suppl. 1): 1-11.

[100] Yan Z, Sun J, Chang Y, et al. (2011). Bifunctional peptidomimetic prodrugs of didanosine for improved intestinal permeability and enhanced acidic stability: synthesis transepithelial transport chemical stability and pharmacokinetics. *Mol. Pharmaceutics* 8: 319-329.

[101] Incecayir T, Sun J, Tsume Y, et al. (2016). Carrier-mediated prodrug uptake to improve the oral bioavailability of polar drugs: an application to an oseltamivir analogue. *J. Pharm. Sci.* 105:

925-934.

[102] Li F, Maag H and Alfredson T. (2008). Prodrugs of nucleoside analogues for improved oral absorption and tissue targeting. *J. Pharm. Sci.* 97: 1109-1134.

[103] Landowski C P, Vig B S, Song X and Amidon G L. (2005). Targeted delivery to PEPT1-overexpressing cells: acidic basic and secondary floxuridine amino acid ester prodrugs. *Mol. Cancer Ther.* 4: 659-667.

[104] Tsume Y, Hilfinger J M and Amidon G L. (2008). Enhanced cancer cell growth inhibition by dipeptide prodrugs of floxuridine: increased transporter affinity and metabolic stability. *Mol. Pharmaceutics* 5: 717-727.

[105] Tsume Y, Hilfinger J M and Amidon G L. (2011). Potential of amino acid/dipeptide monoester prodrugs of floxuridine in facilitating enhanced delivery of active drug to interior sites of tumors: a two-tier monolayer in vitro study. *Pharm. Res.* 28: 2575-2588.

[106] Song X, Lorenzi P L, Landowski C P, et al. (2005). Amino acid ester prodrugs of the anticancer agent gemcitabine: synthesis bioconversion metabolic bioevasion and hPEPT1-mediated transport. *Mol. Pharmaceutics* 2: 157-167.

[107] Tsume Y, Drelich A J, Smith D E and Amidon G L. (2017). Potential development of tumor-targeted oral anti-cancer prodrugs: amino acid and dipeptide monoester prodrugs of gemcitabine. *Molecules* 22 (8): 1322.

[108] Foley D W, Pathak R B, Phillips T R, et al. (2018). Thiodipeptides targeting the intestinal oligopeptide transporter as a general approach to improving oral drug delivery. *Eur. J. Med. Chem.* 156: 180-189.

[109] Gill R K, Saksena S, Alrefai W A, et al. (2005). Expression and membrane localization of MCT isoforms along the length of the human intestine. *Am. J. Physiol. Cell Physiol.* 289: C846-C852.

[110] Halestrap A P and Meredith D. (2004). The SLC16 gene family-from monocarboxylate transporters (MCTs) to aromatic amino acid transporters and beyond. *Pflugers Arch.* 447: 619-628.

[111] Jones R S and Morris M E. (2016). Monocarboxylate transporters: therapeutic targets and prognostic factors in disease. *Clin. Pharmacol. Ther.* 100: 454-463.

[112] Cundy K C, Sastry S, Luo W, et al. (2008). Clinical pharmacokinetics of XP13512 a novel transported prodrug of gabapentin. *J. Clin. Pharmacol.* 48: 1378-1388.

[113] Lal R, Sukbuntherng J, Tai E H, et al. (2009). Arbaclofen placarbil a novel R-baclofen prodrug: improved absorption distribution metabolism and elimination properties compared with R-baclofen. *J. Pharmacol. Exp. Ther.* 330: 911-921.

[114] Kramer W, Burckhardt G, Wilson F A and Kurz G. (1983). Bile salt-binding polypeptides in brush-border membrane vesicles from rat small intestine revealed by photoaffinity labeling. *J. Biol. Chem.* 258: 3623-3627.

[115] Kullak-Ublick G A, Glasa J, Boker C, et al. (1997). Chlorambucil-taurocholate is transported by bile acid carriers expressed in human hepatocellular carcinomas. *Gastroenterology* 113:

1295-1305.

[116] Rais R, Fletcher S and Polli J E. (2011). Synthesis and in vitro evaluation of gabapentin prodrugs that target the human apical sodium-dependent bile acid transporter (hASBT). *J. Pharm. Sci.* 100: 1184-1195.

[117] Tolle-Sander S, Lentz K A, Maeda D Y, et al. (2004). Increased acyclovir oral bioavailability via a bile acid conjugate. *Mol. Pharmaceutics* 1: 40-48.

[118] Keinan S, Frush E H and Shipman W J. (2018). Leveraging cloud computing for in silico drug design using the Quantum Molecular Design (QMD) framework. *Comput. Sci. Eng.* 20: 66-73.

[119] Chen Y C. (2015). Beware of docking! *Trends Pharmacol. Sci.* 36: 78-95.

[120] Dahan A, Ben-Shabat S, Cohen N, et al. (2016). Phospholipid-based prodrugs for drug targeting in inflammatory bowel disease: computational optimization and in vitro correlation. *Curr. Top. Med. Chem.* 16: 2543-2548.

[121] Pedersen P J, Adolph S K, Subramanian A K, et al. (2010). Liposomal for mulation of retinoids designed for enzyme triggered release. *J. Med. Chem.* 53: 3782-3792.

[122] Rosseto R and Hajdu J. (2014). Peptidophospholipids: synthesis phospholipase A2 catalyzed hydrolysis and application to development of phospholipid prodrugs. *Chem. Phys. Lipids* 183: 110-116.

[123] Markovic M, Ben-Shabat S, Keinan S, et al. (2019). Molecular modeling-guided design of phospholipid-based prodrugs. *Int. J. Mol. Sci.* 20 (9): 2210.

[124] Dahan A, Markovic M, Keinan S, et al. (2017). Computational modeling and in vitro/in silico correlation of phospholipid-based prodrugs for targeted drug delivery in inflammatory bowel disease. *J. Comput.-Aided Mol. Des.* 31: 1021-1028.

[125] Linderoth L, Fristrup P, Hansen M, et al. (2009). Mechanistic study of the sPLA2-mediated hydrolysis of a thio-ester pro anticancer ether lipid. *J. Am. Chem. Soc.* 131: 12193-12200.

[126] Karaman R, Dajani K K, Qtait A and Khamis M. (2012). Prodrugs of acyclovir - a computational approach. *Chem. Biol. Drug Des.* 79: 819-834.

[127] Karaman R and Hallak H. (2010). Computer-assisted design of pro-drugs for antimalarial atovaquone. *Chem. Biol. Drug Des.* 76: 350-360.

[128] Karaman R. (2011). Computational-aided design for dopamine prodrugs based on novel chemical approach. *Chem. Biol. Drug Des.* 78: 853-863.

[129] Giacomini K M, Galetin A and Huang S M. (2018). The international transporter consortium: summarizing advances in the role of transporters in drug development. *Clin. Pharmacol. Ther.* 104: 766-771.

[130] Agarwal P, Griffith A, Costantino H R and Vaish N. (2010). Gabapentin enacarbil - clinical efficacy in restless legs syndrome. *Neuropsychiatr. Dis. Treat.* 6: 151-158.

[131] Comparing NUC-1031 lus Cisplatin to Gemcitabine Plus Cisplatin in Patients With Advanced Biliary Tract Cancer (NuTide: 121); ClinicalTrials.gov Identifier: NCT04163900. https://clinicaltrials.gov/ct2/show/NCT04163900?term=NUC-1031&draw=2&rank=3 (accessed 14 June 2020).

[132] Arora M, Bogenberger J M, Abdelrahman A, et al. (2020). Evaluation of NUC-1031: a first-in-class ProTide in biliary tract cancer. *Cancer Chemother. Pharmacol.*

[133] Study to Test AKR1C3-Activated Prodrug OBI-3424 (OBI-3424) in Patients With Relapsed/Refractory T-Cell Acute Lymphoblastic Leukemia (T-ALL); ClinicalTrials.gov Identifier: NCT04315324. https://clinicaltrials.gov/ct2/show/ NCT04315324?term=OBI-3424&draw=2&rank=1 (accessed 13 June 2020).

[134] This Study is to Evaluate OBI-3424 Safe and Effective Treatment Dose in Subjects With Hepatocellular Carcinoma or Castrate Resistant Prostate Cancer. ClinicalTrials.gov Identifier: NCT03592264. https://clinicaltrials.gov/ct2/show/ NCT03592264?term=OBI-3424&draw=2&rank=2 (accessed 11 June 2020).

[135] Evans K, Duan J, Pritchard T, et al. (2019). OBI-3424 a Novel AKR1C3- activated prodrug exhibits potent efficacy against preclinical models of T-ALL. *Clin. Cancer Res.* 25: 4493-4503.

[136] Genetic Determinants of ACEI Prodrug Activation; ClinicalTrials.gov Identifier: NCT03051282. https://clinicaltrials.gov/ct2/show/NCT03051282? term=NCT03051282&draw=2&rank=1 (accessed 16 June 2020).

第 8 章

外泌体在肿瘤和心脏疾病适应证中的药物递送应用

Anjali Pandya, Sreeranjini Pulakkat, and Vandana Patravale

Institute of Chemical Technology, Department of Pharmaceutical Sciences and Technology, N. P. Marg, Matunga (E), Mumbai, Maharashtra 400 019, India

8.1 细胞外囊泡：概述

细胞内通信的化学信使主要由细胞外囊泡（extracellular vesicles，EVs）组成。细胞外囊泡是由磷脂双分子层包裹的球形实体，其直径范围从50 nm至10 μm不等。细胞外囊泡这一术语代表来自所有细胞的囊泡，而不考虑供体细胞、生物发生的机制、尺寸、组成成分、所携带物质等[1]。1981年，第一次观察到细胞外囊泡，是以含有从肿瘤细胞系中脱落的颗粒的膜连接酶的形式存在的[2]。观察结果表明，细胞能够摄取释放的细胞外囊泡，并有可能携带其中的物质。由细胞释放的大量细胞外囊泡正在研究其作为靶向药物递送工具的应用。根据细胞外囊泡的来源和大小将它们分为三类，即：外泌体（直径：30 ～ 150 nm）、微囊泡/外泌体（直径：50 nm ～ 1 μm）和凋亡小体（直径：50 nm ～ 5 μm）[3]。此外，术语“肿瘤小体”被贾斯瓦尔（Jaiswal）和塞杰（Sedger）描述为100 ～ 400 nm的囊泡，它们携带被称为大肿瘤小体的异常转化大分子，这些异常转化大分子由恶性和良性肿瘤组织产生[1]。基于起源的分类是最被广泛接受的，但官方的命名法尚未被报道。细胞外囊泡在细胞内的区别是决定其适用性的因素。外泌体的形态学特征使其有利于器官和部位特异性药物的递送。外泌体的释放是多泡内体（MVEs）和质膜融合的结果。微囊泡或外泌体体积较大，直接从质膜上出芽，而细胞凋亡过程导致凋亡小体的形成[4]。人类生物体液中细胞外囊泡的特征和丰度，特别是在肿瘤等条件下，受到外部或内部刺激、细胞类型、是否存在疾病条件、生物合成途径等的影响[1]。

8.1.1 外泌体的演变

外泌体的起源大约早在40年前的1983年，这一年标志着外泌体通过多囊泡体胞吐作用的生物合成机制演变产生。为细胞外囊泡创造了“外泌体”一词的罗斯·约翰斯通（Rose Johnstone）用“梦游仙境的爱丽丝（Alice in Blunderland）”来描述这一发现。这一突破可以追溯到将红细胞裂解产生囊泡作为副产物的观察结果。约翰斯通（Johnstone）和他的同事在鉴定一种氨基酸转运蛋白时偶然发现了这些外泌体[5]。外泌体通过多泡体（MVBs）的胞吐作用而释放，其细胞类型包括造血细胞，如网织红细胞、淋巴细胞、树突状细胞、肥大细胞、血小板、巨噬细胞、肺泡等[6]。即使是非造血来源的细胞现在也被报道可以释放外泌体囊泡[7]。

外泌体的生物发生（图8.1）是通过几种途径促成的，并遵循以下步骤：①通过内吞作用的早期内体形成；②腔内囊泡（intraluminal vesicle, ILV）形成；③晚期内体或多泡体形成；④细胞释放外泌体[9]。生物发生途径始于多泡体的形成，涉及膜区室的贡献，导致一些细胞成分或细胞外配体的内化。膜囊泡转化为早期内体，然后成熟为晚期内体，晚期内体通常被称为多泡内体。多泡内体进一步与溶酶体融合导致降解，而与细胞表面融合的溶酶体以外泌体的形式分泌。因此，多泡内体的亚群通常负责外泌体的产生。从包括血液、尿液、唾液、精液、乳汁、羊水、脑脊液、腹水和胆汁在内的许多体液中分离出一些具有类似于外泌体特征的囊泡[7,10]。一些分子参与了这些步骤的完成，这使得区分它们和它们参与特定步骤变得困难。

多泡内体与质膜的融合是一个依赖于被利用的细胞类型的因素，因此明确参与每个步骤的分子的差异是重要的。例如，高胆固醇含量的多泡内体或从极化细胞的顶端和基底外侧分泌的多泡内体会产生不同的多泡内体群体[11]。多泡内体的组成反过来决定了外泌体的分子构成，因此常将其与多泡内体相关的蛋白质如转运所需内体分选复合物（ESCRT）或CD63作为识别外泌体分子组成的标志物[12]。ESCRT机制由ESCRT-0、Ⅰ、Ⅱ、Ⅲ蛋白复合物和AAA ATP酶

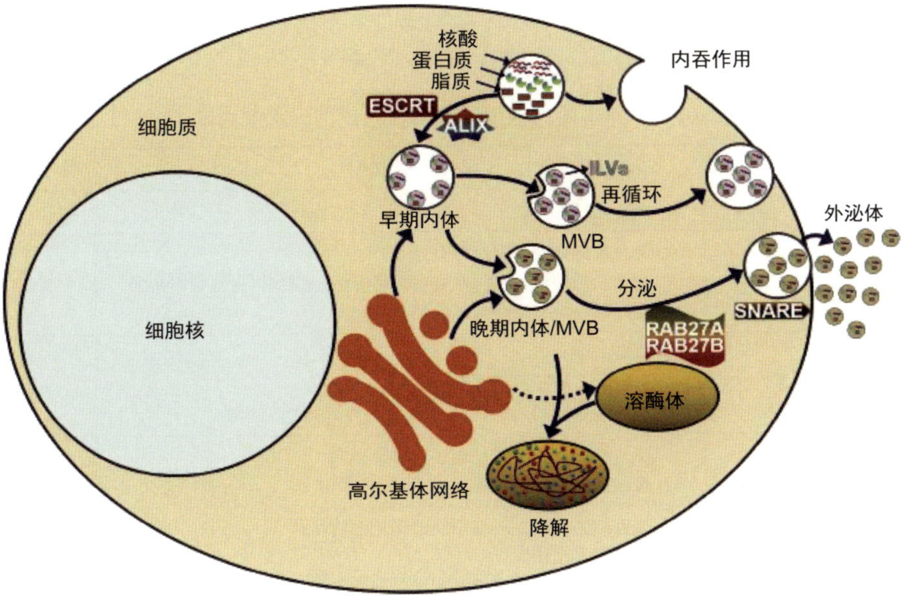

图 8.1　外泌体的生物发生[8]

ALIX—凋亡连接基因2相互作用蛋白X；ESCRT—转运所需内体分选复合物；RAB27A—Ras相关蛋白Rab-27A；RAB27B—Ras相关蛋白Rab-27B；SNARE—可溶性N-乙基马来酰亚胺敏感因子附着蛋白受体

VPS4复合物组成，而目前关于外泌体生物发生的研究主要基于HeLa、HEK293和MCF-7细胞系[11]。外泌体的生物发生既可以依赖于ESCRT也可以独立于ESCRT途径，但这些途径可能有相似的生物学路径[13]。不同的外泌体亚群是负责执行相关途径的独特机制的结果。这些机制又取决于产生外泌体的细胞类型及其相关的稳态调节系统[11]。

外泌体的尺寸范围在20～150 nm内，其生成源于内体途径。它们具有在细胞内携带和传递信息的特殊能力。这种能力是外泌体中存在核糖核酸（RNA）、蛋白质、脂质等物质的结果，这些物质帮助它们与细胞进行通信。外泌体在正常的生理过程中发挥作用，包括免疫监视、组织修复、干细胞的维持和凝血途径[14]。外泌体，除了参与正常的生理过程外，还在多种疾病的病理状况中发挥作用。外泌体成分，包括脂质、核糖核酸（RNA）和蛋白质，在进行与受体细胞的细胞间通信中是至关重要的。外泌体中存在的脂质，包括胆固醇、鞘磷脂和磷脂酰丝氨酸，负责它们（外泌体）的摄取。另外，蛋白质帮助外泌体的黏附，调节转录，调控信号通路，从而协助受体细胞的相互作用[15]。外泌体介导的过程往往会因病毒的存在而发生改变，并帮助其传播；而在肿瘤的情况下，这些改变的过程有助于肿瘤的生长和转移。外泌体也来自肿瘤，它们成为肿瘤微环境的一部分，并支持其生长和生存。表8.1中列出了Lee等人所描述的外泌体对不同生理系统和病理状况的许多影响[14]。

表8.1　外泌体对不同生理系统和病理状况的影响

类型		外泌体作用	参考文献
生理系统	干细胞可塑性	表型调节	[16]
	免疫系统	1. 免疫反应期间转移炎症分子； 2. 激活和成熟T细胞、树突状细胞等免疫细胞以进行信息传递； 3. 通过母乳调节新生儿的免疫反应	[17,18]
	神经系统	1. 轴突支持； 2. 神经保护因子的转移； 3. 通过蛋白质和mRNA在神经回路中进行信息传递	[19,20]
病理状况	肿瘤	1. 参与肿瘤的生长、侵袭和转移； 2. 转移微小RNA（miRNA）和致癌蛋白	[8]
	心血管疾病	1. 改善心力衰竭、心脏功能障碍和血管生成； 2. 减轻肥大和纤维化； 3. 动脉粥样硬化斑块进展、诱导细胞死亡和心脏功能障碍	[21]
	病毒感染	1. 转移病毒受体； 2. 逃避免疫系统	[22]
	神经退行性疾病	1. 将神经退行性因子转移到不同的大脑区域； 2. 在阿尔茨海默病中，外泌体通过转移毒性蛋白导致淀粉样蛋白沉积； 3. 协助在帕金森病的传播中转移毒性成分； 4. 启动神经元细胞中朊蛋白的传播	[23,24]

来源：改编自Lee等人[14]。

8.1.2　外泌体作为治疗药物的递送载体

外泌体不断被释放到细胞外间隙和体循环中，运输细胞物质，包括蛋白质、微小RNA（miRNA）、mRNA和DNA。它们天生的治疗能力、低免疫原性和细胞间的通讯引发了利用它们作为递送生物活性物质的载体的这一理念。外泌体中的天然磷脂双分子层确保了生物分子或治疗药物的保留，并保护它们在从供体细胞到受体细胞的过程中免受酶降解。这些囊泡随后发生的物质转运的确切机制还不完全清楚，但这为它们在针对多种生理状况将特定的分子递送至所需位点的设计应用提供了线索。外泌体可能有助于克服非生物药物递送系统的一些局限性，如细胞摄取差、具有免疫原性和循环时间短等问题。此外，外泌体的表面可以通过工程化改造实现细胞或组织靶向，从而增强其摄取效率并提升药物递送效能。最近几项研究探索用特定肽对外泌体进行表面修饰，以提高其向预期目标位点的有效递送。总体而言，治疗剂可通过外源性或内源性方法装载于外泌体中。由于每种装载策略都有自己的优缺点，因此可以根据候选药物、靶点和扩大规模的可行性来选择首选的方法。图8.2展示了通过外泌体可递送的各种物质的示意图。外泌体可用于递送遗传物质［小干扰核糖核酸（siRNA）、信使核糖核酸（mRNA）、微小核糖核酸（ miRNA）和脱氧核糖核酸（DNA）］、重组蛋白/肽、抗原和治疗药物，这些物质在体循环中容易受到核糖核酸酶降解或无法穿过生物膜到达其预期作用位点。

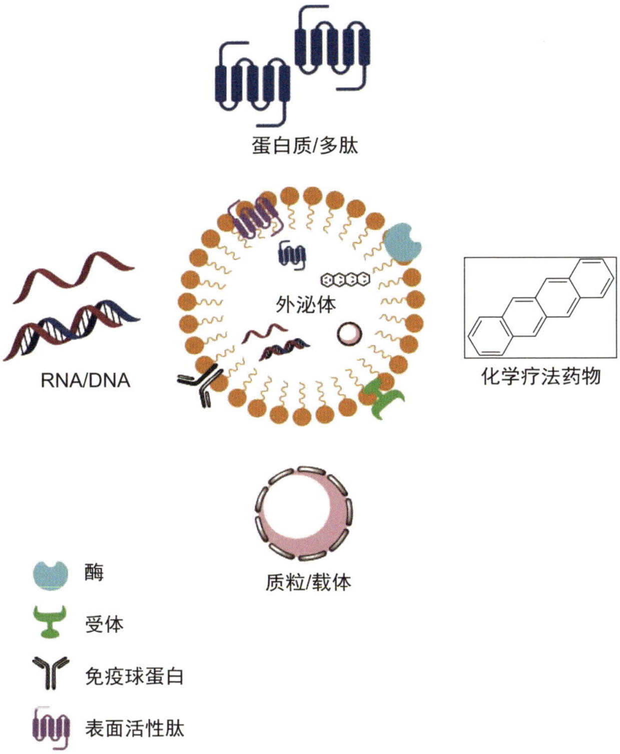

图8.2　用于药物递送的外泌体

这里示意性地展示了外泌体作为递送各种类型生物和非生物荷载物的平台的多功能性。外泌体可用于递送 RNA、蛋白质 / 肽以及小分子。它们的内在特征是存在多种膜蛋白，或者可以经过工程化改造实现有助于有效靶向和细胞摄取的表面分子

8.1.2.1　内源性载药方法

内源性载药方法是指供体细胞被基因工程修饰或与药物孵育，使其在外泌体产生时直接沉积所需的物质的系统。这种方法相对方便，并且只需要极少的步骤。它主要用于生成装载了来自供体细胞的RNA或蛋白质的外泌体，这些外泌体早前已被转染，以使用载体过表达基因产物。用前体微小 RNA（pre-miRNA）转染供体细胞，观察到miRNA的高表达[25]。同样的策略也被应用于在生成的外泌体表面装载蛋白以及过表达特定蛋白[26,27]。供体细胞也可以通过不同孔径的过滤器进行挤压，并进行重构，生成具有相似生物和物理特性的外泌体模拟物。该方法有助于生成更多的外泌体载体[28-30]。然而，RNA的不稳定性和内体蛋白酶对多肽的降解是与外泌体的内源性负载相关的一些限制。此外，装载大量物质所需的细胞工程以及用靶向肽进行的表面修饰被证明是费时费力的。

8.1.2.2 外源性装载方法

外源性载药方法是指在分离外泌体后装载治疗剂/生物分子的技术，可分为被动装载与主动装载两类。被动装载是最简单的装载方法，将治疗性载体（或药物）与分离的外泌体共孵育，依靠浓度梯度驱动装载过程。影响外泌体载药效率的其他因素包括：活性成分的亲水性、外泌体的ζ电位或动电迁移率、表面活性剂浓度和待装载生物分子的尺寸。然而，装载效率有限是共孵育的主要缺点。只有小分子能有效地通过外泌体膜。此外，这些外泌体的低转染效率极大地影响了被动装载的外泌体的物质递送潜力[31-33]。

在主动装载的情况下，通过电穿孔、挤压、超声处理、皂素渗透或冻融循环来破坏外泌体膜有助于装载所需的物质。利用电穿孔法，通过施加电场在磷脂双分子层中制造出小孔来帮助物质进入外泌体。然后使用合适的培养基或缓冲液恢复膜的完整性，以获得装载了物质的外泌体。这种方法主要用于siRNA等大分子的装载，由于其亲水性而不能自发扩散（被动装载）。小分子的亲水药物也通过电穿孔成功地被装载到外泌体。虽然外泌体电穿孔的最佳参数取决于供体细胞，但它们很容易被控制，因此是大规模生产中可行性最高的装载方法之一[34,35]。然而，外泌体的完整性缺失和siRNA的聚集是在这种方法中遇到的一些问题[36]。

使用探针超声器同时对外泌体和药物混合物进行超声处理也被用于外泌体装载。超声诱导的外泌体膜变形和随后的复原有助于药物通过脂质双分子层。然而，由于会导致RNA聚集或降解，这种超声处理方法并不适用于装载RNA。在挤压方法中，外泌体-药物混合物被装入基于注射器的脂质挤压机中，通过100～400 nm孔径的挤压机膜挤出，在此过程中，外泌体膜被破坏并与药物混合并允许装载。在皂苷辅助装载方法中，与外泌体孵育后，在其膜上产生孔隙，从而增强渗透性并实现物质包裹。使用这种方法可以观察到较高的包裹效率，然而，皂苷会引起体内溶血，因此应少量使用。据报道，与皂苷浓度仅为0.01%（质量浓度）共孵育可显著提高疏水卟啉对外泌体的装载效率，表明皂苷作为表面活性剂的效能[37]。在冻融循环方法中，先将外泌体和药物在室温下孵育，然后−80℃或液氮中冷冻，在室温下重新解冻。然而，与其他活性载药方法相比[29,38]，由于外泌体聚集和载药效率低，因此它并不是首选。各种内源性和外源性装载外泌体的方法如图8.3所示。

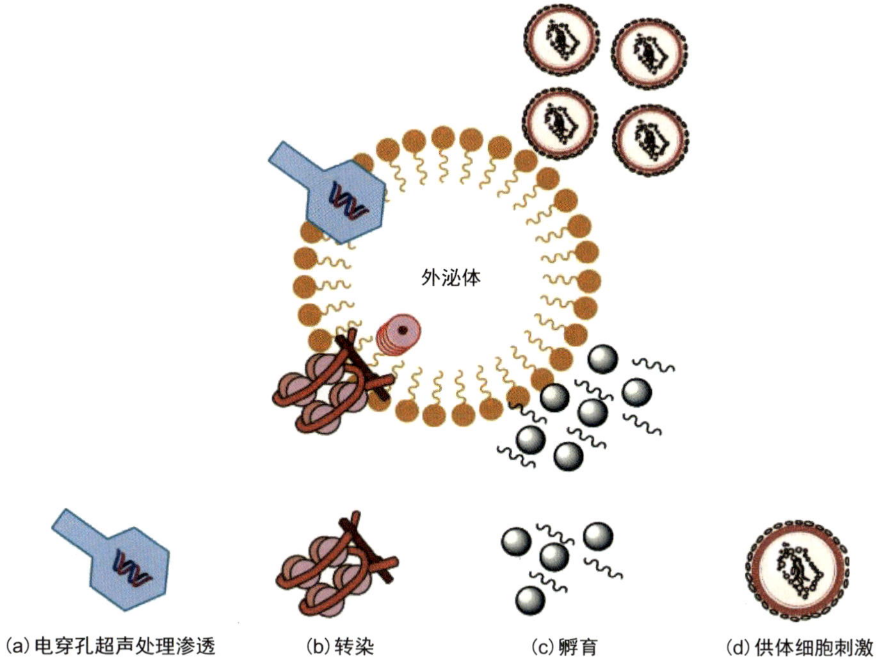

图8.3　外泌体递送载体开发中所采用的各种装载策略的示意图

（a）电穿孔、超声处理和渗透是外泌体装载最常用的方法，因为它们具有更高的装载效率和可扩展性；（b）转染技术用于递送RNA、DNA、核酸和质粒，利用了外泌体与生俱来的能够被宿主细胞内化的能力；（c）孵育是用于在外泌体中装载物质（通常为小分子）的机械技术之一，由于其操作简单且可进行离体装载，所以备受青睐；（d）供体细胞刺激是一种可行的外泌体装载策略，因为供体细胞具有赋予目标特异性并避免宿主细胞排斥的天然能力

本章重点探讨外泌体药物递送载体在肿瘤及心脏病适应证中的应用。大量研究聚焦于通过外源法与内源法装载技术，利用外泌体载体递送多种候选药物（包括蛋白质、多肽、核酸及小分子）用于肿瘤治疗。然而，在心脏病适应证领域，外泌体载体主要以内源装载策略递送核酸治疗药物。

8.2　外泌体作为肿瘤治疗药物

从上文各节内容可以明显看出，外泌体在正常生理系统和各种病理状况下具有传递细胞信息的能力。由于外泌体的众多特征，这种能力促使人们开展对外泌体的治疗潜力的研究。外泌体是病理过程的一部分的事实确立了它们作为治疗药物的潜力。外泌体在肿瘤中的作用是从癌细胞释放外泌体这一点看出的。这些分泌的外泌体在肿瘤生长、转移/肿瘤进展、血管生成、细胞外基质重塑、免疫系统抑制、化疗/耐药、肿瘤微环境的改变等关键事件中发挥作用[39]。因此，外泌体蕴含着大量有关现存肿瘤以及相关肿瘤的信息。这些信息对于在分子水平上研究疾病的发病机制、识别肿瘤检测的生物标志物以及在肿瘤生物学中发现未知的机制非常有帮助[39]。肿瘤的进展和转移受肿瘤细胞和非肿瘤细胞的细胞内通信的调节。肿瘤细胞分泌物（包括外泌体）侵入健康细胞是肿瘤细胞增殖的原因。肿瘤的生长依赖于肿瘤微环境，其中主要包括血管、免疫细胞、成纤维细胞、内皮细胞和细胞外基质[40]。因此，肿瘤细胞产生的外泌体是通过调节肿瘤微环境来促进转移的强调节因子（图 8.4）。

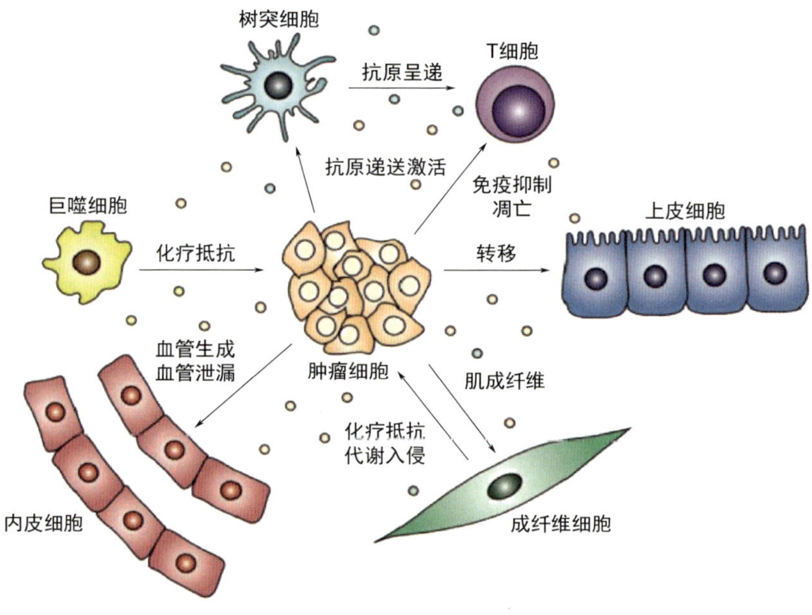

图 8.4　肿瘤细胞衍生外泌体对非肿瘤细胞的各种影响以及在肿瘤微环境中非肿瘤细胞衍生外泌体对肿瘤细胞影响的示意图

肿瘤衍生外泌体抑制 T 细胞活化并诱导免疫抑制，将抗原递送至树突状细胞以进行交叉呈递，并诱导血管渗漏。此外，它们还会引发成纤维细胞活化，而成纤维细胞衍生的外泌体反过来又会导致化疗耐药性。来源：麦克安德鲁斯（McAndrews）和卡卢里（Kalluri）[41] / 施普林格 · 自然（Springer Nature）/ 知识共享署名 4.0 国际许可协议（CC BY-4.0）

由于外泌体具有内在的生物相容性，将其作为治疗载体是一个有吸引力的替代方案。外泌体用于药物递送的主要优点是其生物相容性、无毒性和对免疫攻击的抵抗力。与其他细胞外囊泡相比，外泌体处于纳米大小的范围，使其在细胞内的传递更有效。外泌体的细胞内化潜能赋予肿瘤侵袭能力并增强特异性。通过靶向多肽、蛋白质或抗体形式添加靶向配体来补充天然外泌体，可以提高肿瘤的特异性[42]。人们将外泌体与常规的脂质体进行了比较，其中，脂质体从体循环中清除的速率据说远远高于在生物液体中高度稳定的外泌体[43]。与相同大小的脂质体相比，肿瘤细胞内外泌体的内化和黏附是它的10倍，这表明它们具有靶向肿瘤的优势[44]。此外，同种异体外泌体可以从患者的骨髓、单核细胞甚至巨噬细胞中获得免疫特权，以降低药物清除率，甚至低于聚乙二醇化纳米制剂[45]。外泌体的这些特性使它们能够在体循环中保持保护，并在其中利用更长的循环时间。停留时间的延长也促进了肿瘤异常血管系统中更高的积累，从而在作用部位提供更高的药物负载量。

8.2.1 供体细胞的影响

肿瘤的治疗取决于肿瘤的类型和相关的肿瘤生物学的机制。供体细胞的性质和类型在设计一种基于外泌体的肿瘤治疗方法时是一个不利因素。供体细胞是外泌体产生的来源，因此必须产生本质上是非免疫原性的外泌体。不同的细胞系被用作外泌体生成的模型，其中最常见的模型包括人类来源的海拉细胞（HeLa）、人胚肾细胞（HEK- 293）、乳腺癌细胞（MCF- 7）、骨髓间充质干细胞（MSCs）和小鼠细胞系如B16-F10、B16-F1和B16-BL6[46]。供体细胞的表面蛋白成分主要控制外泌体的免疫原性，未成熟的树突状细胞满足这一条件[47]。由于骨髓间充质干细胞能够产生相当多的外泌体，因此它们在这方面得到了广泛的研究。骨髓间充质干细胞产生外泌体的效率使其成为大规模生产外泌体的合适候选者。一项研究利用骨髓间充质干细胞来源的外泌体作为传递载体，装载miRNA，以便在小鼠模型中应对恶性胶质瘤。在肿瘤部位注射装载miRNA的外泌体，导致大鼠脑中胶质瘤异种移植物的生长减少[25]。用于生产外泌体的供体细胞由于其固有的特性，具有刺激肿瘤发生的倾向，因此验证外泌体的安全性和有效性是一个必要的先决条件。这种肿瘤发生的现象是由于来自肿瘤细胞的外泌体与肿瘤细胞及其相关的微环境密切相关。现有研究推测，作为分子转运体的外泌体同时受供体细胞和受体细胞的影响，因而可能促进或抑制肿瘤进展[48]。这一方向的研究在不断发展，只有未来的证据才能厘清全貌。

8.2.2 在肿瘤治疗中探索的不同治疗性载体

外泌体携带和递送治疗成分的能力决定了它们作为药物传递载体的适用性。治疗性成分的性质取决于它们在不同肿瘤类型中的生理应用。从结构上讲，脂质双层膜的存在有助于保护治疗成分，并使其在有效浓度下递送到靶点。将药物高效地装载到外泌体是对实现上述目标非常重要的方法。

不同的方法被用于实现高效载药，如：①通过共同孵化体外加载亲脂性小分子；②供体细胞进行药物预装载后，直接释放载药外泌体，以及对供体细胞转染编码治疗药物的核酸，随后使其在生成的外泌体中释放出来[45]。外泌体的物理化学性质帮助它们穿过细胞屏障，并以其活性形式递送所包裹的治疗性成分。基于外泌体的药物递送系统主要用于蛋白质、多肽、核酸和一些抗肿瘤分子的递送。

8.2.2.1 蛋白质和多肽的递送

利用外泌体递送蛋白质和多肽是近十年的研究热点。肿瘤特异性抗原、抗体、抗凋亡蛋白、靶组织特异性多肽和肿瘤靶向配体，如转铁蛋白和乳铁蛋白，是通过外泌体递送的一些治疗性蛋白和多肽[49]。树突状细胞产生用于肽装载的外泌体。其中，衍生的外泌体，包含多肽［例如，主要组织相容性复合体（major histocompatibility complex，MHC）］，与膜蛋白复合物结合用于抗原呈递。这些复合物被用于设计T细胞介导的免疫治疗，其中肽被预装载在树突状细胞中，然后产生外泌体。在这种情况下，树突状细胞来源的外泌体含有MHC-肽复合物以及外泌体膜上的某些刺激分子，以延长抗原呈递作用，增强免疫治疗的效果[50]。除了源自人类的细胞外，病原细胞也是外泌体的一个来源。据报道，某些寄生虫如利什曼原虫可以产生外泌体，这些外泌体可以与宿主细胞相互作用。通过类似的机制，肠上皮细胞可以通过增加含有抗菌肽的外泌体的释放来应对隐孢子虫感染[51]。当在肿瘤细胞中抑制凋亡时，抗凋亡蛋白的作用被认为是重要的。生存素是抗凋亡蛋白的一个例子，其非活性突变形式即生存素-T34A，激活半胱天冬酶（caspase），然后诱导凋亡。研究发现，生存素-T34A以治疗性成分的形式进入外泌体，可以刺激胰腺癌细胞系的凋亡，并进一步增强吉西他滨的作用[52]。

通过制造靶标特异性外泌体递送载体，多肽被广泛用于靶向潜能方面。在这种情况下，靶向肽存在于外泌体的表面，它将引导治疗性成分到达作用位点。有时，修饰的外泌体本身在其表面表达靶向特异性肽。蛋白质的过表达可以在供体细胞中实现，随后进一步产生在其表面携带蛋白质的外泌体。在其中一项研究中，将Ⅱ类反激活因子基因（CⅡTA基因）转染于小鼠黑色素瘤细胞上，诱导MHC-Ⅱ蛋白过表达，这些细胞反过来导致MHC-Ⅱ过表达外泌体的产生。这些表面富含MHC-Ⅱ的囊泡有助于将治疗成分运送到T细胞，从而对肿瘤细胞产生所需的作用。在这种情况下，该蛋白既作为靶向配体，又作为治疗药物[53]。靶向肽的使用对于递送已知会引起不良反应的治疗药物很重要，具体的例子将在抗肿瘤药物传递的小节（第8.2.2.2节）中讨论。由于其特殊的物理化学性质，外泌体含有在靶向肿瘤细胞中发挥重要作用的功能蛋白。干细胞来源的外泌体中存在蛋白酶体的现象就是一个例子。研究发现，20S蛋白酶体和免疫蛋白酶体天然存在于来自骨髓间充质干细胞的外泌体中。它们在肿瘤进展中发挥着重要作用，并表明了利用外泌体递送的蛋白酶体靶向肿瘤细胞的潜力[54]。

8.2.2.2 递送化疗药物

常规的且备受深入研究的肿瘤治疗方法会使用化疗药物。同样，装载抗肿瘤药物的外泌体被认为是应对肿瘤发生状况的最佳选择。通过比较单独递送药物和将药物作为治疗成分装载到外泌体中进行递送所产生的抗肿瘤作用，研究人员倾向于后者。有一项研究旨在确定脂质体制剂阿霉素与外泌体装载制剂对肿瘤的影响。结果表明，与脂质体制剂相比，外泌体递送在减小结肠腺癌小鼠模型的肿瘤大小方面效果更佳[28]。阿霉素的心脏毒性是一种严重的不良反应，当以装载于外泌体的形式给药时，由于避免接触心肌细胞可显著降低心脏毒性[55]。这些结果有望在治疗乳腺癌和卵巢癌时以低心脏不良反应的发生率来递送阿霉素。紫杉醇是另一种抗肿瘤药物，已被广泛研究用于外泌体递送。在Kim等人的一项广泛研究中，研究了装载紫杉醇的外泌体治疗多重耐药肿瘤的可行性。更准确地说，在路易斯肺癌转移小鼠模型中检测了装载紫杉醇的外泌体的潜力。以小鼠来源的自体巨噬细胞作为供体细胞，产生装载紫杉醇的外泌体，与单独药物相比，这些外泌体具有高药物载量、缓释谱、在肿瘤细胞中积累升高，从而具有更高的细胞毒性[56]。来自前列腺癌细胞系PC-3和LNCaP的装载紫杉醇的外泌体已在体外进行了评估，以研究其活性和疗效。一项主要的发现显示，使用癌变来源的供体细胞有助于提高靶向特异性，并降低了递送系统的细胞毒性。外泌体利用其内吞机制将治疗性成分递送到肿瘤细胞内；然而，细胞活性增加的原因并不清楚。在来自患者自身细胞的外泌体系统中，建立了一种概念验证（PoC），它显示出治疗性成分的递送，改善了细胞毒性[57]。

研究人员还研究了通过外泌体递送化学预防剂。Munagala等人[58]尝试使用源自牛乳的外泌体递送诸如甾体内酯类的化学预防药物，如醉茄素A、姜黄素和花青素。在本研究中使用叶酸来增强外泌体载体的靶向性。与其天然形式的相比，其外泌体的抗肿瘤作用要高得多。正在进行的关于设计化疗药物递送的大量研究清楚地表明了这种外泌体递送载体在未来的潜力。

8.2.2.3 RNA的递送

核酸由于其生物学性质而构成了天然来源的外泌体的基本成分，其中RNA最高。小干扰RNA（siRNA）和微小RNA（miRNA）是核酸类别中的已被大量探索的主要治疗性载体。它们在基因治疗中的作用使其成为外泌体载体的潜在候选治疗药物。由于天然形式的RNA非常不稳定，因此使用合适的载体系统保护它们是非常重要的。

外泌体递送可以非常有用地避免生物分子的降解。

RNA参与恢复正常细胞过程的功能，使其在外泌体递送中有许多应用。已有研究证实，可以使用狂犬病毒糖蛋白（RVG）作为靶向肽将siRNA传递到小鼠大脑[34]。用于外泌体制备的树突状细胞来源于小鼠，以避免免疫原性；生产完成后，用电穿孔法加载siRNA，然后将制剂进行静脉给药。从阿尔茨海默病治疗中典型的靶蛋白β-分泌酶 1（BACE1）的信使RNA（mRNA）敲低60%以及蛋白敲低62%这一情况来看，其递送潜力明显。一般而言，siRNA递送会因非特异性基因沉默效应导致其他器官不良反应，但本研究显示此类不良反应并未出现，表明该递送技术已取得显著改进[34]。阿尔瓦雷斯 - 埃尔维蒂（Alvarez-Erviti）等人对RVG的外泌体递送的研究是基于外泌体的RNA递送通过复杂血脑屏障（BBB）最成功的初步研究之一。引用这项初步研究，杨等人在斑马鱼胶质母细胞瘤模型中将携带siRNA的外泌体内容物穿过血脑屏障。通过体外培养脑微血管内皮细胞（bEND.3）来获取外源体，以脂质体®（Lipofectamine®）为转染试剂，装载血管内皮生长因子（VEGF）来源的siRNA；罗丹明123作为荧光标志物[59]。这是第一个在斑马鱼脑癌模型中成功递送装载siRNA的外泌体（源自脑细胞）的研究。外泌体可以通过血脑屏障递送荧光标志物和siRNA，并抑制体内模型中异种移植癌细胞的聚集[59]。Ohno等人已经探索了将miRNA递送到表达表皮生长因子受体（EGFR）的乳腺癌细胞中。对供体细胞（体外来源）进行基因工程改造，表达融合于GE11肽的EGFR跨膜结构域，并静脉注射装载miRNA的外泌体；该载体被发现针对表达EGFR的乳腺癌细胞[60]。肺巨噬细胞中外泌体的气管内递送已经被探索用于siRNA、miRNA模拟物和抑制剂。在小鼠模型中诱导脂多糖（LPS）肺部炎症，发现含有siRNA和miRNA的外泌体载体有助于改善病情。同样，在这种情况下，外泌体来源于小鼠的血清，以避免触发免疫系统。使用外泌体介导的基因治疗通过递送到肺巨噬细胞来治疗肺部疾病已被作者假定为未来的一个研究方向[61]。

总之，外泌体是一种很有前途的药物载体，它可以克服现有疗法的局限性，成功治疗致命的恶性肿瘤如胶质母细胞瘤、胰腺癌、前列腺癌和肺癌。外泌体的生物来源使其具有更高的生物相容性和最小化的清除率。通过特异性表面蛋白和表面修饰来实现靶向特异性的进一步增强。然而，在使用外泌体作为人类实体肿瘤的药物载体之前，被包裹的分子和表面分子的异质性以及促进转移的潜在风险是需要解决的一些挑战。

8.3 基于外泌体的药物递送治疗心血管疾病

基于外泌体的药物递送的另一个主要重点领域是心血管疾病（CVD）领域。心血管疾病是一种广泛存在的慢性疾病，其中最常见的类别包括动脉粥样硬化、心肌梗死（MI）和中风。尽管心血管疾病的治疗和管理取得了进展，但它的全球死亡率最高，预后不良，并造成了严重的社会经济负担[62,63]。由于心肌细胞的再生能力有限，且缺乏早期诊断标志物，因此需要解决一些显著的差距来改善心血管疾病的管理和预后。最近，心脏干细胞被发现能够分化为心肌细胞和血管结构。然而，它们的数量太少，无法恢复严重受损的心功能。包括骨髓间充质干细胞在内的一些成体干细胞被探索用于心肌梗死的再生治疗，并在体外和啮齿类动物模型中成功地减少了梗死面积和恢复心脏功能。然而，它们在人类心脏再生研究中失败了，并与免疫反应性和致癌性等风险相关[64]。

近年来，人们对残余心脏干细胞释放的可能介导旁分泌作用的因素给予了广泛的关注。来自心脏和非心脏干细胞及祖细胞、体细胞和体液的细胞外囊泡被认为是潜在的旁分泌因子，在各种心血管疾病的进展中发挥病理生理作用。目前已经证实，它们将炎症细胞因子和miRNA等分子从病变的心肌细胞运输到免疫细胞、成纤维细胞和内皮细胞等，以调节炎症、血管生成和损伤组织的溶解[65,66]。外泌体参与了多种心血管过程，这一事实使其成为全细胞治疗的一种合适的替代疗法（图8.5）。除了具有生物相容性和无免疫原性等优势外，外泌体还表现出更好的稳定性和对低温保存的耐受性。然而，外泌体的收集、分离

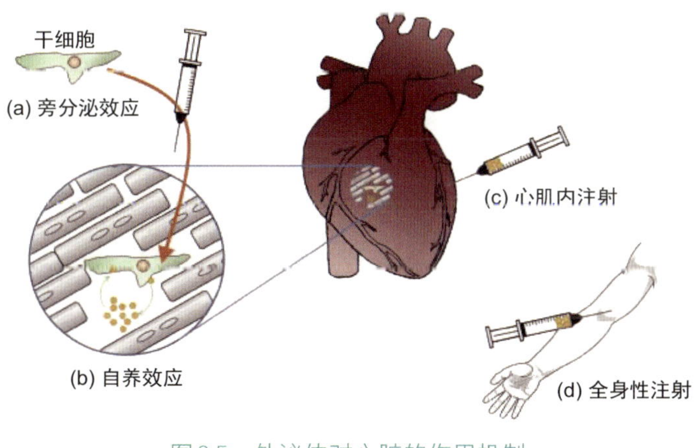

图8.5　外泌体对心脏的作用机制

（a）心肌内注射干细胞产生的外泌体发挥旁分泌作用；（b）对原位心脏干细胞或其他心脏细胞的自分泌刺激；（c）心肌内注射的外泌体可能影响不同类型的心脏细胞；（d）全身性给药的外泌体与心血管系统细胞的相互作用。来源：Davidson和Yellon[67]/Elsevier/CC BY-4.0

和纯化方法尚未标准化和验证，因此导致了批次间一致性的差异。

此外，最适合将外泌体给药用于心血管治疗的模式也有待确定，理想的注射方式是静脉注射。然而，在Takahashi等人进行的一项对静脉注射外泌体可视化追踪的研究中，观察到外泌体主要在肝细胞中积累[68]。另一项研究在急性心肌梗死猪模型中，对来自心肌球源性细胞的外泌体进行了心肌内和冠状动脉内注射的对比。结果显示，心肌内注射可使外泌体在心肌中的滞留率更高，从而有效减少瘢痕面积和微血管阻塞[69]。

许多研究探索使用外泌体作为治疗药物，或研究心肌细胞和心外细胞在心肌梗死或心肌功能障碍后的细胞外囊泡分泌的病理生理作用。然而，探索将工程化外泌体作为各种心血管疾病的药物递送系统的研究还很有限。下面的部分描述了利用外泌体作为心血管应用的递送载体的各种尝试。大多数关于心血管疾病的外泌体递送的研究都局限于具有特定心脏保护或治疗作用的miRNA的递送。很少有其他研究探索利用特定的心脏靶向肽通过表面修饰将外泌体靶向到疾病部位。

8.3.1 递送心脏保护RNA

外泌体递送用于对心脏有保护作用的miRNAs的转运主要是为了对抗动脉粥样硬化和心肌梗死等心血管疾病。动脉粥样硬化是指沿血管易感部位的内皮功能障碍，导致多种心血管疾病，包括心肌梗死和缺血性中风。由于内皮细胞的炎症性质和动脉粥样硬化斑块的血管通透性增加，药物载体可以被设计为专门靶向动脉粥样硬化斑块，用于诊断或治疗目的。已鉴定出具有抗动脉粥样硬化作用的miRNAs，特别是miR-143和miR-145，可以防止平滑肌细胞去分化，并在来自剪切应力刺激的内皮细胞所衍生的外泌体中富集。在高脂饮食喂养的载脂蛋白 E 基因敲除（$ApoE^{-/-}$）小鼠模型中，经静脉注射富含miR-143和miR-145的外泌体后，观察到主动脉脂肪病变减少约50%，有效抑制了动脉粥样硬化斑块的形成[70]。另一项研究探索了来自经历凋亡的内皮细胞且富含miRNA-126的外泌体。在颈动脉损伤小鼠模型中静脉注射这些外泌体后，实现了显著的内皮细胞再修复[71]。

装载心脏保护miRNAs的外泌体也已被探索，以减少心肌损伤和诱导心肌梗死后功能性心肌细胞的再生。冠状动脉的阻塞会引起大量的氧化应激和炎症反应，从而导致不可逆的心脏细胞死亡。由于外泌体的纳米尺寸，它可以通过EPR效应来靶向发炎的心肌。例如，通过对脂肪来源的基质细胞的基因修饰，将一种具有心脏保护的微小RNA——miR-93-5p装载到外泌体中。体外实验显示其能够抑制炎症因子反应和缺氧诱导的自噬。此外，在急性心肌梗死大鼠模型中静脉注射miR-93-5p负载外泌体，显示心肌损伤和梗死面积的减少[72]。另外两项研究利用了脂肪来源干细胞的miR-126或miR-146a修饰的外泌体，发现它们可以在大鼠模型中减轻急性心肌梗死损伤。富含miR-126的外泌体治疗降低了心肌纤维化和炎症细胞因子的表达，但增加了血管生成[73,74]。

携带miRNA的外泌体也被用于治疗中风。在动脉粥样硬化斑块破裂时，脑血管发生狭窄或阻塞，导致缺血性中风，因此被归类为CVD的一种类型。在这种情况下，全身给药受到血脑屏障存在的限制。然而，在体内和体外已经确定外泌体能够通过血脑屏障，尽管它们通过血脑屏障运输的确切机制尚未阐明[75-77]。早期的一项使用工程化外泌体治疗中风的研究使用了miR-17-92簇富集的外泌体来增强神经系统的恢复。转染了miR-17-92簇的间充质干细胞来源的外泌体被静脉给药给遭受大脑中动脉闭塞的大鼠。我们观察到，与未使用工程化处理的外泌体和脂质体的对照组相比[78]，工程化外泌体改善了脑卒中后的神经分化和可塑性，以及神经恢复。除了递送miRNA外，外泌体还被用来将siRNA传递到从小鼠主动脉分离的原代内皮细胞中。这项体外研究进一步证明了富含治疗性核酸的内皮细胞来源的外泌体作为治疗动脉粥样硬化中发炎内皮的有效方法的潜力[79]。

8.3.2 用心脏靶向肽修饰的外泌体

到目前为止，所讨论的大多数研究都采用了被动地将装载miRNA的外泌体靶向到组织炎症部位，这完全依赖于高通透性和滞留效应。梗死部位的炎症和血管活性介质改变血管渗透性，从而促进外泌体在炎症组织的积累。体内选择性靶向可以通过识别和修饰疾病特异性靶向肽来识别梗死的心肌组织。Zahid等人将心肌成肌细胞系H9C2与M13噬菌体肽展示库孵育，回收内化的噬菌体，扩增并进行三轮体内生物筛选，以确定一种心脏靶向肽（APWHLSSQYSRT）。与其他器官相比，包括肝、肺、肾、骨骼肌、脾脏和大脑，注射了已鉴定的这种肽的小鼠在心脏中显示出明显更高的转导。在下一阶段，将该肽与外泌体表面蛋白Lamp2b融合，以增强外泌体的靶向效果。然而，该肽不能区分健康和受损的心肌细胞，从而构成影响健康心脏组织的潜在风险[80]。使用类似的方法来识别肽序列CSTSMLKAC，与正常心脏相比，它表现出与缺血心脏组织的优先结合。将该肽与另外两种蛋白Sumo和mCherry融合，在心肌缺血-再灌注损伤小鼠模型中静脉注射后，利用定量酶-免疫吸附试验（ELISA）检测SUMO-mCherry-CSTSMLKAC的生物分布。与非缺血左心室及其他器官相比，该靶向肽使向缺血左心室的定向聚集显著增强[81]。在另一项研究中，从心肌球衍生干细胞（CDCs）中产生了外泌体，在大鼠心肌缺血-再灌注损伤模型中，用心脏靶向肽进行修饰，以增强它们在心肌损伤部位的积累。与未经修饰的外泌体相比，肽偶联的外泌体通过减少纤维化和瘢痕大小，同时增加细胞增殖和血管生成，对心肌梗死表现出更好的治疗效果[82]。肽CSTSMLKAC还与表面蛋白Lamp2b融合，通过分子克隆和慢病毒包装修饰小鼠间充质干细胞衍生的外泌体，以靶向缺血心脏，治疗心肌梗死诱导的心功能障碍[83]。类似的方法被用于生成一个来自CDCs的外泌体递送系统，该系统被设计为表达融合到20个氨基酸的心肌细胞特异性肽的Lamp2b（WLSEAGPVVTVRALRGTGSW）。从这些经过工程改造的自心肌球衍生干细胞中分离出的外泌体，其表面表达靶向肽，通过心肌内注射时，表现出心肌细胞增强的摄取和更高的心脏潴留。然而，要实现这些外泌体的靶向胞质递送并最大限度减少循环清除，可能还需进行额外的表面修饰[84]。

外泌体的表面功能化也尝试改善脑靶向效果。例如，田等人使用缺血后反应性脑血管内皮细胞中表达整合素$\alpha_v\beta_3$高亲和力的环(精氨酸-甘氨酸-天冬氨酸-D-酪氨酸-赖氨酸)肽［c(RGDyK)］，通过点击化学功能化间充质干细胞衍生的外泌体。具体来说，点击化学或叠氮化物炔环加成涉及炔基团和叠氮化物基团之间的反应形成稳定的三唑键。这种方法可以通过共价键将分子直接附着在外泌体表面，而且由于天然生物大分子中没有叠氮化物官能团，因此脱靶结合的机会可以忽略不计。由于其简单、相对温和的实验条件且产量高，点击化学已成为一种常用的生物偶联方法[85]。因此，使用这种方法制备的肽修饰的外泌体有效地穿过血脑屏障，并靶向脑中的缺血细胞[86]。同一研究小组还开发了c(RGDyK)功能化外泌体，将姜黄素和miR-210传递到缺血脑，与姜黄素或外泌体单独治疗相比，病变区域的炎症反应和凋亡有显著的抑制[87]。另一项研究报道，在急性缺血性脑卒中小鼠模型中，过表达miR-30d-5p的外泌体能够通过抑制自噬介导的炎症反应来抑制缺血诱导的神经元损伤[88]。然而，这些涉及外泌体药物递送的研究大多数还处于临床前阶段，需要在大型动物模型和临床试验中进行进一步验证。

8.4 临床评估和未来展望

基因治疗的设计和开发自诞生以来一直是一个挑战，随着基于外泌体的基因递送技术的发明，这项任务似乎有点困难。外泌体穿越大脑等最复杂的生物屏障之一的内在能力，推动了这个方向的研究。外泌体作为新的诊断工具的作用也显示出了颇具前景的证据。无论是发现未知的生物标志物，还是使用外泌体作为治疗的新靶点，它们都为基于外泌体的诊断和治疗方法的研究和开发创造了许多途径。正在进行的研究被假定为推动基于外泌体的治疗领域达到一个新的水平，使其能够有效地进入临床前和临床试验，最终实现商业化推出。ExoDx前列腺检测（智能评分）是市场上第一个基于尿液中高级别前列腺癌特异性外泌体检测的诊断工具之一。该测试现在作为一种非侵入性风险评估检测进行推广，可表明是否推荐前列腺活检[89]。早期的临床试验研究了使用装载有人类黑色素瘤相关抗原（MAGEs）的树突状细胞来源的外泌体，用于晚期非小细胞肺癌患者[90]和Ⅲ/Ⅳ期黑色素瘤患者[91]的免疫治疗。这些Ⅰ期临床研究建立了外泌体治疗的安全性、它们激活免疫效应细胞的能力以及大规模生产外泌体的可行性。在Ⅱ期研究中，他们开发了从IFN-γ成熟的树突状细胞中提取的第二代外泌体，并研究了它们在化疗后4个月提高无进展生存率的能力。虽然该治疗的耐受性良好，并能增强自然杀伤细胞的功能，但仍未达到50%的无进展生存期的主要终点。这可能是由于患者队列的异质性导致负载的肿瘤抗原与临床不相关，以及缺乏适应性免疫反应[92]。另一项Ⅰ期研究证实了腹水来源的外泌体和粒细胞-巨噬细胞集落刺激因子作为结直肠癌免疫治疗的辅助剂的可行性和安全性[93]。第一个探索性临床试验评估了循环肿瘤细胞和外泌体诊断可切除的胰腺癌，并可能提示患者术前接受新辅助治疗的预后价值和适应性[94]。其他几项涉及外泌体的临床试验已经在肿瘤研究领域注册，大多处于招募阶段。其中大多数的研究都专注于识别特定肿瘤类型的外泌体，理解潜在的机制，并验证外泌体内容物作为一种生物标志物或指标，用于诊断、疾病复发、转移以及各类肿瘤（卵巢癌、肉瘤、肺癌、胰腺癌、肾细胞癌、胆囊癌、前列腺癌、胃癌、黑色素瘤、结肠直肠癌、乳腺癌和甲状腺癌）预后的情况[95]。研究外泌体作为递送载体的临床试验是有限的。一项Ⅰ期临床试验研究植物外泌体递送姜黄素的能力以及对新诊断的结肠癌患者中正常和恶性结肠细胞的免疫调节、细胞代谢和磷脂谱的影响[96]。另一项最近的Ⅰ期研究探索了装载KrasG12D小干扰RNA（iExosomes）的间充质干细胞衍生外泌体在治疗携带KrasG12D突变转移性胰腺导管腺癌患者时的最大耐受剂量和剂量限制不良反应[97,98]。

在心血管疾病领域，关于识别外泌体蛋白作为早期检测、分类和确定治疗疗效的生物标志物的临床试验很少。例如，已经开展了一些观察性研究，包括鉴定尿外泌体蛋白，以及对难以治疗的动脉高血压[99]和自身免疫性甲状腺心脏病[100]进行分类和监测。探索外周血外泌体miRNA在心肌梗死患者中的表达和作用[101]以及心外膜脂肪来源性外泌体在房颤患者中的表达和作用的临床研究也已被注册[102]。外泌体标志物与诸多其他因素也展开了相关研究，以确定治疗效果，如运动和饮食对肥胖儿童和青少年的影响[103]，限时进食的疗效[104]，以及远程缺血预处理对急性缺血性中风患者的作用[105]。最近，一项随机、单盲、安慰剂对照的Ⅰ、Ⅱ期试验已经完成，涉及将间充质干细胞来源的外泌体用于急性缺血性卒中患者的神经血管重塑和功能恢复，结果有待公布[106]。另一项研究探索使用间充质干细胞来源的外泌体治疗急性A型主动脉夹层手术修复患者的多器官功能障碍综合征，也已被登记，但尚未开始招募被试者[107]。到目前为止，还没有临床试验探索外泌体作为心血管介入治疗的递送载体。

8.5 结论

随着人们对耐药性和药物递送系统不相容性的日益关注，外泌体等具有高度生物相容性系统的出现成为一种福音。外泌体具备适应表面修饰的能力，装载不同的治疗物质，保持疗效的同时克服复杂的生理条件，是探索这些系统作为抗癌和心血管干预的合适药物递送候选者的驱动因素。此外，诊断药物和治疗分子的结合可能会拓宽外泌体作为治疗平台的应用，允许临床就地评估治疗的效果。因为对个性化治疗的需求不断增长，特别是在抗肿瘤治疗中，外泌体可以成为一个促进此类努力的多功能平台。

基于外泌体的治疗方法的复杂性需要紧急考虑和全面地验证。外泌体的性质取决于其细胞来源，其形成条件可能导致收获的外泌体的异质性和来源之间的差异性。因此，建立大规模生产、鉴定和长期存储外泌体的方法对于获得临床试验所需的高产量至关重要。此外，关于外泌体生物活性的确切作用机制的详细研究将为它们如何被设计为精准医疗提供进一步的见解。药物递送科学的不断进步将推动这些系统向作为下一代治疗方法的方向发展。

致谢：感谢印度政府大学资助委员会向斯里兰吉尼·普拉卡特（Sreeranjini Pulakkat）提供科塔里（D.S. Kothari）博士后奖学金，同时感谢印度政府科技部（DST）“激励计划”（INSPIRE）为安贾利·潘迪亚（Anjali Pandya）提供奖学金。

参考文献

[1] Jaiswal R and Sedger L M. (2019). Intercellular vesicular transfer by exosomes microparticles and oncosomes - implications for cancer biology and treatments. *Front. Oncol.* 9: https://doi.org/10.3389/fonc.2019.00125.

[2] Trams E G, Lauter C J Jr, Salem N and Heine U. (1981). Exfoliation of membrane ecto-enzymes

in the form of micro-vesicles. *Biochim. Biophys. Acta Biomembr.* 645: 63-70. https://doi.org/10.1016/0005-2736(81)90512-5.

[3] Bunggulawa E J, Wang W, Yin T, et al. (2018). Recent advancements in the use of exosomes as drug delivery systems. *J. Nanobiotechnol.* 16: 1-13. https:// doi.org/10.1186/s12951-018-0403-9.

[4] Vader P, Mol E A, Pasterkamp G and Schiffelers R M. (2016). Extracellular vesicles for drug delivery. *Adv. Drug Delivery Rev.* 106: 148-156. https://doi.org/ 10.1016/j.addr.2016.02.006.

[5] Johnstone R M. (2005). Revisiting the road to the discovery of exosomes. *Blood Cells Mol. Dis.* 34: 214-219. https://doi.org/10.1016/j.bcmd.2005.03.002.

[6] Denzer K, Kleijmeer M J, Heijnen H F G, et al. (2000). Exosome: from internal vesicle of the multivesicular body to intercellular signaling device. *J. Cell Sci.* 113: 3365-3374.

[7] Colombo M, Raposo G and Théry C. (2014). Biogenesis secretion and intercellular interactions of exosomes and other extracellular vesicles. *Annu. Rev. Cell Dev. Biol.* 30: 255-289. https://doi.org/10.1146/annurev-cellbio-101512-122326.

[8] Wang M, Yu F, Ding H, et al. (2019). Emerging function and clinical values of exosomal microRNAs in cancer. *Mol. Ther. Nucleic Acids* 16: 791-804. https:// doi.org/10.1016/j.omtn.2019.04.027.

[9] Gudbergsson J M, Jønsson K, Simonsen J B, Johnsen K B. Systematic review of targeted extracellular vesicles for drug delivery-considerations on methodological and biological heterogeneity *J. Controlled Release* (2019). 306 108-120 https://doi.org/10.1016/j.jconrel.2019.06.006.

[10] Raposo G and Stoorvogel W. (2013). Extracellular vesicles: exosomes microvesicles and friends. *J. Cell Biol.* 200: 373-383. https://doi.org/10.1083/ jcb.201211138.

[11] Hessvik N P and Llorente A. (2018). Current knowledge on exosome biogenesis and release. *Cell. Mol. Life Sci.* 75: 193-208. https://doi.org/10.1007/s00018- 017-2595-9.

[12] Kim D K, Kang B, Kim O Y, et al. (2013). EVpedia: an integrated database of high throughput data for systemic analyses of extracellular vesicles. *J. Extracell. Vesicles* 2: 20384. https://doi.org/10.3402/jev.v2i0.20384.

[13] Maas S L N, Breakefield X O and Weaver A M. (2017). Extracellular vesicles: unique intercellular delivery vehicles. *Trends Cell Biol.* 27: 172-188. https://doi .org/10.1016/j.tcb.2016.11.003.

[14] Lee Y, El Andaloussi S and Wood M J A. (2012). Exosomes and microvesicles: extracellular vesicles for genetic information transfer and gene therapy. *Hum. Mol. Genet.* 21: 1-10. https://doi.org/10.1093/hmg/dds317.

[15] Marcus M E and Leonard J N. (2013). FedExosomes: engineering therapeutic biological nanoparticles that truly deliver. *Pharmaceuticals* 6 (5): 659-680. https://doi.org/10.3390/ph6050659.

[16] Nawaz M, Fatima F, Vallabhaneni K C, et al. (2016). Extracellular vesicles: evolving factors in stem cell biology. *Stem Cells Int.* 2016: 1073140-1073140. https://doi.org/10.1155/2016/1073140.

[17] Greening D W, Gopal S K, Xu R, et al. (2015). Exosomes and their roles in immune regulation and cancer. *Seminars in Cell & Developmental Biology.* 40: 72-81. https://doi.org/10.1016/j.semcdb.2015.02.009.

[18] Admyre C, Johansson S M, Qazi K R, et al. (2007). Exosomes with immune modulatory features are present in human breast milk. *J. Immunol.* 179: 1969. https://doi.org/10.4049/jimmunol.179.3.1969.

[19] Liu W, Bai X, Zhang A, et al. (2019). Role of exosomes in central nervous system diseases. *Front. Mol. Neurosci.* 12: 240. https://doi.org/10.3389/fnmol .2019.00240.

[20] Schneider A and Simons M. (2013). Exosomes: vesicular carriers for intercellular communication in neurodegenerative disorders. *Cell Tissue Res.* 352: 33-47. https://doi.org/10.1007/s00441-012-1428-2.

[21] Bellin G, Gardin C, Ferroni L, et al. (2019). Exosome in cardiovascular diseases: a complex world full of hope. *Cells* 8: 166. https://doi.org/10.3390/ cells8020166.

[22] Urbanelli L, Buratta S, Tancini B, et al. (2019). The role of extracellular vesicles in viral infection and transmission. *Vaccines (Basel)* 7: 102. https://doi.org/ 10.3390/vaccines7030102.

[23] Jan A T, Malik M A, Rahman S, et al. (2017). Perspective insights of exosomes in neurodegenerative diseases: a critical appraisal. *Front. Aging Neurosci.* 9: 317-317. https://doi.org/10.3389/fnagi.2017.00317.

[24] D'Anca M, Fenoglio C, Serpente M, et al. (2019). Exosome determinants of physiological aging and age-related neurodegenerative diseases. *Front. Aging Neurosci.* 11: 232. https://doi.org/10.3389/fnagi.2019.00232.

[25] Katakowski M, Buller B, Zheng X, et al. (2013). Exosomes from marrow stromal cells expressing miR-146b inhibit glioma growth. *Cancer Lett.* 335: 201-204. https://doi.org/10.1016/j.canlet.2013.02.019.

[26] Mizrak A, Bolukbasi M F, Ozdener G B, et al. (2013). Genetically engineered microvesicles carrying suicide mRNA/protein inhibit schwannoma tumor growth. *Mol. Ther.* 21: 101-108. https://doi.org/10.1038/mt.2012.161.

[27] Rana S, Yue S, Stadel D and Zöller M. (2012). Toward tailored exosomes: the exosomal tetraspanin web contributes to target cell selection. *Int. J. Biochem. Cell Biol.* 44: 1574-1584. https://doi.org/10.1016/j.biocel.2012.06.018.

[28] Jang S C, Kim O Y, Yoon C M, et al. (2013). Bioinspired exosome-mimetic nanovesicles for targeted delivery of chemotherapeutics to malignant tumors. *ACS Nano* 7: 7698-7710. https://doi.org/10.1021/nn402232g.

[29] Sutaria D S, Badawi M, Phelps M A and Schmittgen T D. (2017). Achieving the promise of therapeutic extracellular vesicles: the devil is in details of therapeutic loading. *Pharm. Res.* 34: 1053-1066. https://doi.org/10.1007/s11095-017- 2123-5.

[30] Lunavat T R, Jang S C, Nilsson L, et al. (2016). RNAi delivery by exosome-mimetic nanovesicles - Implications for targeting c-Myc in cancer. *Biomaterials* 102: 231-238. https://doi.org/10.1016/j.biomaterials.2016.06.024.

[31] Hood J L. (2016). Post isolation modification of exosomes for nanomedicine applications. *Nanomedicine (Lond).* 11: 1745-1756. https://doi.org/10.2217/nnm- 2016-0102.

[32] Lamichhane T N, Raiker R S and Jay S M. (2015). Exogenous DNA loading into extracellular vesicles via electroporation is size-dependent and enables limited gene delivery. *Mol. Pharmaceutics* 12: 3650-3657. https://doi.org/10.1021/ acs.molpharmaceut.5b00364.

[33] Li S-P, Lin Z-X, Jiang X-Y and Yu X-Y. (2018). Exosomal cargo-loading and synthetic exosome-mimics as potential therapeutic tools. *Acta Pharmacol. Sin.* 39: 542-551. https://doi.org/10.1038/aps.2017.178.

[34] Alvarez-Erviti L, Seow Y, Yin H, et al. (2011). Delivery of siRNA to the mouse brain by systemic injection of targeted exosomes. *Nat. Biotechnol.* 29: 341-345. https://doi.org/10.1038/nbt.1807.

[35] Wahlgren J, Karlson T D L, Brisslert M, et al. (2012). Plasma exosomes can deliver exogenous short interfering RNA to monocytes and lymphocytes. *Nucleic Acids Res.* 40: e130-e130. https://doi.org/10.1093/nar/gks463.

[36] Kooijmans S A A, Stremersch S, Braeckmans K, et al. (2013). Electroporation-induced siRNA precipitation obscures the efficiency of siRNA loading into extracellular vesicles. *J. Controlled Release* 172: 229-238. https://doi .org/10.1016/j.jconrel.2013.08.014.

[37] Fuhrmann G, Serio A, Mazo M, et al. (2015). Active loading into extracellular vesicles significantly improves the cellular uptake and photodynamic effect of porphyrins. *J. Controlled Release* 205: 35-44. https://doi.org/10.1016/j.jconrel .2014.11.029.

[38] Antimisiaris S G, Mourtas S and Marazioti A. (2018). Exosomes and exosome-inspired vesicles for targeted drug delivery. *Pharmaceutics* 10: 218. https://doi.org/10.3390/pharmaceutics10040218.

[39] Munson P and Shukla A. (2015). Exosomes: potential in cancer diagnosis and therapy. *Medicines* 2 (4): 310-327. https://doi.org/10.3390/medicines2040310.

[40] Joyce J A and Pollard J W. (2009). Microenvironmental regulation of metastasis. *Nat. Rev. Cancer* 9: 239-252. https://doi.org/10.1038/nrc2618.

[41] McAndrews K M and Kalluri R. (2019). Mechanisms associated with biogenesis of exosomes in cancer. *Mol. Cancer* 18: 52. https://doi.org/10.1186/s12943- 019-0963-9.

[42] Li Y, Yokoyama W, Xu S, et al. (2017). Formation and stability of W/O microemulsion formed by food grade ingredients and its oral delivery of insulin in mice. *J. Funct. Foods* 30: 134-141. https://doi.org/10.1016/j.jff.2017.01.006.

[43] Milman N, Ginini L and Gil Z. (2019). Exosomes and their role in tumorigenesis and anticancer drug resistance. *Drug Resist. Updat.* 45: 1-12. https://doi .org/10.1016/j.drup.2019.07.003.

[44] Smyth T J, Redzic J S, Graner M W and Anchordoquy T J. (2014). Examination of the specificity of tumor cell derived exosomes with tumor cells in vitro. *Biochim. Biophys. Acta Biomembr.* 1838: 2954-2965. https://doi.org/10.1016/j .bbamem.2014.07.026.

[45] Batrakova E V and Kim M S. (2015). Using exosomes naturally-equipped nanocarriers for drug delivery. *J. Controlled Release* 219: 396-405. https://doi .org/10.1016/j.jconrel.2015.07.030.

[46] Johnsen K B, Gudbergsson J M, Skov M N, et al. A comprehensive overview of exosomes as drug delivery vehicles — Endogenous nanocarriers for targeted cancer therapy *Biochim. Biophys. Acta Rev. Cancer* (2014). 1846 1 75-87 https://doi.org/10.1016/j.bbcan.2014.04.005.

[47] Yin W, Ouyang S, Li Y, et al. (2013). Immature dendritic cell-derived exosomes: a promise subcellular vaccine for autoimmunity. *Inflammation* 36: 232-240. https://doi.org/10.1007/s10753-012-9539-1.

[48] Tian W, Liu S and Li B. (2019). Potential role of exosomes in cancer metastasis. *BioMed Res. Int.* 2019: 4649705. https://doi.org/10.1155/2019/4649705.

[49] Wang J, Zheng Y and Zhao M. (2017). Exosome-based cancer therapy: implication for targeting cancer. *Stem Cells* 7: 1-11. https://doi.org/10.3389/ fphar.2016.00533.

[50] Luketic L, Delanghe J, Sobol P T, et al. (2007). Antigen presentation by exosomes released from peptide-pulsed dendritic cells is not suppressed by the presence of active CTL. *J. Immunol.* 179: 5024-5032. https://doi.org/10.4049/ jimmunol.179.8.5024.

[51] Hu G, Gong A-Y, Roth A L, et al. (2013). Release of luminal exosomes contributes to TLR4-mediated epithelial antimicrobial defense. *PLoS Pathog.* 9: e1003261. https://doi.org/10.1371/journal.ppat.1003261.

[52] Aspe J R and Wall N R. (2010). Survivin-T34A: molecular mechanism and therapeutic potential. *OncoTargets Ther.* 3: 247-254. https://doi.org/10.2147/OTT .S15293.

[53] Lee Y S, Kim S H, Cho J A and Kim C W. (2011). Introduction of the *CIITA* gene into tumor cells produces exosomes with enhanced anti-tumor effects. *Exp. Mol. Med.* 43: 281. https://doi.org/10.3858/emm.2011.43.5.029.

[54] Lai R C, Tan S S, Teh B J, et al. (2012). Proteolytic potential of the MSC exosome proteome: implications for an exosome-mediated delivery of therapeutic proteasome. *Int. J. Proteomics* 2012: 971907-971907. https://doi.org/10.1155/ 2012/971907.

[55] Hadla M, Palazzolo S, Corona G, et al. (2016). Exosomes increase the therapeutic index of doxorubicin in breast and ovarian cancer mouse models. *Nanomedicine* 11: 2431 2441. https://doi.org/10.2217/nnm-2016-0154.

[56] Kim M S, Haney M J, Zhao Y, et al. (2016). Development of exosome-encapsulated paclitaxel to overcome MDR in cancer cells. *Nanomed. Nanotechnol. Biol. Med.* 12: 655-664. https://doi.org/10.1016/j.nano.2015.10.012.

[57] Saari H, Lázaro-Ibáñez E, Viitala T, et al. (2015). Microvesicle- and exosome-mediated drug delivery enhances the cytotoxicity of paclitaxel in autologous prostate cancer cells. *J. Controlled Release* 220: 727-737. https://doi .org/10.1016/j.jconrel.2015.09.031.

[58] Munagala R, Aqil F, Jeyabalan J and Gupta R C. (2016). Bovine milk-derived exosomes for drug delivery. *Cancer Lett.* 371: 48-61. https://doi .org/10.1016/j.canlet.2015.10.020.

[59] Yang T, Fogarty B, LaForge B, et al. (2017). Delivery of small interfering RNA to inhibit vascular endothelial growth factor in zebrafish using natural brain endothelia cell-secreted exosome nanovesicles for the treatment of brain cancer. *AAPS J.* 19: 475-486. https://doi.org/10.1208/s12248-016-0015-y.

[60] Ohno S I, Takanashi M, Sudo K, et al. (2013). Systemically injected exosomes targeted to EGFR deliver antitumor microrna to breast cancer cells. *Mol. Ther.* 21: 185-191. https://doi.org/10.1038/mt.2012.180.

[61] Zhang D, Lee H, Wang X, et al. (2018). Exosome-mediated small RNA delivery: a novel therapeutic approach for inflammatory lung responses. *Mol. Ther.* 26: 2119-2130. https://doi.org/10.1016/j.ymthe.2018.06.007.

[62] WHO (n.d.). Global atlas on cardiovascular disease prevention and control WHO. http://www.who.int/cardiovascular_diseases/publications/atlas_cvd/en/ (accessed 19 September 2019).

[63] Gheorghe A, Griffiths U, Murphy A, et al. (2018). The economic burden of cardiovascular disease and hypertension in low- and middle-income countries: a systematic review. *BMC Public Health* 18: 975. https://doi.org/10.1186/s12889- 018-5806-x.

[64] Gyöngyösi M, Lukovic D, Zlabinger K, et al. (2017). Cardiac stem cell-based regenerative therapy for the ischemic injured heart - a short update 2017. *J. Cardiovasc. Emergencies* 3: 81-83. https://doi.org/10.1515/jce-2017-0009.

[65] Ribeiro-Rodrigues T M, Laundos T L, Pereira-Carvalho R, et al. (2017). Exosomes secreted by cardiomyocytes subjected to ischaemia promote cardiac angiogenesis. *Cardiovasc. Res.* 113: 1338-1350. https://doi.org/10.1093/cvr/ cvx118.

[66] Adamiak M and Sahoo S. (2018). Exosomes in myocardial repair: advances and challenges in the development of next-generation therapeutics. *Mol. Ther.* 26: 1635-1643. https://doi.org/10.1016/j.ymthe.2018.04.024.

[67] Davidson S M and Yellon D M. (2018). Exosomes and cardioprotection - a critical analysis. *Mol. Aspects Med.* 60: 104-114. https://doi.org/10.1016/j.mam .2017.11.004.

[68] Takahashi Y, Nishikawa M, Shinotsuka H, et al. (2013). Visualization and in vivo tracking of the exosomes of murine melanoma B16-BL6 cells in mice after intravenous injection. *J. Biotechnol.* 165: 77-84. https://doi.org/10.1016/j.jbiotec. 2013.03.013.

[69] Gallet R, Dawkins J, Valle J, et al. (2017). Exosomes secreted by cardiosphere-derived cells reduce scarring attenuate adverse remodelling and improve function in acute and chronic porcine myocardial infarction. *Eur. Heart J.* 38: 201-211. https://doi.org/10.1093/eurheartj/ehw240.

[70] Hergenreider E, Heydt S, Tréguer K, et al. (2012). Atheroprotective communication between endothelial cells and smooth muscle cells through miRNAs. *Nat. Cell Biol.* 14: 249-256. https://doi.org/10.1038/ncb2441.

[71] Jansen F, Yang X, Hoelscher M, et al. (2013). Endothelial microparticle-mediated transfer of microRNA-126 promotes vascular endothelial cell repair via SPRED1 and is abrogated in glucose-damaged endothelial microparticles. *Circulation* 128: 2026-2038. doi: 10.1161/CIRCULATION-AHA.113.001720.

[72] Liu J, Jiang M, Deng S, et al. (2018). miR-93-5p-containing exosomes treatment attenuates acute myocardial infarction-induced myocardial damage. *Mol. Ther. Nucleic Acids* 11: 103-115. https://doi.org/10.1016/j.omtn.2018.01.010.

[73] Pan J, Alimujiang M, Chen Q, et al. (2019). Exosomes derived from miR-146a-modified adipose-derived stem cells attenuate acute myocardial infarction−induced myocardial damage via downregulation of early growth response factor 1. *J. Cell. Biochem.* 120: 4433-4443. https://doi.org/10.1002/jcb .27731.

[74] Luo Q, Guo D, Liu G, et al. (2017). Exosomes from MiR-126-overexpressing ADSCS are therapeutic in relieving acute myocardial ischaemic injury. *Cell. Physiol. Biochem.* 44: 2105-2116. https://doi.org/10.1159/000485949.

[75] Chen C C, Liu L, Ma F, et al. (2016). Elucidation of exosome migration across the blood-brain barrier model in vitro. *Cell. Mol. Bioeng.* 9: 509-529. https://doi.org/10.1007/s12195-016-0458-3.

[76] Yang T, Martin P, Fogarty B, et al. (2015). Exosome delivered anticancer drugs across the blood-brain barrier for brain cancer therapy in *Danio rerio*. *Pharm. Res.* 32: 2003-2014. https://doi.org/10.1007/s11095-014-1593-y.

[77] Matsumoto J, Stewart T, Banks W A and Zhang J. (2017). The transport mechanism of extracellular vesicles at the blood-brain barrier. *Curr. Pharm. Des.* 23: 6206-6214. https://doi.org/10.2174/1381612823666170913164738.

[78] Xin H, Katakowski M, Wang F, et al. (2017). MicroRNA cluster miR-17-92 cluster in exosomes enhance neuroplasticity and functional recovery after stroke in rats. *Stroke* 48: 747-753. https://doi.org/10.1161/STROKEAHA.116 .015204.

[79] Banizs A B, Huang T, Dryden K, et al. (2014). In vitro evaluation of endothelial exosomes as carriers for small interfering ribonucleic acid delivery. *Int. J. Nanomed.* 9: 4223-4230. https://doi.org/10.2147/IJN.S64267.

[80] Zahid M, Phillips B E, Albers S M, et al. (2010). Identification of a cardiac specific protein transduction domain by in vivo biopanning using a M13 phage peptide display library in mice. *PLoS One* 5: e12252-e12252. https://doi.org/10 .1371/journal.pone.0012252.

[81] Kanki S, Jaalouk D E, Lee S, et al. (2011). Identification of targeting peptides for ischemic myocardium by in vivo phage display. *J. Mol. Cell Cardiol.* 50: 841-848. https://doi.org/10.1016/j.yjmcc.2011.02.003.

[82] Vandergriff A, Huang K, Shen D, et al. (2018). Targeting regenerative exosomes to myocardial infarction using cardiac homing peptide. *Theranostics* 8: 1869-1878. https://doi.org/10.7150/thno.20524.

[83] Wang X, Chen Y, Zhao Z, et al. (2018). Engineered exosomes with ischemic myocardium-targeting peptide for targeted therapy in myocardial infarction. *J. Am. Heart Assoc.* 7: e008737-e008737. https://doi.org/10.1161/JAHA.118.008737.

[84] Mentkowski K I and Lang J K. (2019). Exosomes engineered to express a cardiomyocyte binding peptide demonstrate improved cardiac retention in vivo. *Sci. Rep.* 9: 10041. https://doi.org/10.1038/s41598-019-46407-1.

[85] Nwe K and Brechbiel M W. (2009). Growing applications of "click chemistry" for bioconjugation in contemporary biomedical research. *Cancer Biother. Radiopharm.* 24: 289-302. https://doi.org/10.1089/cbr.2008.0626.

[86] Tian T, Zhang H-X, He C-P, et al. (2018). Surface functionalized exosomes as targeted drug delivery vehicles for cerebral ischemia therapy. *Biomaterials* 150: 137-149. https://doi.org/10.1016/j.biomaterials.2017.10.012.

[87] Zhang H, Wu J, Wu J, et al. (2019). Exosome-mediated targeted delivery of miR-210 for angiogenic therapy after cerebral ischemia in mice. *J. Nanobiotechnol.* 17: 29. https://doi.org/10.1186/s12951-019-0461-7.

[88] Jiang M, Wang H, Jin M, et al. (2018). Exosomes from MiR-30d-5p-ADSCs reverse acute ischemic stroke-induced autophagy-mediated brain injury by promoting M2 microglial/macrophage polarization. *Cell. Physiol. Biochem.* 47: 864-878. https://doi.org/10.1159/000490078.

[89] Tutrone R, Donovan M J, Torkler P, et al. (2020). Clinical utility of the exosome based Exo Dx Prostate (*IntelliScore*) EPI test in men presenting for initial Biopsy with a PSA 2-10 ng/mL. *Prostate Cancer Prostatic Dis.* 23: 607-614. https://doi.org/10.1038/s41391-020-0237-z.

[90] Morse M A, Garst J, Osada T, et al. (2005). A phase I study of exosome immunotherapy in patients with advanced non-small cell lung cancer. *J. Transl. Med.* 3: 9-9. https://doi.org/10.1186/1479-5876-3-9.

[91] Escudier B, Dorval T, Chaput N, et al. (2005). Vaccination of metastatic melanoma patients with autologous dendritic cell (DC) derived-exosomes: results of the first phase I clinical trial. *J. Transl. Med.* 3: 10-10. https://doi.org/ 10.1186/1479-5876-3-10.

[92] Besse B, Charrier M, Lapierre V, et al. (2015). Dendritic cell-derived exosomes as maintenance immunotherapy after first line chemotherapy in NSCLC. *Oncoimmunology* 5: e1071008-e1071008. https://doi.org/10.1080/2162402X.2015 .1071008.

[93] Dai S, Wei D, Wu Z, et al. (2008). Phase I clinical trial of autologous ascites-derived exosomes combined with GM-CSF for colorectal cancer. *Mol. Ther.* 16: 782-790. https://doi.org/10.1038/mt.2008.1.

[94] Buscail E, Alix-Panabières C, Quincy P, et al. (2019). High clinical value of liquid biopsy to detect circulating tumor cells and tumor exosomes in pancreatic ductal adenocarcinoma patients eligible for up-front surgery. *Cancers (Basel).* 11: 1656. https://doi.org/10.3390/cancers11111656.

[95] ClinicalTrials.gov (n.d.). Search of: exosome - List results. https://clinicaltrials.gov/ct2/results?cond=exosome&term=&cntry=&state=&city=&dist= (accessed 20 July 2020).

[96] ClinicalTrials.gov (n.d.). Study investigating the ability of plant exosomes to deliver curcumin to normal and colon cancer tissue - Full text view. https:// clinicaltrials.gov/ct2/show/NCT01294072 (accessed 11 September 2020).

[97] Kamerkar S, LeBleu V S, Sugimoto H, et al. (2017). Exosomes facilitate therapeutic targeting of oncogenic KRAS in pancreatic cancer. *Nature* 546: 498-503. https://doi.org/10.1038/nature22341.

[98] ClinicalTrials.gov (n.d.). iExosomes in treating participants with metastatic pancreas cancer with KrasG12D mutation - Full text view. https://clinicaltrials.gov/ ct2/show/NCT03608631

(accessed 11 September 2020).

[99] ClinicalTrials.gov (n.d.). New biomarkers and difficult-to-treat hypertension - Full text view. https://clinicaltrials.gov/ct2/show/NCT03034265 (accessed 11 September 2020).

[100] ClinicalTrials.gov (n.d.). Early detection of autoimmune thyroid heart disease via urinary exosomal proteins - Full text view. https://clinicaltrials.gov/ct2/ show/NCT03984006 (accessed 11 September 2020).

[101] ClinicalTrials.gov (n.d.). Differential expression and analysis of peripheral plasma exosome miRNA in patients with myocardial infarction - Full text view. https://clinicaltrials.gov/ct2/ show/NCT04127591 (accessed September 11 2020).

[102] ClinicalTrials.gov (n.d.). Role of exosomes derived from epicardial fat in atrial fibrillation - Full text view. https://clinicaltrials.gov/ct2/show/NCT03478410 (accessed 11 September 2020).

[103] ClinicalTrials.gov (n.d.). Exercise and diet restriction on cardiovascular function in obese children and adolescents - Full text view. https://clinicaltrials.gov/ct2/ show/NCT03762629 (accessed 11 September 2020).

[104] ClinicalTrials.gov (n.d.). Randomized controlled trial of time-restricted feeding (TRF) in acute ischemic stroke patients - Full text view. https://clinicaltrials .gov/ct2/show/NCT04184076 (accessed 11 September 2020).

[105] ClinicalTrials.gov (n.d.). Rheo-erythrocrine dysfunction as a biomarker for RIC treatment in acute ischemic stroke - Full text view. https://clinicaltrials.gov/ ct2/show/NCT04266639 (accessed 11 September 2020).

[106] ClinicalTrials.gov (n.d.). Allogenic mesenchymal stem cell derived exosome in patients with acute ischemic stroke - Tabular view. https://clinicaltrials.gov/ct2/show/record/NCT03384433 (accessed 12 September 2020).

[107] ClinicalTrials.gov (n.d.). Exosome of mesenchymal stem cells for multiple organ dysfuntion syndrome after surgical repaire of acute type A aortic dissection - Full text view. https:// clinicaltrials.gov/ct2/show/NCT04356300 (accessed 12 September 2020).

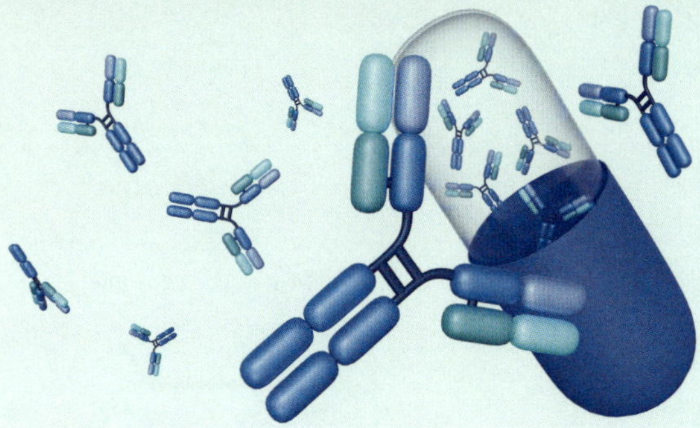

第 9 章

核酸的递送

Ananya Pattnaik, Swarnaparabha Pany, A. S. Sanket, Sudiptee Das, Sanghamitra Pati, and Sangram K. Samal*

ICMR-Regional Medical Research Centre, Laboratory of Biomaterials and Regenerative Medicine for Advanced Therapies, Chandrasekharpur, Bhubaneswar 751023, Odisha, India

9.1 引言

核酸（nucleic acids，NAs）是一种生物大分子化合物，主要以脱氧核糖核酸（deoxyribonucleic Acid，DNA）和核糖核酸（ribonucleic acid，RNA）的形式存在[1,2]。DNA是染色体中的主要基因载体，存在于真核生物（细胞核内）和原核生物（散布在拟核）[3]。然而，与DNA相比，RNA在病毒中作为遗传物质的含量更丰富[4]。DNA中的“脱氧”一词源于核糖糖基在2′位置的氧原子缺失，而RNA则无此现象，如图9.1所示[5]。DNA以三种不同形式存在，即A-DNA、B-DNA和Z-DNA，这取决于其螺旋性。其中，A型和B型DNA为右旋，而Z型则为左旋。

RNA主要以信使RNA（messenger RNA，mRNA）、核糖体RNA（ribosomal RNA，rRNA）、转运RNA（transfer RNA，tRNA）以及其他一些小分子形式存在，如微小RNA（micro RNA，miRNA）、小干扰RNA（small interfering RNA，siRNA）、环状RNA（circular RNA，circRNA）、长链非编码RNA（long non-coding RNA，lncRNA）、非编码RNA（non-coding RNA，ncRNA）、小核仁RNA（small nucleolar RNA，snoRNA）和piwi互作RNA（piwi-interacting RNA，

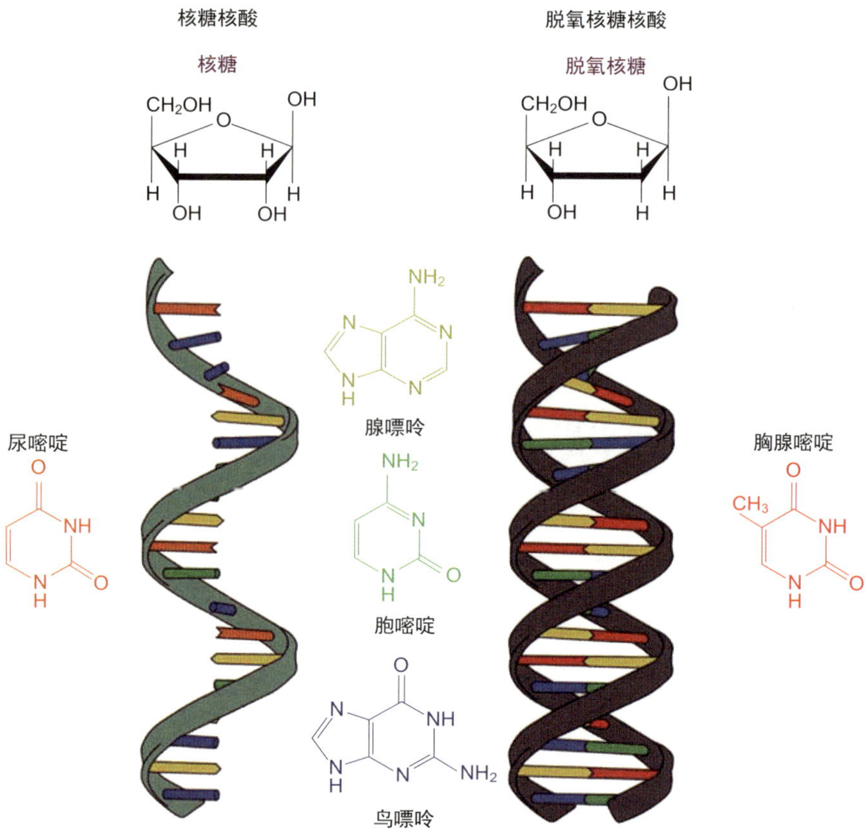

图9.1　DNA和RNA的不同糖基和碱基[5]

piRNA)，如图9.2所示[6]。

RNA作为将遗传信息从DNA转移到蛋白质的媒介，在任何阶段没有得到适当调控，都可能导致各种遗传疾病[7,8]，如Werner综合征、毛细血管扩张症、Cockayne综合征、Nijmegen断裂综合征、Fanconi贫血、Bloom综合征、着色性干皮病和三硫代氨酸营养不良症[9-13]。

另外还观察到被称为异源核酸（肽核酸、锁核酸、乙二醇核酸、三糖核酸等）的合成核酸类似物，这些类似物通过化学合成方法得到，与天然存在的核酸的糖构象不同[14]。它们具有与自然核酸相似的碱基配对特征，但由于其骨架结构的差异，使它们成为一种新型的遗传信息存储和检索系统[15-17]。核酸在细胞中丰富和广泛的功能加速了对新的治疗方案潜力的探索。表9.1总结了各种天然存在的核酸所具有的功能。与其他小分子相比，核酸的传递方式有所不同。尽管核酸具有巨大的治疗潜力，但其在研究和临床应用转化方面尚未成功实现[18]。

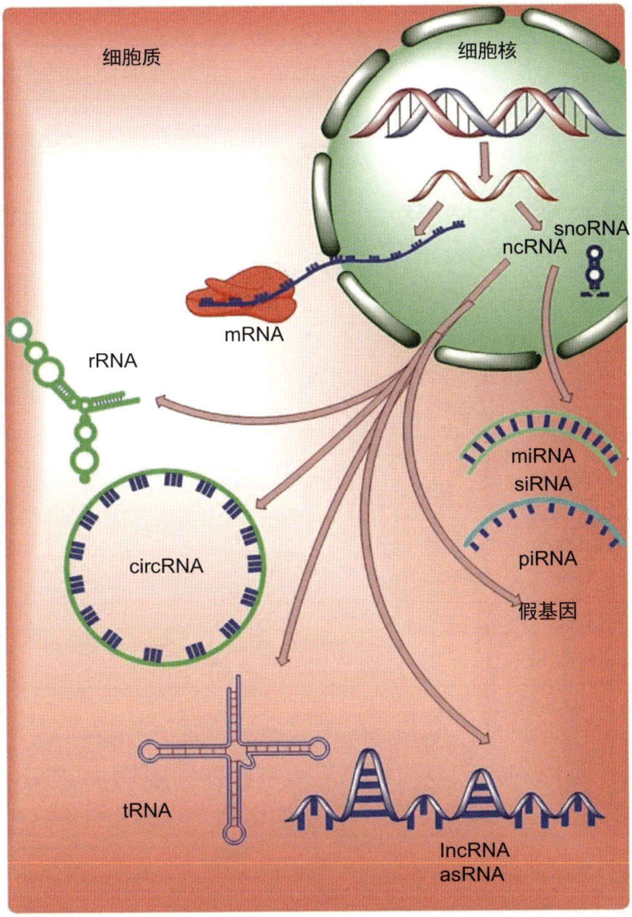

图9.2 不同RNA的位置和类型（改编自[6]）

表9.1 各种核酸的物理性质和作用方式

名称		形状和尺寸	结构	作用	作用方式	参考文献
基于DNA的治疗	质粒DNA	双链、环状（10^3～10^5个碱基对）	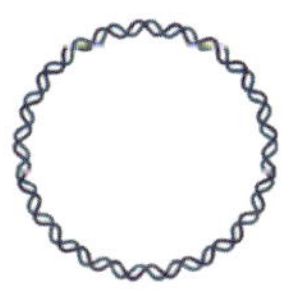	基因过表达	在细胞核中转录为mRNA	[41-43]
	反义寡核苷酸（ASO）	单链、线型（16～20个核苷酸）	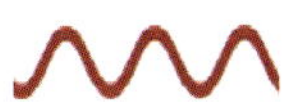	（基因沉默）抑制单一蛋白质	阻断mRNA的翻译和剪接体组装	[44-46]
	DNA适配体	双链（56～120个核苷酸）	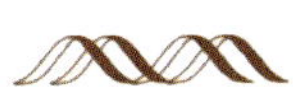	蛋白质表达抑制	直接结合细胞外和细胞内蛋白质	[43]

续表

名称		形状和尺寸	结构	作用	作用方式	参考文献
基于RNA的治疗	siRNA	双链、线型（约20～25个碱基对）	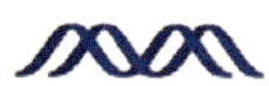	特定基因敲除	在细胞质中的RNAi途径	[41,45,46]
	miRNA	双链、线型（约20～25个碱基对）		基因池的基因调控	细胞质中的RNAi途径	[41,45,46]
	mRNA	单链、线型（约1000～10000个碱基）	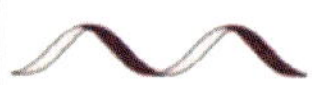	基因过表达	在细胞质中翻译为蛋白质	[7,10,11]
	RNA适配体	单链（56～120个核苷酸）	—	蛋白质表达抑制	直接结合细胞内蛋白质	[7,10,11]
其他	CpG寡脱氧核苷酸（ODNs）	单链、线型（约10～30个碱基）	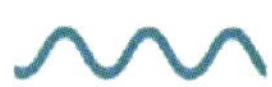	—	—	[7]
	环状二核苷酸（CDNs）	杂环（2个核苷酸）	—	—	—	[7]

通过不同途径（肠胃、鼻腔、肌肉、静脉、皮下和皮内等）使用核酸时，它们必须通过穿过细胞内和体内屏障进入细胞的细胞质（siRNA，mRNA）或细胞核（反义寡核苷酸，DNA）（图9.3和图9.4）[19-22]。

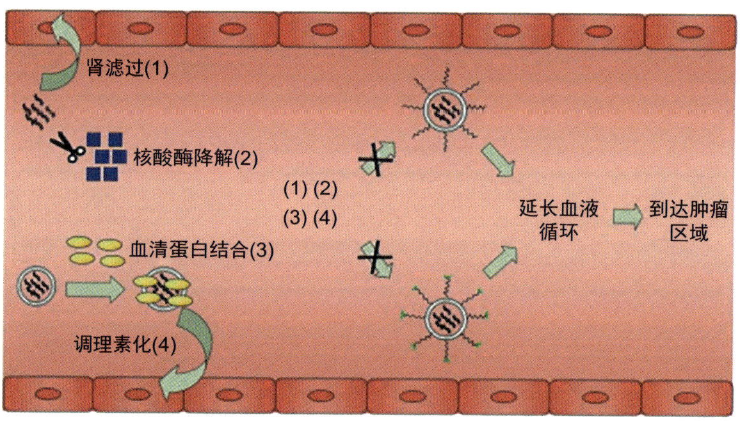

图9.3　siRNA的工作原理和siRNA递送的障碍[23]

=siRNA，◯=阳离子材料，■=核酸酶，〰=屏蔽物质，☾=靶向配体，⬭=血清蛋白

此外，核酸在循环系统中还面临许多挑战，如负电荷、高分子量、毒性、低血清稳定性、易受酶降解、快速肾过滤、被吞噬细胞捕获、从血液到

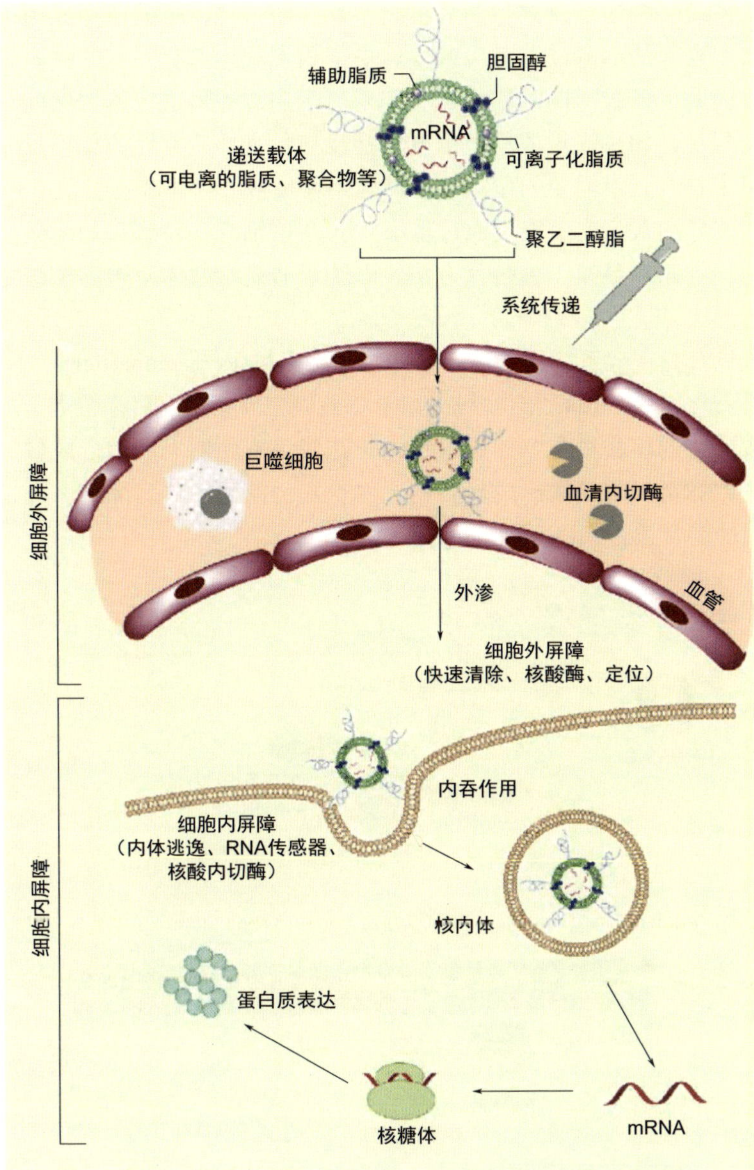

图9.4　mRNA的工作原理和mRNA递送的障碍[24]

靶组织的渗透性差以及无法穿透靶细胞膜磷脂双分子层等[25-27]。它们还必须逃避免疫监视系统，因为该系统可以通过识别它们为外源性核酸进而来消除它们[27,28]。

为了克服这些障碍，近年来设计了多种工程化的核酸复合物递送系统，以可控的方式将核酸有效地递送到特定的靶位，从而提高其治疗效果。不同的复合物递送系统影响递送方式和调节机制[26]。一般来说，核酸成功递送进入细胞取决于使用有效的病毒或非病毒载体。由于病毒载体具有固有的克服细胞屏障的特性，因此大多数早期的临床试验都是基于病毒载体进行的。然而，它们也有许多局限性，如生产规模小、引发炎症反应、高细胞毒性、免疫反应、在宿主基因组中整合到不需要的位点以及其他不良反应[29-33]。这还引发了外源DNA长度短、诱导的致癌突变以及通过重组[32]产生的活性病毒颗粒等问题。这些局限性迫使科学家们寻找一种替代方法，即基于非病毒载体基础的核酸复合物递送系统的方法[34]。

核酸复合物递送系统使用基于聚合物、纳米粒子（nanoparticles，NPs）、脂质、脂质-聚合物以及肽基的材料，用于将核酸靶向释放到目标位点。为了设计一个有效的靶向核酸复合物递送系统，正在使用不同的天然和合成材料作为载体，这些载体可以与核酸形成复合物，保护它们免受核酸酶降解，并且可以作为病毒载体的合适替代品（图9.5）[24,35-38]。

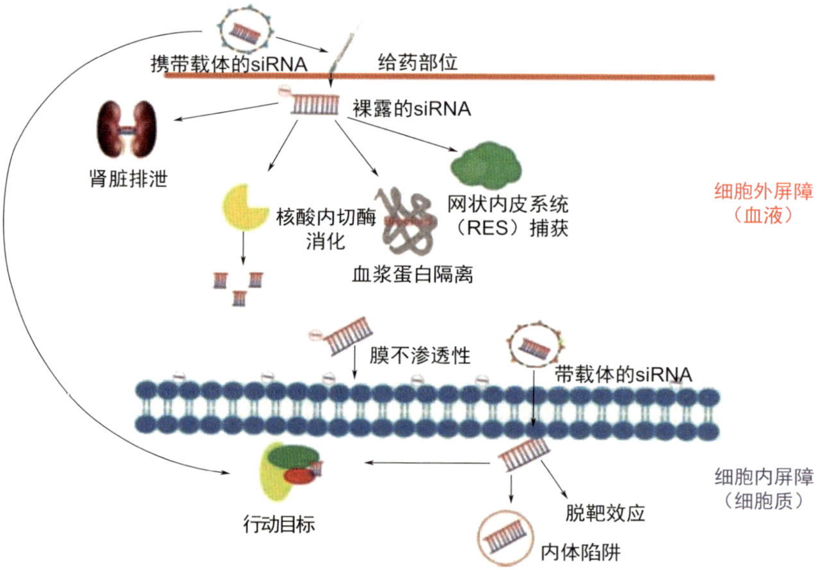

图9.5　使用复杂递送系统递送的siRNA克服针对裸露siRNA的障碍的示意图

来源：Sajid等人[39] / MDPI / CC BY4.0

然而，由于几个前所未有的原因，这种核酸复合物递送系统的效率有所下降。为了克服各种生物屏障，针对特定目标的核酸递送设计非病毒载体需要付出大量努力。为了成功地将核酸靶向到目标位置，需要对修饰（针对核酸和复合物递送系统）、治疗剂与目标位点之间的相互作用以及细胞外和细胞内环境的调控有基本的了解[36]。对核酸复合物递送系统的几个属性的基本原理的了解将为未来提高对病毒对应物的疗效奠定基础[40]。然而，迄今为止，在核酸复合物递送系统工程方面的进展仍然不足。在本章中，特别关注了核酸复合物递送系统的最新发展，以实现对各种治疗应用的核酸（如siRNA和mRNA）的有效递送。

9.2 基于核酸的复合递送系统

聚合物、脂质、蛋白质/多肽是用于核酸复合递送系统的主要材料。在复合递送系统中，生物材料与核酸之间的电荷吸引和疏水相互作用将大分子核酸封装成纳米尺寸的复合物，这些复合物在生物环境中受到保护，免受降解。当通过不同的细胞内化途径转染时，这些新型制剂表现出结构和性质上的可变性。本节将详细阐述常规的和新型的核酸复合递送系统。

9.2.1 常规核酸复合递送系统

经典核酸复合物递送系统由天然、工程化和合成构建体组成，如图9.6所示。核酸递送的目标依赖于与聚合物、脂质、糖苷和多肽的复合物形成。

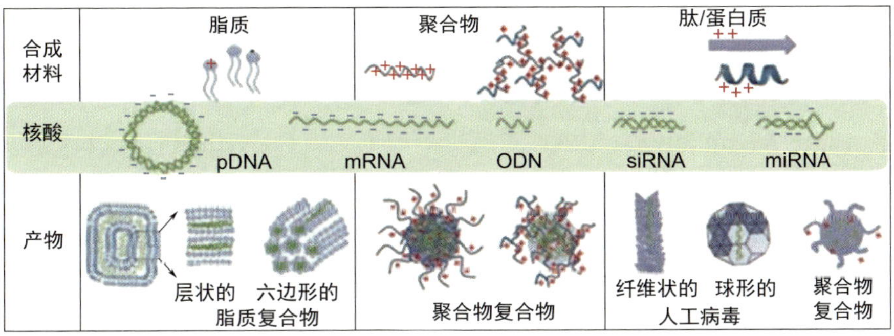

图9.6 核酸（NAs）制剂的经典策略

来源：Ni等人[21]/MDPI/CC BY4.0

9.2.1.1 基于聚合物的核酸递送系统

壳聚糖、透明质酸、葡聚糖和明胶等，是一些被广泛研究作为核酸递送系统的天然聚合物[47]。属于阳离子多糖的壳聚糖是通过甲壳素去乙酰化获得的，通常来源于真菌细胞壁、甲壳动物等[48, 49]。壳聚糖具有生物相容性，并且在体内具有较低的细胞毒性效应[50]。壳聚糖的阳离子性质使其成为一种合适的生物聚合物，可以与带负电荷的核酸相互作用形成聚电解质复合物，并有助于将核酸有效地转染到细胞中。然而，壳聚糖本身的强度较低，因此科学家们试图设计制剂以增加核酸摄取效率和转染能力[49]。2007年，Yu等人[49]证明了一种修饰的核酸-壳聚糖-*g*-聚-L-赖氨酸复合物的DNA转染能力增强，并显示出高的DNA结合能力，降低了细胞毒性。此外，几种合成聚合物已被证明是出色的核酸载体。例如聚L-赖氨酸（PLL）、聚乙烯亚胺（PEI）、聚2-二甲氨基乙基甲基丙烯酸酯（DMAEMA）、聚酰胺-胺（PAMAM）和聚丙烯亚胺（PPI）[32]。其中，PEI是核酸递送最常用的阳离子生物聚合物，其转染效率取决于分子量和结构（线型或支化）。由于其密集的正电荷，PEI是一种不可生物降解且具有细胞毒性的聚合物[31,36]。与高分子量（25 kDa）相比，低分子量（LMW）（<10 kDa）的PEI显示出较低的转染能力和较低的细胞毒性效应。Nyamay'Antu等人开发了一种基于PEI的非病毒性核酸递送系统，该系统在小鼠模型和人类中均未引起炎症反应或肝毒性。此外，它被发现对胰腺癌患者是安全的[52]。聚乙二醇（PEG）可以通过屏蔽过多的正电荷来减少细胞毒性效应并延长血液清除效应，从而起到重要作用。Harguindey等人设计了一种DNA复合纳米颗粒，即聚乙二醇-*b*-点击核酸-*b*-乳酸-羟基乙酸共聚物（PEG-CNA-PLGA），该体系不仅能成功包载大分子亲水性双链DNA（dsDNA），还可同时共载疏水性药物[53]。Baek等人还研究了PEG接枝到氧化石墨烯作为单链肽核酸（PNA）的生物相容性载体的效率，并在不影响细胞活力的情况下高效地将其递送到靶标肺癌细胞中。该复合物还用于递送反义PNA，并有效下调靶标肿瘤细胞中的基因[54]。Poly-DMAEMA是一种pH响应性阳离子聚合物，表现出低细胞毒性以及对DNA、siRNA、mRNA和miRNA的高转染效率[34]。Convertine等人设计了一种新型复合二嵌段共聚物，命名为聚［二甲氨基乙基甲基丙烯酸酯-*b*-(二甲氨基乙基甲基丙烯酸酯-*co*-甲基丙烯酸丁酯-*co*-丙基丙烯酸］，该共聚物由pH响应性嵌段和具有高疏水性的较长内体溶解性嵌段组成，可诱导胶束形成。聚合物的改良设计成功地将siRNA递送到细胞质中，并提高了siRNA的转染效率，同时降低了细胞毒性[55]。

9.2.1.2 基于脂质的核酸递送系统

脂质是由烃类组成的疏水有机化合物，包括脂肪、油、维生素和激素。非极性分子被分为脂肪酸及其衍生物、胆固醇及其衍生物以及脂蛋白。核酸与脂质制剂结合形成的复合物可以绕过细胞内吞时遇到的疏水性问题，并且与其他类型的递送系统相比，其能够以更快的速率躲避免疫监视。在生理pH条件下，由可离子化的脂质制成的脂质体表现为中性，但在酸性pH条件下，它们会被离子化和质子化。阳离子脂质1,2-二-*O*-十八碳烯-3-三甲基铵丙烷（DOTMA）可通过连接分子自发形成具有疏水尾部和亲水头基的脂质体。这些体系的生物降解程度取决于其化学成分和键合模式。Felgner等人使用了DOTMA-DNA复合物，观察到该复合物与组织培养中的细胞进行了质膜融合，细胞摄取并表达了所递送的DNA[56]。此外，中性脂质1,2-二油酰-*sn*-甘油-3-磷酸乙醇胺（DOPE）和胆固醇作为辅助脂质，可提高颗粒稳定性及转染效率。DOPE的融合性质使得利用刺激响应性粒子在pH敏感脂质体配方中成为可能[57]。Hattori等人研究显示，甘露糖化的阳离子脂质体（Man-C4-Chol/DOPE）能够通过静脉注射途径将DNA递送到靶细胞，但快速的溶酶体降解限制了该复合物的使用。他们还得出结论，在核酸递送系统中，DOPE的存在提高了靶细胞中基因表达的效率，并改善了细胞内转运[58]。体内细胞毒性和免疫反应是使用脂质体递送的两个主要障碍[59]。

9.2.1.3 基于肽的核酸递送系统

肽和蛋白质是可生物降解的聚合物，长期以来一直被用作核酸递送系统。较为经典的例子是细胞穿膜肽（cell-penetrating peptide，CPP）和核定位信号（nuclear localization signal，NLS），它们被用于形成多聚体以递送核酸。NLS是被细胞质中的输入蛋白识别的阳离子肽序列，它引导核酸复合物进入细胞核。在传递核酸的载体中，基于肽的载体修饰有助于增强复合物进入细胞以及提高细胞核的转染能力。因此，它们与其他疏水基团结合使用。肽与核酸之间的结合是通过共价键或非共价相互作用，它们之间的连接是通过带电的氨基酸残基形成的。CPP是短蛋白序列，包含20个氨基酸和净正电荷，有助于所附着的核酸的直接内化。PLL作为一种阳离子多肽，与核酸表现出强烈的相互作用。其封装能力也值得探索，使得更多的化合物作为递送载体。PLL作为核酸递送载体的初步试验证明，由于其破坏内体膜的缓冲能力不足，它不能成为一个良好的转染载体。PLL可以与疏水聚合物结合进行修饰，从而提高多聚体的稳定性并保护核酸免被降解。其中一个例子是聚乙二醇化的PLL，它增强了体内的货物运输并降低了毒性。另一个例子是用于核酸凝聚的精氨酸丰富蛋白质鱼精蛋白[27]。这些基于复杂肽的核酸体系与脂质或聚合物结合使用，以增加多聚体的稳定性（表9.2）。Yamagata等人研究了携带基因的分子结构与其递送到细胞中的活性之间的关系。他们使用树枝状PLL（KG6）和线型PLL与DNA形成复合物，对比了这两种核酸复合物递送载体在DNA压缩程度、DNA结合和摄取量以及基因表达水平上的效率。他们观察到，在KG6的情况下，DNA的压缩作用更强，因为形成了中性的DNA复合物，但PLL与DNA的结合及其在细胞中的摄取效率比KG6高四倍。他们还观察到，在使用KG6-NA复合物递送系统的情况下，基因表达是仅使用PLL递送核酸的100倍[60]。

表9.2　siRNA和mRNA的常规复合递送系统

材料类型	名称	核酸复合递送系统成分	尺寸/nm	参考文献
脂质	siRNA	DOTAP/DOPE/胆固醇	100 ～ 200	[49, 61]
		DOTAP/DOPE/胆固醇; PEI	468±19; 209±17	[21]
聚合物	siRNA	POCG-PEG-PEI聚合物	151; 172; 245	[50, 61]
	mRNA	聚乙烯亚胺-硬脂酸共聚物	117.77±3.89	[61, 62]
蛋白质/肽	siRNA	葡萄糖-GSGSGSKKKKKKKKGGSGGSWKWEWKWEWKWEWG	约70	[21]
	siRNA	RALA(WEARLARALARALARHLARALARALRACEA)	89 (N/P =5); 91(N/P = 10)	[27, 41]

注：字母代表氨基酸的单个字母编码及其在肽中的排列。N/P是聚合物氮与核酸的比值。

9.2.2　新型核酸复合物递送系统

如今，许多先进的基于核酸复合物的纳米载体正在涌现，它们具有高转染率、低细胞毒性和高生物降解性，如脂质体、外泌体、细菌来源的纳米细胞、聚合物纳米颗粒、DNA和RNA纳米结构、无机纳米颗粒和基于树状大分子的纳米颗粒。这些新型复合物递送系统是在以前制剂框架的基础上进行一些修改而构建的。图9.7展示了一些新型的基于核酸复合物的递送系统的代表性结构。

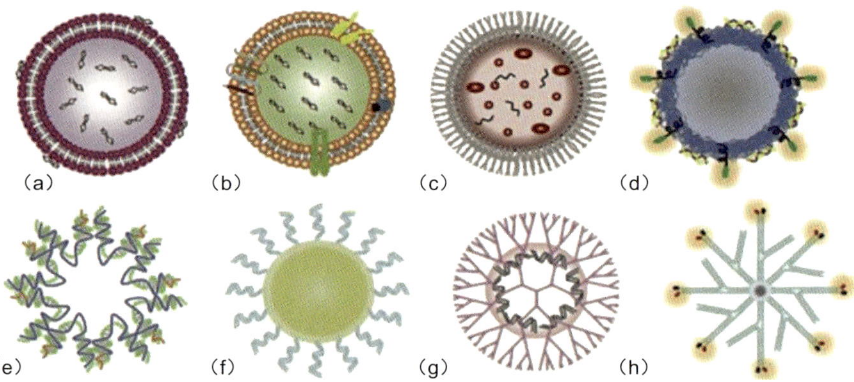

图9.7　核酸基纳米载体示意图[63]

（a）脂质体；（b）外泌体；（c）细菌衍生纳米细胞；（d）聚合物纳米颗粒；（e）DNA纳米结构；（f）无机纳米颗粒；（g）树状大分子的纳米颗粒；（h）RNA纳米结构

9.2.2.1　无机纳米颗粒

与有机化合物的纳米结构（树状大分子、胶束、铁蛋白等）不同，无机纳米颗粒可以调整其物理化学性质，为药物递送系统带来多种好处。核酸复合物递送载体的例子是金属纳米颗粒、钙纳米颗粒和量子点。其中一个典型例子是金纳米颗粒（Au-NPs），由于其独特的性质，如可以形成超小尺寸，且其功能多样性易于实现，因此在核酸递送方面优于其他所有金属纳米颗粒。对于pH响应性的核酸递送，钙纳米颗粒是一个很好的选择。在低pH值下，钙纳米颗粒高度可溶，形成离子物质。这些钙纳米颗粒在酸性环境（如溶酶体）中容易释放核酸。尽管无机纳米颗粒的转染率非常高，但其单独的效率较低。因此，纳米混合系统或纳米复合材料是很好的替代品，因为它们是无机纳米颗粒和聚合物的结合。Fornaguera等人设计了一种新型封装mRNA的纳米颗粒，该纳米颗粒被寡肽端修饰的聚β-氨基酯进一步修饰，并转染到包括抗原呈递细胞（antigen-presenting cells，APCs）在内的各种模型细胞系中。此外，他们还在体内测试了通过静脉给药靶向APCs，有效地穿透并转染了脾脏中积累的细胞[64]。在另一项研究中，将体外转录的mRNA（*in vitro* transcribed mRNA，IVT-mRNA）与LNPs结合，当注射到荷瘤小鼠体内时，显著降低了特定HER2阳性肿瘤的体积，并提高了动物的存活率[65]。

9.2.2.2 自组装核酸纳米物质

研究发现，DNA大分子能够自组装成具有多种生物学应用的纳米物质，如核酸递送。这种自组装的多维DNA纳米物质的转染不需要转染试剂。DNA纳米物质被用作基于核酸的治疗剂，以递送不同的核酸，如siRNA、ASOs和向导RNA（guide RNA，gRNA），用于规律成簇间隔短回文重复序列-CRISPR-关联蛋白9（CRISPR-Cas9）系统和适配体。包装RNA（pRNA）是具有将DNA包装成原壳能力的小RNA分子。除了pRNA，还有许多天然RNA基序，如扭结转折、平行基序、C环、吻合发夹环、多螺旋连接、环/环受体对和蛋白质结合基序。Lee等人报道了携带siRNA的具有催化活性和自折叠DNA纳米物质组装的成果[57]。他们的制剂在沉默基因方面表现出更高的效率，与现有的商业阳离子脂质转染试剂相比，表现出更强的生物相容性[66,67]。Slieman等人合成了用于基因治疗的siRNA递送的DNA纳米笼，这使得siRNA更不易受到核酸酶降解的影响，从而从纳米笼中显示出99%的释放产率[44,68]。

9.2.2.3 外泌体和纳米细胞

外泌体（30 ～ 150 nm）是从细胞外液中分离出来的或由体内大多数细胞释放的内源性纳米颗粒。外泌体由大量蛋白质和其他细胞组成，这些细胞传递在母细胞中发现的活性物质。在一项研究中，从红细胞中整合的Cas9 mRNA与外泌体结合，其目的是让其在体内外靶向治疗乳腺癌。外泌体的诱导显著降低了致癌细胞的增殖率[69]。在最近的一项研究中，封装在外泌体中的mRNA在体外显示出口腔癌细胞增殖率降低[70]。在一项类似的研究中，用从成纤维细胞样间充质细胞分离出的封装在外泌体中的KrasG12D siRNA来治疗胰腺癌。在体外实验中，Panc-1细胞的凋亡率显著增加，从体内研究中观察到肿瘤大小明显减小[71]。

9.3 核酸复合物递送系统的应用

核酸复合物递送系统在siRNA、mRNA、miRNA、ASO和适配体的递送方面取得了突破，这些在临床试验中显示出巨大的潜力。佩加替尼（Macugen）是一种适配体药物，具有聚乙二醇（PEG）配制的复合载体系统，用于递送适配体并增加其半衰期[72]，是2004年美国FDA批准的第一种基于RNA的治疗药物[73]。自那时以来，由于核糖核酸酶的不稳定性以及在细胞内递送过程中遇到的困难，RNA研究并没有取得很大进展。近年来，使用合适载体的核酸递送技术的进步已使第一种基于siRNA的药物Patisiran获得FDA批准（图9.8）。这种基于siRNA的药物有助于治疗多发性神经病[45]。Patisiran中的siRNA借助脂质囊泡被细胞内化并破坏细胞质，从而释放用于触发RNAi基因沉默的siRNA[74]。自从Patisiran获得FDA批准以来，RNA的治疗方法在临床试验的各个阶段都取得了巨大的成功，用于治疗多种疾病，如各种类型的肿瘤、丙型肝炎、杜氏肌营养不良症、不同的遗传性疾病、囊性纤维化，通过蛋白质疗法、基因疗法、翻译和转录抑制肺部疾病等[42,48,64]。

2004-Macugen（Pegaptanib）：佩加替尼（Macugen），一种RNA适配体（aptamer）药物；1998-Vitravene（Fomivirsen）：维特瑞韦（Vitravene），一种

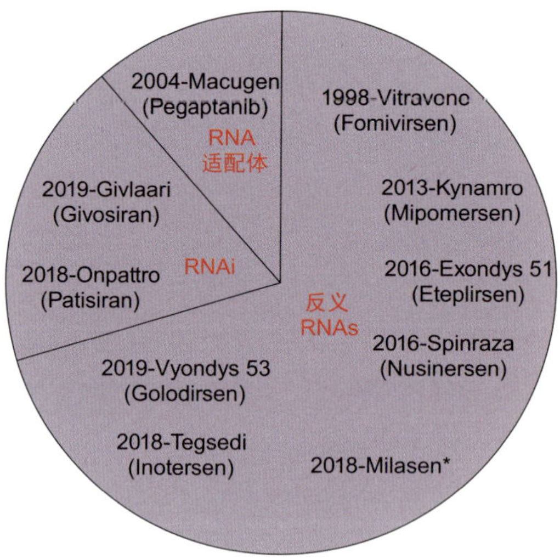

图9.8 美国FDA批准的RNA治疗药物

*Milasen是一个特例，在试验期间获得批准

抗巨细胞病毒的药物，也是RNA适配体；2013-Kynamro（Mipomersen）：米泊美生（Kynamro），一种用于治疗家族性高胆固醇血症的反义寡核苷酸药物；2016-Exondys 51（Eteplirsen）：依特普利森（Exondys 51），一种用于治疗杜氏肌营养不良症的反义寡核苷酸药物；2016-Spinraza（Nusinersen）：诺西那生钠（Spinraza），一种用于治疗脊髓性肌萎缩症的反义寡核苷酸药物；2019-Vyondys 53（Golodirsen）：戈洛迪森（Vyondys 53），另一种用于治疗杜氏肌营养不良症的反义寡核苷酸药物；2018-Tegsedi（Inotersen）伊诺特森（Tegsedi），一种用于治疗转甲状腺素蛋白淀粉样变性多发性神经病（ATTR-PN）的反义寡核苷酸药物；2019-Givlaari（Givosiran）：吉沃沙尼（Givlaari），一种用于治疗遗传性转甲状腺素蛋白淀粉样变性（hATTR）的反义寡核苷酸药物；2018-Onpattro（Patisiran）：诺帕妥（Onpattro），一种用于治疗转甲状腺素蛋白淀粉样变性多发性神经病（ATTR-PN）的反义寡核苷酸疗法药物。

2019年底，第二种基于siRNA的药物Givosiran获得批准，它使用GalNAc偶联的siRNA而不是LNPs。两种获得FDA批准的siRNA药物使用不同的机制（ApoE与GalNAc），但两者在肝脏中均显示出较高的摄取效率[75]。最近，两种mRNA疫苗已被证明对SARS-Cov-2病毒有效。2020年，不同的mRNA疫苗用于COVID-19的临床试验[76]。许多公司开发了针对COVID-19的mRNA的疫苗，如辉瑞生物科技公司、Curevac Arcturus和Moderna[77]。Dagan等人评估了以色列不同医疗保健系统数据中mRNA疫苗BNT162b2的有效性[78]。辉瑞生物科技公司COVID-19疫苗和BNT162b2疫苗含有编码SARS-CoV-2病毒刺突蛋白突变形式的核苷修饰mRNA，该mRNA被LNPs封装。脂质可以是ALC-0315{[(4-羟基丁基)氮杂二基]双(己烷-6,1-二基)双(2-己基癸酸酯)}、ALC-0159[2-PEG2000-*N*,*N*-二(十四烷基)乙酰胺]、1,2-二硬脂酰*sn*-甘油-3-磷酸胆碱（DSPC）和胆固醇，其中ALC-0159是一种聚乙二醇化脂质[79]。所有这些都与mRNA形成纳米复合物，不仅作为将mRNA递送到人体细胞的载体，还作为佐剂[80]。在另一项研究中，Chemaitelly等人报告称，当用于B.1.1.7.α变体和B.1.351β变体时[81]，mRNA-1273（Moderna）疫苗对有症状COVID-19表现出高效率（94%）。在Moderna的情况下，复合mRNA递送系统包括在LNPs内封装的mRNA，这些LNPs包含上述所有脂质以及SM-102[82]。广泛地应用在药物和生物技术领域取得了巨大的成功。随着核酸的广泛可用性和在次要宿主中的适应性，其应用范围广泛。核酸基治疗的一些应用如表9.3所示。

第9.3.1节详细阐述了通过各种核酸复合物递送系统递送的核酸基治疗应用，包括基因编辑、肿瘤治疗和蛋白质治疗。

表9.3 RNA基药物的给药途径和目标

名称	给药方式	给药途径	药物	靶点	参考文献
siRNA	静脉注射	全身给药	15NP(QPI-1002)	P^{53}	[83]
	皮下注射	全身给药	ALN-GOI(Lumarisan)	HA01	[69,84]
			DCR-PHXC	LDHA	[85]
	玻璃体内注射	局部递送	贝伐西尼	VEGF	[83]
			QPI-1007	caspase-2	[86]
	吸入/鼻内/气管内给药	肺部递送	ALN-RSV01	RSVnucleocapsid	[83]
	眼科滴剂	—	SYL1001	TRPV1	[87]
			SYL040012	ADRB2	[51]
	皮内	局部但量少	BMT101	CTGF	[83]
mRNA	皮内	全身给药	肿瘤mRNA疫苗	MelanA, MAGEA1, MAGEA3, survivin, gp100	[83]
	皮下	全身给药	CV7201	Rabies virus glycoprotein	[83]
			肿瘤mRNA疫苗	MelanA, MAGEA1, MAGEA3, survivin, gp100	[83]
	肌肉	全身给药	CV7201	Rabies virus glycoprotein	[83]

9.3.1 基因组编辑

核酸在基因组编辑应用中可以用来作为治疗剂。基因组编辑技术使用可重新编辑的核酸酶。核酸酶介导的基因组编辑探索了使用siRNA和mRNA治疗导致致命性疾病的基因组异常的实用性。基因组编辑的程度已经达到了CRISPR/Cas9技术的时代（图9.9），该技术依赖于Cas9/sgRNA（单链RNA）核糖核蛋白复合物（RNPs）来编辑目标点位的DNA。CRISPR-Cas9技术利用gRNA的优势将Cas9酶重新定向到遗传序列，在那里Cas9酶可以表现出其核酸酶活性[88]。Yip等人系统评估了基于核酸的CRISPR-Cas9系统递送效率。作者指出通过mRNA递送Cas9酶可加速递送进程，从而实现更快的基因编辑[89]。该综述还分析了CRISPR-Cas9系统的临床试验应用，其中通过重新激活T细胞成功治疗肺癌的案例令人瞩目[90]。

Wei等人进行的一项类似研究报道了修饰后的LNPs递送RNPs以编辑缺陷位点（包括肝脏、肌肉、大脑和肺部）基因方面的效率。RNPs的复杂LNP载体系统在静脉给药时显示出组织特异性。利用复合LNP-RNPs的载体效力，最大限度地发挥了小鼠肺中6个基因的多重编辑（敲除）优势。作者还使用设

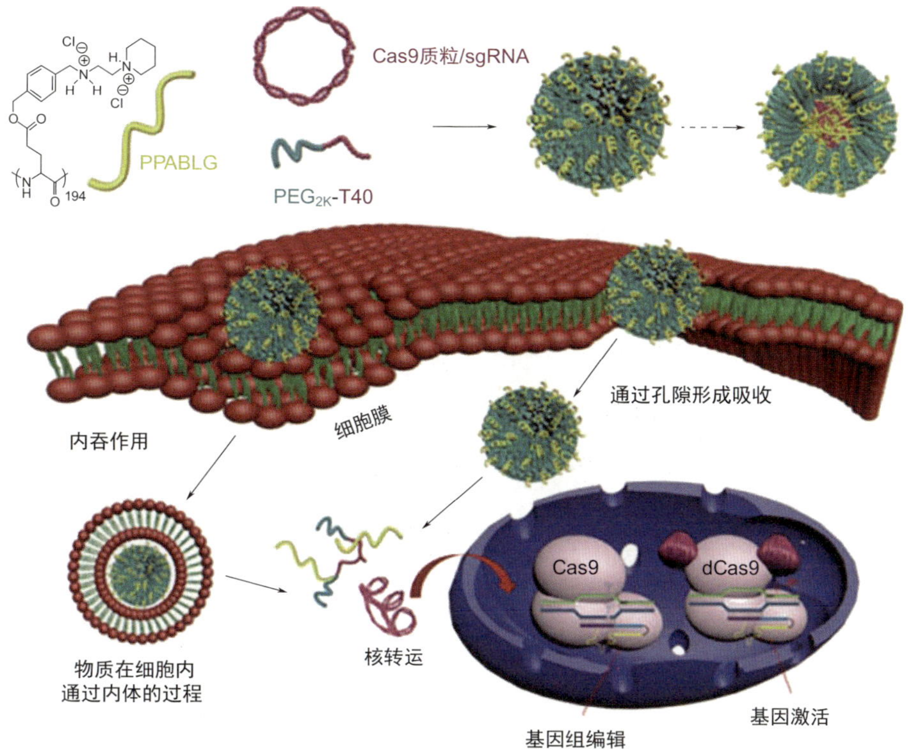

图 9.9　NA-CRISPR-Cas9 复合递送系统的示意图[91]

计的复杂载体将RNPs递送到进行性假肥大性肌营养不良（duchenne muscular dystrophy，DMD）小鼠中，恢复了肌营养不良蛋白的表达[92]。

9.3.2　肿瘤治疗

肿瘤是一种复杂的疾病，其中癌细胞从一个部位迅速扩散到另一个部位，从而变成恶性肿瘤。学术界公认，这种加速的驱动力源于癌细胞的快速血管生成过程。因此，终止该过程对人类细胞功能恢复具有潜在治疗价值。siRNA介导的肿瘤治疗主要由化学诱导的工程化siRNA、复杂系统递送的siRNA以及复合材料驱动。任何一种方法的疗效都取决于对接触抑制不敏感型肿瘤细胞的摄取效率。基于RNAi干扰的治疗策略近期已进入临床试验阶段。Atu027是一种新型的LNP-siRNA复合系统［稳定的核酸-脂质颗粒（SNALPs）］[93]，针对蛋白激酶N3（protein kinase N3，PKN3），与吉西他滨结合并用于临床试验治疗晚期或转移性胰腺癌（NCT01808638）[37]。图9.10描述了用于将siRNA递送到其目标位点进行基因沉默的复杂递送系统的基本原理。Baek等人报道称，含有PEG-nGO纳米结构的复合物已有效地将PNA递送到肺癌中，并随后下调了靶向的肿瘤基因[54]。研究发现，该复合物能高效递送自杀基因至肿瘤的特异性靶点，并同步调控抑癌基因和致癌基因的表达水平。在非人类灵长类动物模型上的临床前研究证实了递送基于NA的治疗剂的复合制剂的安全性。该复合制剂也已在患有胰腺癌的人类参与者中进行了测试[94]。参与者能够耐受体内jetPEI®局部和反复的肿瘤内给药，据报道对人类使用是安全的。因此，体内jetPEI制剂已在市场上以Polyplus®的公司名称销售[52]。

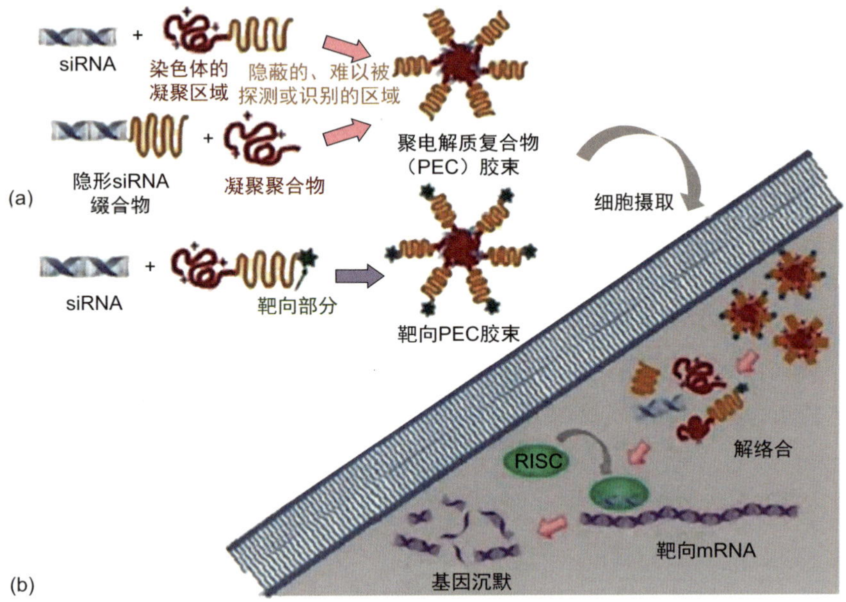

图9.10　聚电解质复合物（PEC）胶束介导的siRNA递送机制[94]

（a）通过将siRNA和阳离子材料结合形成纳米尺寸的PEC胶束；（b）PEC胶束中结合靶向基团，用于定位到靶点

9.3.3　蛋白质疗法

在基于核酸的治疗中，其可以激活（图9.11）或抑制蛋白质合成。在复杂递送系统的帮助下，mRNA的递送表达治疗性蛋白，有助于治疗多种慢性疾病。潜在的治疗应用包括补充紊乱的蛋白质、重新编程细胞功能以及抗体介导的治疗[95,96]。

遗传性转甲状腺素蛋白介导的（hereditary transthyretin-mediated，hATTR）淀粉样变性是一种罕见的、致命的神经退行性疾病，其中由于TTR基因的一些突变，产生了错误折叠的转甲状腺素蛋白（transthyretin，TTR）。借助药物（如difusinal和tafamidis）对TTR蛋白质的稳定化速率非常有限[98]。此后，抑制TTR基因表达成为纠正上述问题的替代策略。由Alnylam Pharmaceuticals公司制造的一种名为Onpattro（Patisiran）的siRNA药物是siRNA的LNPs（脂质纳米颗粒）制剂，在临床试验中表现了极好的应用前景（NCT01960348）[63]。

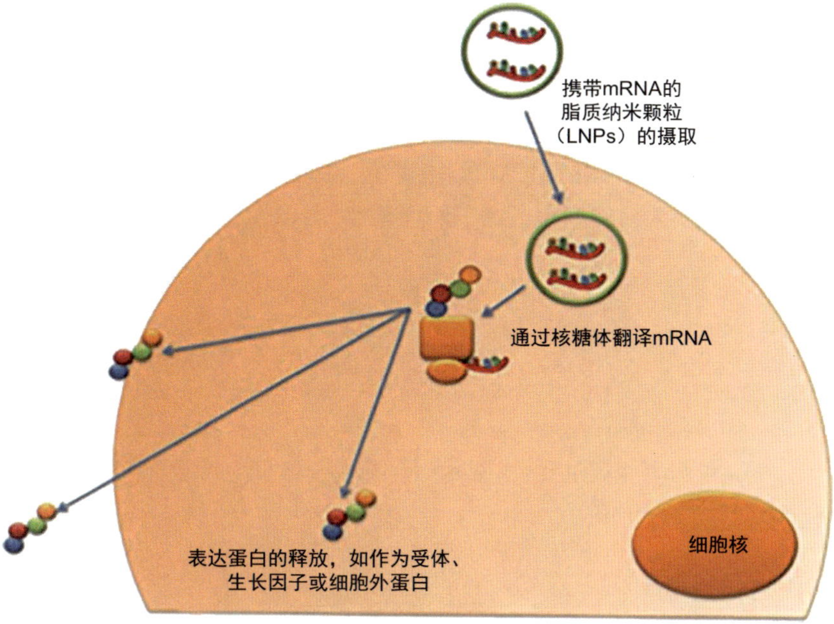

图9.11　被包裹的mRNA在其靶细胞中的蛋白质表达机制

来源：Michel等人[97] / Intech open / CC BY3.0

9.4　展望

核酸复合递送系统在生物学界已引起极大热度，并受到学术界和制药公司的日益关注。由于越来越多基于核酸的治疗性药物获得批准，生物医学的经济已显著增长。目前有一些核酸复合制剂处于不同阶段的临床试验中，如Curevac AG的CV7202（Ⅰ期），Moderna TX Inc.的mRNA-2416（Ⅰ期）、mRNA-3704（Ⅰ期）、mRNA-2752（Ⅰ期），NIAID的mRNA-1273（Ⅰ期）、Biontech的BNT162（Ⅰ/Ⅱ期）、Ludwig Institute for Cancer Research的CV9202（Ⅰ/Ⅱ期）和Sylentis的SYL1001（NCT03108664，Ⅲ期）、Quark的QPI-1007（NCT02341560，Ⅱ/Ⅲ期）、Silenseed的SIG12D（NCT01676259，Ⅱ期）、Rxi的RXT-109（NCT02599064，Ⅰ/Ⅱ期，NCT02079168，Ⅱ期）等[61,99]。对复合递送剂与核酸之间理化性质相互作用的基本理解将有助于设计下一代核酸复合递送系统。刺激响应性核酸复合递送系统设计的未来发展将对临床研究具有重要意义。

9.5 结论

将核酸复合制剂用作递送系统在治疗应用中已显示出高成功率。对核酸复合递送系统的理化性质（表面电荷、尺寸、形态、稳定性、免疫原性等）的精确理解将为设计下一代治疗药物提供广阔的前景，以确保安全性以及比现有药物更高的效率。这些核酸复合递送系统显著提高了转染效率、靶标特异性、释放时间，减少对细胞屏障的阻碍和细胞毒性。探索新的核酸复合递送系统以安全地将核酸递送到人体细胞中，对于治疗各种疾病都是有价值的。

参考文献

[1] Minchin S and Lodge J. (2019). Understanding biochemistry: structure and function of nucleic acids. *Essays Biochem.* 63 (4): 433-456.

[2] Sun X and Liu H. (2020). Nucleic acid nanostructure assisted immune modu lation. *ACS Appl. Bio Mater.* 3 (5): 2765-2778.

[3] Jackson M, Marks L, May G.H.W and Wilson J.B. (2018). The genetic basis of disease. *Essays Biochem.* 62 (5): 643-723.

[4] Durmu¸ S and Ülgen K. (2017). Comparative interactomics for virus-human protein-protein interactions: DNA viruses versus RNA viruses. *FEBS Open Bio* 7 (1): 96-107.

[5] Twyman R M and Wisden W. (2018). Nucleic Acid Structure. *Advanced Molec ular Biology* (eds. Richard M. Twyman and Wisden W.) 1e 223-234. Taylor and Francis group publisher.

[6] Lakhotia S C, Mallick B and Roy J. (2020). Non-coding RNAs: ever-expanding diversity of types and functions. *RNA-Based Regul. Human Heal. Dis.* 19: 5-57.

[7] Asha K, Kumar P, Sanicas M, et al. (2018). Advancements in nucleic acid based therapeutics against respiratory viral infections. *J. Clin. Med.* 8(1):6.

[8] Alberts B, Johnson A, Lewis J, et al. (2015). *Molecular Biology of the Cell*, 6e 1-1464. W.W. Norton & Co.

[9] Asati S and Chaudhary U. (2017). Prevalence of biofilm producing aerobic bacterial isolates in burn wound infections at a tertiary care hospital in north ern India. *Ann. Burns Fire Disasters* 30 (1): 39-42.

[10] Sharma R, Lewis S and Wlodarski M W. (2020). DNA repair syndromes and cancer: insights into genetics and phenotype patterns. *Front. Pediatr.* 8: 683.

[11] McKinnon P J. (2009). DNA repair deficiency and neurological disease. *Nat. Rev. Neurosci.* 10 (2): 100-112.

[12] Knoch J, Kamenisch Y, Kubisch C and Berneburg M. (2012). Rare heredi tary diseases with defects in DNA-repair. *Eur. J. Dermatol.* 22 (4): 443-455.

[13] Tiwari V and Wilson D M. (2019). DNA damage and associated DNA repair defects in disease

and premature aging. *Am. J. Hum. Genet.* 105 (2): 237-257.

[14] Duffy K, Arangundy-Franklin S and Holliger P. (2020). Modified nucleic acids: replication evolution and next-generation therapeutics. *BMC Biol.* 18 (1): 1-14.

[15] Morihiro K, Kasahara Y and Obika S. (2017). Biological applications of xeno nucleic acids. *Mol. Biosyst.* 13 (2): 235-245.

[16] Taylor A I, Houlihan G and Holliger P. (2019). Beyond DNA and RNA: the expanding toolbox of synthetic genetics. *Cold Spring Harbor Perspect. Biol.* 11 (6): a032490.

[17] Schmidt M. (2010). Xenobiology: a new form of life as the ultimate biosafety tool. *BioEssays* 32 (4): 322-331.

[18] Slivac I, Guay D, Mangion M, et al. (2017). Non-viral nucleic acid delivery methods. *Expert Opin. Biol. Ther.* 17 (1): 105-118.

[19] Wei M and Good D. (2013). *Novel Gene Therapy Approaches* 1-406. IntechOpen.

[20] Vermeulen L M P, Brans T, Samal S K, et al. (2018). Endosomal size and membrane leakiness influence proton sponge-based rupture of endosomal vesicles. *ACS Nano* 12 (3): 2332-2345.

[21] Ni R, Feng R and Chau Y. (2019). Synthetic approaches for nucleic acid delivery: choosing the right carriers. *Life* 9 (3): 59.

[22] Abbasi Y F and Bera H. (2021). Konjac glucomannan-based nanomaterials in drug delivery and biomedical applications. In: *Biopolymer-Based Nanomaterials in Drug Delivery and Biomedical Applications* (eds. Hriday Bera Chowdhury Mobaswar Hossain and Sudipta Saha) 119-141. Academic Press Copyright © 2021 Elsevier Inc. All rights reserved.

[23] Guo J, Bourre L, Soden D M, et al. (2011). Can non-viral technologies knock down the barriers to siRNA delivery and achieve the next generation of cancer therapeutics? *Biotechnol. Adv.* 29 (4): 402-417.

[24] Kowalski P S, Rudra A, Miao L and Anderson D G. (2019). Delivering the messenger: advances in technologies for therapeutic mRNA delivery. *Mol. Ther.* 27 (4): 710-728.

[25] Peeler D J, Sellers D L and Pun S H. (2019). PH-sensitive polymers as dynamic mediators of barriers to nucleic acid delivery. *Bioconjugate Chem.* 30 (2): 350-365.

[26] Draghici B and Ilies M A. (2015). Synthetic nucleic acid delivery systems: present and perspectives. *J. Med. Chem.* 58 (10): 4091-4130.

[27] Jones C H, Chen C K, Ravikrishnan A, et al. (2013). Overcoming non viral gene delivery barriers: perspective and future. *Mol. Pharmaceutics* 10 (11): 4082-4098.

[28] Durymanov M and Reineke J. (2018). Non-viral delivery of nucleic acids: insight into mechanisms of overcoming intracellular barriers. *Front. Pharmacol.* 9: 971.

[29] Raper S E, Chirmule N, Lee F S, et al. (2003). Fatal systemic inflammatory response syndrome in a ornithine transcarbamylase deficient patient following adenoviral gene transfer. *Mol. Genet. Metab.* 80 (1-2): 148-158.

[30] Manno C S, Arruda V R, Pierce G F, et al. (2006). Successful transduction of liver in hemophilia by AAV-factor Ⅸ and limitations imposed by the host immune response. *Nat. Med.* 12 (3): 342-347.

[31] Howe S J, Mansour M R, Schwarzwaelder K, et al. (2008). Insertional muta genesis combined with acquired somatic mutations causes leukemogenesis following gene therapy of SCID-X1 patients. *J. Clin. Invest.* 118 (9): 3143-3150.

[32] Bråve A, Ljungberg K, Wahren B and Liu M A. (2007). Vaccine delivery methods using viral vectors. *Mol. Pharmaceutics* 4 (1): 18-32.

[33] Elsabahy M, Nazarali A and Foldvari M. (2012). Non-viral nucleic acid delivery: key challenges and future directions. *Curr. Drug Deliv.* 8 (3): 235-244.

[34] Bhat S I, Ahmadi Y and Ahmad S. (2018). Recent advances in structural modifications of hyperbranched polymers and their applications. *Ind. Eng. Chem. Res.* 57 (32): 10754-10785.

[35] Dong Y, Siegwart D J and Anderson D G. (2019). Strategies design and chemistry in siRNA delivery systems. *Adv. Drug Delivery Rev.* 144: 133-147.

[36] Sung Y K and Kim S W. (2019). Recent advances in the development of gene delivery systems. *Biomater. Res.* 23 (1): 1-7.

[37] Mahmoodi Chalbatani G, Dana H, Gharagouzloo E, et al. (2019). Small interfering RNAs (siRNAs) in cancer therapy: a nano-based approach. *Int. J. Nanomed.* 14: 3111-3128.

[38] Wadhwa A, Aljabbari A, Lokras A, et al. (2020). Opportunities and challenges in the delivery of mRNA-based vaccines. *Pharmaceutics* 12 (2): 102.

[39] Sajid M I, Moazzam M, Kato S, et al. (2020). Overcoming barriers for siRNA therapeutics: from bench to bedside. *Pharmaceuticals* 13 (10): 294.

[40] Bujold K E, Hsu J C C and Sleiman H F. (2016). Optimized DNA "nano suitcases" for encapsulation and conditional release of siRNA. *J. Am. Chem. Soc.* 138 (42): 14030-14038.

[41] Gomes dos Reis L, Lee W-H, Svolos M, et al. (2020). Delivery of pDNA to lung epithelial cells using PLGA nanoparticles formulated with a cell-penetrating peptide: understanding the intracellular fate. *Drug Dev. Ind. Pharm.* 46 (3): 427-442.

[42] Gómez-Aguado I, Rodríguez-Castejón J, Vicente-Pascual M, et al. (2020). Nucleic acid delivery by solid lipid nanoparticles containing switchable lipids: plasmid DNA vs messenger RNA. *Molecules* 25 (24): 5995.

[43] Sridharan K and Gogtay N J. (2016). Therapeutic nucleic acids: current clinical status. *Br. J. Clin. Pharmacol.* 659-672.

[44] Sun H, Zhu X, Lu P Y, et al. (2014). Oligonucleotide aptamers: new tools for targeted cancer therapy. *Mol. Ther. Nucleic Acids* 3: e182.

[45] Bajan S and Hutvagner G. (2020). RNA-based therapeutics: from antisense oligonucleotides to miRNAs. *Cells* 9 (1): 137.

[46] Hanna J, Hossain G S and Kocerha J. (2019). The potential for microRNA therapeutics and clinical research. *Front. Genet.* 10: 478.

[47] Samal S K, Dash M, Chiellini F, et al. (2014). Silk/chitosan biohybrid hydrogels and scaffolds via green technology. *RSC Adv.* 4 (96): 53547-53556.

[48] Sahoo R, Sanket A S, Pany S, et al. (2020). Latest development of biopolymers based on polysaccharides. In: *Processing and Development of Polysaccharide-Based Biopolymers for*

Packaging Applications 281-299. Elsevier.

[49] Samal S K, Dash M, Van Vlierberghe S, et al. (2012). Cationic polymers and their therapeutic potential. *Chem. Soc. Rev.* 41 (21): 7147-7194.

[50] Daniel E.-A.-K and Hamblin Michael R. (2016). Chitin and chitosan: produc tion and application of versatile biomedical nanomaterials. *Int. J. Adv. Res.* 4 (3): 411-427.

[51] Juliano R L. (2016). The delivery of therapeutic oligonucleotides. *Nucleic Acids Res.* 44 (14): 6518-6548.

[52] Nyamay'Antu A, Dumont M, Kedinger V and Erbacher P. (2019). Non-viral vector mediated gene delivery: the outsider to watch out for in gene therapy. *Cell Gene Ther. Insights* 5 (S1): 51-57.

[53] Harguindey A, Domaille D W, Fairbanks B D, et al. (2017). Synthesis and assembly of click-nucleic-acid-containing PEG-PLGA nanoparticles for DNA delivery. *Adv. Mater.* 29 (24): 1700743.

[54] Baek A, Baek Y M, Kim H M, et al. (2018). Polyethylene glycol-engrafted graphene oxide as biocompatible materials for peptide nucleic acid delivery into cells. *Bioconjugate Chem.* 29 (2): 528-537.

[55] Convertine A J, Diab C, Prieve M, et al. (2010). pH-responsive polymeric micelle carriers for siRNA drugs. *Biomacromolecules* 11 (11): 2904-2911.

[56] Felgner P L, Gadek T R, Holm M, et al. (1987). Lipofection: a highly effi cient lipid-mediated DNA-transfection procedure. *Proc. Natl. Acad. Sci.* 84 (21): 7413-7417.

[57] Lee H, Lytton-Jean A K R, Chen Y, et al. (2012). Molecularly self-assembled nucleic acid nanoparticles for targeted in vivo siRNA delivery. *Nat. Nanotechnol.* 7 (6): 389-393.

[58] Hattori Y, Suzuki S, Kawakami S, et al. (2005). The role of dioleoylphos phatidylethanolamine (DOPE) in targeted gene delivery with mannosylated cationic liposomes via intravenous route. *J. Control. Release* 108 (2-3): 484-495.

[59] Liu C, Zhang L, Zhu W, et al. (2020). Barriers and strategies of cationic liposomes for cancer gene therapy. *Mol. Ther. Methods Clin. Dev.* 18: 751-764.

[60] Yamagata M, Kawano T, Shiba K, et al. (2007). Structural advantage of dendritic poly(L-lysine) for gene delivery into cells. *Bioorg. Med. Chem.* 15 (1): 526-532.

[61] Saw P E and Song E W. (2020). siRNA therapeutics: a clinical reality. *Sci. China Life Sci.* 63 (4): 485-500.

[62] Li Y and Ju D. (2017). *The application neurotoxicity and related mechanism of cationic polymers. In: Neurotoxicity of Nanomaterials and Nanomedicine* (ed. X. Jiang and H. Ga) 285-329. Academic Press.

[63] Weng Y, Huang Q, Li C, et al. (2020). Improved nucleic acid therapy with advanced nanoscale biotechnology. *Mol. Ther. Nucleic Acids* 19: 581-601.

[64] Fornaguera C, Guerra-Rebollo M, Ángel Lázaro M, et al. (2018). mRNA delivery system for targeting antigen-presenting cells in vivo. *Adv. Healthcare Mater.* 7 (17): 1800335.

[65] Rybakova Y, Kowalski P S, Huang Y, et al. (2019). mRNA delivery for thera peutic anti-HER2 antibody expression in vivo. *Mol. Ther.* 27 (8): 1415-1423.

[66] Bandaru R, Sanket A.S, Rekha S, et al. (2021). Biological interaction of dendrimers. In: *Dendrimer-Based Nanotherapeutics* (ed. P. Kesharwani) 63-74. Elsevier.

[67] Patil S, Gao Y G, Lin X, et al. (2019). The development of functional non-viral vectors for gene delivery. *Int. J. Mol. Sci.* 20 (21): 5491.

[68] Lu J J, Langer R and Chen J. (2009). A novel mechanism is involved in cationic lipid-mediated functional siRNA delivery. *Mol. Pharmaceutics* 6 (3): 763-771.

[69] Dowdy S F. (2017). Overcoming cellular barriers for RNA therapeutics. *Nat. Biotechnol.* 35 (3): 222-229.

[70] Zhao X, Wu D, Ma X, et al. (2020). Exosomes as drug carriers for cancer therapy and challenges regarding exosome uptake. *Biomed. Pharmacother*. 128: 110237.

[71] György B, Sage C, Indzhykulian A A, et al. (2017). Rescue of Hearing by gene delivery to inner-ear hair cells using exosome-associated AAV. *Mol. Ther.* 25 (2): 379-391.

[72] Keefe A D, Pai S and Ellington A. (2010). Aptamers as therapeutics. *Nat. Rev. Drug Discov.* 9 (7): 537-550.

[73] Parashar A. (2016). Aptamers in therapeutics. *J. Clin. Diagn. Res.* 10 (6): BE01-BE06.

[74] Titze-de-Almeida S S, de Paula Brandão P R, Faber I and Titze-de-Almeida R. (2020). Leading RNA interference therapeutics part 1: silencing hereditary transthyretin amyloidosis with a focus on patisiran. *Mol. Diagn. Ther.* 24 (1): 49-59.

[75] Yonezawa S, Koide H and Asai T. (2020). Recent advances in siRNA delivery mediated by lipid-based nanoparticles. *Adv. Drug Delivery Rev.* 154-155: 64-78.

[76] Chow M Y T, Qiu Y and Lam J K W. (2020). Inhaled RNA therapy: from promise to reality. Trends Pharmacol. *Sci.* 41 (10): 715-729.

[77] Gaviria M and Kilic B. (2021). A network analysis of COVID-19 mRNA vaccine patents. *Nat. Biotechnol*. 39 (5): 546-548.

[78] Dagan N, Barda N, Kepten E, et al. (2021). BNT162b2 mRNA Covid-19 vaccine in a nationwide mass vaccination setting. *N. Engl. J. Med.* 384 (15): 1412-1423.

[79] Medicines and Healthcare products Regulatory Agency (2020). Public Assess ment Report Authorisation for Temporary Supply COVID-19 mRNA Vaccine BNT162b2 (BNT162b2 RNA) concentrate for solution for injection.

[80] de Vrieze J. (2020). Suspicions grow that nanoparticles in Pfizer's COVID-19 vaccine trigger rare allergic reactions. *Science Magazine. December* 21.

[81] Chemaitelly H, Yassine H M, Benslimane F M, et al. (2021). mRNA-1273 COVID-19 vaccine effectiveness against the B.1.1.7 and B.1.351 variants and severe COVID-19 disease in *Qatar. Nat. Med.* 27 (9): 1614-1621.

[82] Centers for Disease Control and Prevention (2021). Moderna COVID-19 Vac cine standing orders for administering vaccine to persons 18 years and older. pp. 1-3.

[83] Uludag H, Ubeda A and Ansari A. (2019). At the intersection of biomate rials and gene therapy: progress in non-viral delivery of nucleic acids. *Front. Bioeng. Biotechnol.* 7: 131.

[84] Huang J, Ma W, Sun H, et al. (2020). Self-assembled DNA nanostructures-based nanocarriers

enabled functional nucleic acids delivery. *ACS Appl. Bio Mater.* 3 (5): 2779-2795.

[85] Dindo M, Conter C, Oppici E, et al. (2019). Molecular basis of primary hyperoxaluria: clues to innovative treatments. *Urolithiasis* 47 (1): 67-78.

[86] Solano E C R, Kornbrust D J, Beaudry A, et al. (2014). Toxicological and pharmacokinetic properties of QPI-1007 a chemically modified synthetic siRNA targeting caspase 2 mRNA following intravitreal injection. *Nucleic Acid Ther.* 24 (4): 258-266.

[87] Moreno-Montañés J, Bleau A M and Jimenez A I. (2018). Tivanisiran a novel siRNA for the treatment of dry eye disease. Expert Opin. Invest. *Drugs* 27 (4): 421-426.

[88] Arora L and Narula A. (2017). Gene editing and crop improvement using CRISPR-Cas9 system. *Front. Plant Sci.* 8: 1932.

[89] Yip B H. (2020). Recent advances in CRISPR/Cas9 delivery strategies. *Biomolecules* 10 (6): 839.

[90] Cyranoski D. (2016). Chinese scientists to pioneer first human CRISPR trial. *Nature* 535 (7613): 476-477.

[91] Wang H-X, Song Z, Lao Y-H, et al. (2018). Nonviral gene editing via CRISPR/Cas9 delivery by membrane-disruptive and endosomolytic helical polypeptide. *Proc. Natl. Acad. Sci. U.S.A.* 115 (19): 4903-4908.

[92] Wei T, Cheng Q, Min Y-L, et al. (2020). Systemic nanoparticle delivery of CRISPR-Cas9 ribonucleoproteins for effective tissue specific genome editing. *Nat. Commun.* 11 (1): 3232.

[93] Schultheis B, Strumberg D, Santel A, et al. (2014). First-in-human phase I study of the liposomal RNA interference therapeutic Atu027 in patients with advanced solid tumors. *J. Clin. Oncol.* 32 (36): 4141-4148.

[94] Bae K H, Chung H J and Park T G. (2011). Nanomaterials for cancer therapy and imaging. *Mol. Cells* 31 (4): 295-302.

[95] Buscail L, Bournet B, Vernejoul F, et al. (2015). First-in-man phase 1 clinical trial of gene therapy for advanced pancreatic cancer: safety biodistribution and preliminary clinical findings. *Mol. Ther.* 23 (4): 779-789.

[96] Jackson N A C, Kester K E, Casimiro D, et al. (2020). The promise of mRNA vaccines: a biotech and industrial perspective. *npj Vaccines* 5 (1): 1-6.

[97] Michel T, Wendel H-P and Krajewski S. (2016). Next-generation therapeutics: mRNA as a novel therapeutic option for single-gene disorders. In: *Modern Tools for Genetic Engineering* (ed. M. Kormann) 20. InTech.

[98] Rosenblum H, Castano A, Alvarez J, et al. (2018). TTR (transthyretin) stabilizers are associated with improved survival in patients with TTR cardiac amyloidosis. *Circ. Heart Fail.* 11 (4): e004769.

[99] Meng C, Chen Z, Li G, et al. (2021). Nanoplatforms for mRNA therapeutics. *Adv. Ther.* 4 (1): 2000099.

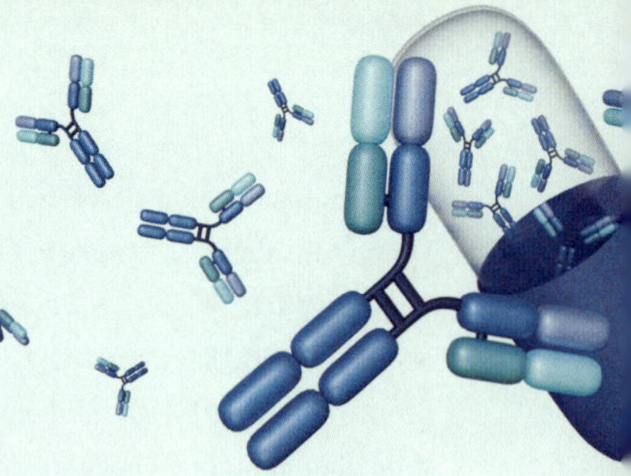

第10章 PROTAC 技术在药物开发中的应用

Prashant S. Kharkar and Atul L. Jadhav

Institute of Chemical Technology, Department of Pharmaceutical Sciences, Nathalal Parekh Marg, Matunga, Mumbai, Maharashtra 400019 India

10.1 引言

几十年来，配体（如抑制剂、拮抗剂和针对病理性相关生物大分子的靶向药物）的设计在药物发现和开发领域一直占据主导地位，这些配体用于调节以疾病过程为主的生物过程。尽管人类基因组计划完成后，可供研究的生物大分子靶点数量前所未有地增加，但是对这些信息的开发利用速度却极其缓慢。其中一个主要原因是蛋白质靶标的成药性。这些靶点中有许多涉及蛋白质-蛋白质相互作用以及多功能蛋白质复合物，明显缺乏可成药的结合位点[1]。转录因子，即参与转录（DNA至RNA）过程的蛋白质，是一类很有前途的大分子药物靶标，尤其是在癌症治疗中。从历史上看，这些关键的蛋白质在被小分子靶向时遇到了一些障碍。在过去十年左右的时间里，这一领域的持续努力使大量针对不同类型癌症的转录因子抑制剂被发现[2]。在使用小分子药物针对曾经难以靶向的蛋白质方面，各个治疗领域都取得了显著进展。

面对蛋白质中缺乏可直接结合的位点这一难题，一些思想开阔的研究者提出了一种有趣的方法，即蛋白降解靶向嵌合体（proteplysis-targeting chimeras,

PROTACs），该方法通过使靶蛋白与E3泛素（ubiquitin, Ub）连接酶结合以促进其降解。这种方法的有趣之处在于，它一方面要求与蛋白质发生选择性和特异性的相互作用，另一方面则通过 E3连接酶启动蛋白质水解机制。图10.1描绘了这种新一代方法的理念，该方法有望为原本不可成药的靶标提供小分子治疗药物[3]。PROTACs是一种双功能小分子化合物，其一端通过连接基团与E3泛素连接酶部分相连，另一端含有靶蛋白（protein of interest, POI）的高亲和力配体，从而实现对特定目标蛋白的降解。当PROTACs与E3连接酶位点结合时（如图10.1所示），E3连接酶-E2泛素连接酶复合物将泛素转移到靶蛋白的Lys-NH_2上。这进一步导致靶蛋白的多泛素化，然后通过26S蛋白酶体被靶向蛋白酶体降解。PROTACs还参与下一轮的催化过程。泛素分子从多泛素化的靶蛋白中解离，并返回细胞质进行再循环利用。这种方法的最有趣之处在于，它需要在蛋白质表面的任何位置都有一个相对高亲和力的结合位点，这可能与其催化位点和/或结合位点非常不同。总体而言，PROTACs利用泛素-蛋白酶体系统（ubiquitin-proteasome system，UPS）对靶蛋白进行泛素化和降解。

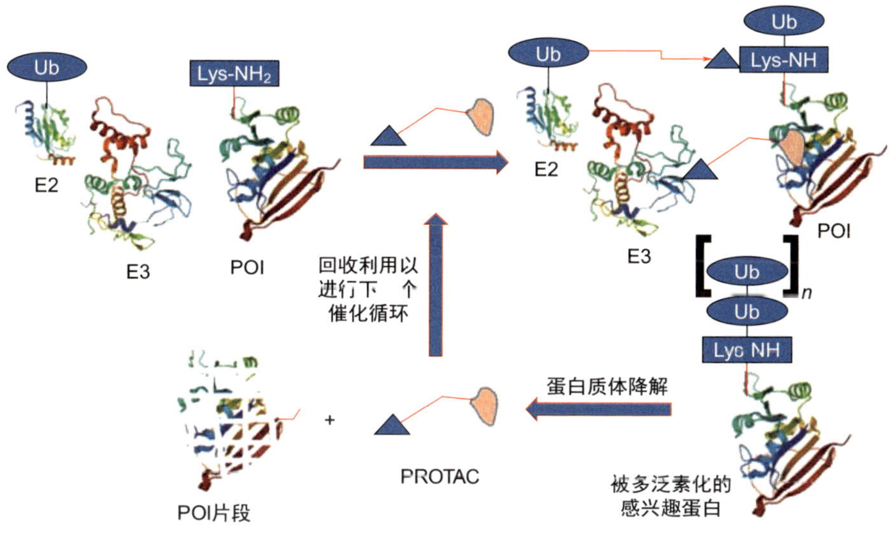

图10.1 PROTAC介导靶蛋白（POI）蛋白水解降解的作用机制

E3—泛素连接酶；E2—泛素连接酶；Ub—泛素

蛋白质三维结构仅供展示。来源：改编自Qi等人[3]

对真核生物泛素-蛋白酶体系统的深入研究揭示了泛素化过程的精确机制，泛素化的精确机制涉及以下步骤：①在能量（ATP）依赖的过程中，泛素激活酶E1-Cys-SH与C端Ub-Gly分子之间形成高能键；②将激活的Ub从E1转移到泛素连接酶E2；③在 E3连接酶的存在下，通过异肽键将Ub从E2转移到靶蛋白的Lys-NH_2上；④将下一个Ub分子的C端与前者在Lys48处连接，随后导致靶蛋白的多泛素化。自2001年发现PROTACs以来，它们在肿瘤化疗方面取得了革命性进展，尤其是针对肿瘤中的主要靶标以解决多药耐药性问题，如雄激素受体（AR）、雌激素受体（ER）、Bruton酪氨酸激酶（BTK）、溴结构域和超末端结构域蛋白（BET）等[4]。目前已有大量PROTACs处于研发阶段，以针对各种POI和E3连接酶。图10.2显示了各种开发阶段的代表性PROTACs结构，表10.1列出了它们的代号、靶蛋白（POI）和现有的效力数据。本章概述了PROTACs的化学结构、设计原理、效力参数、功效特性、现存缺陷以及其他相关治疗细节，并展望了其未来发展前景。

表10.1　文献中报道的代表性PROTACs

代码	POI	E3连接酶	IC_{50}/(nmol/L)② 或DC_{50}/(nmol/L)③
dBET1（**1**）	BRD	CRBN	20②
DT-6（**2**）	TGF-β1	CRBN	—
CP-10（**3**）	CDK6	CRBN	2.1③
C3（**4**）	Mcl-1	CRBN	700③
C5（**5**）	Bcl-2	CRBN	3000③
6	CYP1B1	CRBN	—
SD-36（**7**）	STAT3	CRBN	60③
BETd-260（**8**）	BET	CRBN	—
PROTAC7（**9**）	BTK BLK	VHL VHL	136③/220③
CP5V（**10**）	Cdc20	VHL	2600②/1600③
ARD-61（**11**）	AR	VHL	2②/7.2③
ARD-266（**12**）	AR	VHL	2②/0.5③
13①	ERα	VHL	9700②
14	MEK	VHL	—
SIAIS178（**15**）	BCR-ABL	VHL	24②/8.5③
UNC6852（**16**）	PRC2	VHL	247②
A1874（**17**）	BRD4	MDM2	32③
18	CRABP	cIAP1	—
β-NF-ATRA（**19**）	CRABP	AhR	—
ARV-825（**20**）	BRD4	CRBN	—

① 肽类PROTACs结构未显示。

② IC_{50}表示半抑制最大浓度。

③ DC_{50}表示半降解最大浓度。

来源：改编自Qi等人[3]。

注：BRD—溴结构域；TGF-β1—转化生长因子β1；Mcl-1—髓样细胞白血病1；Bcl-2—B细胞淋巴瘤2；CYP1B1—细胞色素P450家族1亚家族B成员1；BLK—B淋巴细胞激酶；Cdc20—细胞分裂周期蛋白20；MEK—促分裂原活化蛋白激酶；PRC2—Polycomb抑制复合物2；CRABP—细胞视黄酸结合蛋白1。

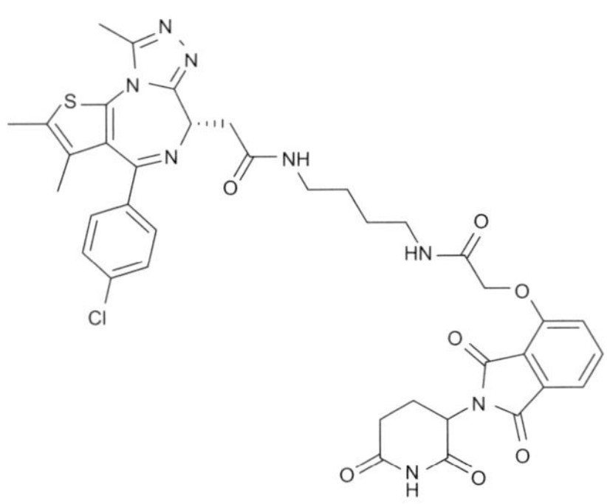

1

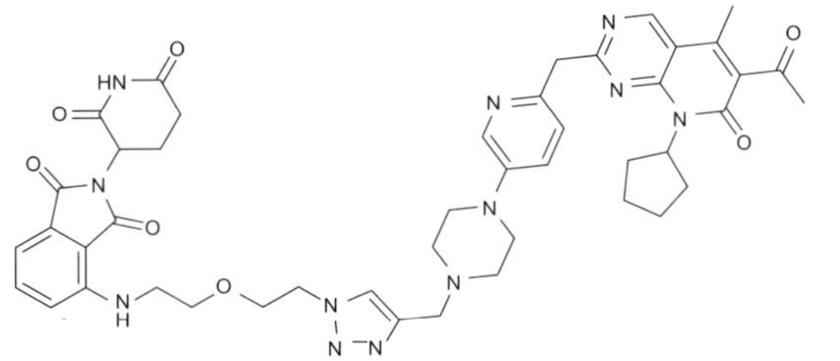

3

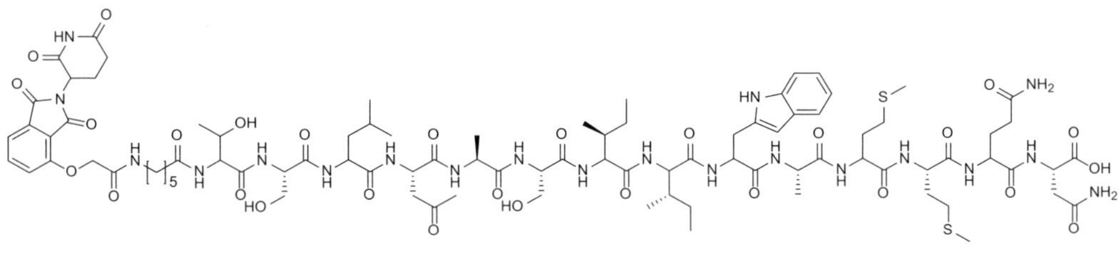

2

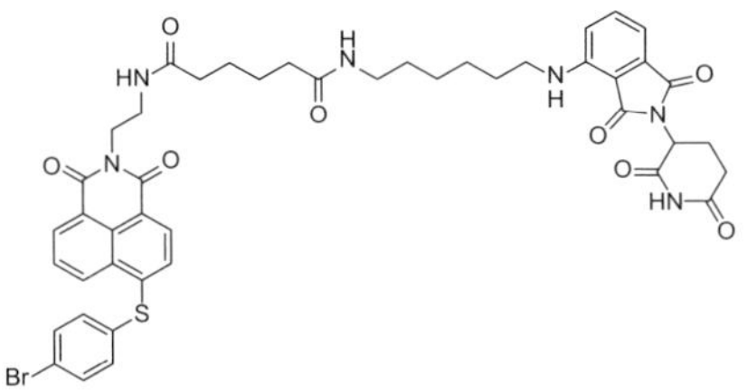

4

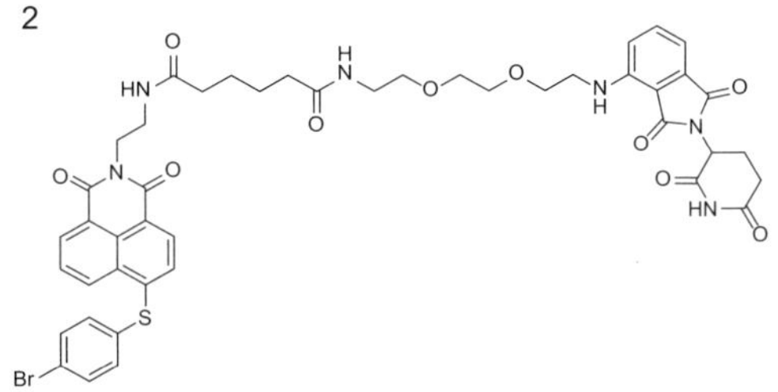

5

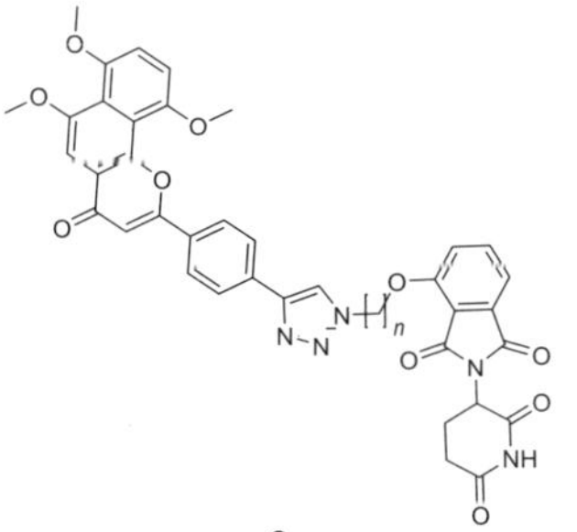

6

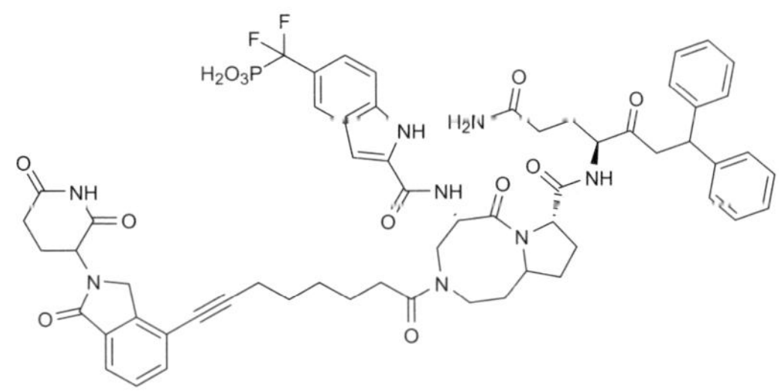

7

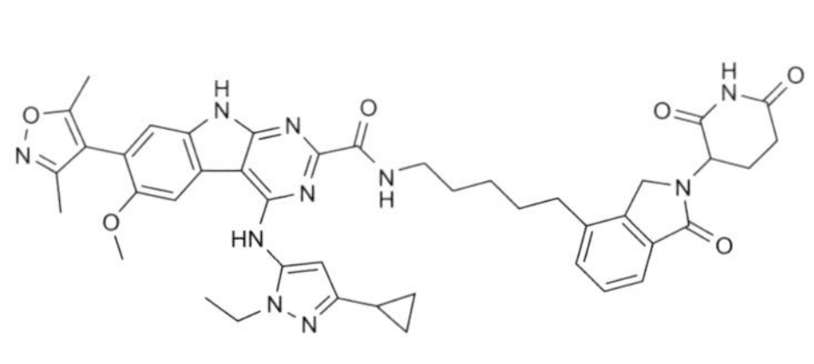

8

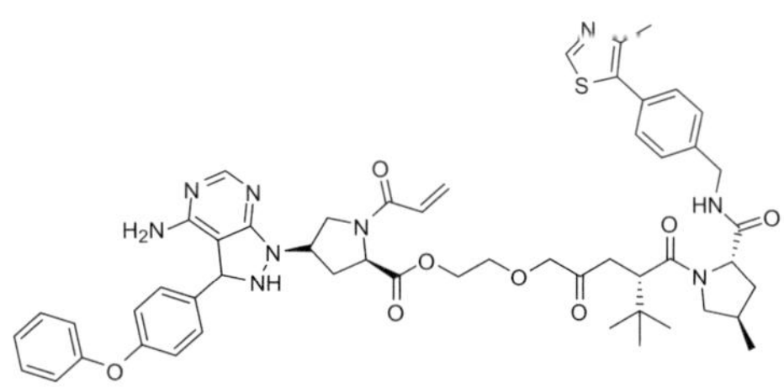

9

图 10.2

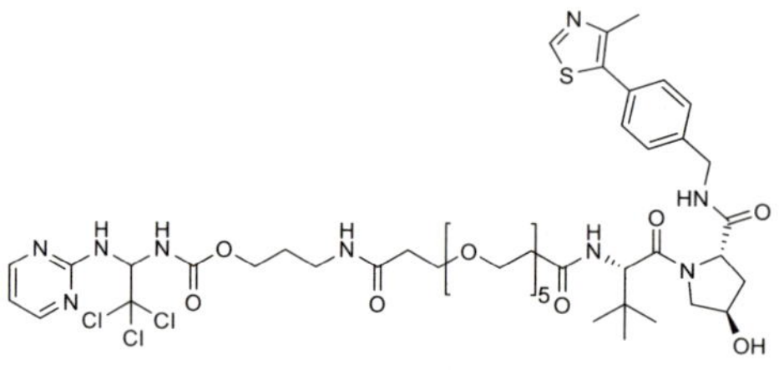

10

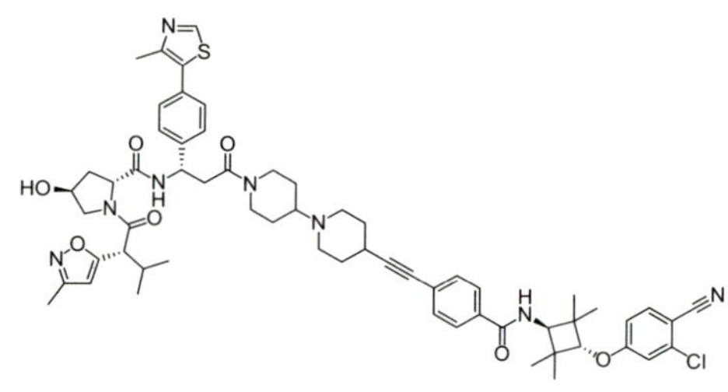

11

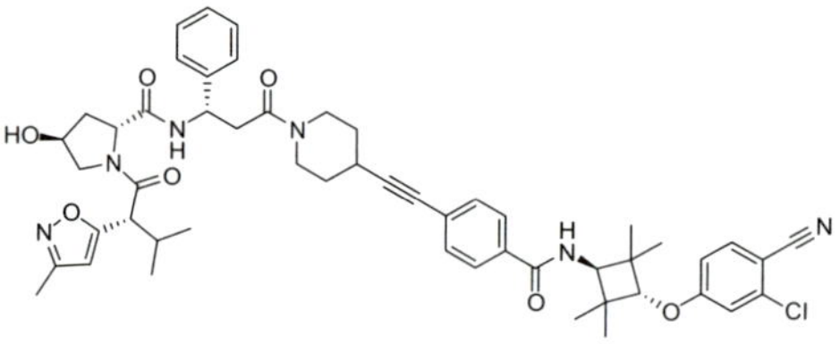

12

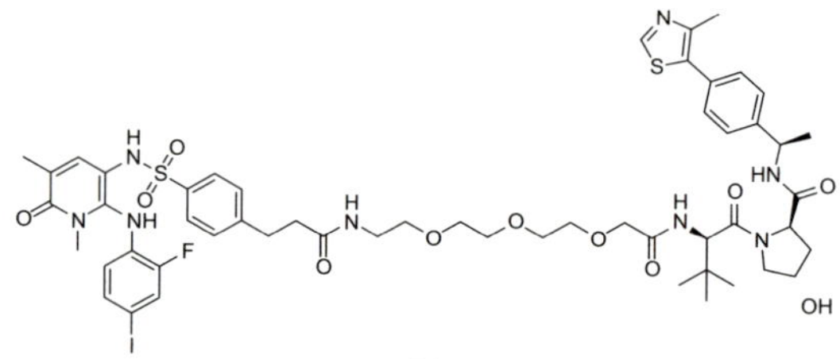

14

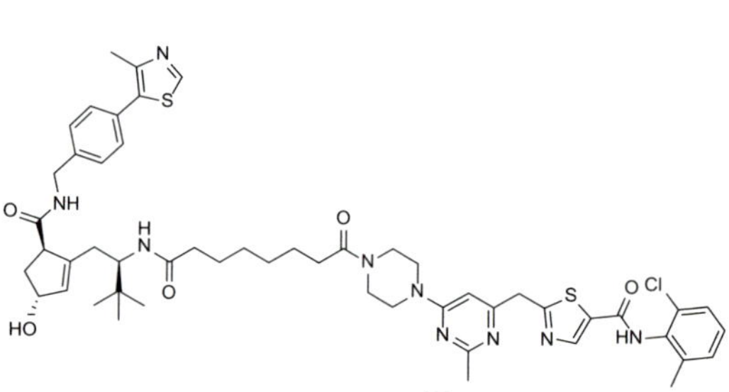

15

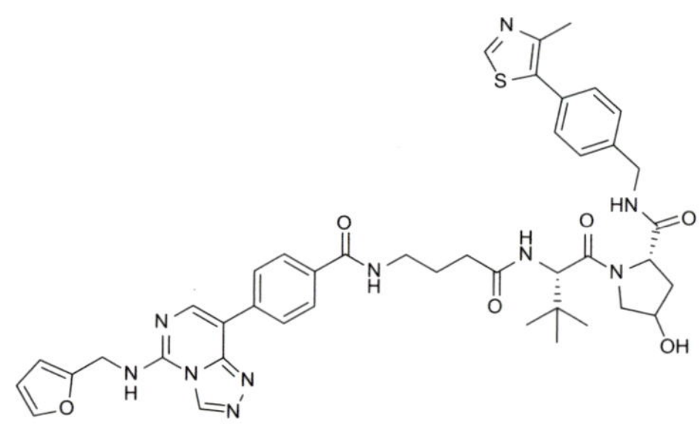

16

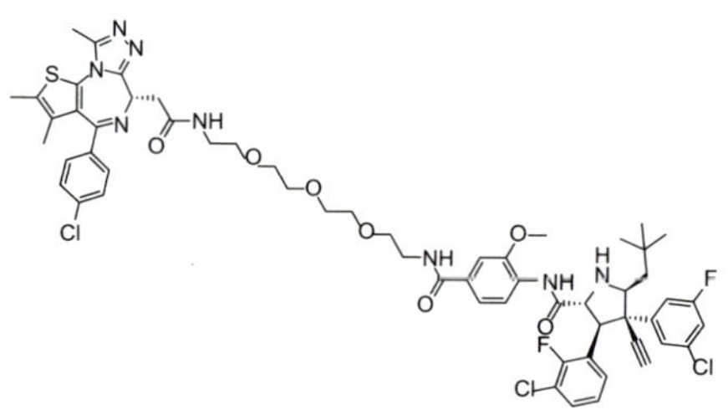

17

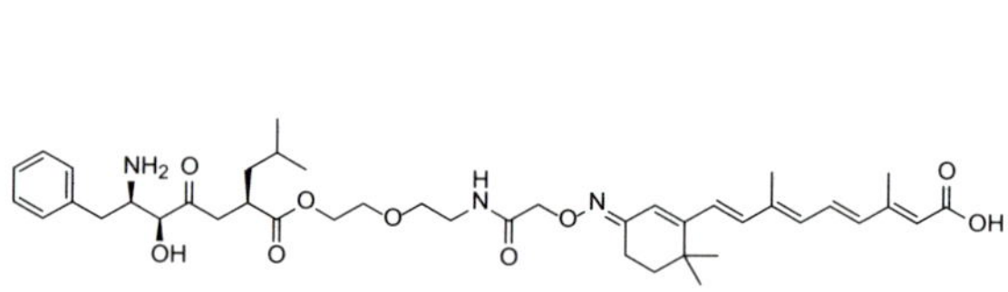

18

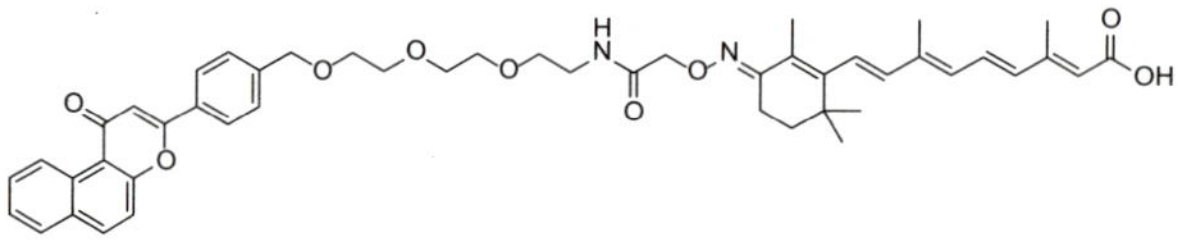

19

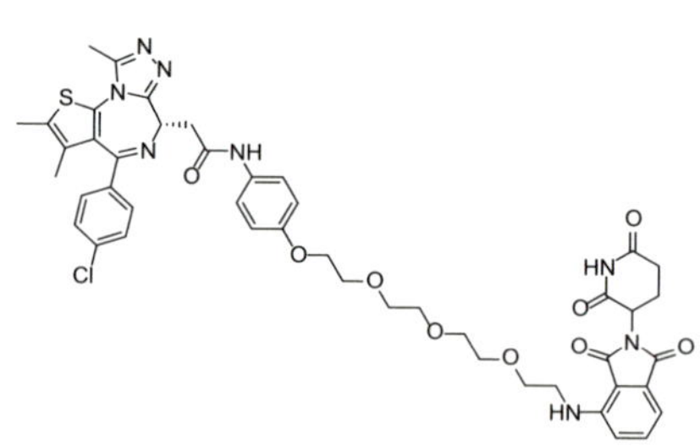

20

图10.2　表10.1中列出的代表性PROTACs的分子结构

10.2 PROTACs的设计：简要概述

人类基因组编码超过600种E3泛素连接酶，但目前仅有少数被用于PROTACs的设计与靶向治疗，如SCFβ-转导重复蛋白（β-TrCP）[5]、希佩尔-林道综合征蛋白（VHL）[6]、鼠双微体同源基因2（MDM2）[7]、凋亡抑制蛋白(IAPs)[8]和脑蛋白（CRBN）[9]等。目前该领域的研究进度将推动更多可用于PROTACs靶向的E3连接酶被发现。Bricelj等人回顾了正在开发的PROTACs中的E3连接酶配体，并深入讨论了合成策略和连接基团的连接点[10]。同样，Ishida和Ciulli概述了针对各种靶蛋白的PROTACs的新型E3连接酶配体的发现[11]。目前有许多化学类型被用于靶向E3连接酶，图10.3列出了代表性示例。包括：①CRBN配体——泊马度胺（**21**，图10.3）、来那度胺（**22**）、4-羟基沙利度

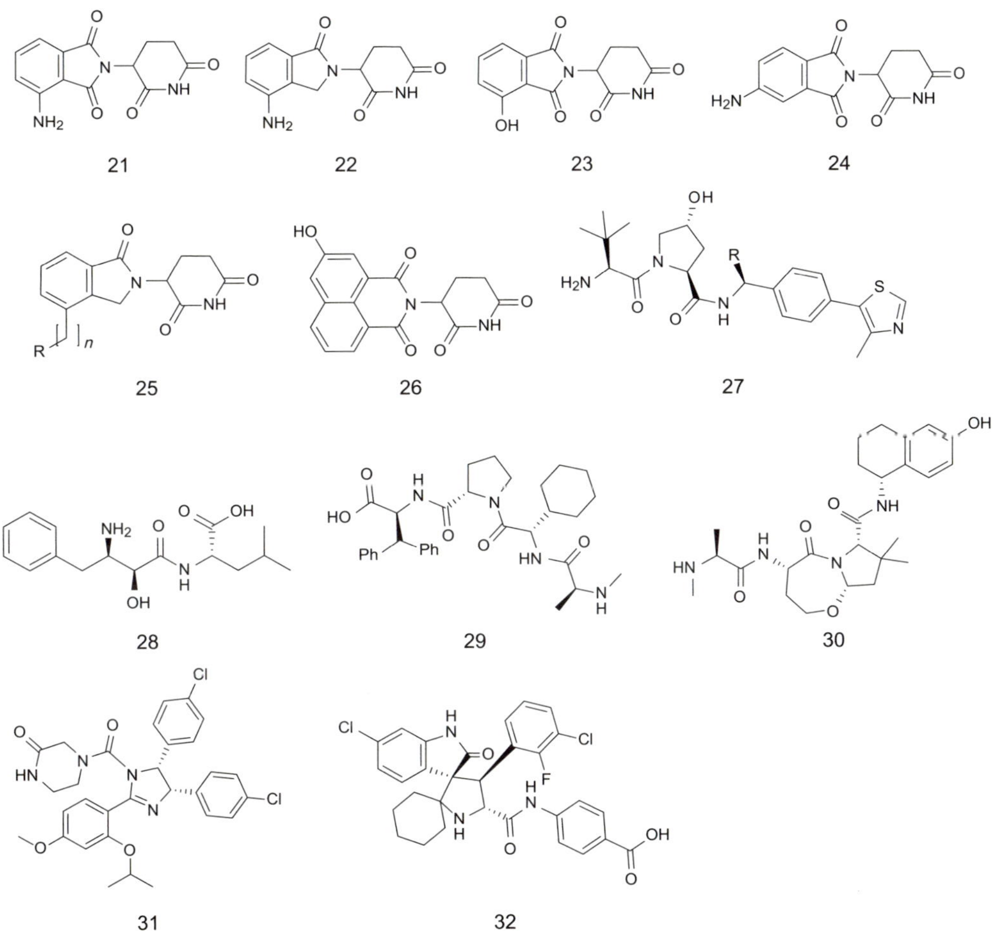

图10.3 PROTACs中靶向E3连接酶的代表性化学类型

胺（**23**）、5-氨基沙利度胺（**24**）、烷基连接的来那度胺衍生物（**25**）、三环酰亚胺（**26**）；②VHL配体——羟脯氨酸衍生的肽类/肽模拟物配体（**27**）；③IAP配体——乌苯美司（**28**）、MV-1衍生物（**29**）、SBP-0636457衍生物（**30**）；④MDM2配体——Nutlin-3a衍生物（**31**）、MI-1061衍生物（**32**）。为了连接连接基团和靶蛋白靶向部分，已经尝试在这些化学类型的不同位置进行连接。

文献中有很多关于PROTACs靶向各种靶蛋白的报道。根据所涉及的靶蛋白配体的化学性质，现已采用相应的合成策略对其进行合成。近期利用PROTACs技术开发的靶蛋白包括：①黏着斑激酶（FAK）[12]；②白细胞介素-1受体相关激酶4（IRAK4）[13]；③IRAK1[14]；④雌激素受体（ER）[15]；⑤间变性淋巴瘤激酶（ALK）[16]；⑥造血前列腺素D合成酶（H-PGDS）[17]；⑦Kirsten大鼠肉瘤病毒癌基因（KRAS）[18]；⑧Janus激酶（JAK）[19]；⑨布鲁顿酪氨酸激酶（BTK）等[20]。使用关键词“PROTAC”在SciFinder[21]上进行的搜索（检索日期为2021年8月29日），共获得875条结果，其中包括729篇期刊文章、73项专利和73条其他信息。

由于PROTACs尺寸相对较大（由两个配体通过连接基团连接而成），调节其物理化学性质以改善其在体内的渗透性和滞留时间至关重要。为此研究人员系统地探讨了PROTACs 的结构特征与物理化学性质之间的联系。Scott 等人使用五种 AR 配体、四种 E3连接酶配体和九种连接基团，并使用平行人工膜渗透试验（PAMPA）、Caco-2 A2B细胞实验以及人血清白蛋白结合实验和$\lg D_{7.4}$值测定[22]了它们的通透性。较低的通透性值可能是PROTACs细胞吸收的限制因素。此外，PROTACs在细胞中的稳定性以及蛋白质降解和清除的动力学对于治疗方式的整体疗效可能至关重要。Klein等人的类似研究也验证了膜通透性在PROTACs作为蛋白质降解剂的整体作用中的重要性[23]。Ermondi等人在他们的文章中重申了合理控制分子性质对于充分利用口服活性 PROTACs所提供的巨大潜力的重要性[24]。在另一篇有趣的文章中，Atilaw等人研究了PROTACs在溶液中的构象，以了解尽管其分子量大、渗透性低，但细胞渗透性仍然较高的原因[25]。Gao等人对PROTACs技术进行了360°观察，重点阐述了其机遇与挑战[26]。从这些研究中获得的知识对于设计和开发更好的PROTACs并快速将其转化为临床应用至关重要。

10.3 PROTACs的治疗应用

通过各种方法降解错误折叠和/或病理相关的蛋白质已被证明是一种可行的策略，可以阻止疾病进程。这些方法包括：①疏水标记（hydrophobic tagging,

HyT)，其中通过将其配体连接一个疏水片段来诱导靶蛋白的不稳定性，从而模拟蛋白质的错误折叠；②HaloTag®技术（一种经改造的细菌脱卤酶），该酶能够与连接上靶蛋白配体的己基氯标签发生共价结合，一旦靶蛋白与HaloTag蛋白融合，它就可以被UPS标记降解；③PROTACs技术[27]。21世纪已经见证了以PROTACs形式出现的新型治疗方式的发现。在过去的十年中，这些药物通过蛋白质降解作为作用机制彻底改变了药物领域。靶蛋白的催化和非催化功能被完全消除。此外，在PROTACs发生多泛素化之后，它们与靶蛋白的解离更是锦上添花，因为这一过程的催化性质意味着只要通过适当的结构变化确保其细胞渗透性和稳定性，PROTACs就可以以非常低的剂量发挥作用。相对于小分子物质对药物靶点的抑制，以及药物靶点突变而产生的耐药性等问题，PROTACs更不容易出现靶点表达增加等问题。事实上，这些试剂可以有效地针对具有多种突变的目标，这些突变会导致高度选择性和强效的靶标抑制剂药物失效，从而为没有可行治疗选择的患者［例如三阴性乳腺癌（TNBC）患者］带来了希望[28]。PROTACs的应用非常广泛，包括肿瘤、炎症性疾病，如类风湿关节炎、神经退行性疾病、自身免疫性疾病、特发性肺纤维化等许多其他疾病。

10.3.1 肿瘤

PROTACs技术最主要的应用领域是肿瘤治疗。据报道，约82%已报道的PROTACs化合物针对肿瘤领域。该技术将致癌蛋白质招募到E3连接酶上进行后续降解。此外，这类创新分子可以作为化学起源的遗传工具，用于“敲低”蛋白质以研究其功能。最近有研究者总结了PROTACs在肿瘤治疗中的效用，它们针对核激素受体、激酶、表观遗传蛋白质、多聚（ADP-核糖）聚合酶（PARPs）、信号转导和转录激活因子3（STAT3）、E3连接酶等[29]。许多PROTACs处于不同的研发阶段，如“生物学测试”“临床前”“Ⅰ期”和“Ⅱ期”；其中最引人注目的是ARV-110（**33**，图10.4；Ⅰ/Ⅱ期-NCT03888612；靶点：AR）和ARV-471（**34**；Ⅰ/Ⅱ期-NCT04072952；靶点：ER），由Arvinas LLC发现，分别用于治疗转移性雄激素阻断疗法抗性前列腺癌和局部晚期或转移性ER阳性/HER2阴性乳腺癌。ARV-766（**35**）处于治疗mCRPC的Ⅰ期，与ARV-110具有不同的特征。表10.2列出了各个研发阶段的PROTACs的完整清单。

针对BET、MZ1（**36**）和ARV-825的PROTACs在三阴性乳腺癌（triple-negative breast cancer，TNBC）、卵巢癌和BET抑制剂JQ1耐药细胞系中进行了评估[28]。结果清楚地表明，BET蛋白BRD4的下调导致耐药和敏感细胞系中的抗增殖活性。额外的体外和体内功效研究表明，由于在JQ1耐药异种移植模型中BRD4表达水平降低，JQ1耐药的异种移植模型中肿瘤生长受到抑制。总体而言，这些结果为无法治疗的TNBC提供了一种治疗选择。Cimas 等人设计了一种包含MZ1的递送系统，该系统将MZ1封装在与曲妥珠单抗偶联的聚合物纳米颗粒（NPs）中，以便将MZ1定向递送到HER2表达较高的乳腺癌细胞中[30]。NPs 表现出 PROTACs 的优越功效和治疗特性。SD-36（**37**）是一种STAT3降解剂，在急性髓系白血病和大细胞淋巴瘤细胞系中表现出强大的体外活性和选择性[31]。多个异种移植小鼠模型中肿瘤完全且持久的消退证实STAT靶向PROTACs在多种肿瘤治疗中的潜力。

激酶靶向 PROTACs是解决目前存在的多种激酶抑制剂问题的首选策略之一，即目标突变和由此产生的药物耐药性。这些分子已显示出对药物抗性激酶的敏感性。PROTACs发挥的催化作用只需要较小的剂量，并且对异常激酶表达的影响较小，这为这些新一代治疗药物提供了更多优势。此外，激酶选择性是临床上使用的激酶抑制剂的另一个问题。将相对选择性的激酶抑制剂（例如ibrutinib）整合到PROTACs中已被证明只能降解BTK，而不会损伤其他同源物，如白介素-2可诱导的T细胞激酶（ITK）和TEC[32]。在PROTACs开发中，广泛研究的激酶靶标之一是ALK（间变性淋巴瘤激酶）。近年来，文献报道了两种靶向ALK蛋白的PROTACs复合物：TL13-12（**38**，图10.5，塞瑞替尼-泊马度胺复合物）和TL13-112（**39**，TAE-684-泊马度胺复合物）出现在文献中[33]。其他一些ALK PROTACs，包括MS4077、MS4088和TD-004（未显示结构），也显示出优异的 ALK降解和细胞生长抑制作用，以及体内功效。这些研究提供了确凿的证据，表明ALK是一个有前途的开发目标。

由达沙替尼（BCR-ABL酪氨酸激酶抑制剂）衍生出的DAS-VHL和DAS-CRBN（**40**）分别导致c-ABL（1 μmol/L时为65%）和c-ABL（1 μmol/L时>85%）以及BCR-ABL（1 μmol/L时>60%）的降解[33]。在K562细胞系中，细胞的半数最大效应浓度（EC_{50}）为4.4 nmol/L。DAS-IAP是另一种表现出持续抗增殖作用的BCR-ABL降解剂。同样地，野生型（降解浓度DC_{50} = 9.2 nmol/L）和伊布替尼耐药的C481S BTK（DC_{50} = 30 nmol/L）都被P13I（**41**）所针对[34]。该PROTAC分子可有效抑制C481S BTK的自磷酸化，而伊布替尼则无此效应。改进版L18I（结构未显示）在接种了携带C481S突变的HBL-1细胞的小鼠异种移植模型中显示出有良好的体外活性和体内功效。据报道，含有与CRBN配体偶联的高度混杂激酶抑制剂的多激酶降解剂可以降解除BTK以外的许多激酶。随后，许多研究小组报道了含有CRBN配体泊马度胺的BTK降解剂（交叉参考[32]）。这种努力随后被复制到细胞周期调节的细胞周期蛋白依赖性激酶CDK4/6上[35]。随后出现了CDK4和CDK6的双重和选择性降解剂。尽管已经开发出了高效的降解剂，但将PROTACs应用于细胞周期蛋白依赖性激酶（CDK）耐药细胞的相关挑战仍然存在。其他几种激酶，如周期蛋白依赖性激酶8（CDK8）、周期蛋白依赖性激酶9（CDK9）、酪蛋白激酶2（CK2）、表皮生长因子受体（EGFR）、人类表皮生长因子受体2（HER2）、焦点黏附激酶（FAK）、FMS样酪氨酸激酶3（FMS-like tyrosine kinase 3，FLT3）、细胞外信号调节激酶1（extracellular signal-regulated kinase 1, ERK1）和细胞外信号调节激酶2（extracellular signal-regulated kinase 2，ERK2）、p38促分裂原活化蛋白激酶（mitogen-activated protein kinases，MAPKs）、磷脂酰肌醇3-激酶（phosphoinositide 3-kinase, PI3K）、血清/糖皮质激素诱导的蛋白激酶（serum/glucocorticoid regulated kinase, SGK）、TANK结合激酶1（TBK1）等，已成功被PROTACs靶向[32]。总的来说，为各种肿瘤类型提供选择性和优先选择性激酶抑制剂为PROTACs的开发提供了更大的机会，显然是为了解决激酶抑制剂耐药性问题。

在文献中，针对AR和ER的PROTACs报道非常丰富。ARCC-4（**42**，图10.6；靶标：AR；DC_{50} = 5 nmol/L）在前列腺肿瘤细胞上表现出高效的抗增殖活性，并在LNCaP细胞（LNCaP/F876L）中降解了具有临床意义的AR突变体F876 L以及其他点突变版本[36]。考虑到由恩杂鲁胺组成的标准治疗方案完全失败的事实，这一结果非常鼓舞人心。除了之前描述的临床候选药物ARV-471外，还有一种强效的ER降解剂ERD-308（**43**；目标：ER；T47D ER+细胞系的DC_{50} = 0.43 nmol/L），据报道可完全降解ER并完全抑制细胞生长。这些针对激素受体的PROTACs对于靶向突变受体具有重要意义，从而为常规作用于这些受体的药物失败时提供治疗替代方案[37]。

真核翻译起始因子4E（eukaryotic translation initiation factor 4E, eIF4E）是一种对细胞增殖、分化和转移至关重要的蛋白质，已在多种肿瘤中作为开发PROTACs的潜在目标进行探索。其在许多恶性细胞系和来自动物及人类的原发性肿瘤中的过度表达使其成为一个有吸引力的目标。Kaur等人[38]尝试使用PROTACs［GMP/鸟苷二磷酸（GDP）衍生物与来那度胺和VHL配体偶联］降解eIF4E。开发的药物，特别是GDP衍生物（以**44**为例），在降解eIF4E方面表现出中等效力，而GMP衍生物则无活性。细胞渗透性是展示细胞内活性的主要限制因素。尽管取得的成功有限，但这种方法在eIF4E降解剂的进一步开发和优化方面具有巨大潜力。

Lee等人设计了针对配体激活的转录因子芳烃受体（aryl hydrocarbon receptor, AhR）的PROTACs，AhR是一种依赖于配体的基于Cullin的E3连接酶[39]。作者从天然产物芹菜素开始设计，已知芹菜素与AhR相互作用。将芹菜素与五肽VHL配体偶联以及其他结构修饰后，得到了Api-Protac-Ⅱ，该物质可有效降解AhR。在类似的报告中，Ohoka等人开发了招募AhR E3连接酶复合物的小分子嵌合体[40]。β-NF-JQ1（**45**）针对含有溴结构域（bromodomain, BRD）的蛋白质，β-NF作为AhR配体，导致目标蛋白质降解。该研究为通过AhR E3连接酶靶向POI开辟了新途径。

针对肿瘤目标的PROTACs的设计与开发是一个热门领域。多个团队正在共同努力，在针对耐药细胞系的相关测定中评估这些分子的生化特性。这些测定对于验证其治疗应用的假设至关重要。众多POI配体的可用性，以及用于将POI招募到UPS的E3连接酶数量的缓慢增长，为新型化学物质提供了无数可能性。科学界希望，基于PROTACs理念的各种类型肿瘤的临床候选药物数量在不久的将来增加，并重现当年多种激酶抑制剂进入临床时给行业带来的振奋状态。

表10.2　PROTACs处于或接近临床试验阶段

候选药物	试验组织	靶点	适应证	临床试验阶段
ARV-110	Arvinas	AR	mCRPC	Ⅱ期
ARV-471	Arvinas	ER	乳腺癌	Ⅱ期
ARV-766	Arvinas	AR	mCRPC	Ⅰ期
AR-LDD	Bristol Myers Squibb	AR	PC	Ⅰ期
DT2216	Dialectic	BCL-XL	液体肿瘤与实体肿瘤	Ⅰ期
KT-474	Kymera/Sanofi	IRAK4	自身免疫性疾病（含AD、HS、类风湿关节炎RA）	Ⅰ期
KT-413	Kymera	IRAK4①	MYD88突变型DLBCL	Ⅰ期
KT-333	Kymera	STAT3	液体肿瘤与实体肿瘤	Ⅰ期
NX-2127	Nurix	BTK①	B细胞恶性肿瘤	Ⅰ期
NX-5948	Nurix	BTK	B细胞恶性肿瘤及自身免疫性疾病	Ⅰ期
CG001419	Cullgen	TRK	癌症与其他疾病	IND
CFT8634	C4 Therapeutics	BRD9	滑膜肉瘤	IND
FHD-609	Foghorn	BRD9	滑膜肉瘤	IND

① 具有免疫调节活性。

来源：改编自Wang等人[27]。

注：mCRPC—转移性雄激素阻断疗法抗性前列腺癌；PC—前列腺癌；AD—特应性皮炎；HS—化脓性汗腺炎；DLBCL—弥漫性大B细胞淋巴瘤；RA—类风湿性关节炎。

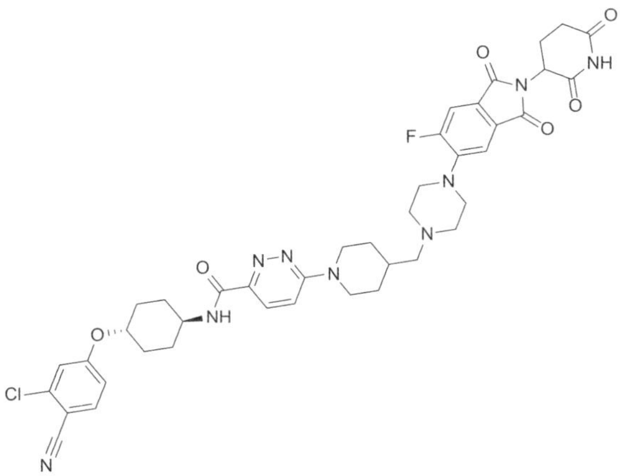

33

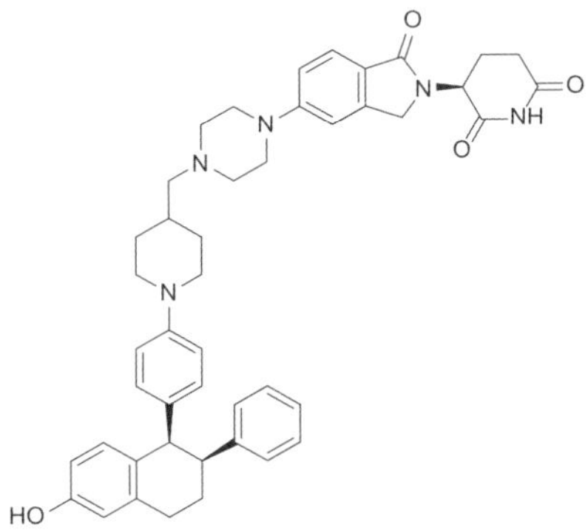

34

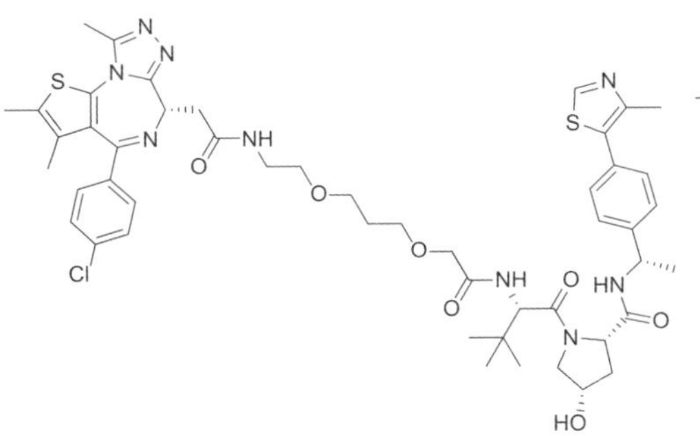

35

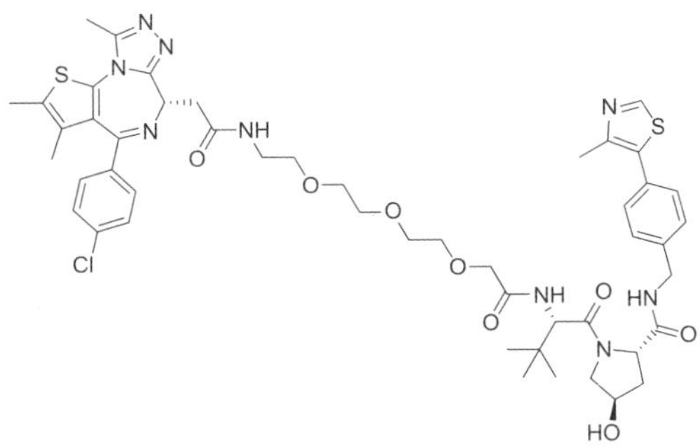

36

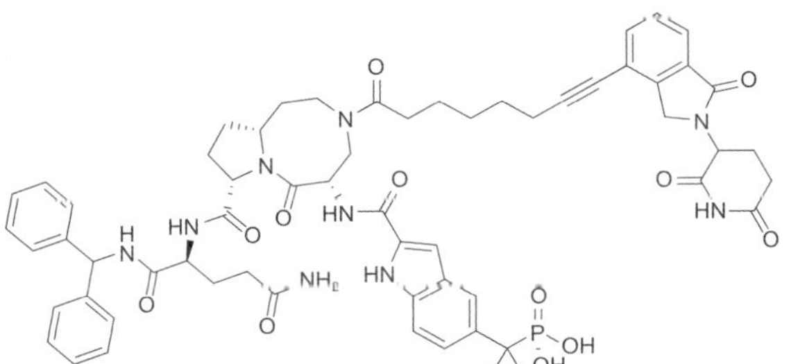

37

图10.4 临床开发或“生物学测试”阶段的PROTACs，用于肿瘤适应证

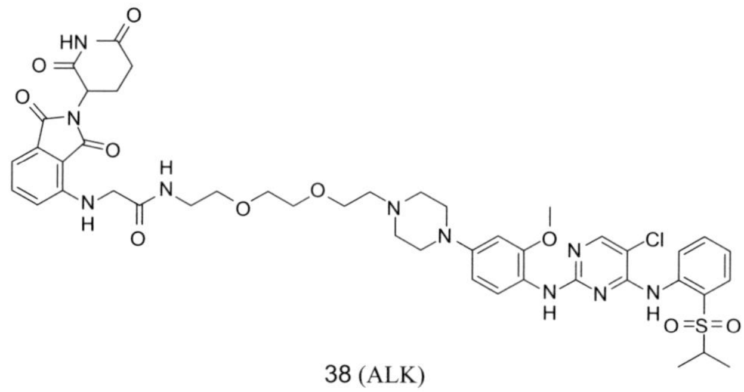

38 (ALK)

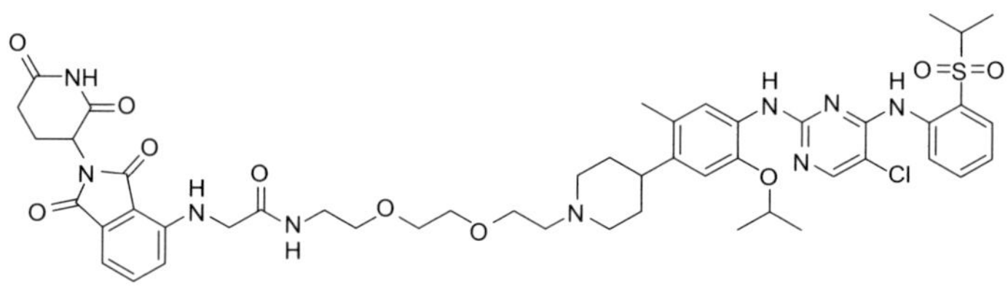

39 (ALK)

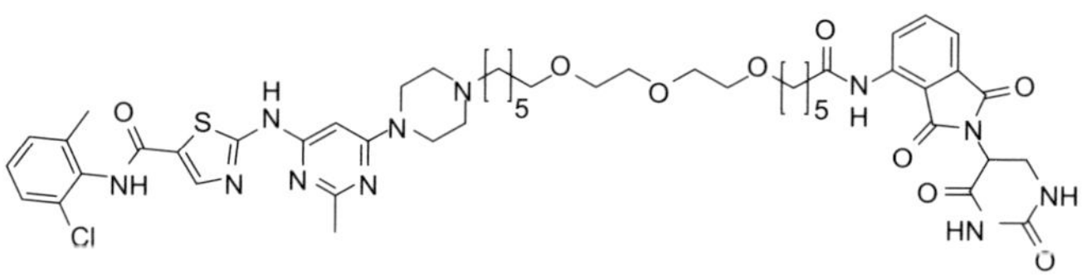

40 (Bcr-Abl)

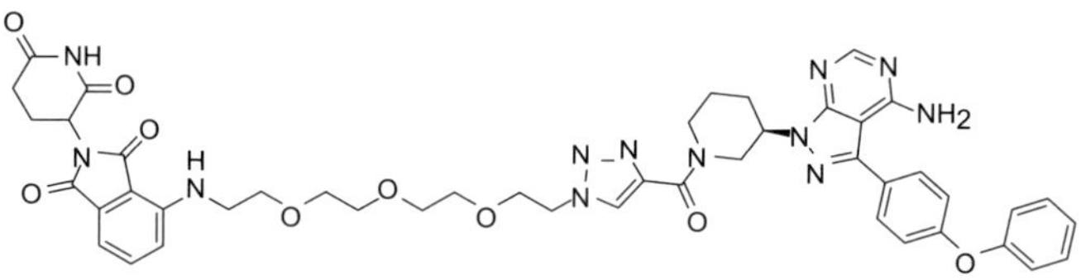

41 (BTK)

图10.5　靶向激酶的PROTACs（括号里为激酶靶点）

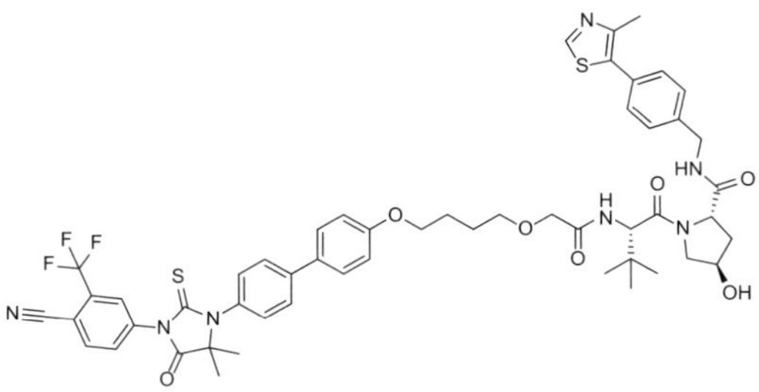

42 (AR)

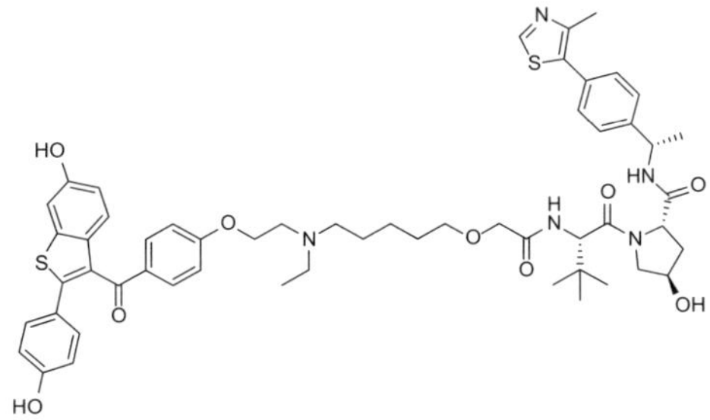

43 (ER)

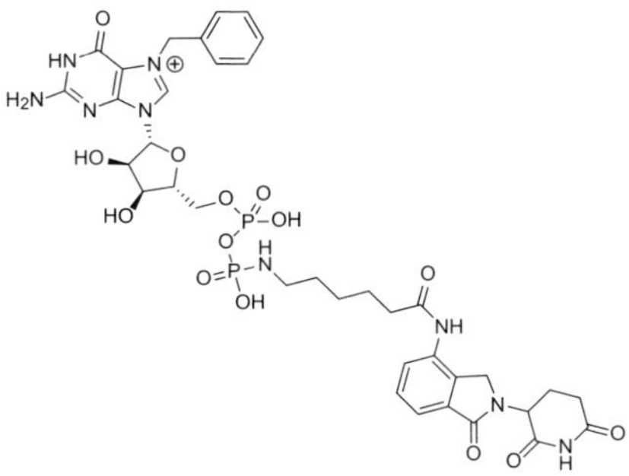

44 (eIF4E)

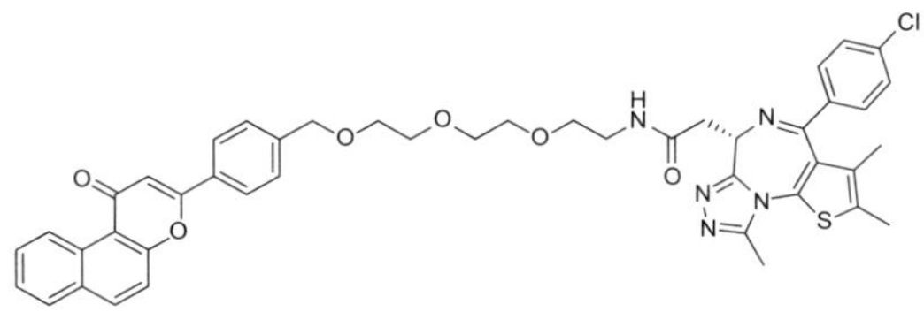

45 (AhR)

图 10.6 其他抗癌 PROTACs（括号里为大分子靶点）

10.3.2 神经退行性疾病

PROTACs 在神经退行性疾病中得到了广泛应用，因为这类疾病的病理中存在异常蛋白质，例如亨廷顿病中的突变亨廷顿蛋白（polyglutamine expansion of huntingtin, mHTT）和阿尔茨海默病（AD）中的 tau 蛋白。较早的 tau 降解剂之是由 tau 识别基序、连接基序、E3 连接酶结合基序和细胞穿透基序组成的肽[41]。对这些基序的系统优化，研究人员发现了 TH006，这是一种包含 32 个氨基酸的可穿透细胞的肽，可有效诱导 tau 降解。它在 AD 转基因小鼠模型中降低了淀粉样蛋白 Aβ 的神经毒性。陆等人使用 Kelch 样 ECH 相关蛋白 1（Kelch like ECH associated protein 1, Keap 1）E3 连接酶在肽类 PROTACs 中靶向 tau [42]。该设计对 Keap 1 和 tau 蛋白的 K_d 值表现出亚微摩尔水平。细胞内的 tau 蛋白以剂量和时间依赖性的方式降解。有趣的是，该研究将 Keap 1 E3 连接酶添加到一小群常用成员中。2019 年，当首次在专利申请中报道小分子 tau 降解剂时，取得了重大突破[43]。典型的设计包括作为 tau 结合基序的吡啶并吲哚部分，通过基于聚乙二醇（PEG）的连接基序与 CRBN 或 VHL 结合剂共轭（**46**，图 10.7），这些分子在小鼠中表现出良好的药代动力学特征。QC-01-75（**46**，$n = 1$）在前额叶痴呆神经元细胞模型中展示了 tau 降解能力。体内疗效和药代动力学特征的改善确实是好消息。

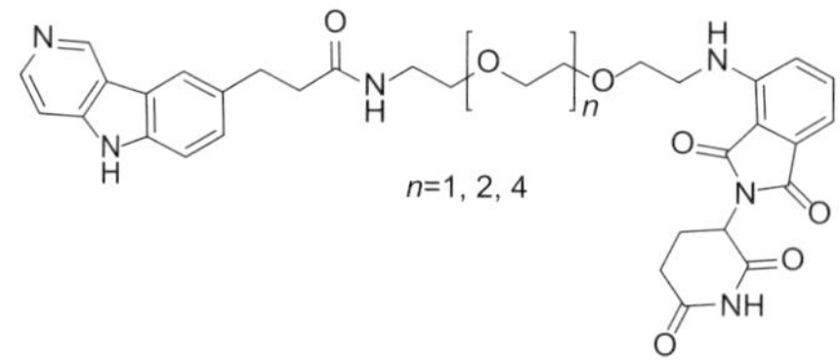

46 (tau)

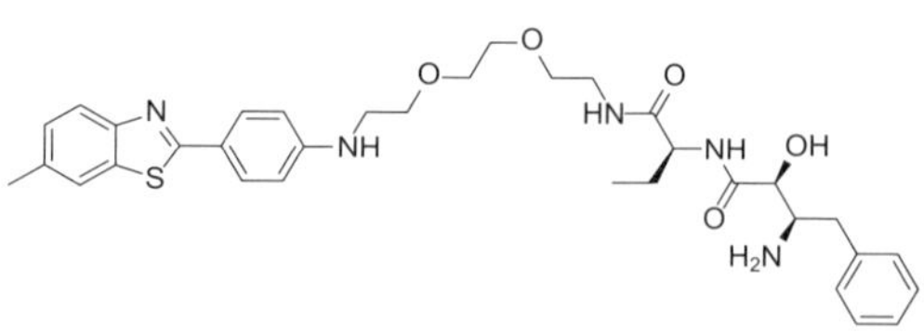

47 (mHTT)

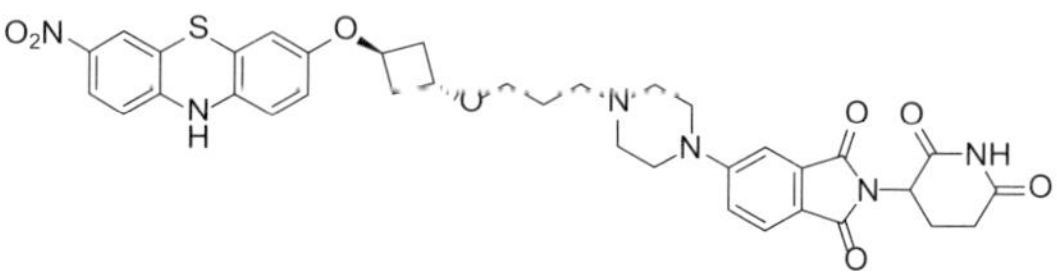

48 (α-突触核蛋白)

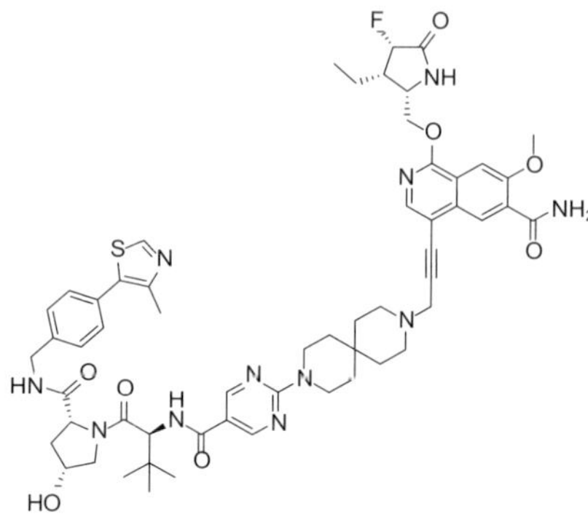

49 (IRAK4)

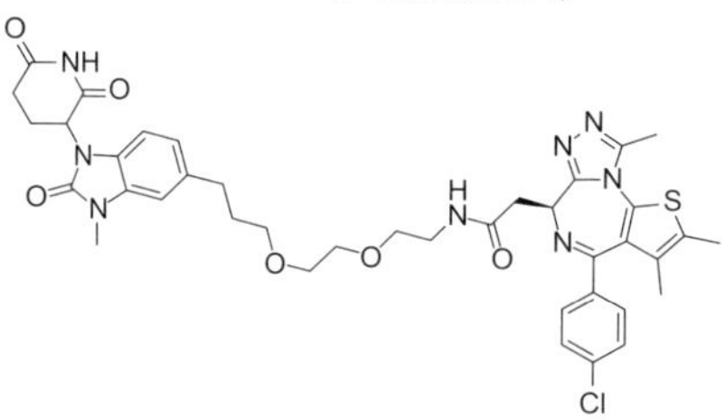

50 (IRAK4)

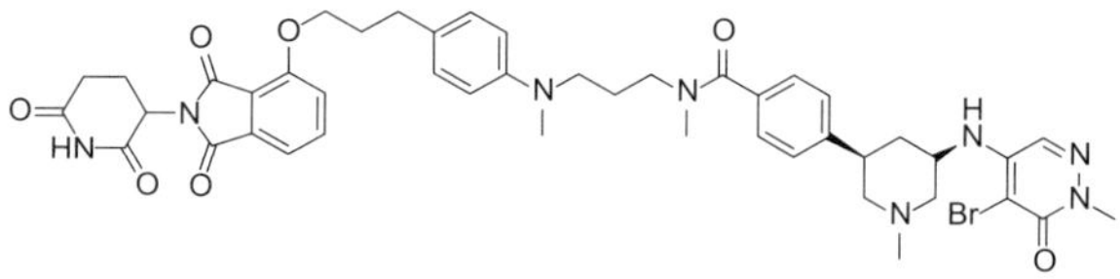

51 (PCAF/GCN5)

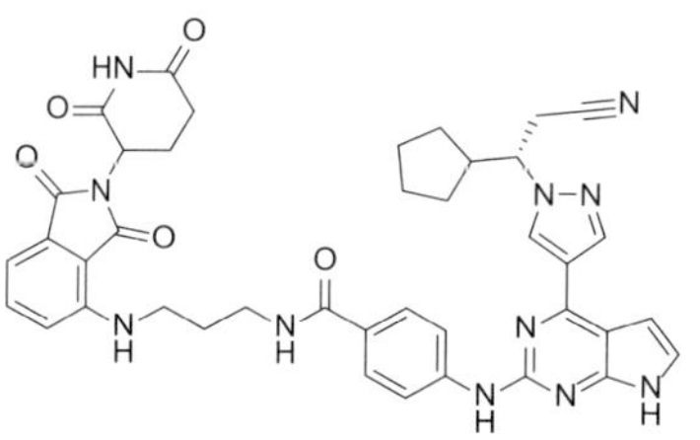

52 (JAK2)

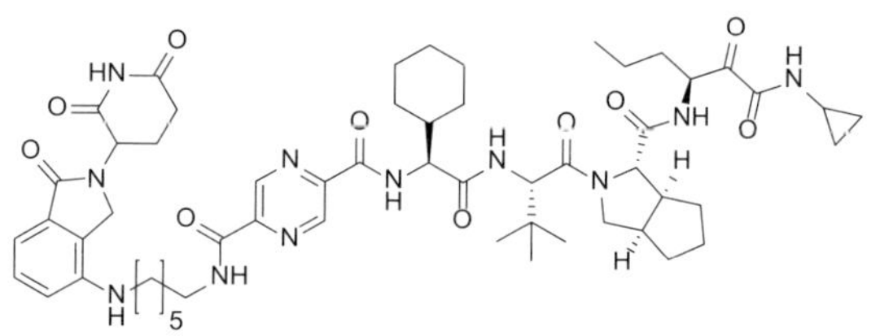

53 (HCV NS3/4A)

图10.7　PROTACs用于神经退行性疾病（**46**～**48**）、免疫性疾病（**49**～**52**）和病毒感染（**53**）

括号内为大分子靶标

同样地，针对mHTT的PROTACs被证明可以诱导HD患者成纤维细胞中的mHTT降解。6-甲基-2-苯基苯并[*d*]噻唑是POI结合基序，而细胞凋亡蛋白1（cIAP1）的二肽乌苯美司类似物则作为E3连接酶结合基序（**47**）[44]。该降解剂在10 μmol/L浓度下可有效降低mHTT水平，且无明显细胞毒性。基于这些结果，对PROTACs结构进行了进一步的修饰，包括E3连接酶结合基序，从而产生了具有剂量和时间依赖性降解模式的强大mHTT降解剂。

帕金森病（PD）的标志性蛋白路易小体中的α-突触核蛋白，是肽类和小分子降解剂的目标。最初的候选物是肽类。最近关于小分子药物的报道包括2-(4-*N*-甲基苯基)苯并噻唑、1-苄基-3-[3-(4-硝基苯基)丙烯基]吲哚啉-2-酮和3-硝基-10*H*-苯并噻嗪亚结构作为α-突触核蛋白结合基序，以及CRBN或VHL配体作为E3连接酶结合基序，环状胺或PEG作为连接基序，结构**48**展示了这种设计[45]。在表达A53T α-突触核蛋白的HEK293 T-Rex细胞中，DC_{50}值小于1 μmol/L。这些分子具有穿透血脑屏障的结构特征，这是它们体内有效性的必要条件。

转录激活反应DNA结合蛋白43（TDP-43）在肌萎缩侧索硬化（ALS）这一进行性神经退行性疾病的发病过程中起着关键作用。TDP-43的泛素化和过度磷酸化的细胞质聚集体是ALS患者的一个显著特征。尽管已经探索了HyT对TDP-43的降解作用[46]，但还没有针对这种已经泛素化的蛋白质的PROTACs的报道。这样的分子出现在文献中只是时间问题。由于这些分子有可能阻止甚至逆转疾病进展，神经退行性疾病领域成为PROTACs开发的热门领域。这些能够阻止甚至逆转疾病进展的新型药物很快就会成为现实。

10.3.3 免疫性疾病

几种关键蛋白在先天免疫和获得性免疫的免疫反应中起重要作用。这些蛋白的缺失或过度激活可能导致病原体易感性增加或自身免疫性疾病的发生。IRAK4是丝氨酸/苏氨酸激酶家族IRAK的成员，对先天免疫至关重要。它是细胞内多蛋白复合物myddosome的组成部分，该复合物通过 toll-like受体（TLRs）和白细胞介素-1受体（interleukin-1 receptors IL-1Rs）介导信号传导。在某些细胞类型中，IRAK4的非激酶或支架功能更为重要；抑制其激酶功能并未在自身免疫性疾病中达到预期疗效。

葛兰素史克公司（GlaxoSmithKline）的研究团队从IRAK4抑制剂PF-06650833开始合成了IRAK4降解剂。通过系统的构效关系（structure-activity relationship, SAR）研究，他们开发出了一种强大、可溶且代谢稳定的PROTACs［**49**，人外周血单核细胞（hPBMC）DC_{50} = 151 nmol/L，皮肤成纤维细胞DC_{50} = 36 nmol/L］[47]。令人惊讶的是，与IRAK4抑制剂PF-06650833相比，它并没有不同的药理学特征。在另一项相关研究中，Zhang等人[48]试图通过激酶抑制和降解模式评估IRAK4在活化B细胞样弥漫性大B细胞淋巴瘤中的功能，但都没有导致生长抑制或细胞杀伤作用。尽管如此，开发的PROTACs还是对其蛋白质支架功能提供了一些启示。

KT-474（**50**）是Kymera Therapeutics开发的最先进的候选药物（Ⅰ期），其靶点为IRAK4。它是一种强效、高选择性、口服生物利用度高的药物，用于治疗由IL-1R/TLR驱动的病症和疾病，如化脓性汗腺炎（HS）、AD、RA（类风湿性关节炎）和其他疾病。它是唯一一种用于尚未满足医疗需求的病症的非肿瘤PROTACs。

针对表观遗传蛋白，P300/CBP相关因子（PCAF，DC_{50}=1.5 nmol/L）和一般控制非抑制因子5（GCN5，DC_{50} = 3 nmol/L）的新型PROTAC 51被开发出来[49]。这两种蛋白对于细胞增殖、细胞分化、DNA损伤修复和代谢调节都至关重要。这两种蛋白的降解损害了树突状细胞和巨噬细胞对脂多糖的响应能力，并降低了炎症细胞因子的产生。该降解剂的独特生物特征为炎症治疗提出了一种新方法。最近，一项专利申请中报道了针对类风湿性关节炎（RA）的JAK2靶向PROTACs[19]。这些降解剂（以化合物**52**为例）由鲁索替尼和巴瑞替尼通过二氨基连接链与波马利多姆、来那度胺或5-氨基沙利度胺结构单元偶联而成。在MHH-CALL-4细胞系中这些化合物的细胞毒性评估结果显示，其效力达到亚微摩尔/纳摩尔级别。PROTACs技术可靶向多种位于肿瘤和炎症途径交叉点的靶标。这些发现可推动跨学科应用，为基本生物学和/或药理学研究提供良好的起点。利用蛋白降解剂作为工具分子/探针使用，为推动生物学的发展提供了巨大的潜力。

10.3.4 病毒感染

当前的疫情彻底改变了世界。过去四十年，病毒感染已成为家常便饭，主要包括艾滋病、埃博拉病毒、登革热、H1N1流感、寨卡病毒、基孔肯雅病毒、SARS-CoV-1、中东呼吸综合征（MERS），以及SARS-CoV-2，此外还有古老的丙型肝炎等。到目前为止，已经开发出许多针对这些病原体的有效药物。然而，抗病毒药物的发现仍面临许多亟须解决的问题，包括耐药性、对新型变体药物效力的变化，以及将针对一种病毒的发现转化为对其他病毒的应用的困难。

针对病毒靶点的药物会对病原体产生选择性压力，随后的突变使临床医生和药物研究人员的工作变得非常困难。对于已知的病毒感染和新发现的病毒感染，往往需要新的抗病毒药物。使用PROTACs的靶向蛋白质降解策略已成功用于设计和发现新型小分子抗病毒药物；丙型肝炎病毒（HCV）已被用作模型案例。

德·威斯佩拉雷等人选择了丙型肝炎病毒NS3/4A蛋白酶作为新型PROTACs设计的起点，其中嵌入了抗病毒药物特拉匹韦[50]。他们通过蛋白酶/

特拉匹韦复合物的分子建模研究，选择了连接子的附着点。设计、合成了三种降解剂（以**53**为代表，见图10.7），并评估了其抗病毒活性。化合物**53**的NS3/4A蛋白酶IC_{50} = 385 nmol/L，DC_{50} = 669 nmol/L。该系列中最有效的化合物（未给出结构）的DC_{50} = 50 nmol/L。最终证明，所设计化合物的抗病毒活性是由靶标降解引起的。有趣的是，这些降解剂对携带蛋白酶突变的丙型肝炎病毒克隆具有活性。总之，与病毒蛋白酶抑制剂相比，开发的PROTACs在抗病毒方面确实更优越。为了应对抗病毒药物发现中遇到的挑战以及现有和新兴病毒感染未满足的医疗需求，需要在这方面进行更多研究。PROTACs有望为解决这些迫切需求提供有力手段。

10.4 PROTACs研发中的挑战与限制

PROTACs的研发面临着一系列挑战，从设计、合成到细胞渗透性、体内药代动力学和药物输送等。由两个配体通过最佳连接子连接而成的大型结构使得它们超出了类药化学空间的范围，从而引发了与溶解度、渗透性和代谢稳定性相关的明显问题。至少就大多数已报道的PROTACs而言，具有口服生物利用度的PROTACs似乎仍是一个遥远的梦想[26]。尽管如此，研究人员已经开发出口服生物利用度高且代谢稳定的分子。关于这些分子的报告对于微调新一代药物的物理化学和药代动力学特性具有重要意义。此外，由于合成方法涉及多步骤、低产率和难以扩大规模等反应，因此也带来了诸多障碍。连接子的优化同样具有挑战性。随着每一种新的E3连接酶的出现，设计新型PROTACs的可能性也随之增加。

关于PROTACs的精确分子作用机制，存在与被称为“分子胶”的模式之间的争议[51]。最近的研究报告确认了“分子胶”模式与PROTACs模式，或仅前者，在分子作用机制中的存在。然而，对于目标蛋白降解而言，二者的最佳组合（如果有的话）仍不确定。实际上，确定这些模式本身可能非常困难。由于PROTACs依赖于特定催化模式的基本前提，在药物发现的早期阶段进行药代动力学和药效学评估面临着显著的挑战。PROTACs在临床向更高阶段的成功过渡可能会揭示这一方面的情况。另外，由于PROTACs并不一定结合在结合/催化位点上，因此POI的候选配体选择可以是务实的，即可能有更多潜在的配体可以作为POI配体。至少根据当前的PROTACs理念，药物化学家的直觉在设计过程中可能无助于设计过程。

将这些降解剂输送到作用部位是一项艰巨的任务。早期的肽类PROTACs与细胞穿膜肽（cell-penetrating peptide，CPP）融合。目前的所有小分子药物可以在NP系统（如脂质体）设计，以实现靶向输送到作用部位，例如瘤内输送。陈等人[52]尝试利用类似脂质的NPs进行预先融合的PROTACs的细胞内输送。作者将PROTACs与E3连接酶相关蛋白预先融合，并通过脂质NPs输送这一双组分系统，从而导致了POI的快速和显著降解。这种新方法需要针对各种E3连接酶相关蛋白进行复制，以推广其效用。

最后，一些报告指出，PROTACs耐药性的发展是一个问题。这是由于核心E3连接酶复合物的基因组改变。细胞生存机制导致E3连接酶成分变得多余[53]。为了全面理解这个问题，需要更多关于这些药物对这些蛋白质降解剂产生耐药性的根本原因的报告。

10.5 展望

PROTACs及相关方法提供了一种新型策略，用于降解靶蛋白的“病理”版本。其探索不可成药基因组的能力尤其令人关注。对于难以被小分子和/或其他大分子方法干扰的靶蛋白，这项技术更成功的应用将证实其具有更广泛的适用性。PROTACs催化的快速“化学敲除”过程非常有趣，因为它有可能发现推动生物学进步的工具分子，以及成为耐药性问题出现的靶点和疾病的治疗替代方案。尽管存在困难、限制和挑战，但针对诸如G蛋白偶联受体（如α1A-肾上腺素受体[54]）等目标设计和开发的PROTACs将带来新的治疗途径。这些方法可以推广到通道病和其他罕见遗传病中，这些疾病的主要病因是蛋白质缺陷。最近关于许多疾病中缺陷RNA结合蛋白的报告促使人们围绕RNA-PROTACs进行了大量努力[55]。这还不是终点，事实上，这只是无尽的可能性和机会的开始。需要优先考虑这些方法来满足未满足的医疗需求。此外，还可以针对微生物蛋白质开发抗菌PROTACs。鉴于“超级细菌”的不断增强，确实需要付出更多努力。创造性思维与横向思维相结合将改善近期和远期的治疗格局。

参考文献

[1] Poso A. (2021). The future of medicinal chemistry PROTAC and undruggable drug targets. *J. Med. Chem.* 64 (15): 10680-10681.

[2] Bushweller J.H. (2019). Targeting transcription factors in cancer- from undrug gable to reality. *Nat. Rev. Cancer* 19 (11): 611-624.

[3] Qi S.M, Dong J, Xu Z.Y, et al. (2021). PROTAC: an effective targeted protein degradation strategy for cancer therapy. *Front. Pharmacol.* 12: 1-13.

[4] Sun X and Rao Y. (2020). PROTACs as potential therapeutic agents for cancer drug resistance.

Biochemistry 59 (3): 240-249.

[5] Ci Y, Li X, Chen M, et al. (2018). SCFβ-TRCP E3 ubiquitin ligase targets the tumor suppressor ZNRF3 for ubiquitination and degradation. *Protein Cell* 9 (10): 879-889.

[6] Yang K, Wu H, Zhang Z, et al. (2020). Development of selective histone deacetylase 6 (HDAC6) degraders recruiting von Hippel-Lindau (VHL) E3 ubiq uitin ligase. *ACS Med. Chem. Lett.* 11 (4): 575-581.

[7] Li W, Peng X, Lang J and Xu C. (2020). Targeting mouse double minute 2: current concepts in DNA damage repair and therapeutic approaches in cancer. *Front. Pharmacol.* 11: 1-18.

[8] Hrdinka M and Yabal M. (2019). Inhibitor of apoptosis proteins in human health and disease. *Genes Immun.* 20 (8): 641-650.

[9] Girardini M, Maniaci C, Hughes S J, et al. (2019). Cereblon versus VHL: hijacking E3 ligases against each other using PROTACs. *Bioorg. Med. Chem.* 27 (12): 2466-2479.

[10] Bricelj A, Steinebach C, Kuchta R, et al. (2021). E3 ligase ligands in successful PROTACs: an overview of syntheses and linker attachment points. *Front. Chem.* 9: 1-46.

[11] Ishida T and Ciulli A. (2021). E3 ligase ligands for PROTACs: how they were found and how to discover new ones. *SLAS Discovery* 26 (4): 484-502.

[12] Gao H, Wu Y, Sun Y, et al. (2020). Design synthesis and evaluation of highly potent FAK-targeting PROTACs. *ACS Med. Chem. Lett.* 11 (10): 1855-1862.

[13] Nunes J, McGonagle G A, Eden J, et al. (2019). Targeting IRAK4 for degrada tion with PROTACs. *ACS Med. Chem. Lett.* 10 (7): 1081-1085.

[14] Kargbo R B. (2021). Targeting IRAK1 for degradation with PROTACs. *ACS Med. Chem. Lett.* 12 (6): 943-944.

[15] Kargbo R B. (2020). Estrogen receptor degrading PROTACS for the treatment of breast cancer. *ACS Med. Chem. Lett.* 11 (12): 2361-2363.

[16] Kargbo R B. (2019). PROTACs and targeted protein degradation for treating ALK-mediated cancers. *ACS Med. Chem. Lett.* 10 (8): 1102-1103.

[17] Yokoo H, Shibata N, Naganuma M, et al. (2021). Development of a hematopoietic prostaglandin D synthase-degradation inducer. *ACS Med. Chem. Lett.* 12 (2): 236-241.

[18] Kargbo R B. (2020). PROTAC-mediated degradation of KRAS protein for anti cancer therapeutics. *ACS Med. Chem. Lett.* 11 (1): 5-6.

[19] Kargbo R B. (2021). PROTAC-mediated degradation of Janus kinase as a thera peutic strategy for cancer and rheumatoid arthritis. *ACS Med. Chem. Lett.* 12 (6): 945-946.

[20] Kargbo R.B. (2021). PROTAC-mediated degradation of Bruton's tyrosine kinase as a therapeutic strategy for cancer. *ACS Med. Chem. Lett.* 12: 688-689.

[21] Chemical Abstracts Service (2021). SciFinder version 2021. Chemical Abstracts Service (CAS) Columbus OH. cas.org (accessed 29 August 2021).

[22] Scott D E, Rooney T P C, Bayle E D, et al. (2020). Systematic investigation of the permeability of androgen receptor PROTACs. *ACS Med. Chem. Lett.* 11 (8): 1539-1547.

[23] Klein V G, Townsend C E, Testa A, et al. (2020). Understanding and improv ing the membrane

permeability of VH032-based PROTACs. *ACS Med. Chem. Lett.* 11 (9): 1732-1738.

[24] Ermondi G, Garcia Jimenez D, Rossi Sebastiano M and Caron G. (2021). Rational control of molecular properties is mandatory to exploit the potential of PROTACs as oral drugs. *ACS Med. Chem. Lett.* 12 (7): 1056-1060.

[25] Atilaw Y, Poongavanam V, Svensson Nilsson C, et al. (2021). Solution confor mations shed light on PROTAC cell permeability. *ACS Med. Chem. Lett.* 12 (1): 107-114.

[26] Gao H, Sun X and Rao Y. (2020). PROTAC technology: opportunities and challenges. *ACS Med. Chem. Lett.* 11 (3): 237-240.

[27] Wang Y, Jiang X, Feng F, et al. (2020). Degradation of proteins by PROTACs and other strategies. *Acta Pharm. Sin. B* 10 (2): 207-238.

[28] Noblejas-López M D M, Nieto-Jimenez C, Burgos M, et al. (2019). Activity of BET-proteolysis targeting chimeric (PROTAC) compounds in triple negative breast cancer. *J. Exp. Clin. Cancer Res.* 38 (1): 1-9.

[29] (a) Ocaña A and Pandiella A. (2020). Proteolysis targeting chimeras (PROTACs) in cancer therapy. *J. Exp. Clin. Cancer Res.* 39 (1): 1-9. (b) Zhou X, Dong R, Zhang J.Y, et al. (2020). PROTAC: a promising technology for cancer treatment. *Eur. J. Med. Chem.* 203: 112539. (c) Wan Y, Yan C, Gao H and Liu T. (2020). Small-molecule PROTACs: novel agents for cancer therapy. *Future Med. Chem.* 12 (10): 915-938. (d) Li X and Song Y. (2020). Proteolysis-targeting chimera (PROTAC) for targeted protein degradation and cancer therapy. *J. Hematol. Oncol.* 13 (1): 1-14.

[30] Cimas F J, Niza E, Juan A, et al. (2020). Controlled delivery of BET-PROTACS: in vitro evaluation of MZ1-loaded polymeric antibody conjugated nanoparticles in breast cancer. *Pharmaceutics* 12 (10): 1-11.

[31] Bai L, Zhou H, Xu R, et al. (2019). A potent and selective small-molecule degrader of STAT3 achieves complete tumor regression in vivo. *Cancer Cell* 36 (5): 498-511.

[32] Sun X, Gao H, Yang Y, et al. (2019). PROTACs: great opportunities for academia and industry. Signal Transduction Targeted Ther. 4 (1): 64.

[33] Lai A C, Toure M, Hellerschmied D, et al. (2016). Modular PROTAC design for the degradation of oncogenic BCR-ABL. *Angew. Chem. Int. Ed.* 55 (2): 807-810.

[34] (a) Sun Y, Ding N, Song Y, et al. (2019). Degradation of Bruton's tyrosine kinase mutants by PROTACs for potential treatment of ibrutinib-resistant non-Hodgkin lymphomas. *Leukemia* 33 (8): 2105-2110. https://doi.org/10.1038/ s41375-019-0440-x. (b) Buhimschi A D, Armstrong H A, Toure M, et al. (2018). Targeting the C481S ibrutinib-resistance mutation in Bruton's tyrosine kinase using PROTAC-mediated degradation. *Biochemistry* 57 (26): 3564-3575.

[35] Zhao B and Burgess K. (2019). PROTACs suppression of CDK4/6 crucial kinases for cell cycle regulation in cancer. *Chem. Commun.* 55 (18): 2704-2707.

[36] Salami J, Alabi S, Willard R R, et al. (2018) androgen receptor degradation by the proteolysis-targeting chimera ARCC-4 outperforms enzalutamide in cellular models of prostate cancer drug resistance. *Commun. Biol.* 1 (1): 1-9.

[37] Hu J, Hu B, Wang M, et al. (2019). Discovery of ERD-308 as a highly potent proteolysis targeting chimera (PROTAC) degrader of estrogen receptor (ER). *J. Med. Chem.* 62 (3): 1420-1442.

[38] Kaur T, Menon A and Garner A L. (2019). Synthesis of 7-benzylguanosine cap-analogue conjugates for eIF4E targeted degradation. *Eur. J. Med. Chem.* 166: 339-350.

[39] Lee H, Puppala D, Choi E Y, et al. (2007). Targeted degradation of the aryl hydrocarbon receptor by the PROTAC approach: a useful chemical genetic tool. *ChemBioChem* 8 (17): 2058-2062.

[40] Ohoka N, Tsuji G, Shoda T, et al. (2019). Development of small molecule chimeras that recruit AhR E3 ligase to target proteins. *ACS Chem. Biol.* 14 (12): 2822-2832.

[41] Chu T T, Gao N, Li Q Q, et al. (2016). Specific knockdown of endogenous tau protein by peptide-directed ubiquitin-proteasome degradation. *Cell Chem. Biol.* 23 (4): 453-461. https://doi.org/10.1016/j.chembiol.2016.02.016.

[42] Lu M, Liu T, Jiao Q, et al. (2018). Discovery of a Keap1-dependent peptide PROTAC to knockdown Tau by ubiquitination-proteasome degradation pathway. *Eur. J. Med. Chem.* 146: 251-259. https://doi.org/10.1016/j.ejmech.2018.01.063.

[43] Kargbo R B. (2019). Treatment of Alzheimer's by PROTAC-tau protein degrada tion. *ACS Med. Chem. Lett.* 10 (5): 699-700.

[44] (a) Yamashita H, Tomoshige S, Nomura S, et al. (2020). Application of protein knockdown strategy targeting β-sheet structure to multiple disease-associated polyglutamine proteins. Bioorg. *Med. Chem.* 28 (1): 115175. (b) Tomoshige S, Nomura S, Ohgane K, et al. (2017). Discovery of small molecules that induce the degradation of huntingtin. *Angew. Chem. Int. Ed.* 56 (38): 11530-11533.

[45] Kargbo R B. (2020). PROTAC compounds targeting α-synuclein protein for treating neurogenerative disorders: Alzheimer's and Parkinson's diseases. *ACS Med. Chem. Lett.* 11 (6): 1086-1087.

[46] Gao N, Huang Y P, Chu T T, et al. (2019). TDP-43 specific reduction induced by di-hydrophobic tags conjugated peptides. *Bioorg. Chem.* 84 (2018): 254-259.

[47] Chen Y, Ning Y, Bai G, et al. (2021). Design synthesis and biological evalua tion of IRAK4-targeting PROTACs. *ACS Med. Chem. Lett.* 12 (1): 82-87.

[48] Zhang J, Fu L, Shen B, et al. (2020). Assessing IRAK4 functions in ABC DLBCL by IRAK4 kinase inhibition and protein degradation. *Cell Chem. Biol.* 27 (12): 1500-1509.

[49] Bassi Z.I, Fillmore M.C, Miah A.H, et al. (2018). Modulating PCAF/GCN5 immune cell function through a PROTAC approach. *ACS Chem. Biol.* 13 (10): 2862-2867.

[50] de Wispelaere M, Du G, Donovan K.A, et al. (2019). Small molecule degraders of the hepatitis C virus protease reduce susceptibility to resistance mutations. *Nat. Commun.* 10 (1): 3468.

[51] Thiel P, Kaiser M and Ottmann C. (2012). Small-molecule stabilization of protein-protein interactions: an underestimated concept in drug discovery? *Angew. Chem. Int. Ed.* 51 (9): 2012-2018.

[52] Chen J, Qiu M, Ma F, et al. (2021). Enhanced protein degradation by intracel lular delivery of pre-fused PROTACs using lipid-like nanoparticles. *J. Controlled Release* 330: 1244-1249.

[53] Zhang L, Riley-Gillis B, Vijay P and Shen Y. (2019). Acquired resistance to BET-PROTACs (proteolysis-targeting chimeras) caused by genomic alterations in core components of E3 ligase complexes. *Mol. Cancer Ther.* 18 (7): 1302-1311.

[54] Li Z, Lin Y, Song H, et al. (2020). First small-molecule PROTACs for G protein-coupled receptors: inducing α1A-adrenergic receptor degradation. *Acta Pharm. Sin. B* 10 (9): 1669-1679.

[55] Ghidini A, Cléry A, Halloy F, et al. (2021). RNA-PROTACs: Degraders of RNA-binding proteins. *Angew. Chem. Int. Ed.* 60 (6): 3163-3169.

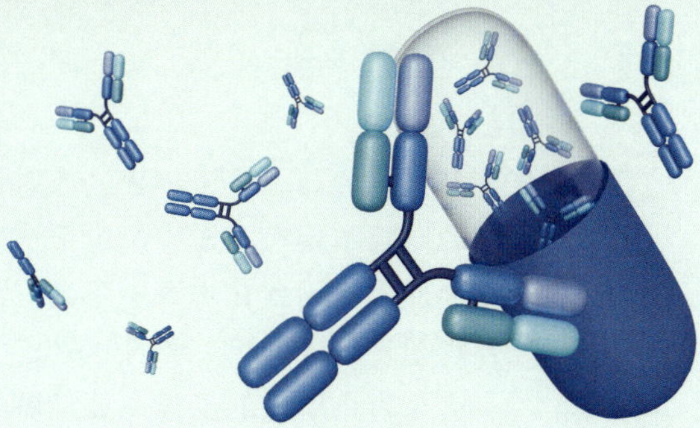

第 11 章

金属配合物赋能靶向递送

Trevor W. Hambley

The University of Sydney, School of Chemistry, NSW 2006, Australia

11.1 引言

靶向给药可以提高疗效，减少不良反应，并实现个性化的治疗，尤其是肿瘤药物的靶向递送。金属配合物有可能为药物靶向递送作出巨大贡献，包括络合和笼化其他活性药物，以及选择性递送活性金属化合物，从而减少脱靶效应并提高活性[1,2]。至少有20种不同的金属可能以这种方式用于靶向递送，并且其中有多种金属具有多个氧化态，每个氧化态具有不同的反应活性。通过改变与金属结合的其他基团，可以进一步调节反应活性，从而产生更多的性质范围。配合物还可以对其化学环境作出响应，使目标组织能够选择性激活。尽管金属配合物具有灵活性和响应性，但在靶向药物递送中使用金属配合物的例子却很少。因此，本章将阐述选择金属的原则以及设计配合物以实现药物靶向递送的金属作用（第11.2 ～ 11.4节），然后描述在采用靶向策略的背景下开发和测试此类化合物的工作（第11.5 ～ 11.8节）。

三类配合物：一类是其中一个配体是活性剂，金属的作用是将其递送到目标位置；一类是金属配合物本身具有活性；还有一类是金属同时具有这两种作用。在第一种情况下，将重点讨论钴配合物，在后两种情况中，将讨论铂配合物，因为这些配合物一直是研究最多的。同时，所开发和测试的原则也可应用于许多其他金属。几十年来，放射性金属已广泛用于诊断和治疗，而且越来越多的靶向版本正在开发中。由于这些金属配合物的应用是基于其放射性而不是其化学性质，因此在本章中不会广泛讨论，但在需要时，会引用它们作为金属配合物靶向递送可能实现的范例。

迄今为止所做的工作主要从肿瘤治疗未满足需求的角度进行讨论，尽管靶向治疗原则可适用于其他疾病。由于检查点抑制剂为以前难以治疗的肿瘤（如黑色素瘤和非小细胞肺癌）提供了新的治疗选择，因此肿瘤治疗正处于转折点[3]。据估计，多达25%的肿瘤患者可能从这类抑制剂中受益[4]，但在许多情况下，当其与细胞毒性剂（如卡铂）结合使用时最有效[5]。同时，尽管分子靶向药物如Gleevec和Herceptin取得了显著的成功，并在精准医学中有重要意义，但它们的发展已经放缓。由于这两个原因，人们对细胞毒性剂（如铂）的兴趣有所回升。事实上，在过去的四十年中，铂的使用一直在继续，在澳大利亚接受化疗的实体瘤患者中，近50%的患者在其治疗方案中使用了铂[6,7]。在许多其他国家，使用水平相似或更高[8]。然而，严重的不良反应继续困扰着它们的使用，大多数患者不得不减少剂量[7,9]。因此，人们正在积极寻求通过靶向递送来减少毒性并提高效率，并取得了一些有前景的发展，如下所述。同样，许多其他细胞毒性剂以及大多数分子靶向剂也会受益于靶向递送。该领域进展的障碍之一是这些靶向药物的合成挑战，在这方面，金属配合物可以发挥作用，因为它们可以递送许多未修饰形式的药物，增加其功效并最小化脱靶效应。

目前肿瘤化疗和放疗失败的主要原因之一是逃脱破坏的细胞，因为它们:①处于静止状态，因此不易受到依赖快速细胞周期的药物影响；②处于缺氧环境中，因此不易受到依赖氧气的辐射或化疗的影响；③距离血管太远，无法接收到致死剂量的化疗药物。在许多情况下，这三个因素都适用于同一组细胞。针对这些细胞群体的需求尚未得到满足，而金属配合物可以作出重大贡献。事实上，顺铂可能正是因为其相对较差的细胞吸收能力，导致其在肿瘤中更好地扩散[10]，以及无论是否存在缺氧，其有效性相对较好[11]。这个例子表明，如何利用对金属配合物性质的理解来开发能够帮助解决靶向需求尚未得到满足的药物，这是本章的重点。

11.2 第一类：分子伴侣

所有药物都会受到生物转化的影响，在大多数情况下会导致药物活性丧失或从细胞中以及身体中清除。此外，一些药物被设计为与蛋白质中的金属中心结合，而大多数药物具有可以与金属结合的杂原子。因此，金属在体内的截留是生物转化的一种形式，可能导致药物失活或清除。

例如，旨在靶向含锌酶的药物通常包含一个羟基胺基团用于与锌结合。然而，羟肟酸盐类化合物亦可强效螯合铁（Ⅲ）[12,13]，这将降低药物的生物利用度。通过在给药前将药物与金属配位形成稳定实体，保护药物的金属结合部分免受外界金属离子干扰，是减少此类不良反应的策略之一。该策略还能降低其他导致药物失活的副反应的速率，例如羟肟酸盐转化为羧酸盐伴随NO流失的过程[14]。此外，通过金属配位形成“分子笼”可以极大地降低药物毒性，从而减少不良反应，这在氮芥类化合物[15-17]和基质金属蛋白酶（MMP）抑制剂[18]中已有报道。这种方法被称为“分子伴侣法”，它依赖于药物所需时空条件下的精准释放，而这个释放过程本身可以成为靶向特定细胞或微环境的作用机制。分子伴侣还可以修饰具有靶向增强功能的基团（提高在特定细胞或环境中的富集）以及调节药效基团（图11.1）。以这种方式构建的分子伴侣可广泛应用于递送多种药物，从而大大降低针对不同药物开发靶向制剂所需的成本和时间周期。本节将系统阐述分子伴侣的筛选原则，旨在实现三大功能：①保护待递送药物的活性结构；②将其精准递送到目标细胞或环境中；③在特定时空条件下实现可控释放。

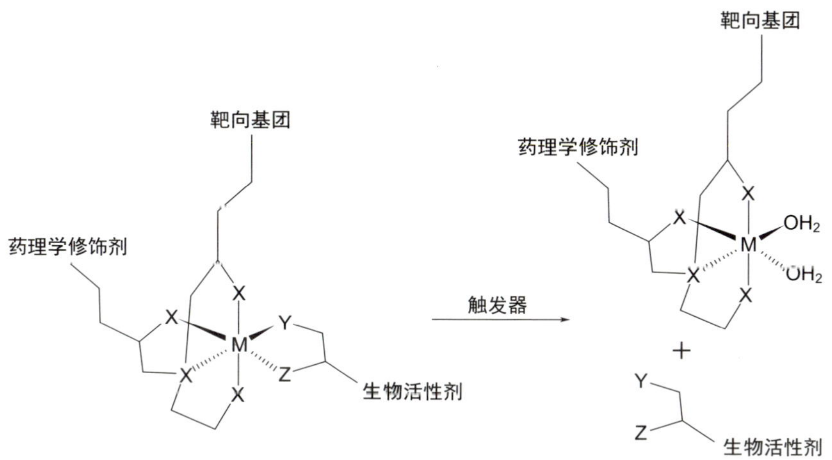

图11.1　分子伴侣配合物携带药物分子在靶点富集并释放药物的示意图

11.2.1　具有药物保护功能的分子伴侣

金属作为药物的有效分子伴侣，它必须形成足够稳定的配合物，以承受其在通往靶点的过程中所遇到的环境（通常是血液或腹腔）。这些环境中充满了各种能与金属配位的化合物，有可能将药物从分子伴侣中置换出来；还可能含有还原剂或还原环境，导致整个分子伴侣配合物失稳并使药物流失。这在红细胞环境中尤为明显，所以这些细胞对药物摄取最小化对于分子伴侣的成功至关重要[19,20]。生成稳定的金属配合物并避免可能导致失稳的环境因素已经是一个多世纪的研究课题。然而，关于金属配合物在人体环境中的稳定性研究较少。在过去的50年中，关于铂类抗癌药物和其他一些金属（如钌）的研究工作已经取得了较大进展，但在大多数情况下，这些研究都集中在金属或其配合物的固有活性上，而不是它们作为分子伴侣的用途。

金属配合物的稳定性受金属氧化态以及与金属结合的配体的性质的影响。这些配体在金属中心形成的电子环境以及药物与金属相互作用的杂原子的性质将决定药物与金属的结合程度。金属与待递送药物之间的键的稳定性受与金属结合的其他基团的影响，这使得我们可以相对容易地精细调整这种稳定性。这些其他基团被称为“旁观者配体”或“共配体”，通常可以连接到目标部分，如葡萄糖或叶酸，而不影响与分子伴侣结合的药物的稳定性（图11.1中的靶向基团）。通过添加一种或多种修饰剂，还可以调整配合物的化学和物理性质（图11.1）。

最稳定的配合物之一是钴(Ⅲ)、钌(Ⅱ)和铂(Ⅳ)的配合物因其优越的稳定性成为研究的热点。它们同时兼具氧化还原活性优势：其可变氧化态具有显著差异的稳定性，该特性为氧化还原控制药物的释放提供了可能。例如，与氮供体结合的钴(Ⅲ)配合物特别稳定，而与氧供体结合的配合物则不太稳定。在细胞内还原为钴(Ⅱ)时，通过氧供体连接的药物会迅速释放，而与氮供体连接的药物释放速度较慢。实际上，研究已经表明，通过改变配体的氮供体的性质，可以开发出从完全抵抗细胞内还原的钴(Ⅲ)配合物到通过氧化还原调控迅速释放化合物（例如姜黄素）的钴(Ⅲ)配合物[21]。

姜黄素具有稳定性和修饰潜力，已有许多关于姜黄素的抗氧化作用和抗癌的报道，并且其作为补充剂的应用广泛。它在体内极不稳定，分解迅速，导致其生物利用度非常低[22]。然而，其钴配合物的形成稳定了姜黄素，使其能够发挥其生物潜力[23]。

多种其他金属离子已被研究作为药物或生物活性剂的分子伴侣，尽管在某些情况下没有适当考虑稳定性问题。铜可能是研究最广泛的例子，包括铜(Ⅱ)和铜(Ⅰ)，这两种氧化态可以产生足够稳定的配合物，以改变生物活性剂的药理学性质。通常，铜(Ⅱ)倾向于与氮和氧等供体结合，而铜(Ⅰ)则倾向于与硫和磷结合。在这两种情况下，通过空间位阻保护金属免受环境影响可以提高稳定性，并可能产生足够稳定的配合物以实现靶向递送。例如，高度细胞毒性的1,2-双(二苯基膦基)乙烷的金、银和铜配合物$[M(dppe)_2]^+$产生几乎呈球形的分子，而只有苯基团暴露在表面，生成高度有效的线粒体毒物亲脂阳离子。这些配合物充当了高毒性的1,2-双(二苯基膦基)乙烷分子和类似双齿膦的递送工具，这一点得到了三种金属配合物生物性质相似性的证实，表明它们在诱导细胞死亡方面发挥的作用很小[24-26]。

11.2.2 靶向细胞或环境的药物递送

如果药物与金属的结合足够稳定，能够确保其在到达靶点途中维持结构完整性。接下来就是将其递送至所需的位置。药物在所需位置的富集——靶向递送，可以基于靶细胞表面特异性表达的蛋白质，或利用细胞外微环境的特征（包括该环境中的活性酶）。本小节简要阐述这些机制，详细讨论参见第11.5 ～ 11.7节。

利用细胞外微环境的化学或物理特性激活前药，通常不会成为细胞摄取的限制性步骤。这是因为前药与微环境的反应不会显著改变微环境本身，且这些反应过程迅速。即使在激活前体药物过程中利用的细胞外蛋白酶活性保持不变，其裂解速率仍可能会限制可供细胞摄取的药物总量，而这可能会受到所递送的生物活性剂连接方式的影响。此外，在细胞外空间激活，使邻近的健康细胞能够扩散和摄取药物，这被称为“旁观者效应”。相反，细胞内激活除非随后有大量活性剂从细胞中排出，否则不会产生旁观者效应。然而，正如下面所讨论的，通过营养转运蛋白的细胞摄取取决于细胞表面表达和激活的转运蛋白数量、摄取速率、摄取机制和相关的细胞内分布。

细胞外环境的物理特征：例如，大多数肿瘤的细胞外环境以多种微环境为特点，包括缺氧和异常酸性的区域。这些特征可用于触发药物从金属中释放，或改变金属/药物偶联物性质，使其更容易被细胞摄取。我们的研究小组已经报道了利用缺氧促进钴（Ⅲ）的还原和药物释放，以及利用较低的pH值来促进质子化、使电荷从负变为中性，并通过被动扩散促进细胞更快速摄取的实例[27-30]。其他人对使用酸敏感连接剂进行了研究，这些连接剂可以在有或无金属中心的情况下起作用[31]。

利用营养吸收途径：肿瘤细胞对营养的需求非常高，在许多情况下，这会导致特定营养素的转运蛋白表达上调，如葡萄糖、叶酸或谷氨酰胺的转运蛋白。这些转运机制可以通过将营养素与分子伴侣的共配体结合的方式，用于分子伴侣及其负载物的靶向递送。

利用细胞外环境中的酶：肿瘤和炎症区域（如关节炎关节）的细胞外环境，有远高于正常水平的酶，如基质金属蛋白酶（MMPs）。这些酶可以用于裂解肽基团，以去除阻止细胞摄取的基团（见第11.7节）。

11.2.3 药物从金属配合物中的释放

将药物递送到目标细胞后，必须确保金属在需要时迅速释放药物。这种释放可能发生在细胞外，但很少有机制能够实现所需的选择性，并且有很高风险存在大量的、不希望的旁观者效应。因此，细胞外释放的例子很少，大多发生在细胞内，是通过还原配合物或与细胞内环境中发现的众多强亲核试剂反应而发生的。

11.3 第二类：活性金属配合物

金属和金属配合物用作药物已有数千年历史，从金开始，逐步转向高毒性的金属和半金属，如汞和砷[32]。最近，像铋这样的低毒性元素也发挥了作用[33]，许多金属盐和配合物被用于治疗微量元素缺乏症。然而，毫无疑问，在医学领域产生最大影响的金属配合物是顺铂，即顺式二氨二氯铂（Ⅱ），这是在20世纪60年代由巴内特·罗森伯格（Barnett Rosenberg）及其同事首次开发的。顺铂及相关配合物卡铂和奥沙利铂（图11.2）是应用最广泛的抗癌药物之一，接受化疗的实体瘤患者，约40%～50%的患者使用这三种化合物之一[7,9]。此外，还有用于治疗急性早幼粒细胞白血病的三氧化二砷（Trisenox）和治疗类风湿性关节炎的金诺芬等药物[34]。许多这些药物具有高度的毒性，其使用与剂量限制性的不良反应有关。因此，在过去的20年里，开发这些药物的靶向版本备受关注。迄今为止，大部分工作都集中在铂类药物和铂（Ⅳ）氧化态上，因为它为靶向基团的连接和肿瘤环境中激活的精细控制提供了独特的机会[1,35]。

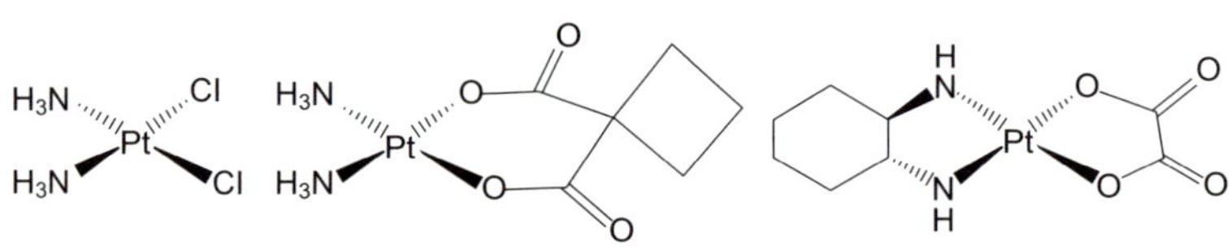

图11.2 全球批准用于治疗多种癌症的三种铂类药物

目前已有的三种铂类抗癌药物（图11.2）都处于+2氧化态［铂（Ⅱ）］，其反应活性适中。这些药物在与水反应的时间尺度上从几分钟到几小时不等，虽然这是其作用机制的关键部分，因为它能与目标物，如DNA发生反应，但同时也会引发不希望的副反应，这可能导致药物在到达目标物的过程中失活，以及这些反应造成的损伤引发不良反应。铂（Ⅳ）（+4价氧化态）配合物更加稳定，并具有另外两个结合位点。它们必须被还原为铂（Ⅱ）才能有效，但这也具有释放靶向基团的额外优势，从而不会干扰铂（Ⅱ）产物的作用（图11.3）。理想的铂类药物在血液中和在通往肿瘤的过程中应该保持稳定，而一旦进入癌细胞内部，则应迅速被还原并激活，近年来为实现这些目标已取得了很大进展[20,36-38]。可以将靶向基团添加到铂（Ⅱ）或铂（Ⅳ）配合物中，且每种类型都有实例。最近对这些药物进行了综述[1]，因此我们将重点关注铂（Ⅳ）配合物，因为它们是目前研究的主要焦点。

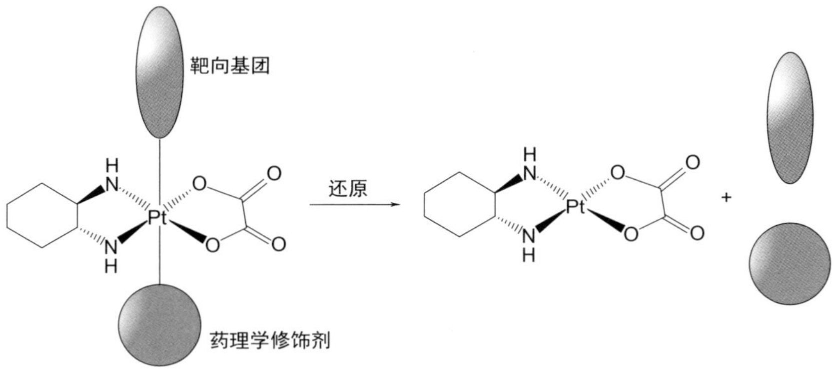

图11.3 奥沙利铂的铂（Ⅳ）类似物，在轴向位置具有靶向和修饰基团，显示了还原如何导致这些基团的损失和未修饰药物的释放

图11.4中概述了靶向铂（Ⅳ）配合物的最佳作用模式。由于铂类药物通常采用静脉注射的方式给药，因此该配合物应具有良好的水溶性以及在血液、器官和肿瘤细胞外环境中的高稳定性。一般来说，稳定性是指配合物对还原的抵抗能力，在这些环境中，这对应于硫醇、抗坏血酸或其他简单还原剂的还原作用。25年前，已发现铂（Ⅳ）配合物的还原电位与其在简单还原剂存在下的稳定性之间存在相关性，多年来这种结构-活性关系一直是药物设计策略的基础[39]。然而，对简单还原剂的抗还原性也对应于细胞内环境中缓慢的还原和激活，从而限制了在二维细胞培养中所观察到的活性水平。幸运的是，已经发现了一组“破坏规则”的配合物，它们不遵循还原电位与简单还原剂反应活性之间的关系[36]。具体来说，具有四个羧酸盐供体和两个胺供体的配合物的还原电位处于所观察到的范围内，但令人惊讶的是，它们对抗坏血酸的还原作用有最强的抵抗能力。这种意外行为的解释来源于还原过程中分子间接触的作用，而对于羧酸盐基团，其效果不如其他类型的供体基团。同样幸运的是，细胞内的还原作用并非如此，它似乎遵循与还原电位的关系，使得这些配合物相对迅速地还原和激活。铂（Ⅳ）配合物在细胞内的还原主要归因于还原酶，而非简单的还原剂，例如抗坏血酸和半胱氨酸[40,41]。这可能是导致细胞外和细胞内还原速率存在差异的

原因。举例来说，这些配合物在血浆中相对稳定，但在全血中却迅速被还原，这可能是由于细胞摄取和细胞内还原的结果[20]。随后，研究还发现一些其他供体基团，如氨基甲酸酯，也能生成具有良好或更好性质的铂（Ⅳ）配合物[37,42]，这极大地扩大了这类配合物的合成选择范围。

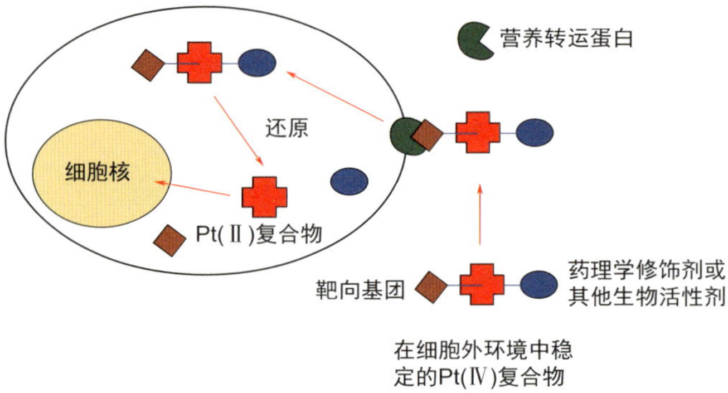

图 11.4　通过营养转运体摄取的铂（Ⅳ）前药的作用模式示意图

具有抗肿瘤潜力的铂（Ⅳ）配合物通常包含两个氮供体、两个与这些供体呈反式构型的阴离子供体（离去基团）以及两个轴位上的阴离子基团（图 11.3）。靶向基团可以通过这些基团中的任何一个进行连接，但大多数研究都集中在轴位基团上，因为这些基团在还原过程中会脱离，因此靶向基团不会对释放的铂（Ⅱ）配合物的活性造成干扰。事实上，在大多数情况下，释放的配合物是三种已确立的铂类抗肿瘤药物之一（图 11.2），这被认为是优势，因为这些药物的活性和毒性是已知的。目前，连接靶向基团的化学方法已经相对成熟，通常涉及铂（Ⅱ）配合物与过氧化氢的氧化反应，这会导致氢氧根离子占据一个或两个轴位，具体取决于所使用的溶剂[43,44]。然后，可以将氢氧根离子与酸酐反应，或使用标准偶联化学与羧酸盐进行偶联。例如，与琥珀酸酐反应会生成一个游离的羧酸盐基团，然后可以使用标准的肽偶联方法将其与胺偶联。已经研究了具有谷氨酰胺[45]、葡萄糖[46,47]或叶酸[48]在轴位上的铂（Ⅳ）配合物，并获得了令人鼓舞的结果。在轴位上具有叶酸或各种糖的铂（Ⅱ）配合物也已被研究，并获得了类似令人鼓舞的结果[49-54]。

11.4　第三类：双重活性金属配合物

除了还原后释放的铂（Ⅱ）部分外，铂（Ⅳ）配合物还可用于递送生物活性剂，这种配合物被称为双重活性试剂。这些试剂具有上述第一类和第二类试剂的特征，即生物活性剂由铂进行引导。若通过轴向位点连接靶向基团，则另一轴向位点可用于结合生物活性剂（例如，在图11.3中取代药效修饰基团的位置），若靶向基团连接于氨基或赤道面的离去基团上，则两个轴位点均可用于结合生物活性剂。以这种方式连接生物活性剂可保护其在到达肿瘤途中的活性，通过任何正在使用的靶向机制进行递送，并且可以极大增加其细胞摄取率。例如，阿司匹林（水杨酸）带有负电荷，这会减慢其细胞摄取，但将其连接到铂（Ⅳ）上，可以增强细胞摄取能力[55]。将活性剂连接到铂（Ⅱ）上的想法，无论是作为胺配体的一部分还是离去基团，都已经被广泛研究，但目前尚未进入临床阶段。这种方法需要考虑的一个方面是，铂部分和其他生物活性剂的浓度必须相同，而且不太可能使两者的最佳剂量都得以递送。然而，可以通过与标准铂试剂或其他生物活性剂同时使用这种试剂来进行补充，然后利用改善摄取的益处。

到目前为止，尽管已经有许多关于双重活性铂（Ⅳ）试剂的研究[55-61]，还没有利用主动靶向机制的研究，但这种方法具有显著的潜力。在上述铂（Ⅱ）配合物的背景下，这种方法存在缺点，因为合成可能具有挑战性，且铂/共轭物可能具有次优的药理学特性。对于铂（Ⅳ）配合物来说，这些问题不那么严重，因为生物活性的连接可以通过不损害活性的位点进行，并且仍然有可能使用铂上的一个或多个其他位点来调节药理学。

理论上，其他具有固有活性的金属配合物可以以相同的方式发挥作用，这特别适用于第五周期和第六周期过渡金属，如钌、锇、银和金。金是一个有趣且被广泛研究的例子，因为它作为硫氧还蛋白抑制剂起作用[62]。在许多情况下，配体预期具有单独的生物活性，而金将修改这些配体的药理学特性，保护它们防止其失活并可能增加其细胞内富集。例如，金诺芬（图11.5）具有三乙基膦配体，这很可能是其针对肿瘤细胞活性的一部分原因。然而，目前对于此类复合物的性质优化研究尚不充分，尚未实现既能释放其携带的生物活性物质又保持自身活性的双重目标，且其他金属是否能在不影响活性的前提下同时满

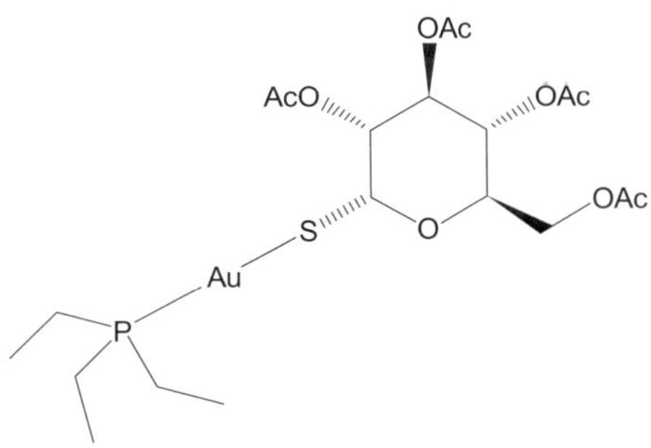

图11.5　金诺芬的化学结构

足这两个条件仍不明确。

11.5 靶向策略：化学和物理环境

肿瘤展现出与正常组织不同的细胞外和细胞内环境。这两组差异主要是由于异常的代谢或快速生长、血管化程度低以及淋巴系统发育不全或缺失导致的[63]。细胞外环境的特点是pH值（5.5 ～ 7.2）低于正常值、缺氧（低氧）以及其他营养物质的含量较低[16,64,65]。在细胞内，pH值（7.4 ～ 7.6）通常高于正常值，而氧含量较低。这些细胞外肿瘤环境的异常可以被利用来激活前体药物，从而靶向这些环境内部或附近的细胞[66]。

11.5.1 低氧

低氧激活前体药物的开发已有三十多年的历史，但迄今为止在临床应用方面仍受到限制[67-69]。其原理是前体药物必须被还原才能激活，但在正常氧水平下，任何还原反应之后都会迅速发生再氧化。其中最有前景的药物之一是替拉扎明，目前已经进行了Ⅲ期临床试验，但尚未获得临床使用的批准[70,71]。过渡金属配合物作为低氧激活剂具有很大的潜力，因为其中许多具有多个氧化态，较高的氧化态通常更为惰性。因此，惰性前体药物的还原可导致活化剂的产生或笼锁药物的释放。铂（Ⅳ）配合物必须还原为铂（Ⅱ）才能具有活性，这不是一个可逆过程，因此不直接依赖于氧浓度，但由于在缺氧环境中细胞积累了更强的还原能力，因此预期其在缺氧环境中会更快地发生还原反应[72]。然而，作为活性药物伴侣的钴配合物最受关注[73]。

钴（Ⅲ）形成了一些更稳定的配合物，特别是在毒性较小的第一行过渡金属中，但当还原为钴（Ⅱ）时，其稳定性会大大降低，与钴结合的药物会更容易释放[73]。最早提出使用钴将药物递送到缺氧区域的是Ware等人，他们研究了高毒性的氮芥类化合物的分子伴侣[17,74,75]。这些氮芥类药物与钴（Ⅲ）的配位可有效构建“分子笼”，显著降低其毒性；而当钴被还原为钴（Ⅱ）时，药物活性即可恢复。为了获得最佳的选择性，建议钴（Ⅲ）配合物的还原电位在200 ～ 400 mV（相对于NHE）范围内，因为所有细胞都具备该电位范围内起作用的细胞内还原酶系统。然而，我们随后发现，电位远低于此范围的配合物更难还原，其效果至少与钴（Ⅲ）配合物相当[18,28]。

钴配合物的稳定性和还原性可通过改变与金属结合的其他配体（共配体）来调节，已有许多研究旨在确定选择性递送到缺氧区域的最佳性质[73]。抗坏血酸和半胱氨酸已被广泛用于描述载体配合物在血液中可能遇到的简单还原剂。

如果在有无氧的条件下进行挑战实验，显示出药物模型释放速率存在差异，则可以预期缺氧的选择性。

我们广泛使用了基于羧酸盐和羟肟酸盐类药物的荧光类似物来监测药物在简单还原剂和细胞系统中的释放情况。例如，蒽醌-2-羧酸（AQ2CH）、香豆素-343（C343H）及其羟肟酸类似物（C343-haH）与钴（Ⅲ）结合得非常牢固，从而失去了它们的荧光[27,28,30]。从钴中释放荧光团，很可能是通过还原为钴（Ⅱ）来实现的，从而导致荧光的恢复（图11.6），使得可以在溶液中和通过二维及三维细胞模型中的荧光映射来追踪这种释放。这些模型系统使我们能够研究配体和氧气的存在对羟肟酸基团释放速率的影响，特别是证实了蒽醌系统作为缺氧激活伴侣的潜力[30]。在C343-ha的钴配合物中修改配体增加了这些配合物还原速率的氧依赖性，证明了这些系统中可能存在的精细调节[27,76]。这些系统还使我们能够观察到释放的空间位置。在二维细胞模型中，观察到广泛的细胞内荧光[27,28]，特别令人鼓舞的是在肿瘤细胞球体的缺氧区域观察到了选择性释放[30]。金属的一个优点是，特别是那些在细胞中含量非常低或为零的金属，可以通过使用诸如同步辐射诱导的X射线发射[77]和激光烧蚀电感耦合等离子体质谱（ICP-MS）[78]等技术来绘制伴侣金属的分布图。这与荧光图相结合，其中使用了药物的荧光类似物，能够识别任何分布上的相似性或差异，从而了解激活过程和随后产物的扩散过程。

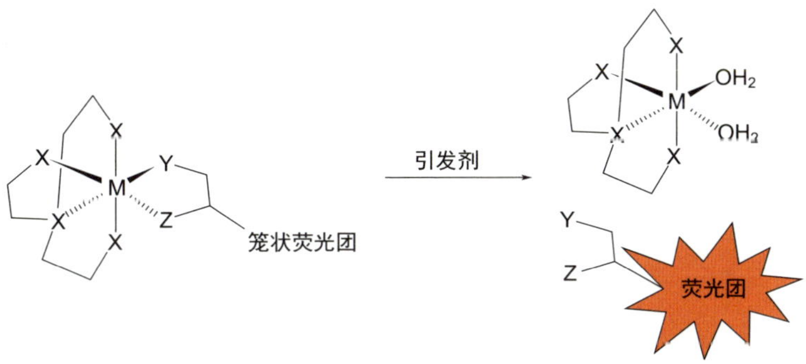

图11.6 荧光团从金属配合物中释放的示意图

已有少数研究其他金属作为缺氧激活伴侣的情况［包括铬（Ⅲ）[74]和铁（Ⅲ）[12]］，但相比之下，钴（Ⅲ）配合物的有效性证据要少得多。其他金属［如铂（Ⅳ）］，也可用作还原激活伴侣[56,79,80]，但尚未研究其在伴侣作用中的缺氧选择性。

11.5.2 基于pH的靶向

肿瘤环境中的细胞外pH值较低，会促进弱碱的质子化，这将导致中性化合物数量增加，如果前药最初带负电荷，则摄取量会更好[64,81]。相反，中性化合物质子化生成阳离子导致摄取量较差的情况，对于弱碱性的阿霉素（doxorubicin）而言是众所周知的，其pK_a为7.6，在pH为7.4时的活性比pH为6.8时高两倍[81]。由于带负电荷的化合物摄取量甚至更少，因此可以预期这种药物的质子化会产生更大的影响，实际上对于带负电荷且pK_a为5.8的苯丁酸氮芥（chlorambucil）也观察到了这种情况[64]。这种方法成功的关键在于，可质子化的基团应具有接近6～7的pK_a值，以便pH的小变化会导致带电形式和未带电形式之间产生很大差异。幸运的是，当与钴（Ⅲ）结合时，基于羟肟酸盐的药物表现出约6.5的pK_a值，并且已经报道了这种配合物在细胞中的富集对pH具有出色敏感性（图11.7）[27]。

许多金属配合物会与水发生配体交换反应，无论是在细胞外还是细胞内，配位的水分子通常具有令人感兴趣的pK_a范围。例如，顺铂与水反应产生$[PtCl(NH_3)_2OH_2]^+$，由于带正电荷，会在细胞中富集。然而，在pH较高的肿瘤细胞中，这种配合物更多地以氢氧化物$[PtCl(NH_3)_2OH]$的形式存在，能够逃逸，降低了对肿瘤细胞的选择性。该配合物的pK_a为6.4，因此主要存在中性去质子化形式，预期影响较小[82]。这种效应可能被用于优先富集带负电荷的配合物，但这种方法尚未受到太多关注。

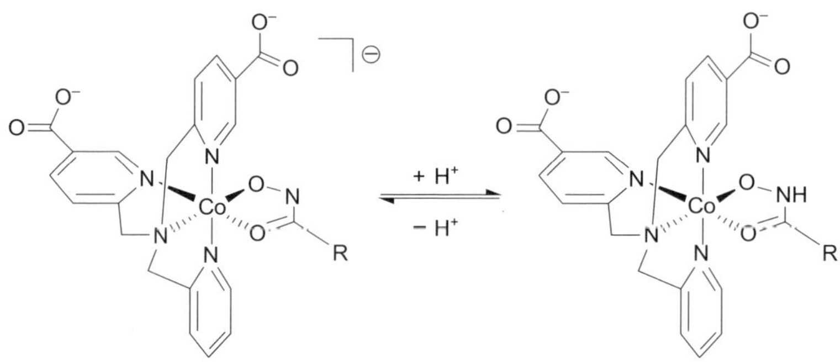

图11.7　在肿瘤细胞外酸性环境中，左侧配合物的质子化形成电中性配合物，从而促进细胞摄取[27]

11.5.3 EPR效应

高通透性滞留效应（EPR效应）已被广泛报道作为靶向肿瘤的基础[83]。其原理是肿瘤中的血管通透性较高，较大的颗粒能够通过血管壁逃逸进入肿瘤组织，而不会通过健康组织中的血管壁。直径高达400 μm的颗粒能够通过这种方式渗出，并已经有大量研究利用含有金属的纳米颗粒来尝试利用这一点[84]。

白蛋白结合效应被认为可在体内原位生成类EPR靶向效应[83]，这为药物与白蛋白的主动偶联（给药前或给药后）提供了理论依据。然而，最近对一种与白蛋白结合的铂（Ⅳ）前药的研究表明，它对白血病同样有效，而在这种情况下，预计EPR效应不会起作用[42]。此外，预计EPR效应只会带来适度的摄取优势[85]，在许多情况下，这无法弥补大颗粒在肿瘤中高间质压力下外渗后面临的额外挑战。

11.6　靶向策略：转运蛋白

由于肿瘤细胞生长迅速且分裂频繁，或者其代谢特性异常，因此对营养物质的需求很高，需要大量摄取特定的营养物质。因此，利用营养素的摄取途径，通常是一种将活性成分靶向递送到肿瘤细胞的机制[86]，而根据个别肿瘤的代谢特征利用特定途径则是精准肿瘤学的基础[1]。虽然肿瘤细胞生长和分裂迅速，但这只对那些能够获得维持这种活动所需水平的氧气和其他营养物质的肿瘤细胞亚群而言。那些距离血管超过约70 μm的细胞通常处于缺氧环境，无法以这种水平摄取这些营养素，因此进入静止状态。尽管如此，它们通常具有异常的代谢特性，因此仍然可以进行靶向。靶向这些休眠细胞的手段尤其重要，因为它们对依赖于快速细胞分裂或正常氧水平才能起效的治疗方案具有耐药性。

基于营养素的靶向潜力通过使用前列腺特异性膜抗原（PSMA）的底物将放射性核素递送到前列腺癌（PCa）细胞得到了充分证明。PSMA是一种羧肽酶，其首选底物是谷氨酸[87]。已经开发了一种基于尿素的底物[88]，被证明是一种非常有效的将放射性标记化合物递送到表达PSMA的细胞的试剂，这彻底改变了PCa的诊断和治疗[89,90]。已经使用PSMA靶向基团递送了锝、铼、镓、钇、铜和钌配合物进行放射成像和/或治疗，并且一些已经在临床上使用[91-96]。有待观察的是，PSMA靶向方法是否可用于递送足够量的非放射性药物，使其作为更广泛的靶向机制发挥作用，这一原则通过此示例得到了确立。

叶酸和葡萄糖是最受关注的可作为靶向载体的营养素，而其他营养素，如谷氨酰胺，由于许多前列腺癌和乳腺癌主要依赖它作为营养素，具有巨大的潜力，但只受到了有限的关注。为了有效，靶向载体必须具有以下特征：在癌细胞中的积累率远高于健康细胞（选择性）；摄取和积累的速率能够使足够多的化合物递送到导致细胞死亡的区域；以及能够将化合物递送到细胞中可以发挥作用的区域。

为了实现选择性，通过其他途径，特别是被动扩散的摄取必须较低，健康细胞摄取最小化。将靶向载体附着在要递送的药物部分上可能会干扰这种选择性，但此方面受到的关注较少。此外，被靶向细胞对营养素的摄取水平必须远高于健康细胞的摄取水平。在这方面，叶酸是一种出色的靶向载体，因为体内大多数细胞不表达叶酸受体，而许多癌细胞则高水平表达[97]。健康细胞通常通过不同途径摄取还原叶酸，如四氢叶酸，肾脏和肺细胞摄取叶酸并在肝脏中将其转化为四氢叶酸。因此，在开发叶酸受体靶向药物时，需要考虑对这些器官的毒性。

营养素转运体递送药物的摄取和积累速率取决于该化合物的效力。通常，这已根据化合物的细胞毒性进行描述，并有研究认为叶酸和其他途径递送的IC_{50}需要达到约10 nmol/L的水平才能有效[86,98]。然而，通常以常规方式确定的细胞毒性并不一定是靶向递送潜力的良好指标。例如，顺铂对大多数癌细胞系的细胞毒性适中，范围为1 ～ 10 μmol/L。然而，这很大程度上受到其相对较差的细胞摄取的影响，添加亲脂性基团可以提高细胞摄取，从而产生更高的细胞毒性，尽管活性剂保持不变[99]。因此，衡量靶向递送潜力的更佳指标应是化合物在细胞内达到细胞致死所需的浓度水平。幸运的是，对于金属配合物，尤其是那些天然不存在的金属配合物，通过使用如ICPMS等方法相对容易确定。与营养素摄取相关的途径可以对递送剂的最终位置产生重大影响，特别是如果它涉及内吞作用。通过叶酸受体进行的摄取确实涉及内吞作用，并且产生的内体具有不寻常的特征，例如低pH值，这可能会干扰递送剂的功能。此外，内体逃逸通常是药物递送的必要环节。有研究指出，这仍是叶酸摄取途径实现成功靶向递送的最大瓶颈[86]。

白蛋白通常不被认为是营养素，但一些肿瘤细胞会摄取它作为氨基酸的来源，因此可用于药物的靶向递送。由于其大小，它还可以利用EPR效应，并且与白蛋白的结合会大大增加所附基团的血浆半衰期。白蛋白靶向成功应用在Abraxane药物中，它是一种白蛋白结合型紫杉醇[100]，以及白蛋白递送的多柔比星形式，其他药物也正在开发中[101,102]。要递送的药物可以在体外与白蛋白结合，或者可以与在血液中与白蛋白结合的基团结合。具有轴位马来酰亚胺的铂（Ⅳ）配合物显示出巨大的潜力，并有望在不久的将来进入临床试验。在这种情况下，马来酰亚胺与白蛋白上的半胱氨酸硫醇反应，形成共价键。活性铂药物将在还原条件下从白蛋白释放，理想情况下于肿瘤细胞内释放，而白蛋白作为具有富集效应的营养物质可促进该过程。白蛋白还被研究用于递送三乙基膦金（Ⅰ）治疗类风湿性关节炎[103]。激素受体（如HER2）作为铂（Ⅳ）配合物的靶向递送机制已得到研究验证，疗效显著[104]，某些可被肿瘤细胞选择性摄取的肽类物质同样展现出靶向潜力。然而，尚未证实这些机制有递送足够细胞毒素的能力。已经研究了诸如碳纳米管和适配体等纳米颗粒，它们具有靶向载体，如叶酸或PSMA，以及与治疗性前药形式［如铂（Ⅳ）］结合[48,105,106]。这种方法有可能利用营养素转运途径和EPR效应的好处。

11.7 靶向策略：酶激活

肿瘤和炎症组织的细胞外环境的特点是高浓度的酶，尤其是蛋白酶。基质金属蛋白酶（MMPs）参与与快速肿瘤生长相关的广泛组织重塑，可由肿瘤细胞或围绕肿瘤的健康细胞产生[107]。在前列腺癌（PCa）中，蛋白酶激肽释放酶-3（kallikrein-3）更为人所知的是前列腺特异性抗原（PSA），其表达水平大大过表达，并被用作PCa进展的标志物[108]。MMPs和PSA可用于裂解将药物与减慢细胞摄取的基团连接的肽，从而去除阻断基团并使该区域的细胞能够摄取（图11.8）。这是一种可以利用的方法，用于将药物与金属结合，将配合物连接到由靶酶裂解的肽上，以实现药物的递送。

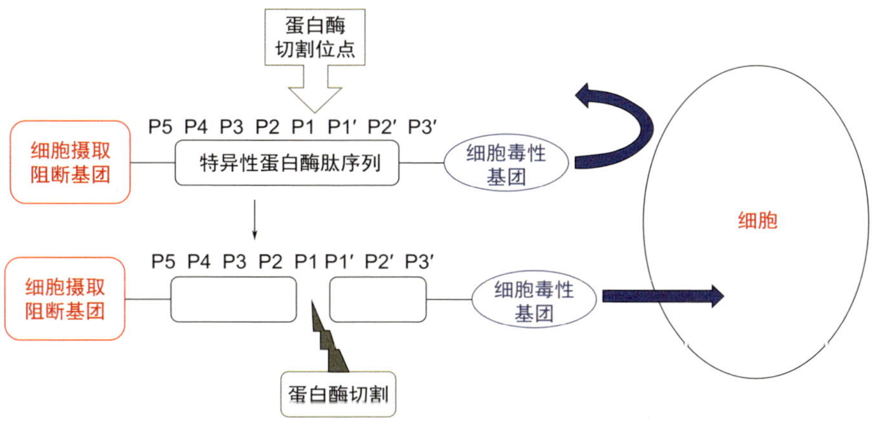

图11.8　蛋白酶裂解肽序列以释放生物活性物质的示意图

蛋白酶激活的原理是，与药物部分结合的完整肽不能轻易进入细胞，要么是肽本身足以减缓摄取，要么是在肽序列中加入了带电基团，特别是带负电的氨基酸，如谷氨酸和天冬氨酸。蛋白酶对肽的裂解会去除足够的氨基酸，包括任何添加的带电氨基酸，使肽的其余部分与细胞毒素一起进入细胞。此时，快速摄取很重要，以最小化从该部位的扩散和称为“旁观者效应”的附带损伤。此外，还需要出色的选择性以使体内其他部位蛋白酶的裂解最小化，但快速裂解是可取的，以使活性剂的高浓度得以释放，这两个方面可能存在冲突。与其他策略相比，蛋白酶激活具有显著优势，因为在某些情况下，蛋白酶是由附近的健康细胞产生的，作为身体对肿瘤存在的反应的一部分。因此，由肿瘤中的突变引起的快速出现抗性的可能性要小得多。

我们和其他人已经生成了证明该原理的实体，证明了这种方法控制细胞摄取的能力。然而，在此过程中，我们观察到，表达高水平靶标蛋白酶的细胞模型似乎产生的蛋白酶活性较低或量较少[109]。同样，已经有许多尝试开发用于临床应用的蛋白酶激活的靶向药物，并且已经显示出对MMPs和PSA激活的药物都有很大的希望[110-112]。然而，目前还没有这样的化合物进入临床，其中一个原因可能是许多临床前模型的不足。MMPs和PSA都存在于非活性形式，必须被激活。在实际的肿瘤中，超过90%的PSA酶以活性形式存在，但在二维细胞培养和异种移植中，大部分处于非活性状态[108]。因此，适度的临床前结果可能部分是由于存在的活性酶的量远少于临床情况，从而导致具有显著潜力的药物被放弃。

11.8 其他靶向策略

（1）激酶的分子靶向

在过去的25年里，激酶抑制剂是开发新型抗肿瘤药物的前沿，并对许多形式的肿瘤管理作出了重大贡献。设计金属配合物，使其具有作为激酶抑制剂所需的立体化学特征，并可以利用模块化构建技术和更广泛的几何形状范围来快速且经济地生成这些特征。Meggers已经证明了这种方法的潜力，生产的激酶抑制剂具有非常高的效力和选择性[113]。然而，他也指出，生成的异构体数量可能会使得生产单一纯化合物变得困难。

（2）线粒体靶向

一般来说，肿瘤细胞的线粒体膜电位比健康细胞高得多，因此它们对由线粒体摄取的毒素特别敏感。在这方面，已经使用了亲脂性阳离子[114]，从上述提到的阳离子膦配合物[24]到与芳基膦阳离子连接的钆配合物[115]。然而，目前尚不清楚这种方法是否会产生期望的靶向水平，因为化合物将被所有细胞摄取，因此线粒体之外的毒性必须最小化。

（3）抗体靶向

许多成功的分子靶向药物都是基于抗体，如曲妥珠单抗（trastuzumab），使用抗体将金属配合物作为抗体-药物偶联物（ADCs）进行递送已被研究。例如，已研究了曲妥珠单抗用于选择性地将铂（Ⅱ）和铂（Ⅳ）配合物递送到HER2阳性细胞[116,117]。此外，还使用抗c-Met IgG选择性地将奥沙利铂靶向到肝细胞癌[118]。

铂还可作为连接子构建“即插即用”型ADC基序——先将铂配合物与抗体

结合，再将选定的载荷药物与铂配位。这种方法与上述分子伴侣的共性，远高于其与活性铂配合物的相似性[119-121]。使用抗体递送放射成像剂和放射治疗剂应用更广泛[122,123]。

（4）生物正交偶联

采用靶向载体-偶联基团序贯给药策略：连接偶联基团的靶向载体，经过适当清除期后再注入携带配对偶联体的细胞毒素。该方法通过时空分离的给药方式，能最大限度降低毒性，并显著提升细胞毒素在靶标区域的定位和选择性，是一种具有实质性前景的方法[124]。有将其用于递送金属基放射药物的例子[125]，这是一种值得进一步研究的方法。生物正交偶联可用于递送金属基分子伴侣，目前尚未有人在此方面进行研究。

11.9 结论

如前文所述，金属配合物在疾病靶向方面具有很大的潜力，既可以作为递送药物的手段，也可以作为活性物质本身发挥作用。配位化学的合成多功能性，以及连接未修饰的药物或靶向基团的能力，使得能够迅速地对各种选择进行研究。有人认为金属在这些方面的使用毒性过高，但自然界中存在的金属（如钴和铜）可以被人体管理，因此可以使用。此外，铂类抗肿瘤药物的靶向递送有可能大大降低这些重要药物的毒性。最后，金属配合物对环境的响应能力创造了其他类型化合物不易实现的额外靶向手段。

现阶段尚未发现靶向金属配合物的活跃临床试验。但预期将有一两项针对体内可偶联白蛋白的铂（Ⅳ）配合物的试验计划。鉴于上述技术潜力，亟需深入探讨临床试验未能推进或规划的原因。Srinivasarao和Low指出，靶向药物在细胞内的命运，尤其是其在亚细胞器中的潜在滞留效应，仍是当前面临的重大挑战[86]，这一挑战普遍适用于所有靶向药物（包括金属配合物）。然而对于金属配合物来说，另外两个问题尤为关键——其一需开发具有足够细胞毒性的化合物，使其通过上述摄取机制可达到的浓度即能有效杀死细胞；其二需设计足够稳定的前药，使其在体内存活时间足以使递送机制充分发挥作用。学界普遍认为，为了靶向递送策略发挥疗效所需细胞毒素的IC_{50}值应达到10 nmol/L或更低水平[98]。大多数金属配合物的细胞毒性为1 mmol/L或更高，尽管铂和锇等金属配合物可能具有足够的细胞毒性[126-128]。如上所述，细胞毒性可能不是一个充分的指标，因为将顺铂作为亲脂性铂（Ⅳ）配合物递送可以符合所需的细胞毒性范围。因此，金属类药物递送入细胞的效果需要更好地了解，并确定那些通过靶向递送在细胞内浓度有效的药物。最后，配合物的前药形式必须在血液中存活足够长的时间，药物才能到达肿瘤并在肿瘤细胞处累积足够的浓度。这是一项重大挑战，因为血液中存在许多还原剂和替代配体，红细胞对前药的摄取可能会导致前药从可用于向肿瘤递送的过程中损失。人们已经投入了大量精力来寻找满足这些标准的铂（Ⅳ）和钴（Ⅲ）配合物，但对于其他金属很少。大多数金属配合物作为抗癌药物研究的稳定性有限，意味着它们可能不适合靶向递送，因此识别足够稳定但在细胞中迅速活化的配合物需要更多关注。

参考文献

[1] Hambley T W. (2019). Transporter and protease mediated delivery of platinum complexes for precision oncology. *J. Biol. Inorg. Chem.* 24: 457.

[2] Mc Carron P, Crowley A, O'Shea D, et al. (2018). Targeting the folate receptor: improving efficacy in inorganic medicinal chemistry. *Curr. Med. Chem.* 25 (23): 2675.

[3] O'Donnell J S, Long G V, Scolyer R A, et al. (2017). Resistance to PD1/PDL1 checkpoint inhibition. *Cancer Treat. Rev.* 52: 71.

[4] Mullard A. (2019). Roger Perlmutter. *Nat. Rev. Drug Discovery* 18 (11): 818.

[5] Mathew M, Enzler T, Shu C.A and Rizvi N.A. (2018). Combining chemotherapy with PD-1 blockade in NSCLC. *Pharmacol. Ther.* 186: 130.

[6] Wheate N J, Walker S, Craig G E and Oun R. (2010). The status of platinum anticancer drugs in the clinic and in clinical trials. *Dalton Trans.* 39 (35): 8113.

[7] Um I S, Armstrong-Gordon E, Moussa Y E, et al. (2019). Platinum drugs in the Australian cancer chemotherapy healthcare setting: is it worthwhile for chemists to continue to develop platinums? *Inorg. Chim. Acta* 492: 177.

[8] Kelland L R. (2007). The resurgence of platinum-based cancer chemotherapy. *Nat. Rev. Cancer* 7: 573.

[9] Oun R, Moussa Y E and Wheate N J. (2018). The side effects of platinum-based chemotherapy drugs: a review for chemists (vol 47 pg 6645 2018). *Dalton Trans.* 47 (23): 7848.

[10] Bryce N S, Zhang J Z, Whan R M, et al. (2009). Accumulation of an anthraquinone and its platinum complexes in cancer cell spheroids: the effect of charge on drug distribution in solid tumour models. *Chem. Commun.* 2673.

[11] Mellor H R, Snelling S, Hall M D, et al. (2005). The influence of tumour microenvironmental factors on the efficacy of cisplatin and novel platinum(Ⅳ) complexes. *Biochem. Pharmacol.* 70: 1137.

[12] Failes T W and Hambley T W. (2007). Towards bioreductively activated prodrugs: Fe(Ⅲ) complexes of hydroxamic acids and the MMP inhibitor marimastat. *J. Inorg. Biochem.* 101: 396.

[13] Raymond K N, Allred B E and Sia A K. (2015). Coordination chemistry of microbial iron

transport. *Acc. Chem. Res.* 48 (9): 2496.

[14] Samuni Y, Samuni U and Goldstein S. (2012). The mechanism underlying nitroxyl and nitric oxide formation from hydroxamic acids. Biochim. Biophys. *Acta-Gen. Subj.* 1820 (10): 1560.

[15] Ware D C, Brothers P J, Clark G R, et al. (2000). Synthesis structures and hypoxia-selective cytotoxicity of cobalt(Ⅲ) complexes containing tridentate amine and nitrogen mustard ligands. *J. Chem. Soc, Dalton Trans.* 925.

[16] Wilson W R, Moselen J W, Cliffe S, et al. (1994). Exploiting tumour hypoxia through bioreductive release of diffusible cytotoxins: the cobalt (Ⅲ)-nitrogen mustard complex SN 24771. *Int. J. Radiat. Oncol. Biol. Phys.* 29 (2): 323.

[17] Ware D C, Palmer B D, Wilson W R and Denny W A. (1993). Hypoxia-selective antitumor agents. 7. Metal complexes of aliphatic mustards as a new class of hypoxia-selective cytotoxins. Synthesis and evaluation of cobalt (Ⅲ) complexes of bidentate mustards. *J. Med. Chem.* 36: 1839.

[18] Failes T W, Cullinane C, Diakos C I, et al. (2007). Studies of a Co (Ⅲ) complex of the MMP inhibitor marimastat: a potential hypoxia activated pro drug. *Chem. Eur. J.* 13: 2974.

[19] Chen C K J, Kappen P, Gibson D and Hambley T W. (2020). *trans*-Platinum (Ⅳ) pro-drugs that exhibit unusual resistance to reduction by endogenous reductants and blood serum but are rapidly activated inside cells: 1H NMR and XANES spectroscopy study. *Dalton Trans.* 48: 7722.

[20] Chen C K J, Kappen P and Hambley T W. (2019). The reduction of cis-platinum (Ⅳ) complexes by ascorbate and in whole human blood models using ^{1}H NMR and XANES spectroscopy. *Metallomics* 11 (3): 686.

[21] Renfrew A K, Bryce N.S and Hambley T. (2015). Cobalt (Ⅲ) chaperone complexes of curcumin: photoreduction cellular accumulation and light-selective toxicity towards tumour cells. *Chem. Eur. J.* 21 (43). 15224.

[22] Bansal S.S, Goel M, Aqil F, et al. (2011). Advanced drug delivery systems of curcumin for cancer chemoprevention. *Cancer Prev. Res.* 4 (8): 1158.

[23] Renfrew A K, Bryce N S and Hambley T W. (2013). Delivery and release of curcumin by a hypoxia-activated cobalt chaperone: a XANES and FLIM study. *Chem. Sci.* 4 (9): 3731.

[24] Berners-Price S J and Sadler P J. (1987). Phosphines in medicine. *Chem. Br.* 541.

[25] Bowen R J, Navarro M, Shearwood A M J, et al. (2009). 1:2 Adducts of copper(Ⅰ) halides with 1,2-bis(di-2-pyridylphosphino)ethane: solid state and solution structural studies and antitumour activity. *Dalton Trans.* (48): 10861. https://doi.org/10.1039/b912281h

[26] Berners-Price S J, Bowen R J, Galettis P, et al. (1999). Structural and solution chemistry of gold (Ⅰ) and silver (Ⅰ) complexes of bidentate pyridyl phosphines: selective antitumour agents. *Coord. Chem. Rev.* 186: 823.

[27] Yamamoto N, Renfrew A K, Kim B J, et al. (2012). Dual targeting of hypoxic and acidic tumor environments with a cobalt(Ⅲ) chaperone complex. *J. Med. Chem.* 55 (24): 11013.

[28] Yamamoto N, Danos S, Bonnitcha P D, et al. (2008). Cellular uptake and distribution of cobalt

complexes of fluorescent ligands. *J. Biol. Inorg. Chem.* 13: 861.

[29] Hall M D, Failes T W, Yamamoto N and Hambley T W. (2007). Bioreductive activation and drug chaperoning in cobalt pharmaceuticals. *Dalton Trans.* (36): 3983. https://doi.org/10.1039/b707121c

[30] Kim B J, Hambley T W and Bryce N S. (2011). Visualising the hypoxia selec tivity of cobalt (Ⅲ) prodrugs. *Chem. Sci.* 2 (11): 2135.

[31] Liu S Q, Ono R J, Yang C, et al. (2018). Dual pH-responsive shell-cleavable polycarbonate micellar nanoparticles for in vivo anticancer drug delivery. *ACS Appl. Mater. Interfaces* 10 (23): 19355.

[32] Sadler P J and Guo Z. (1998). Metal complexes in medicine: design and mechanism of action. *Pure and Appl. Chem.* 70 (4): 863.

[33] Sadler P J, Li H and Sun H. (1999). Coordination chemistry of metals in medicine: target sites for bismuth. *Coord. Chem. Rev.* 185-186: 689.

[34] Finkelstein A E, Walz D T, Batista V, et al. (1976). Auranofin- new oral gold compound for treatment of rheumatoid arthritis. *Ann. Rheum. Dis.* 35 (3): 251.

[35] Johnstone T C, Suntharalingam K and Lippard S J. (2016). The next genera tion of platinum drugs: targeted Pt (Ⅱ) agents nanoparticle delivery and Pt(Ⅳ) prodrugs. *Chem. Rev.* 116 (5): 3436.

[36] Zhang J Z, Wexselblatt E, Hambley T W and Gibson D. (2012). Pt (Ⅳ) analogs of oxaliplatin that do not follow the expected correlation between electrochemical reduction potential and rate of reduction by ascorbate. *Chem. Commun.* 48 (6): 847.

[37] Wilson J J and Lippard S J. (2011). Synthesis characterization and cytotoxicity of platinum (Ⅳ) carbamate complexes. *Inorg. Chem.* 50 (7): 3103.

[38] Hofer D, Varbanov H P, Hejl M, et al. (2017). Impact of the equatorial coor dination sphere on the rate of reduction lipophilicity and cytotoxic activity of platinum (Ⅳ) complexes. *J. Inorg. Biochem.* 174: 119.

[39] Ellis L T, Er H M and Hambley T W. (1995). The influence of the axial lig ands of a series of Pt(Ⅳ) anti-cancer complexes on their reduction to Pt (Ⅱ) and reaction with DNA. *Aust. J. Chem.* 48: 793.

[40] Wexselblatt E and Gibson D. (2012). What do we know about the reduction of Pt (Ⅳ) prodrugs? *J. Inorg. Biochem.* 117: 220.

[41] Nemirovski A, Kasherman Y, Tzaraf Y and Gibson D. (2007). Reduction of *cis,trans,cis*-$[PtCl_2(OCOCH_3)_2(NH_3)_2]$ by aqueous extracts of cancer cells. *J. Med. Chem.* 50 (23): 5554.

[42] Kowol C R, Heffeter P, Berger W, et al. (2016). Monomaleimide functionalized platinum compounds for cancer therapy. WIPO Ed. Austria f iled 09 December 2016 and published 30 July 2018.

[43] Zhang J Z, Bonnitcha P, Wexselblatt E, et al. (2013). Facile preparation of mono- di- and mixed-carboxylato platinum (Ⅳ) complexes for versatile anti-cancer prodrug design. *Chem. Eur. J.* 19 (5): 1672.

[44] Giandomenico C.M, Abrams M.J, Murrer B.A, et al. (1995). Carboxylation of kinetically inert platinum (Ⅳ) hydroxy complexes. An entree into orally active platinum (Ⅳ) antitumor agents. *Inorg. Chem.* 34: 1015.

[45] Ravera M, Gabano E, Tinello S, et al. (2017). May glutamine addiction drive the delivery of antitumor cisplatin-based Pt (Ⅳ) prodrugs? *J. Inorg. Biochem.* 167: 27.

[46] Ma J, Liu H.F, Xi Z.Q, et al. (2018). Protected and de-protected platinum (Ⅳ) glycoconjugates with GLUT1 and OCT2-mediated selective cancer targeting: demonstrated enhanced transporter-mediated cytotoxic properties in vitro and in vivo. *Front. Chem.* 6: 15.

[47] Ma J, Wang Q P, Huang Z L, et al. (2017). Glycosylated platinum (Ⅳ) com plexes as substrates for glucose transporters (GLUTs) and organic cation transporters (OCTs) exhibited cancer targeting and human serum albumin binding properties for drug delivery. *J. Med. Chem.* 60 (13): 5736.

[48] Dhar S, Liu Z, Thomale J, et al. (2008). Targeted single-wall carbon nanotube-mediated Pt (Ⅳ) prodrug delivery using folate as a homing device. *J. Am. Chem. Soc.* 130 (34): 11467.

[49] Aronov O, Horowitz A T, Gabizon A and Gibson D. (2003). Folate-targeted PEG as a potential carrier for carboplatin analogs. Synthesis and in vitro stud ies. *Bioconjugate Chem.* 14 (3): 563.

[50] Patra M, Johnstone T C, Suntharalingam K and Lippard S J. (2016). A potent glucose-platinum conjugate exploits glucose transporters and preferen tially accumulates in cancer cells. *Angew. Chem. Int. Ed.* 55 (7): 2550.

[51] Patra M, Awuah S G and Lippard S J. (2016). Chemical approach to posi tional isomers of glucose-platinum conjugates reveals specific cancer targeting through glucose-transporter-mediated uptake in vitro and in vivo. *J. Am. Chem. Soc.* 138 (38): 12541.

[52] Chen Y, Heeg M J, Braunschweiger P G, et al. (1999). A carbohydrate linked cisplatin analogue having antitumor activity. *Angew. Chem. Int. Ed.* 38 (12): 1768.

[53] Li T L, Gao X Q, Yang L, et al. (2016). Methyl 6-amino-6-deoxy-D-pyranoside conjugated platinum (Ⅱ) complexes for glucose transporter (GLUT)-mediated tumor targeting: synthesis cytotoxicity and cellular uptake mechanism. *ChemMedChem* 11 (10): 1069.

[54] Liu R, Fu Z, Zhao M, et al. (2017). GLUT1-mediated selective tumor target ing with fluorine containing platinum (Ⅱ) glycoconjugates. *Oncotarget* 8 (24): 39476.

[55] Cheng Q Q, Shi H D, Wang H X, et al. (2016). Asplatin enhances drug effi cacy by altering the cellular response. *Metallomics* 8 (7): 672.

[56] Dhar S and Lippard S J. (2009). Mitaplatin a potent fusion of cisplatin and the orphan drug dichloroacetate. *Proc. Natl. Acad. Sci. U.S.A.* 106 (52): 22199.

[57] Petruzzella E, Braude J P, Aldrich-Wright J R, et al. (2017). A quadruple-action platinum (Ⅳ) prodrug with anticancer activity against KRAS mutated cancer cell lines. *Angew. Chem. Int. Ed.* 56 (38): 11539.

[58] Babak M V, Zhi Y, Czarny B, et al. (2019). Dual-targeting dual-action platinum (Ⅳ) platform for enhanced anticancer activity and reduced nephrotoxicity. Angew. Chem. Int. Ed. 58 (24): 8109.

[59] Lee K G Z, Babak M V, Weiss A, et al. (2018). Development of an efficient dual-action GST-inhibiting anticancer platinum (Ⅳ) prodrug. *ChemMedChem* 13 (12): 1210.

[60] Novohradsky V, Zerzankova L, Stepankova J, et al. (2014). Antitumor platinum (Ⅳ) derivatives of oxaliplatin with axial valproato ligands. *J. Inorg. Biochem.* 140: 72.

[61] Karmakar S, Poetsch I, Kowol C R, et al. (2019). Synthesis and cytotoxicity of water-soluble dual- and triple-action satraplatin derivatives: replacement of equatorial chlorides of satraplatin by acetates. *Inorg. Chem.* 58 (24): 16676.

[62] Zhang X. N, Selvaraju K, Saei A A, et al. (2019). Repurposing of auranofin: thioredoxin reductase remains a primary target of the drug. *Biochimie* 162: 46.

[63] Jain R K. (1998). The next frontier of molecular medicine: delivery of therapeutics. *Nat. Med.* 4 (6): 655.

[64] Tannock I F and Rotin D. (1989). Acid pH in tumors and its potential for therapeutic exploitation. *Cancer Res.* 49 (16): 4373.

[65] Minchinton A I and Tannock I F. (2006). Drug penetration in solid tumours. *Nat. Rev. Cancer* 6 (8): 583.

[66] Hambley T W. (2008). Physiological targeting to improve anticancer drug selectivity. *Aust. J. Chem.* 61 (9): 647.

[67] Phillips R M. (2016). Targeting the hypoxic fraction of tumours using hypoxia-activated prodrugs. Cancer *Chemother. Pharmacol.* 77 (3): 441.

[68] Wilson W R and Hay M P. (2011). Targeting hypoxia in cancer therapy. *Nat. Rev. Cancer* 11 (6): 393.

[69] Mao X J, McManaway S, Jaiswal J K, et al. (2019). Schedule-dependent potentiation of chemotherapy drugs by the hypoxia-activated prodrug SN30000. *Cancer Biol. Ther.* 20 (9): 1258.

[70] Rischin D, Peters L J, O'Sullivan B, et al. (2010). Tirapazamine cisplatin and radiation versus cisplatin and radiation for advanced squamous cell carcinoma of the head and neck (TROG 02.02 HeadSTART): a phase Ⅲ trial of the Trans-Tasman Radiation Oncology Group. *J. Clin. Oncol.* 28 (18): 2989.

[71] DiSilvestro P A, Ali S, Craighead P S, et al. (2014). Phase Ⅲ randomized trial of weekly cisplatin and irradiation versus cisplatin and tirapaza mine and irradiation in stages ⅠB2 ⅡA ⅡB ⅢB and ⅣA cervical carcinoma limited to the pelvis: a Gynecologic Oncology Group Study. *J. Clin. Oncol.* 32 (5): 458.

[72] Schreiber-Brynzak E, Pichler V, Heffeter P, et al. (2016). Behavior of platinum (Ⅳ) complexes in models of tumor hypoxia: cytotoxicity compound distribution and accumulation. *Metallomics* 8 (4): 422.

[73] Renfrew A K, O'Neill E S, Hambley T W and New E J. (2018). Harness ing the properties of cobalt coordination complexes for biological application. *Coord. Chem. Rev.* 375: 221.

[74] Ware D C, Siim B G, Robinson K G, et al. (1991). Synthesis and characteri zation of aziridine complexes of cobalt (Ⅲ) and chromium(Ⅲ) designed as hypoxia-selective cytotoxins. X-ray

crystal structure of *trans*-[Co(Az)$_4$(NO$_2$)$_2$]Br・2H$_2$O・LiBr. *Inorg. Chem.* 30: 3750.

[75] Ware D C, Wilson W R, Denny W A and Rickard C E F. (1991). Design and synthesis of cobalt (Ⅲ) nitrogen mustard complexes as hypoxia selective cytotoxins. The X-ray crystal structure of bis(3-chloropentane-2,4-dionato) (*RS-N,N'*-bis(2-chloroethyl)ethylenediamine)cobalt(Ⅲ) perchlorate [Co(Clacac)$_2$ (bce)]ClO$_4$. *J. Chem. Soc, Chem. Commun.* (17): 1171. https://doi.org/10.1039/ c39910001171

[76] Green B P, Renfrew A K, Glenister A, et al. (2017). The influence of the ancillary ligand on the potential of cobalt (Ⅲ) complexes to act as chaperones for hydroxamic acid-based drugs. *Dalton Trans.* 46 (45): 15897.

[77] Glenister A, Chen C K J, Tondl E M, et al. (2017). Targeting curcumin to spe cific tumour cell environments: the influence of ancillary ligands. *Metallomics* 9 (6): 699.

[78] O'Neill E S, Kaur A, Bishop D P, et al. (2017). Hypoxia-responsive cobalt complexes in tumor spheroids: laser ablation inductively coupled plasma mass spectrometry and magnetic resonance imaging studies. *Inorg. Chem.* 56 (16): 9860.

[79] Renfrew A K. (2014). Transition metal complexes with bioactive ligands: mechanisms for selective ligand release and applications for drug delivery. *Metallomics* 6 (8): 1324.

[80] Ang W H, Khalaila I, Allardyce C S, et al. (2005). Rational design of platinum (Ⅳ) compounds to overcome glutathione-S-transferase mediated drug resistance. *J. Am. Chem. Soc.* 127 (5): 1382.

[81] Raghunand N, He X, van Sluis R, et al. (1999). Enhancement of chemo therapy by manipulation of tumour pH. *Br. J. Cancer* 80 (7): 1005.

[82] Berners-Price S J, Frenkiel T A, Frey U, et al. (1992). Hydrolysis products of cisplatin: pK_a determinations via [^{1}H ^{15}P] NMR spectroscopy. *J. Chem. Soc., Chem. Commun.* 789.

[83] Schilling U, Friedrich E A, Sinn H, et al. (1992). Design of compounds having enhanced tumor uptake using serum albumin as a carrier—part Ⅱ. In vivo studies. *Int. J. Radiat. Appl. Instrum. Part B* 19 (6): 685.

[84] Bort G, Lux F, Dufort S, et al. (2020). EPR-mediated tumor targeting using ultrasmall-hybrid nanoparticles: from animal to human with theranostic AGuIX nanoparticles. *Theranostics* 10 (3): 1319.

[85] Youn Y S and Bae Y H. (2018). Perspectives on the past present and future of cancer nanomedicine. *Adv. Drug Delivery Rev.* 130: 3.

[86] Srinivasarao M and Low P S. (2017). Ligand-targeted drug delivery. *Chem Rev.* 117 (19): 12133.

[87] Chang S S. (2004). Overview of prostate-specific membrane antigen. *Rev. Urol.* 6: S13.

[88] Kularatne S A, Zhou Z G, Yang J, et al. (2009). Design synthesis and preclinical evaluation of prostate-specific membrane antigen targeted ^{99m}Tc-radioimaging agents. *Mol. Pharmaceutics* 6 (3): 790.

[89] Chen Y, Foss C A, Byun Y, et al. (2008). Radiohalogenated prostate-specific membrane antigen (PSMA)-based ureas as imaging agents for prostate cancer. *J. Med. Chem.* 51 (24): 7933.

[90] Kularatne S A, Wang K, Santhapuram H K R and Low P S. (2009). Prostate-specific membrane antigen targeted imaging and therapy of prostate cancer using a PSMA inhibitor as a homing ligand. *Mol. Pharmaceutics* 6(3): 780.

[91] Banerjee S R, Foss C A, Castanares M, et al. (2008). Synthesis and evalua tion of technetium-99m- and rhenium-labeled inhibitors of the prostate-specific membrane antigen (PSMA). *J. Med. Chem.* 51 (15): 4504.

[92] Banerjee S R, Pullambhatla M, Byun Y, et al. (2010). 68Ga-labeled inhibitors of prostate-specific membrane antigen (PSMA) for imaging prostate cancer. *J. Med. Chem.* 53 (14): 5333.

[93] Frei A, Fischer E, Childs B C, et al. (2019). Two is better than one: difunc tional high-affinity PSMA probes based on a $[CpM(CO)_3]$(M= Re/^{99m}Tc) scaffold. *Dalton Trans.* 48 (39): 14600.

[94] Weineisen M, Schottelius M, Simecek J, et al. (2015). 68Ga- and 177Lu-labeled PSMA I&T: optimization of a PSMA-targeted theranostic concept and first proof-of-concept human studies. J. Nucl. Med. 56 (8): 1169.

[95] Sathekge M, Bruchertseifer F, Knoesen O, et al. (2019). ^{225}Ac-PSMA-617 in chemotherapy-naive patients with advanced prostate cancer: a pilot study. *Eur. J. Nucl. Med. Mol. Imaging* 46 (1): 129.

[96] Rathke H, Flechsig P, Mier W, et al. (2019). Dosimetry estimate and initial clinical experience with ^{90}Y-PSMA-617. *J. Nucl. Med.* 60 (6): 806.

[97] Graybill W S and Coleman R L. (2016). Folate receptor-targeted therapeutics for ovarian cancer. *Drugs Future* 41 (2): 137.

[98] Srinivasarao M, Galliford C V and Low P S. (2015). Principles in the design of ligand-targeted cancer therapeutics and imaging agents. *Nat. Rev. Drug Discovery* 14 (3): 203.

[99] Kelland L R, Murrer B A, Abel G, et al. (1992). Ammine amine platinum (Ⅳ) dicarboxylates-a novel class of platinum complex exhibiting selective cyto toxicity to intrinsically cisplatin-resistant human ovarian-carcinoma cell-lines. *Cancer Res.* 52: 822.

[100] Sofias A M, Dunne M, Storm G and Allen C. (2017). The battle of "nano" paclitaxel. *Adv. Drug Delivery Rev.* 122: 20.

[101] Gong J, Yan J, Forscher C and Hendifar A. (2018). Aldoxorubicin: a tumor-targeted doxorubicin conjugate for relapsed or refractory soft tissue sarcomas. *Drug Des. Dev. Ther.* 12: 777.

[102] Seetharam M, Kolla K R and Ganjoo K N. (2018). Aldoxorubicin therapy for the treatment of patients with advanced soft tissue sarcoma. *Future Oncol.* 14 (23): 2323.

[103] Dean T C, Yang M, Liu M Y, et al. (2017). Human serum albumin-delivered $[Au(PEt_3)]^+$ is a potent inhibitor of T cell proliferation. *ACS Med. Chem. Lett.* 8 (5): 572.

[104] Wong D Y Q, Lim J H and Ang W H. (2015). Induction of targeted necrosis with HER2-targeted platinum (Ⅳ) anticancer prodrugs. *Chem. Sci.* 6 (5): 3051.

[105] Dhar S, Gu F X, Langer R, et al. (2008). Targeted delivery of cisplatin to prostate cancer cells by aptamer functionalized Pt (Ⅳ) prodrug-PLGA-PEG nanoparticles. *Proc. Natl. Acad. Sci. U.S.A.* 105 (45): 17356.

[106] Feazell R P, Nakayama-Ratchford N, Dai H and Lippard S J. (2007). Soluble single-walled carbon nanotubes as longboat delivery systems for platinum (Ⅳ) anticancer drug design. *J. Am. Chem. Soc.* 129 (27): 8438.

[107] Vandooren J, Opdenakker G, Loadman P M and Edwards D R. (2016). Proteases in cancer drug delivery. *Adv. Drug Delivery Rev.* 97: 144.

[108] Denmeade S R, Sokoll L J, Chan D W, et al. (2001). Concentration of enzy matically active prostate-specific antigen (PSA) in the extracellular fluid of primary human prostate cancers and human prostate cancer xenograft models. *Prostate* 48 (1): 1.

[109] Di Marco L, Zhang J Z, Doan J, et al. (2019). Modulating the cellular uptake of fluorescently tagged substrates of prostate-specific antigen before and after enzymatic activation. *Bioconjugate Chem.* 30 (1): 124.

[110] LeBeau A M, Kostova M, Craik C S and Denmeade S R. (2010). Prostate-specific antigen: an overlooked candidate for the targeted treatment and selective imaging of prostate cancer. *Biol. Chem.* 391 (4): 333.

[111] Atkinson J M, Siller C S and Gill J H. (2008). Tumour endoproteases: the cutting edge of cancer drug delivery? *Br. J. Pharmacol.* 153 (7): 1344.

[112] Sun I, Yoon H, Lim D and Kim K. (2020). Recent trends in in situ enzyme-activatable prodrugs for targeted cancer therapy. *Bioconjugate Chem.* 31: 1012.

[113] Meggers E. (2017). Exploiting octahedral stereocenters: from enzyme inhibition to asymmetric photoredox catalysis. *Angew. Chem. Int. Ed.* 56 (21): 5668.

[114] Modica-Napolitano J S and Aprille J R. (2001). Delocalized lipophilic cations selectively target the mitochondria of carcinoma cells. *Adv. Drug Delivery Rev.* 49 (1-2): 63.

[115] Morrison D E, Aitken J B, de Jonge M D, et al. (2014). High mitochondrial accumulation of new gadolinium (Ⅲ) agents within tumour cells. *Chem. Commun.* 50 (18): 2252.

[116] Huang R, Sun Y, Gao Q H, et al. (2015). Trastuzumab-mediated selective delivery for platinum drug to HER2-positive breast cancer cells. *Anti-Cancer Drugs* 26 (9): 957.

[117] Huang R, Sun Y, Zhang X Y, et al. (2015). Biological evaluation of a novel Herceptin platinum (Ⅱ) conjugate for efficient and cancer cell specific delivery. Biomed. *Pharmacother.* 73: 116.

[118] Ma Y L, Zhang M J, Wang J Y, et al. (2019). High-affinity human anti-c-Met IgG conjugated to oxaliplatin as targeted chemotherapy for hepatocellular carcinoma. *Front. Oncol.* 9: 17.

[119] Merkul E, Sijbrandi N J, Aydin I, et al. (2020). A successful search for new efficient and silver-free manufacturing processes for key platinum (Ⅱ) interme diates applied in antibody-drug conjugate (ADC) production. *Green Chem.* 22 (7): 2203.

[120] Merkul E, Sijbrandi N J, Muns J A, et al. (2019). First platinum (Ⅱ)-based metal-organic linker technology (Lx®) for a plug-and-play development of antibody-drug conjugates (ADCs). *Expert Opin. Drug Delivery* 16 (8): 783.

[121] Waalboer D C J, Muns J A, Sijbrandi N J, et al. (2015). Platinum (Ⅱ) as bifunctional linker in antibody-drug conjugate formation: coupling of a 4-nitrobenzo-2-oxa-1,3-diazole fluorophore to trastuzumab as a model. *ChemMedChem* 10 (5): 797.

[122] Tafreshi N K, Doligalski M L, Tichacek C J, et al. (2019). Development of targeted alpha particle therapy for solid tumors. *Molecules* 24 (23): 48.

[123] Bailly C, Clery P F, Faivre-Chauvet A, et al. (2017). Immuno-PET for clinical theranostic approaches. *Int. J. Mol. Sci.* 18 (1): 12.

[124] Devaraj N K and Weissleder R. (2011). Biomedical applications of tetrazine cycloadditions. *Acc. Chem. Res.* 44 (9): 816.

[125] Vito A, Alarabi H, Czorny S, et al. (2017). A ^{99m}Tc-labelled tetrazine for bioorthogonal chemistry. Synthesis and biodistribution studies with small molecule *trans*-cyclooctene derivatives (vol. 11 e0167425 2016). *Plos One* 12 (2): 1.

[126] Manzotti C, Pratesi G, Menta E, et al. (2000). BBR 3464: a novel triplatinum complex exhibiting a preclinical profile of antitumor efficacy different from cisplatin. *Clin. Cancer Res.* 6: 2626.

[127] Smyre C L, Saluta G, Kute T E, et al. (2011). Inhibition of DNA synthesis by a platinum-acridine hybrid agent leads to potent cell kill in nonsmall cell lung cancer. *ACS Med. Chem. Lett.* 2 (11): 870.

[128] van Rijt S H, Romero-Canelon I, Fu Y, et al. (2014). Potent organometallic osmium compounds induce mitochondria-mediated apoptosis and S-phase cell cycle arrest in A549 non-small cell lung cancer cells. *Metallomics* 6 (5): 1014.

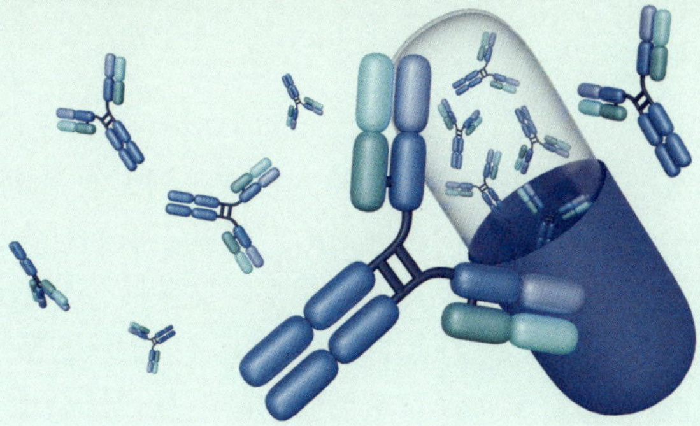

第 12 章 用于靶向递送的肽制剂

Pankti Ganatra[1], Karen Saiswani[2], Nikita Nair[2], Avinash Gunjal[2], Ratnesh Jain[1], and Prajakta Dandekar[2]

[1]Institute of Chemical Technology, Department of Chemical Engineering, Nathalal Parekh Marg, Matunga, Mumbai 400 019, India

[2]Institute of Chemical Technology, Department of Pharmaceutical Sciences & Technology, Nathalal Parekh Marg, Matunga, Mumbai 400 019, India

12.1 引言

肽是执行人体中许多关键角色的功能性生物分子。它们作为激素、神经递质、生长因子、离子通道配体、抗感染剂或天然免疫系统的组成部分发挥作用[1]。随着科学和技术的进步，至今已发现了大约7000种天然存在的肽[2]。肽具有高度选择性，可以通过附着到特定的细胞表面受体上，引发一系列细胞内酶反应并促进其药理作用。考虑到它们的药理优势，肽被视为革命性的治疗分子，具有高特异性、生物相容性、效能和在人体中的耐受性等特征。这些特征使肽分子与常规药物实体区别开来。生物技术领域的繁荣提供了合成治疗性肽的简单且经济的方法。此外，它们的生产成本远低于蛋白质分子[2]。自从胰岛素和甲状腺素等生物分子商业可用以来，肽就被考虑用于药物治疗。从那时起，在基于肽的治疗剂领域进行了广泛的研究。如今，在市场上有大约60种美国FDA批准的治疗性肽制剂，其中一些在表12.1中列出。此外，大约140种肽分子目前正在临床试验中评估，同时有500种肽分子在临床前试验中评估[1]。尽管具有巨大的药理潜力，但基于肽治疗剂的复杂的药代动力学特性，其药物传递仍然是一个巨大的挑战。这些肽分子的低生物利用度是开发口服药物传递系统的最大关注点，这归因于它们的大尺寸、亲水性和酶解降解。在开发含肽的注射药物传递系统期间面临的其他复杂性包括免疫原性、短的血浆半衰期和不充分的细胞摄取，这也导致了它们的低生物利用度[2,6]。克服这些障碍的理想传递策略将是设计靶向肽疗法，这主要通过纳米颗粒载体完成。这样的系统可以保护治疗性肽免受降解，延长它们的半衰期，并在目标位点增加它们的细胞内渗透[7]。靶向肽传递系统通常包括三个组成部分，即药理活性肽、纳米载体系统和确保肽稳定性及效能的目标识别部分[8]。

表12.1 美国FDA批准的主要治疗性肽

序号	肽	公司名称	治疗用途	参考文献
1	普卡那肽	Synergy Pharmaceuticals, Inc.	胃肠泻药	[3]
2	艾特卡肽	KAI Pharmaceuticals, Inc.	成人慢性肾病血液透析患者的继发性甲状旁腺功能亢进	[3]
3	阿巴洛帕肽	Radius Health, Inc.	骨质疏松症	[3]
4	司美格鲁肽	Novo Nordisk, Inc.	2型糖尿病的治疗	[3]
5	马西莫瑞林	Aeterna Zentaris, Inc.	成人生长激素缺乏症的诊断	[3]
6	血管紧张素Ⅱ	La Jolla Pharm Co.	败血症或其他危急情况下成人血压控制	[3]
7	甘精胰岛素	Sanofi	糖尿病的治疗	[4]
8	降钙素	Nastech Pharmaceutical Company Inc.	骨质疏松症	[4]
9	亮丙瑞林	Abbott Laboratories	前列腺癌	[4]
10	利拉鲁肽	Novo Nordisk	糖尿病的治疗	[4]
11	多黏菌素	Profile Pharma Ltd.	由多药耐药（MDR）革兰氏阴性杆菌引起的急性或慢性感染	[5]
12	放线菌素D	Recordati rare disease, Inc.	威尔姆斯瘤、儿童横纹肌肉瘤、尤因肉瘤和转移性肿瘤	[5]

纳米载体，尺寸范围在1～1000 nm之间，可以使用聚合物、脂质或金属离子制造[7]。这些材料的主要优势是它们能够与多种治疗物质（如药物、肽、蛋白质和核酸）以及其他靶向分子结合或加载，可能实现对体内特定位置的选择性传递。基于纳米载体的靶向肽传递系统经特殊设计，能够保护治疗分子免遭酶降解和免疫反应，延长其携带药物的循环时间，并将其递送至适宜作用位点[6,8]。这种设计可提高药物的局部浓度，从而减少所需剂量并改善生物利用

度。最常用的药物传递纳米载体是脂质体、聚合物和脂质纳米粒以及由金属氧化物组成的纳米颗粒[8]。在许多情况下，这些纳米载体的表面被涂覆有亲水聚合物（如PEG），这在它们周围创建了一个保护层，并防止它们被单核吞噬细胞摄取。涂层纳米载体可抑制免疫反应，这允许它们在血浆中更长时间循环[8]。为特定位点的特定传递设计的靶向纳米载体防止了在非特异性器官或组织中的积聚，并减少了系统性不良反应，特别是在传递抗肿瘤分子的情况下[6,8]。在本章中，我们将重点介绍已用于将治疗性肽靶向传递到各种器官和旨在不同疾病条件的纳米载体，特别是不同类型的肿瘤。

靶向药物传递系统通过两种不同机制来传递其有效载荷，即主动靶向或被动靶向。在某些疾病中，如肿瘤、炎症或传染性疾病，血管变得更加通透，允许颗粒穿过上皮屏障并进入间质空间。尺寸高达200 nm的纳米载体可以通过这些屏障。基于它们的尺寸、电荷和组成，这些颗粒可以绕过免疫和网状内皮系统并在目标空间积聚。位点特异性传递也受到目标位点的特殊特性的控制。例如，与正常组织相比，炎症或肿瘤组织展示的pH值较低，温度较高。因此，刺激响应性纳米载体可以根据它们的组成识别这些组织差异，并在该特定位点释放药物。这构成了被动靶向系统的基础。在肿瘤的情况下，微环境的差异和淋巴清除的缺乏促进了纳米载体的被动靶向，也称为EPR效应[8]。在主动靶向的情况下，纳米载体的表面用特定配体——如蛋白质、维生素、寡核苷酸、凝集素、糖类、激素、糖蛋白或肽修饰[6,8]。这些修饰的配体通过抗体-抗原相互作用或配体-受体相互作用与目标位点特异性相互作用。特别是在抗肿瘤治疗中，主动靶向所达到的特异性大大减少了系统性不良反应。靶向传递系统的成功取决于靶向部分的选择。这个过程的第一步涉及识别在疾病条件下过表达的分子靶点。选定的配体应对特定的分子靶点具有高亲和力和选择性。它还应在与纳米载体或治疗性肽的化学结合过程中保持稳定[9]。肽是最广泛使用的靶向分子之一，因为它们是细胞表面受体的合适配体。某些肽可能增强附着于它们或加载在它们中的药物的渗透性，使其能够进行细胞内传递。这些被称为细胞穿膜肽（cell-penetrating peptides, CPPs）或蛋白质转导域（protein transduction domains, PTDs）。

CPPs的概念是20年前提出的，基于观察到某些蛋白质，主要是转录因子，能够在细胞内和从一个细胞到另一个细胞内穿梭。通常，CPPs是由20～30个氨基酸序列组成的阳离子肽。最常用的CPPs包括转录激活因子（TAT）肽、触角足肽（Antp）、富含精氨酸和赖氨酸的肽，这些肽由正电荷氨基酸组成和转运肽[9,10]。CPPs渗透的机制被认为是基于微囊泡吞噬作用，并不与受体介导的内吞作用有关[9]。内化的第一步涉及CPPs与细胞膜蛋多糖的静电相互作用。这种结合导致了肌动蛋白构象的一系列变化，这是内化过程开始的迹象。肌动蛋白的调节阻碍了膜的流动性，允许药物通过微囊泡吞噬作用进入细胞内[9]。CPPs通过共价或非共价相互作用将它们各自的药物传递。在非共价结合中，短的两亲性肽通过静电相互作用或范德华力附着到纳米载体上。不需要任何交联或化学修饰，使药物容易在细胞内释放[11]。在共价相互作用中，形成了可裂解的二硫键或硫酯键。然而，报告揭示了用此方法制备的治疗性肽的生物效能降低。因此，非共价结合比共价键合更受青睐[9]。CPPs的活性取决于它们的二级结构、它们与细胞表面受体和脂质分子的相互作用、附着在CPPs上的药物的性质和浓度、细胞类型和膜组成[11]。CPPs因其能够与各种治疗分子和纳米载体结合、低细胞毒性、高效率、快速渗透到细胞内以及在生理缓冲液中的稳定性，作为靶向药物传递的配体引起了广泛关注。

12.2 肿瘤治疗中使用的肽

治疗肽因其选择性和靶向性而显示出作为抗癌剂的高效性。使用肽靶向治疗肿瘤是一种常用策略，该策略由作用部位、微环境以及肿瘤细胞上表达的配体类型所决定。这些肽大致分为三大类，即抗微生物/孔形成肽、细胞穿膜肽和肿瘤靶向肽[12]。肽由特定的氨基酸序列组成，这些序列模拟或干扰肿瘤进展过程中的重要相互作用，并且它们有潜力特异性地靶向和抑制肿瘤生长。开发合适的递送系统对于有效递送这些肽并确保它们的稳定性至关重要。在这里，我们描述了各种靶向策略以及已经探索用于治疗不同类型肿瘤的配方。

12.2.1 肺癌

肺癌是肿瘤相关死亡的主要原因之一，因为它通常在发现时已处于晚期，此时可用的治疗选择有限。因此，需要新的有效策略来治疗肺部肿瘤。使用靶向细胞内的肽对于抑制介导肺肿瘤进展的细胞质蛋白是有利的。然而，肽必须穿透肿瘤细胞膜，这一点难以实现，因此需要开发合适的配方。金等人进行的研究涉及生产脂质碳酸钙（lipid calcium carbonate, LCC）纳米粒子，用于pH敏感的靶向递送作用于细胞内的治疗肽EEEEpYFELV（EV），如图12.1所示。这里，纳米粒子与靶向表达在肺癌细胞上的σ受体的配体茴香胺（anisamide, AA）结合。纳米粒子配方由碳酸钙核心组成，该核心涂覆有1,2-二油酰-*sn*-甘油-3-磷酸乙醇胺-*N*-戊二酰基（DOPE-glu），另加一层1,2-二油酰基-3-三甲基铵-丙烷（DOTAP/胆固醇），并进一步使用1,2-二硬脂酰-*sn*-甘油-3-磷酸乙醇胺-*N*-[甲氧基(聚乙二醇-2000)]铵盐-茴香胺（DSPE-PEG-AA）进行修饰。这些组分共同促进了肽的内体释放。研究人员推测，DOTAP与内体脂质形成离子对，破坏内体。此外，预期LCC转化为二氧化碳会产生压力并最终破坏内体，从而将肽递送到细胞质中。未添加外部脂质体外层的LCC核心，被测试其介导pH依赖性释放荧光标记的EV肽的能力。这是为了评估在内体酸性环境中的药物释放。在pH 5.5时，LCC核心的分解迅速，在相对较高的pH下几乎没有变化，从而显示出pH依赖性释放。共聚焦显微镜用于量化从纳米粒子到细胞的肽摄取量，并表明与对照纳米粒（自由荧光标记的EV肽）相比，LCC NPs的细胞摄取量更高。这证实了LCC纳米粒在使EV肽进入细胞质中与其分子靶标、表皮生长因子受体（EGFR）的激酶域相互作用的过程中发挥的作用。此外，使用3-(4,5-二甲基噻唑-2-基)-2,5-二苯基四唑溴化物（MTT）测定，LCC纳米粒显示出40%的细胞存活率降低。通过流式细胞术分析的细胞凋亡程度显示，经LCC纳米粒处理后的细胞经历了惊人的70%～80%的凋亡。此外，缺乏PEG AA组分的LCC纳米粒处理未能实现细胞靶向。因此，PEG AA对于治疗肽的细胞靶向至关重要。体内组织分布的LCC纳米粒显示出在肿瘤中荧光标记的EV肽的更高的积累。在治疗结束时，进行了血清参数测试以评估系统毒性。这些结果确认使用此类配方的药物更容易被耐受。目前正在探索许多此类疗法用于肺癌治疗[13]。

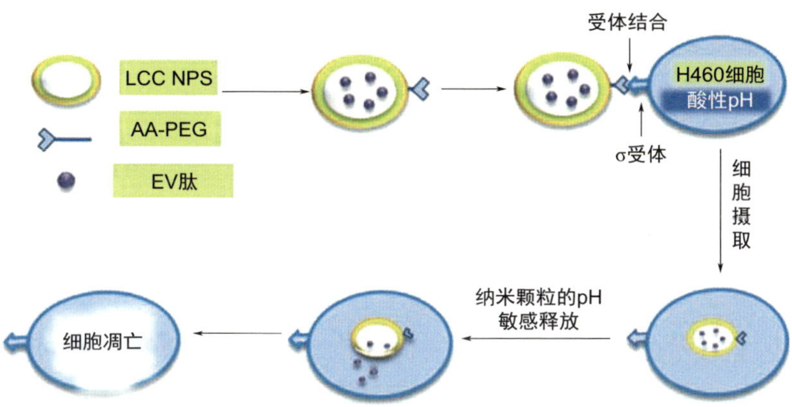

图12.1　用于靶向肺癌细胞的涂覆脂质的碳酸钙纳米粒子

12.2.2　黑色素瘤

由肿瘤细胞过表达的程序性细胞死亡配体1（PD-L1）与过表达在耗竭T细胞上的程序性细胞死亡受体（PD-1）相互作用，导致T细胞增殖下降。这最终导致黑色素瘤生长增加，并证明使用PD-1/PD-L1作为抗癌分子的潜在靶点是合理的。然而，针对此靶点使用的治疗剂由于效果不佳和对患者缺乏敏感性而未能显著有效，这需要设计组合疗法以提高响应率。它涉及同时靶向PD-1/PD-L1

和吲哚胺2,3-双加氧酶（indoleamine 2,3-dioxygenase, IDO），后者是多种肿瘤也过表达的酶。该酶负责将必需氨基酸L-色氨酸降解为L-犬尿氨酸，最终导致色氨酸水平耗尽，从而抑制T细胞的增殖。NLG919是一种高度选择性的IDO抑制剂，由于其水溶性低而使用较高剂量。因此，制定了一种递送系统以增加NLG919的生物可用性，并对PD-1/PD-L1和IDO进行双重作用[14]。

Cheng等人进行的研究涉及^{D}PPA-1（一种PD-L1的短D-肽拮抗剂）和NLG919（IDO的抑制剂）的组合疗法，如图12.2所示。肿瘤微环境的两大特征是轻微酸性pH和基质金属蛋白酶-2（MMP-2）的高表达。合成了一种两亲肽，包括亲水部分和疏水部分。疏水部分由3-二乙氨基丙基异硫氰酸酯（DEAP）和一个PLGLAG序列的肽组成，该序列是MMP-2的底物，而亲水部分由^{D}PPA-1肽组成。疏水部分包含一个赖氨酸、两个亮氨酸分子和两个甘氨酸残基，作为连接器。赖氨酸残基确保与DEAP的结合，而亮氨酸残基增加了疏水性。在生理pH下，两亲肽与NLG919共同组装，形成纳米粒子。在肿瘤部位的轻微酸性环境中，两亲肽疏水部分中的DEAP分子被质子化，导致纳米粒子膨胀。这允许MMP-2进入纳米结构并切割其底物肽，导致封装的NLG919和^{D}PPA-1的爆炸性释放。^{D}PPA-1和NLG919的及时释放增加了细胞毒性T细胞的存活率，从而减少了肿瘤生长。进一步分析了纳米粒子的粒径和表面电荷。结果表明，由于在酸性pH下的膨胀，粒子大小增加。此外，在较低pH下，由于DEAP的质子化，也观察到表面电荷的增加。即使在MMP-2存在的情况下，纳米粒子也未能在pH 7.4下解离，从而确认DEAP-^{D}PPA-1纳米结构的顺序响应，首先在较低的pH下启动，然后在暴露于MMP-2后进一步进行。pH 6.8以及MMP-2的过表达导致负载肽的纳米粒子崩溃，释放药物和生物活性肽。在6 h内分析了NLG919的释放。在生理pH 7.4下观察到20.3%的NLG919释放，而在pH 6.8下获得了73%的释放。通过测量犬尿氨酸水平评估了NLG919在B16-F10细胞中的抑制活性，指示了色氨酸代谢的程度。自由NLG919的抑制潜力依赖于浓度，而其从纳米制剂中的释放依赖于pH。透射电子显微镜（TEM）分析显示了在低pH、存在MMP-2的情况下，纳米粒子被完全破坏。进一步，荧光成像研究揭示了荧光在肿瘤内的特定定位。此外，流式细胞术和免疫组化分析显示，肿瘤组织内细胞毒性T淋巴细胞和NK细胞的密度增加。这些结果表明，该配方可以有效地用于治疗肿瘤。通过在负载肿瘤的小鼠中进行组织学检查分析了纳米粒子的安全性，发现在所有治疗组中，心脏、肝脏、脾脏、肺或肾脏都没有观察到异常。此外，观察到负载肿瘤的小鼠体重逐渐增加。使用B16-F10细胞和人脐静脉内皮细胞（HUVECs）进行的毒性研究和细胞活力测定的结果表明，该配方不会对细胞产生不利影响，并且适合治疗使用。总之，纳米颗粒递送系统增加了药物的生物可用性和稳定性，减少了药物剂量，从而降低了相关的不良反应，并且还可以控制药物释放。

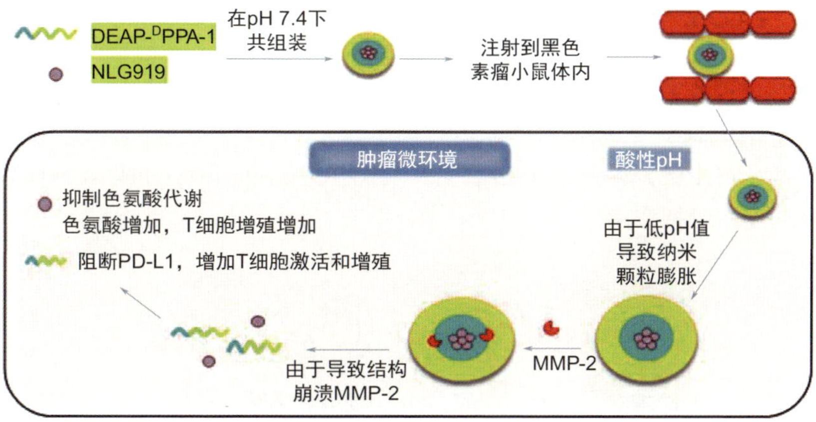

图12.2　用于双重靶向肿瘤免疫治疗的顺序响应治疗肽组装纳米粒子

MMP-2—基质金属蛋白酶-2

12.2.3　胰腺癌

化疗和放疗治疗胰腺癌通常有严重的不良反应和毒性。特别是，激素索马鲁肽（SST）常用于治疗胰腺癌。Dubey等人进行的研究涉及合成索马鲁肽类似物奥曲肽，以及评估装载奥曲肽的纳米粒子。所得纳米粒子通过EPR效应被动地靶向癌细胞，在图12.3中有解释，其中它们通过EPR效应被保留在癌细胞中。由于其高生物相容性和易于被制成纳米粒子，因此使用了可生物降解聚合物，如聚乙二醇（PEG）和聚ε-己内酯（PCL）。通过双乳液溶剂蒸发法制备了奥曲肽纳米粒子。含有奥曲肽、PEG和PCL的初级水包油（O/W）乳液使用Pluronic® F-68溶液重新乳化，以获得水包油包水（W/O/W）的双乳液。因此，通过Pluronic F-68对PCL纳米粒子的表面修饰和稳定实现了奥曲肽的靶向释放。纳米粒子的粒径分析显示，随着PCL和PEG量的增加，粒子粒径从130 nm增大到195 nm。此外，Pluronic F-68导致粒子粒径减小和包封效率增加，后者在超声波作用下分析。使用Pluronic F-68允许形成适合肿瘤靶向（200 ～ 300 nm）的纳米粒子大小。它还防止了肽的泄漏，从而提高了药物装载效率。纳米粒子的zeta电位为−18.66 mV ± 1.75 mV，证实了纳米粒子的稳定性。用于体外和体内评估奥曲肽纳米粒子的是表达SSTR2受体的人类胰腺BON-1细胞单层培养。在体外受体结合测定中使用了^{99m}Tc标记的奥曲肽，结果使用γ-闪烁计数分析。纳米粒子和原始药物的细胞毒性在1 μg/mL浓度下相似。然而，随着药物浓度的增加，观察到不同的效果。对于奥曲肽纳米粒子，观察到剂量依赖性细胞毒性。含有25 μg/mL药物的纳米粒子的抑制率为54.03%，而相同浓度的原始奥曲肽为33.06%。MTT测定成功证明了奥曲肽纳米粒子的靶向特异性细胞毒性。在携带BON-1肿瘤的小鼠中进行的体内肿瘤退化研究显示，使用奥曲肽纳米粒子和自由药物的肿瘤抑制程度分别为8.42% ± 0.3%和14.6% ± 0.3%。生物分布研究表明，当奥曲肽被封装在PCL/PEG纳米粒子内时，肿瘤内的奥曲肽浓度更高。因此，可生物降解的PCL/PEG纳米粒子作为化疗和放疗的有效替代品，在治疗胰腺癌中发挥作用[15]。

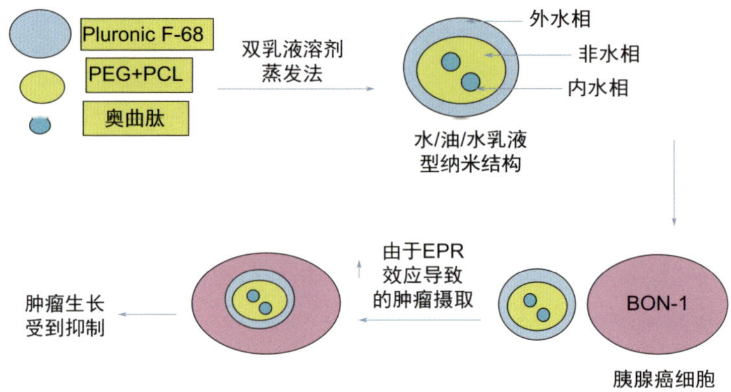

图12.3　可生物降解的PCL/PEG纳米粒子用于将奥曲肽靶向递送至神经内分泌肿瘤

12.2.4　脑肿瘤

胶质母细胞瘤（GBM）是最常见和最具侵袭性的脑肿瘤形式，源自胶质细胞如星形胶质细胞和少突神经胶质细胞，被世界卫生组织分类为Ⅳ级[16]。对于胶质母细胞瘤治疗，目前广泛探索的两大策略包括：①与胶质细胞相关的干细胞对应于脑肿瘤起始细胞（brain tumor-initiating cells, BTICs），这些细胞负责肿瘤的发起、进展和复发，因为它们对当前疗法获得了抗性。因此，已经开发了新策略来治疗和靶向这些侵袭性肿瘤细胞。②此外，当肿瘤生长时，与之相关的血管也会生长，这一过程通过血管生成发生，因此这一过程被作为靶点以避免肿瘤的进一步生长。肿瘤血管与正常血管明显不同，因为存在各种细胞表面和细胞外基质蛋白，这些蛋白促进肽和抗体等配体的结合。因此，这些蛋白（受体）可以用于靶向可能附着于这些受体的配体的各种药物，从而减少它们对正常组织的暴露。在一项研究中，详细检查了NFL-TBS.40–63肽对从人类胶质母细胞瘤分离的BTICs的影响。NFL-TBS.40–63肽（YSSYSAPVSSSLSVRRSYSSSSGS），一个来自神经丝的微管结合剂，在N-末端领域生物素化或与5-羧基荧光素（5-FAM）偶联，以允许其分布。此外，在C-末端领域进行酰胺化以保护它免受蛋白水解。该肽本身或与纳米粒子结合能广泛进入BTICs。之后，它通过抑制BTICs的增殖及通过改变其微管网络和细胞-细胞黏附诱导死亡，从而减少这些癌细胞的自我更新能力，展现其抗肿瘤效果。在BTICs细胞系中和成年大鼠体内，肽结合的纳米粒子系统优先靶向体外的GBM细胞。然而，由于肽特异性效应，它们在星形胶质细胞和神经元中的摄取非常低。该肽特异性地附着于βⅢ-微管蛋白亚型的C-末端领域，该亚型在GBM细胞中过表达。同一研究小组还制备了脂质纳米胶囊（LNCs），如图12.4所示，并进行了表征。所制备的系统包括与生物素化肽（LNC-NFL）偶联的LNCs，含有亲脂示踪剂DiD（1,10-二十八碳基-3,3,30,30-四甲基吲哚碳酸氰基-4-甲基苯磺酸盐）的LNCs（LNCs-DiD）和LNC-NFL-DiD。通过流式细胞术分析了这些LNCs由存活细胞BTIC12、BTIC25和BTIC53的摄取，显示了剂量依赖性的大量和快速摄取。因此，NFL-TBS.40–63肽被证明是治疗胶质母细胞瘤的有前途的治疗剂，通过破坏它们的微管网络，靶向并杀死胶质母细胞瘤和胶质母细胞瘤干细胞，也最小化了这种肿瘤复发的风险[17]。

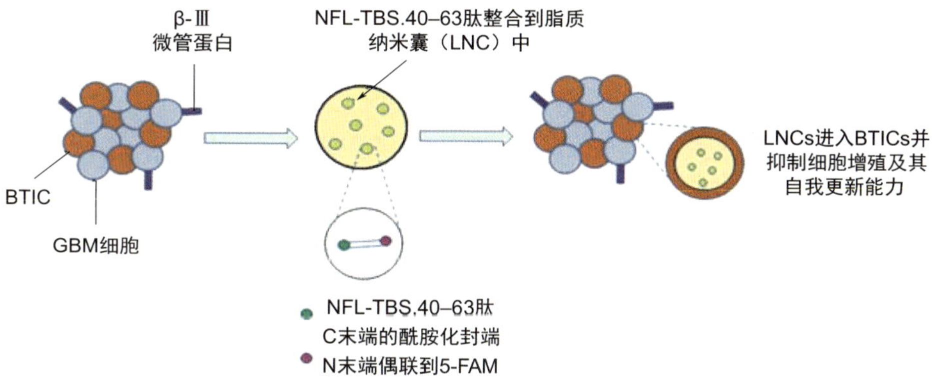

图12.4　疗效肽嵌入LNCs以靶向GBM干细胞

在另一项研究中，制定了一个纳米系统，通过抗血管生成疗法增强促凋亡肽的递送，以治疗胶质母细胞瘤，如图12.5所解释的。该纳米系统由以下三个组成部分构成，肿瘤归巢肽，即CGKRK（Cys-Gly-Lys-Arg-Lys）肽，一种促凋亡肽，即$_{D}$[KLAKLAK]$_2$，以及氧化铁[18]。此外，还向这个纳米系统中添加了一个肿瘤穿透肽，以通过改善对肿瘤组织的穿透来增强其治疗效果。肿瘤归巢肽特别送达到肿瘤细胞的线粒体，其中它与促凋亡肽结合并作用于线粒体[19]。CGKRK肽用于将纳米粒子靶向肿瘤细胞的线粒体。标记了罗丹明（Rd）的CGKRK肽在GBM肿瘤中大量积累，而不是在正常脑组织中积累，这改善了促凋亡肽或药物到肿瘤细胞线粒体的递送。$_D$[KLAKLAK]$_2$是一种α-螺旋两亲性肽，最初设计用于破坏细菌细胞膜。在真核细胞中，它破坏线粒体膜，从而启动凋亡细胞死亡。即使特别靶向肿瘤部位时，它也是一种高度毒性化合物。因此，设计了纳米粒子用于它们的给药，以减少它们的毒性，因为它们对恶性细胞有独特的亲和力和选择性。进一步地，添加氧化铁以增强促凋亡活性并允许对肿瘤内纳米粒子的成像。最后，纳米粒子与肿瘤穿透肽iRGD混合。这个纳米系统被命名为“纳米线”（NWs），其中CGKRKD(KLAKLAK)$_2$包裹在氧化铁周围，因为纳米粒子的拉长形状，与球形纳米粒子相比，导致了更有效的靶向。两个肽（CGKRK和$_D$[KLAKLAK]$_2$）作为嵌合肽合成，然后通过5K-PEG连接器共价连接到纳米线。覆盖了嵌合CGKRK $_D$[KLAKLAK]$_2$肽的纳米线经静脉注射后，在GBM模型的肿瘤血管中积聚，但不在脑的正常血管中积聚，标志着CGKRK肽的靶向特异性。大约80%的肿瘤血管可以吞噬CGKRK-NWs和CGKRK $_D$[KLAKLAK]$_2$-NWs，而$_D$[KLAKLAK]$_2$-NWs只有4%的血管内化。CGKRK $_D$[KLAKLAK]$_2$-NWs静脉注射后，通过磁共振成像（MRI）展示了由于纳米线作用，在整个肿瘤中呈现低强度信号。肽偶联的纳米粒子的疗效是游离态的100倍（按摩尔浓度计）。因此，这个纳米系统作为一个适合的治疗诊断剂，由于加入了肿瘤穿膜肽iRGD，其效果更加显著[18]。

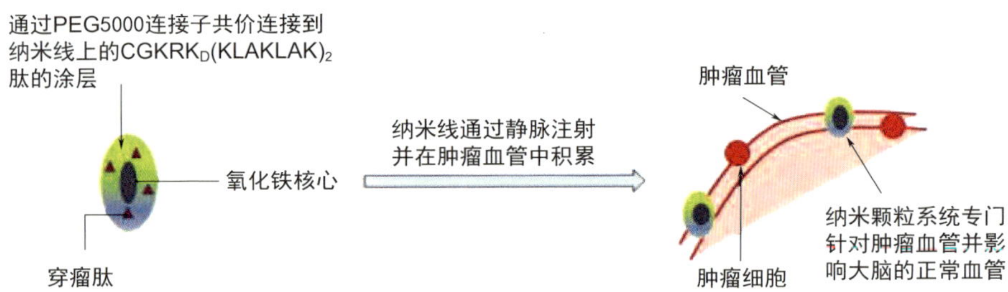
通过PEG5000连接子共价连接到
纳米线上的CGKRK$_D$(KLAKLAK)$_2$
肽的涂层
氧化铁核心
穿瘤肽
纳米线通过静脉注射
并在肿瘤血管中积累
肿瘤血管
肿瘤细胞
纳米颗粒系统专门
针对肿瘤血管并影
响大脑的正常血管

图12.5　用于靶向GBM细胞的促凋亡肽涂层氧化铁纳米线

12.2.5　乳腺癌

化疗药物耐药性仍然是有效治疗转移性乳腺癌的一个主要障碍。金纳米粒子（Au NPs）已成为用于靶向递送治疗肽或药物的候选者[12]。金核本质上是惰性的、无毒的，并具有优良的物理化学性质，这使得药物即便在远端部位也能实现释放。配体与细胞表面上存在的受体结合触发细胞内信号，这有助于通过受体介导的内吞作用将药物运输到细胞内。Kumar等人进行的研究中，两个肽——即PMI（p12; TSFAEYWNLLSP，治疗性肽）和一个CRGDK序列的肽（靶向肽），被共价结合在超小（2 nm）的Au纳米粒表面，以选择性地结合到神经节丝蛋白-1（Nrp-1）受体上。这些受体在各种类型的癌细胞中大量存在，也调节膜受体介导的内化过程。为治疗乳腺癌，研究团队详尽考察了治疗性肽与MDA-MB-321（人乳腺癌细胞系）细胞表面存在的神经纤毛蛋白-1（Nrp-1）受体的结合特性。PMI（通常称为p12）是公认的强效抑制剂，可特异性结合MDM2（鼠双微体2）和MDMX（鼠双微体X）复合物。其中MDM2是p53通路的核心调控因子，而MDMX作为其同源物，在维持p53通路的完整性方面起着关键作用。p12与这些复合体的结合可调控肿瘤抑制蛋白p53的活性和稳定性，p53作为公认的转录调节因子，能响应细胞应激信号调控多种靶基因表达，间接导致细胞周期停滞、DNA损伤或凋亡。由于CRGDK等靶向肽序列的存在，Au纳米粒的细胞内摄取率显著增大。此外，它还导致Au纳米粒与靶向受体的最大结合，该受体在MDA-MB-321细胞表面过表达。这导致了治疗p12肽对乳腺癌细胞的递送的改善。这种超小的Au 纳米粒被发现对过表达Nrp-1受体的乳腺癌类型有效，如图12.6所示[20]。

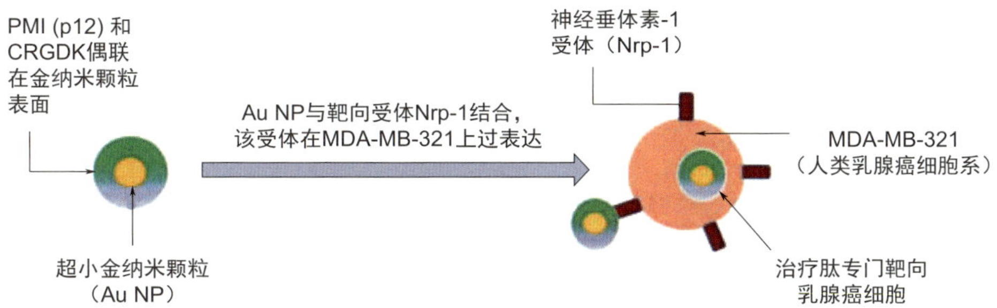

图12.6　用于靶向乳腺癌肿瘤细胞的肽涂层Au NPs

在另一项研究中，检查了细胞穿膜肽（CPPs）。这些肽包含一个C末端的Cend规则（CendR）序列基序（R/K）XX（R/K），负责组织穿透和细胞内化，其中X代表任何氨基酸。肿瘤特异性的CendR肽包含肿瘤归巢部分和在肿瘤细胞中蛋白水解揭示的隐秘CendR部分。LyP-1（序列：CGNKRTRGC），一个含有CendR元素的环状肿瘤归巢非肽，通过噬菌体展示被识别，并显示了组织穿透的潜力。LyP-1能够通过结合它们的p32受体来附着到肿瘤细胞、肿瘤巨噬细胞和肿瘤淋巴管，p32是一种存在于这些细胞表面的线粒体蛋白，随后被内化（在这种情况下是MDA-MB-435细胞）。在这项研究中，选择了LyP-1的截短形式（CGNKRTR；tLyP-1），其中CendR基序被暴露。进一步，使用荧光素标记的肽（FAM-肽）进行了饱和度测定，导致tLyP-1对p32的结合较低。此外，显示tLyP-1通过Nrp-1依赖的CendR内化途径内化到肿瘤细胞中，并且也能结合到神经节丝蛋白-2，从而激活CendR途径。荧光素标记的tLyP-1肽和tLyP-1结合的纳米粒子展示了强烈和选择性的归巢到肿瘤，可从血管穿透到肿瘤实质。与LyP-1相比，tLyP-1的截短形式更为有效，并且还增强了共注射纳米系统到肿瘤组织的渗出。tLyP-1在只表达NRP2而不是NRP1的MDA-MB-435乳腺癌细胞中发生结合和内化，因此tLyP-1能与NRP2共定位。

在携带原位乳腺癌的小鼠中，通过静脉注射的tLyP-1的组织分布被检查，其中肽被发现在体外的4T1细胞内内化。这些细胞过表达NRP1和NRP2，并与人类之间有非常高的序列同源性，分别对应93%和95%。通过将FAM-tLyP-1结合到被称为纳米线（tLyP-1-NWs）的拉长铁氧化物纳米粒子上，评估了tLyP-1将纳米粒子递送到肿瘤细胞的能力，如图12.7所示，其中它们的生物分布指示了选择性归巢到4T1（上皮性乳腺癌细胞系）肿瘤细胞。这些纳米线还特异性地归巢到另一个乳腺癌模型中的肿瘤，即表达NRP1和NRP2的人MDA-MB-231异种移植模型。此外，它们在肿瘤组织中显示了显著更广泛的分布，这归因于暴露的CendR基序。还发现tLyP-1可以通过激活CendR途径引导共同给药的化合物穿透，当它与涂有CGKRK的纳米线一起注射时，肿瘤归巢肽。共聚焦显微镜分析显示，与tLyP-1一起给药时，CGKRK的肿瘤穿透性增强。tLyP-1肽，无论是单独使用还是与纳米粒子结合，都能特异性地结合到三种不同类型的乳腺肿瘤，并且能在肿瘤组织内广泛传播[21]。

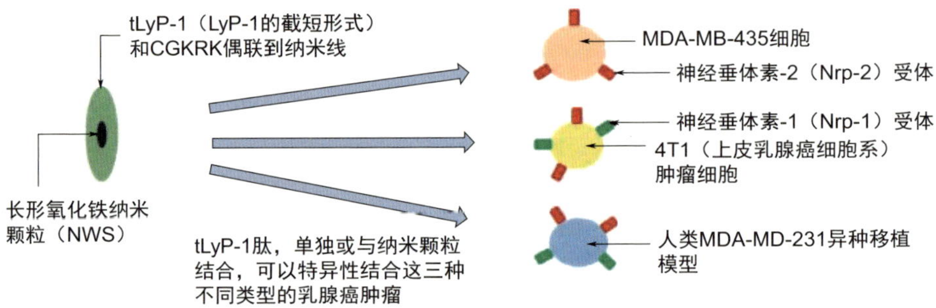

图12.7 用于靶向乳腺癌中各种肿瘤细胞系的肽涂层氧化铁纳米线

一类称为细胞毒性肽的肽在体内癌症模型中被使用，但由于它们的毒性、非特异性和降解而受到限制。通过一种纳米尺度的递送载体克服了这些障碍，该载体通过将一种非特异性两亲性细胞毒性肽——蜂毒素整合到氟碳纳米粒子的外脂质层中而合成。它是一种水溶性的阳离子型26-aa *α*-螺旋肽，来自蜜蜂*Apis mellifera*的毒液。作为细胞毒性肽，它非特异性很强，静脉注射时有毒性，从而引起膜结构的物理和化学破坏。它以单体形式进入细胞膜并聚合成环状或桶状结构，从而促进孔形成并导致细胞死亡。在Soman等人的研究中，作者展示了含有蜂毒素的纳米颗粒系统具有理想的药代动力学，其能够在小鼠肿瘤中积累，随后显著减少肿瘤生长，没有任何明显的毒性迹象。直接测定方法揭示了纳米载体通过半融合机制对多个肿瘤部位的选择性，这触发了凋亡。这些纳米载体被制成油包水乳液，由液态全氟辛基溴化物（PFOB）核心组成，包含一个磷脂单层，从而稳定它们与水介质的界面，随后将蜂毒素整合到磷脂单层中。通过表面等离子体共振、荧光和圆二色光谱等技术确认了蜂毒素的整合。因此，将强效细胞毒性肽配制成纳米载体，并使用被动或主动靶向，被证明是在多个阶段化疗的有效策略。在这项临床前研究中，通过静脉途径安全地递送了大量的蜂毒素，以靶向异种移植（MDA-MB-435 人乳腺癌）[22]。

12.2.6 白血病

白血病是一种难以治愈且严重威胁人类健康的癌症类型。在急性髓细胞性白血病（AML）的发病过程中，未成熟的白血病细胞迅速增长，而健康血细胞的产生存在缺陷。尽管在抗癌疗法上取得了显著进展，但AML的高复发率仍然是一个关键问题。复发的一个关键原因是具有自我更新能力的白血病干细胞（leukemia stem cells, LSCs）的存在，这导致了反复的治疗抗性和复发[23]。

最近的研究表明，由于其出色的光致发光性质和生物相容性，镧系元素标记的纳米粒（LDNP）作为成像工具显示出了有效性。在西安交通大学进行的一项研究中，制备了一种基于荧光镧系氧氟化物纳米粒（LONP）的多功能肽药物递送载体，用于潜在的AML治疗，如图12.8所解释的。AML细胞通常由野生型p53、高水平的MDM2和/或MDMX（是p53的功能性抑制剂）以及过表达的细胞表面受体CD33组成。p53是一种肿瘤抑制蛋白，能诱导强烈的生长抑制反应，随后引发凋亡和细胞应激，在防止受损细胞转化为癌细胞中起着关键作用。LONP通过金属-硫醇键与MDM2和MDMX的双重拮抗剂p53激活十二肽［PMI（TSFAEYWALLSP）］结合，并且还与CD33靶向的人源化单克隆抗体结合，以允许AML特异性细胞内递送稳定的PMI。结果表明，抗CD33-LONP-PMI纳米粒对身体的正常细胞无毒，而通过拮抗MDM2和/或MDMX并激活

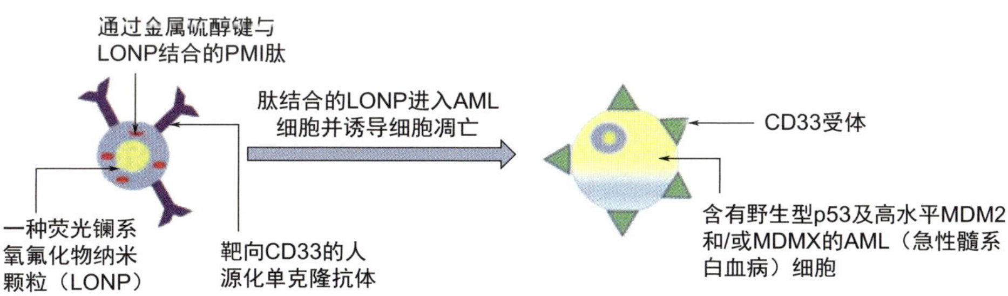

图12.8　基于LONP的PMI递送系统用于AML治疗

p53途径，诱导AML细胞和从AML患者中分离的原发性白血病细胞的凋亡。肽与纳米系统的结合显著增强了它们对蛋白酶的抗性、膜渗透性和生物可用性。由于其荧光特性，它还允许实时可视化与AML细胞相关的一系列凋亡事件，可作为跟踪和治疗反应监测的有用工具。因此，收集的关于抗CD33-LONP-PMI的治疗效果和安全性档案数据，使其成为一类新的抗肿瘤剂，用于潜在的AML治疗[24]。这需要通过临床试验进行验证。

在另一项研究中，使用了牛乳铁蛋白（LfcinB），这是一种阳离子抗菌肽（AMP），显示出对微生物和人类肿瘤细胞的细胞毒活性。它可以通过凋亡的线粒体途径杀死Jurkat T-白血病细胞，但LfcinB触发该途径的过程尚不清楚。也使用了LfcinB的生物素化形式来监测LfcinB结合到Jurkat T-白血病细胞的能力，以及未修改的LfcinB形式，其中两者显示了等效的诱导凋亡活性。LfcinB与细胞膜的结合先于凋亡，随后是其逐渐渗透化，介导细胞毒性。通过测量碘化丙啶（PI）摄取来检查LfcinB对细胞膜完整性的影响，在五分钟内观察到细胞膜的剂量依赖性渗透化。通过胶体金电子显微镜和流式细胞仪检查，LfcinB首先进入Jurkat T-白血病细胞的细胞质，然后触发线粒体去极化的开始。然而，通过共聚焦显微镜监测了细胞内LfcinB与线粒体的共定位。此外，LfcinB对纯化的线粒体的攻击导致跨膜电位的快速丧失，从而释放细胞色素C（Cyt C）。LfcinB不是通过内吞作用内化的，因为内吞作用抑制剂并未阻止LfcinB诱导的细胞毒性。因此，基于p14融合相关小跨膜（FAST）蛋白配方的融合脂质体递送系统被制备用于LfcinB的细胞内递送，导致Jurkat T-白血病细胞的死亡。它介导了脂质体与目标细胞质膜融合成阳离子多层囊泡。由于细胞膜的损伤、随后的线粒体膜的破坏和内化的LfcinB对DNA的损伤，在Jurkat T-白血病细胞中观察到LfcinB诱导的凋亡。总之，这些发现和结果表明，Jurkat T-白血病细胞中LfcinB诱导的凋亡是由一系列事件触发的，从LfcinB介导的细胞膜渗透化及其通过受损细胞膜的摄取，随后与线粒体的共定位，到LfcinB介导的线粒体去极化，从而导致Cyt C释放和凋亡内源途径的启动[25]。

线粒体渗透性转换孔（PTP）负责线粒体渗透性转换（PT），是治疗肿瘤和减少对肿瘤治疗的抵抗的潜在靶点之一。从黄蜂毒素中提取的两亲性肽——胡蜂毒素（MP），已被报道可以促进线粒体PT，因此，可以作为抗肿瘤剂使用。然而，必须选择性地将其递送到肿瘤细胞中，以避免对非肿瘤细胞的损害。山田等人进行的一项研究报道了使用转铁蛋白修饰的脂质体（Tf-L）来包裹MP，以及一个pH敏感的融合肽（GALA），如图12.9所示。脂质体是通过反相蒸发法制备的。包裹在Tf-L中并配备了胆固醇GALA（Chol-GALA）的MP可以通过受体介导的内吞作用被肿瘤细胞内化。在内体中，GALA在较低pH下增强了脂质体和内体的融合，导致MP释放到细胞质中。从内体中逃逸的MP可以攻击线粒体，诱导PT，并从线粒体中释放Cyt C。因此，加入Chol-GALA是为了促进MP被选择性地递送到细胞质中。培养了K562细胞，并分离了线粒体分数。使用Western-blot法在存在磷酸盐的情况下测定了分离的线粒体分数中Cyt C的浓度。基于Western-blot的结果，发现MP在25 μmol/L以上的浓度下作为细胞毒剂具有潜力。硫罗红B（Rho），一种常用的水溶性脂质体标志物，被包裹进脂质体结构中，以确保Cyt C被靶向递送到细胞质中。在Chol-GALA存在下，荧光标志物Rho有效地被递送到K562细胞的细胞质中，这证实了Chol-GALA的靶向效力。测试了MP的自由形式和包裹形式的细胞毒效果。结果显示了Tf-L和Chol-GALA包裹MP的配方中，选择性地从线粒体到细胞质的Cyt C释放。脂质体表面用pH敏感的融合肽GALA进行修饰，有助于脂质体的内体逃逸，随后是MP的细胞质释放。在没有GALA的情况下，MP无法诱导PT，这证实了GALA的重要性。此外，用修饰后的Tf-L处理K562细胞导致更高的线粒体Cyt C释放。估计细胞质中MP的浓度约为50 μmol/L，该浓度足以产生细胞毒作用。因此，成功利用带有pH敏感融合肽的转铁蛋白脂质体作为递送系统，将治疗性肽MP选择性地递送到线粒体中[26]。

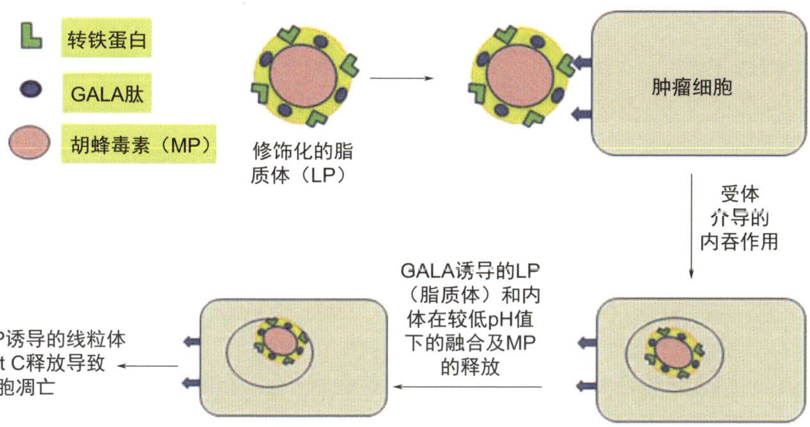

图12.9　转铁蛋白脂质体载体与pH敏感融合肽配备的MP的线粒体递送，用于选择性肿瘤治疗

12.3　基于作用部位的肽靶向递送

12.3.1　肽的局部递送

皮肤是人体最大的器官，也是药物递送的重要部位。局部途径是非侵入性

的，非常便于向患者递送生物大分子或大分子药物。然而，角质层是主要的屏障，阻碍了药物的递送。由于角质层的独特性，只有小分子的亲脂性物质能穿越这一屏障。治疗性肽等生物大分子需要适当的配方系统进行局部递送[27]。本节重点介绍了一些用于增强肽通过局部途径递送的配方策略。

环孢霉素A（cyclosporine A, CsA）是一种非核糖体肽，作为一种强效的抗炎药物，用于治疗包括银屑病和特应性皮炎在内的广泛范围的炎症性疾病。然而，局部使用的肽因吸收率较低而表现出较低的有效性。为了实现CsA的有效渗透，将其与七聚精氨酸（生物素r7）结合，后者作为细胞穿膜肽（CPPs）。通过在生理pH下不稳定的连接剂建立了共轭。在pH高于7的环境中，连接剂构象发生改变，使CsA和生物素r7之间的共价键断裂，从而在细胞内释放CsA发挥作用。这种共轭肽配方以乳液的形式使用。该配方在实验性诱导接触性皮炎裸鼠皮肤上进行了测试。结果观察到生物素r7-CsA比原生CsA具有更好的穿透能力。在人类皮肤中也观察到类似的结果，其中表皮层比小鼠的要厚。此外，生物素r7-CsA还观察到在表皮层的CD3 T细胞以及其他炎症细胞，如巨噬细胞和成纤维细胞中存在。因此，结论是CsA肽与生物素r7结合能够成功地靶向T淋巴细胞，并可用于治疗皮肤炎症性疾病[28]。配方策略如图12.10所示。

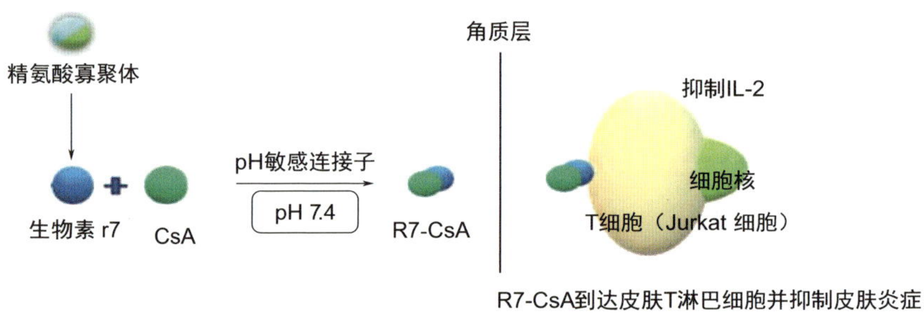

图12.10　辅酶r寡聚体共轭环孢霉素A（CsA）的局部递送，用于抑制炎症

抗微生物耐药性是21世纪医疗保健专业人员面临的最重要的挑战之一。常见的皮肤感染是由金黄色葡萄球菌及其耐甲氧西林的类似物假单胞菌和多药耐药（MDR）变种、表皮葡萄球菌和大肠杆菌引起的。当治疗MDR微生物时，抗菌肽AMP可能是未来的有希望的治疗方法。这是因为AMP不易产生抗微生物耐药性，作用迅速，并具有广谱的杀菌活性。Boge等人进行的研究涉及开发载有LL-37 AMP的脂质立方体，如图12.11所示，用于有效治疗金黄色葡萄球菌感染。LL-37具有杀菌、免疫调节和促进慢性伤口愈合的作用。然而，肽分子易于被蛋白酶降解，并且皮肤穿透性较差。因此，开发适合的载体以增强肽的穿透性并保护其免受降解至关重要。立方体是使用脂质双层制备的液晶纳米粒

子，呈3D立方体形状[29]。在该研究中，合成了基于油酸甘油酯的立方体。通过三种不同的方法将肽加载到立方体中，即：①预加载，其中肽与液晶凝胶混合，然后加载到纳米粒子中；②后加载，其中肽分子吸附到先前合成的立方体上；③羟基苯乙酸盐加载，在立方体形成过程中同时将LL-37引入。在这三种方法中，预加载有最小的颗粒大小（130 nm），且颗粒大小分布较窄（多分散指数为0.15）。肽的加载导致形成片层相，随后形成囊泡。在使用猪皮进行的体外研究中，单独的LL-37溶液表现出比立方体更高的抗微生物活性。这被认为是由于肽完全包裹在立方体结构内，从而阻碍了其释放。然而，在上述方法中，预加载立方体由于其颗粒尺寸小和表面积大而表现出更好的作用。立方体有效保护了LL-37肽免受蛋白酶降解，但在抗微生物特性方面存在限制。因此，设想开发一个刺激响应的载体作为改善AMP递送的可行载体[29]。

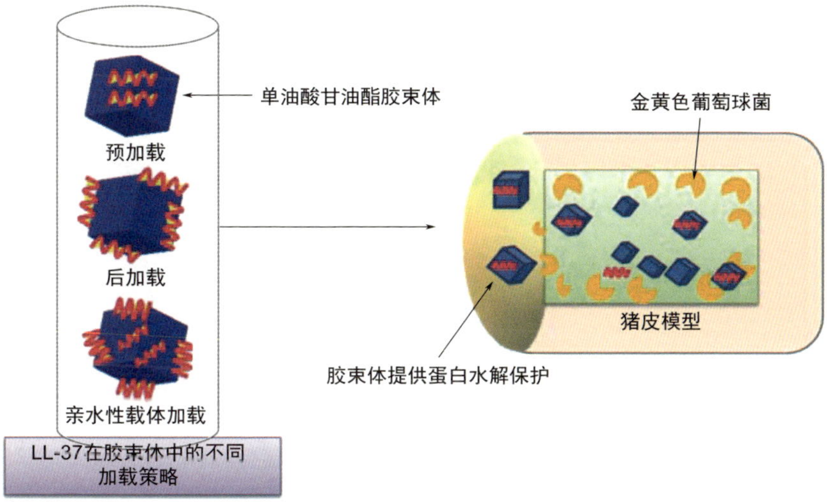

图12.11　载有抗微生物肽LL-37的立方体颗粒

12.3.2　肽的眼部递送

肽在治疗全球范围内影响人群的急性和慢性眼部疾病方面正得到越来越广泛的应用，包括老年性黄斑变性（AMD）、白内障、糖尿病视网膜病变（DR）、视网膜炎症、眼干燥症和青光眼。尽管眼睛是小分子和大分子治疗分子最容易到达的器官，但由于眼睛的解剖结构和生理特征，眼部药物递送一直是非常具有挑战性的。影响大分子生物利用度的屏障包括前段和后段结构，如结膜、巩膜、视网膜色素上皮和角膜。这些屏障限制了治疗剂的递送，特别是到达眼部后段的递送[30,31]。本节重点介绍用于增强肽眼部给药（前段和后段）的已研究的配方策略。

眼部局部给药的药理屏障是泪液周转和泪液膜的快速排水，这在药物与角膜之间创造了狭窄的接触时间窗口，导致角膜渗透性差。纳米载体已被开发用于递送治疗性肽以克服这些障碍。Diebold及其同事开发了一种基于脂质体的眼用递送系统，用于封装血栓素-1衍生的肽（KRFK）。KRFK的治疗效果可预防慢性眼部表面炎症。脂质体保护了这种肽免受泪液酶的作用，并以可控的方式释放封装的肽。此外，用于制备脂质体的辅料，如磷脂酰胆碱、胆固醇和维生素E，天然存在于泪液膜中。它们还可作为表面活性剂，通过将脂质与泪液中的水性组分连接起来，促进泪液膜中脂质的补充。脂质体通过溶剂蒸发技术制备。结膜和角膜的体外模型被用于研究其渗透性。利用脂质体递送KRFK时，经结膜上皮透过性未见改善。这是因为上皮层的渗透性很高，大分子如肽容易进入。然而，与原生肽相比，脂质体改善了KRFK的角膜渗透性[32]。

视网膜缺血是一种病理性状，当视网膜供血不足时会发生，会导致因氧供不足而造成的代谢功能改变。在这项研究中，选择连接素43模拟肽（Cx43 MP），因为它有潜力预防与视网膜缺血和其他炎症性疾病相关的继发性损伤。已知它通过阻止缺血后视网膜损伤后的病理性开放的缝隙连接蛋白通道来减轻水肿、炎症、神经细胞死亡和血管渗漏。缝隙连接蛋白（Cx）是跨膜蛋白，在细胞通信中起重要作用，作为半通道和缝隙连接的亚单位。Cx43亚型是Cx家族中表达最广泛的成员，数字43表示其分子量，即43 kDa。试图通过将其装载到透明质酸（HA）包被的人血清白蛋白（HSA）纳米粒子中来增强该肽的视网膜递送，如图12.12所示。这被假设能够延长Cx43 MP的活性并使其有针对性地递送到视网膜。HSA纳米粒子具有许多优点，如高药物负载能力、表面修饰的可能性以及非免疫原性，因此被认为是一种理想的递送系统。通过脱溶技术制备了空白HSA纳米粒子，并选择了两种不同的方法将肽装载到纳米粒子中，即吸附法和内含法。HA通过静电相互作用和化学修饰与两种荧光异硫氰酸血红蛋白标记的Cx43 MP（FITC-Cx43 MP）-HSA纳米粒子包被。观察到肽从纳米粒子中缓慢释放了四个月。纳米粒子通过玻璃体注射途径进行给药，穿过玻璃体然后渗透到神经视网膜和视网膜色素上皮细胞中。通过HA-CD44受体介导的相互作用，HA包被的纳米粒子的体外细胞摄取以及视网膜渗透都得到了增强。CD44是视网膜中广泛表达的跨膜糖蛋白，也是HA的细胞表面受体。细胞存活率和Cx43 MP功能性测定的结果显示了纳米粒子对Cx43 MP的保护性质，因为它们阻止了该肽的降解并在视网膜中持续释放。这是由于HSA的缓慢降解和水合作用延长了作用时间，在用于Cx43半通道阻滞的浓度下不降低细胞存活率。因此，HA包被的HSA纳米粒子对于持续和有针对性地递送Cx43 MP以治疗各种类型的视网膜炎症性疾病具有很高的潜力。此外，HA包被的HSA纳米粒子以持续方式释放Cx43 MP，并且具有细胞生物相容性，从而降低了临床研究中对该系统频繁进行玻璃体内注射的需求[33]。

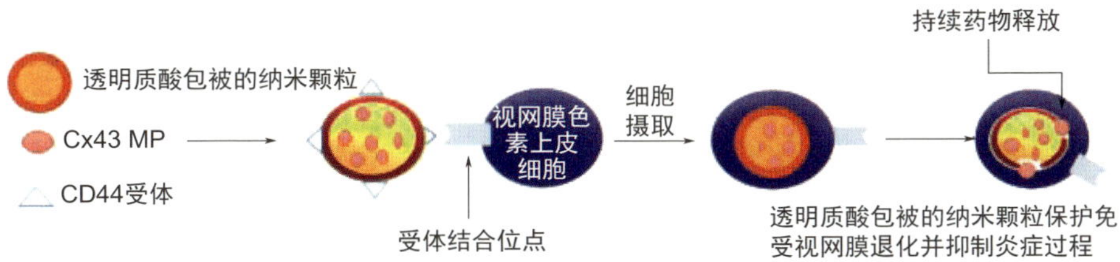

图12.12 透明质酸包被的白蛋白纳米粒子，用于靶向递送Cx43 MP治疗视网膜缺血

12.3.3 脑内递送肽

将小分子和大分子靶向递送至中枢神经系统（CNS）具有相当大的挑战性。因为存在血脑屏障（BBB），进入大脑的通道受到严格的控制。BBB的主要组成部分是内皮细胞层，它覆盖在血管上并通过紧密连接形成屏障，以防止物质的传输。大脑的毛细血管高度特殊化，并对水溶性药物的渗透性较低。BBB的其他支持细胞包括外周细胞和星形细胞，它们存在于内皮细胞膜基底的支持组织中，并形成大脑毛细血管周围的坚固外层。BBB仅允许脂溶性化合物、水、营养物和小分子（400～600 Da）通过被动扩散、主动转运、载体介导转运和内吞作用等机制进出大脑[34]。药物发现过程中的挑战之一是达到和维持有效的中枢神经系统（CNS）渗透和药物浓度。大脑在BBB的管腔侧使用外流泵来识别和清除外来物质。解剖特征，如多药耐药蛋白的存在、病理条件下BBB的形态和生理学的变化以及血脑肿瘤屏障（BBTB），也可能阻止药物在大脑内的积聚。特定的治疗性肽在多种神经系统疾病中发挥着重要作用，如神经退行性疾病、精神障碍、疼痛、中风和脑癌治疗。正在探索先进技术以将肽靶向递送至CNS，其中包括脂质体载体、脂质和聚合物纳米颗粒[35,36]。

阿尔茨海默病（AD）是一种在老年人群中最常见的痴呆形式。正如前文所述，药物递送到CNS的挑战使得需要开发新的、有效的治疗方法。神经营养因子，如神经肽，可以有效用于治疗AD。先前进行的体外和体内研究已经证明了从活动依赖性神经保护蛋白（ADNP）中获得的八肽NAP（NAPVSIPQ）在治疗AD方面的有效性。然而，由于其稳定性低和半衰期短，开发一种有效的递送系统是必不可少的。Liu等人进行的一项研究涉及生产用于靶向递送NAP的B6（CGHKAKGPRK）肽修饰的聚乙二醇-聚乳酸（PEG-PLA）纳米粒，如图12.13所示。在这项研究中使用的聚合物是PEG-PLA嵌段共聚物，它有助于NAP的延长释放和较长的循环时间，有助于克服其半衰期短相关的问题。此外，延长的药物释放被发现适用于AD的治疗。纳米颗粒是通过乳化/溶剂蒸发技术制备的。使用X射线光电子能谱法（XPS）确认了B6肽的结合效率。发现未修饰的NAP纳米粒和B6修饰的NAP纳米粒（B6-NP）的NAP体外释放相似。使用荧光显微镜分析了这些纳米粒的细胞摄取。与未修饰的NAP纳米粒相比，B6修饰的NAP纳米粒的细胞关联荧光强度要高得多，这通过定量细胞摄取分析得到进一步确认。体外细胞活力研究表明NAP纳米粒和B6修饰的NAP纳米粒均未观察到明显的细胞毒性。通过实时体内成像技术验证了B6肽的脑内靶向能力。大脑中B6修饰的纳米粒的荧光强度显著高于未修饰的纳米粒。利用水迷宫（MWM）行为实验以及生化指标测试分析了NAP在AD小鼠模型中的神经保护潜力。获得的数据表明B6纳米粒比未修饰的纳米粒更有潜力用于治疗AD。在B6修饰的纳米粒的剂量为0.02 μg，未修饰的纳米粒的剂量为0.08 μg的情况下，药物剂量为0.02 μg和0.08 μg的动物因NAP在体内注射后迅速降解，未显示出任何行为或生化指标的显著改善。使用血液和病理标本进行了苏木精和伊红染色，以分析与纳米颗粒使用相关的可能损害。B6修饰的纳米粒没有造成任何可见损伤。因此，结论是B6修饰的纳米粒可以有效用作递送神经肽治疗AD的载体[37]。

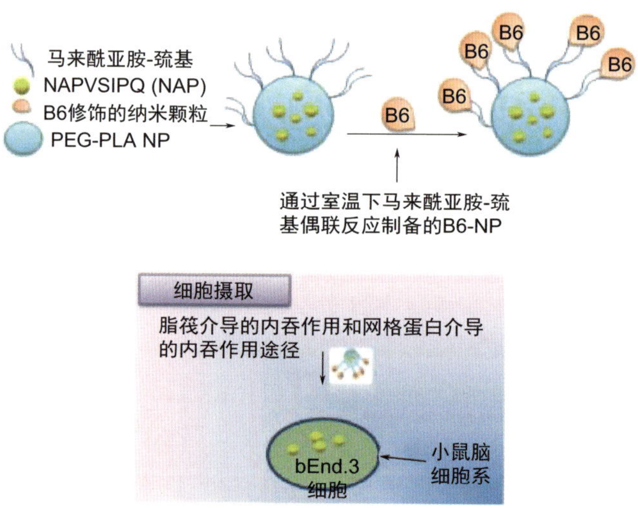

图12.13 B6修饰的PEG-PLA纳米粒，用于NAP的靶向递送

使用谷胱甘肽（GSH）共轭PEG包被脂质体可以增强药物对大脑的递送，因为它们具有生物相容性。这些脂质体已经被证明可作为治疗癌症和真菌感染的药物载体且有效。随后，添加GSH（一种由BBB表达的活性摄取转运体介导的内源性肽）有可能将脂质体配方转运到大脑并增强CNS递送。因此，

Lindqvist等人制备了谷胱甘肽-聚乙二醇化（GSH-PEG）脂质体，如图12.14所示，并评估了其增加和延长血到脑递送的阿片肽DAMGO（H-TyrD-Ala-Gly-MePhe-Gly-ol）的能力。然后评估了脂质体配方的药代动力学-药效学（PK-PD）特性。DAMGO是一种与μ-阿片受体具有高选择性和亲和力的脑啡类似物。向大鼠静脉注射了DAMGO的载荷剂量，然后是DAMGO的GSH-PEG脂质体配方。通过使用微透析测量了脑和血浆中的游离DAMGO浓度，使用常规血浆采样测量了GSH-PEG脂质体封装的DAMGO。使用尾部挑刺法检查了DAMGO的止痛效果。只注射DAMGO短时间内导致血浆中肽浓度的快速下降，而其封装在GSH-PEG脂质体中则将半衰期延长了40多倍（从几分钟到七个小时）。因此，通过计算和监测随时间从GSH-PEG脂质体配方中释放的肽浓度，证明了这些脂质体成功地增强并延长了肽对大脑的递送[38]。

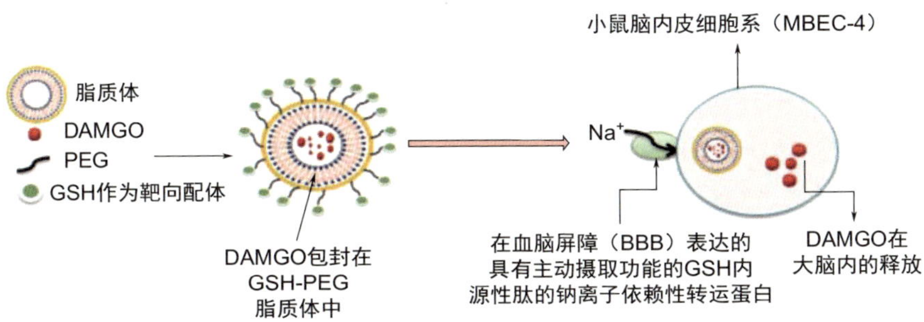

图12.14　使用GSH-PEG化脂质体制剂进行DAMGO肽的脑靶向递送

12.3.4　肺靶向递送的肽

对肺部的递送对于治疗肺部慢性疾病至关重要，这些疾病包括肺纤维化、哮喘、慢性阻塞性肺疾病（COPD）、囊性纤维化（CF）和肺癌。肺递送描述了将活性分子递送到呼吸道并通过肺部进行全身递送的各种系统、装置、制剂和递送方法。肺部递送之所以重要，是因为空气-血屏障的巨大表面积允许通过被动扩散实现药物的快速吸收。由于肺部兼具局部给药、全身递送以及靶向投递治疗分子的多重功能，肺部已成为医疗保健研究中最具吸引力的靶向递送区域[39]。

肽，如血管活性肠肽（VIP），对各种肺部疾病具有有效的治疗作用。当VIP与其膜受体相互作用时，它会快速内化，导致表面可用于其他VIP分子附着的受体减少。在等待受体再循环进行进一步结合期间，肽分子会降解，因此可能面临半衰期短和稳定性低的问题。因此，设计了脂质体来改善这种治疗性肽的有效性。Hajos等人进行的一项研究涉及制备可吸入的脂质体制剂，用于

VIP的靶向递送到肺部，替代静脉给药。评估了脂质体制剂是否适合通过商业吸入器微滴主喷射器（MPV）进行给药。该装置产生的液滴大小适合于支气管沉积。使用磷脂质制备了可吸入的、含血管活性肠肽的脂质体（VLLs）。VIP与带负电的磷脂质的结合引起了其构象的改变，从随机卷曲转变为α-螺旋结构，这是配体-受体相互作用的优选形式。它还通过PEG外壳作为表面附着VIP的保护屏障，防止其聚集和降解。测试雾化对脂质体的影响，观察到粒径和PDI没有明显变化。分析了MPV吸入器的喷雾模式，显示出从1 ～ 20 μm的液滴大小分布。使用含有更多VIP受体的血管的条带评估了VIP的释放。在有和没有靶肌肉细胞的情况下进行了分析，VIP仅在有靶细胞存在时释放，这证实了脂质体促进VIP靶向释放的能力。通过测试放松反应来确认VIP的持续释放。进一步对该配方进行了放置时放松活性的测试，观察到放松活性在一个月内保持稳定，然后下降。因此，可以得出结论，可吸入的脂质体可以成功用于VIP的肺部靶向递送[40]。

结核病（TB）是由结核分枝杆菌引起的一种威胁生命的疾病，其主要通过呼吸道传播。目前的结核病治疗由于成本高、持续时间长和多药治疗等因素而导致患者依从性低，常常导致治疗失败和耐药性的发展。因此，抗菌肽AMPs被越来越多地用作TB治疗有希望的候选药物[41]。Silva等人的一项研究选择了一种外源性阳离子AMP LLKKK18，其能够有效地杀死分枝杆菌。将该肽纳入自组装的HA纳米凝胶中，增加了其稳定性和靶向能力，并且减少了细胞毒性和可降解性。此外，该剂型还能将肽靶向递送至巨噬细胞。分枝杆菌感染改变了宿主细胞膜，使阴离子分子暴露，导致阳离子肽的高结合。这反过来导致AMP在分枝杆菌中的渗透，通过分枝杆菌细胞包膜[42]。研究人员制备了基于HA的自组装纳米凝胶：首先使用阳离子交换树脂（AG 50W）将透明质酸钠的阳离子Na^+置换为亲脂性的四丁基铵（TBA）阳离子，使透明质酸可以溶解在二甲基亚砜（DMSO）中。随后将疏水性11-氨基-1-十一烷硫醇（AT）交联形成HA-AT复合物。纳米凝胶制备完成后，在25℃下将多肽与纳米凝胶在磷酸盐缓冲溶液（PBS）中搅拌24 h，实现多肽包埋。肽载荷纳米凝胶的包埋效率约为70%。多肽的两种性质——阳离子所带电荷和亲脂性可能促使其被包埋在带负电的纳米凝胶的疏水核心。还确认了肽在宿主细胞内的存在以及与分枝杆菌的共定位，这导致感染巨噬细胞中分枝杆菌的载量显著降低。将这些肽载荷纳米凝胶经气道给药后，每隔一天给药5 ～ 10次后，大大降低了感染分枝杆菌或结核分枝杆菌的小鼠的感染水平。因此，由于这种肽的细胞耐药性的概率低，结果证实了LLKKK18载药纳米凝胶对治疗TB的潜力，特别是对于杀死机会性分枝杆菌和最具传染性的人类病原体结核分枝杆菌的潜力。选择了两株机会性分枝杆菌2447和2291，它们形成了平滑透明（SmT）菌落，以及结核分枝杆菌H37Rv进行进一步研究。将巨噬细胞与LLKKK18载药纳米凝胶进行体外培养，明显降低了这两种生物体内的水平。这种载有AMPs的装置，被证明是治疗分枝杆菌感染的一种新颖和有前景的策略[41]。

12.4 结论与展望

近年来，治疗肽的合成以及设计适合其靶向递送的先进系统的努力引起了广泛关注和重视。在肿瘤治疗方面，靶向疗法可以克服细胞毒性等主要挑战，具有巨大潜力。我们描述了各种方法，发现它们取得了令人鼓舞的结果，并有望有朝一日转化为市场上的产品。通过纳米载体，利用肿瘤细胞的EPR效应以及对刺激响应的特性，将治疗性肽被动靶向到相应的肿瘤细胞是可能的。肿瘤靶向肽是最常用于主动靶向的方法。这些发展得益于纳米技术领域的先进研究以及对分子靶标和特异性配体的识别。已经有数百种肽已经在临床前和临床试验中得到评估。对肽的表征进行加速发展，了解肽分子的渗透和胞内信号传导，以及开发建立更好的体内外实验数据相关性的方法，预计将加快基于肽的制剂的开发，以更好地治疗各种严重的健康问题[43]。

参考文献

[1] Fosgerau K and Hoffmann T. (2015). Peptide therapeutics: current status and future directions. *Drug Discovery Today* 20 (1): 122-128. https://doi.org/10.1016/j .drudis.2014.10.003.

[2] Lu Y, Yang J and Sega E. (2006). Issues related to targeted delivery of proteins and peptides. *AAPS J.* 8 (3): 466-478.

[3] Al Musaimi O, Al Shaer D, de la Torre B.G and Albericio F. (2018). 2017 FDA peptide harvest. *Pharmaceuticals* 11 (2): 1-10.

[4] Lau J.L and Dunn M.K. (2018). Therapeutic peptides: historical perspectives current development trends and future directions. *Bioorg. Med. Chem.* 26 (10): 2700-2707. https://doi.org/10.1016/j.bmc.2017.06.052.

[5] Kaur K, Singh I, Kaur P and Kaur R. (2015). Food and Drug Administration (FDA) approved peptide drugs. *Asian J. Res. Biol. Pharm. Sci.* 3 (3): 75-88. https://pdfs.semanticscholar.org/a57d/dfa8165391c0aba179850297c37b68a399e8 .pdf.

[6] Andrieu J, Re F, Russo L and Nicotra F. (2019). Phage-displayed peptides targeting specific tissues and organs. *J. Drug Targeting* 27 (5-6): 555-565. https:// doi.org/10.1080/1061186X.2018.1531419.

[7] Pudlarz A and Szemraj J. (2018). Nanoparticles as carriers of proteins peptides and other

therapeutic molecules. *Open Life Sci.* 13 (1): 285-298.

[8] Solaro R, Chiellini F and Battisti A. (2010). Targeted delivery of protein drugs by nanocarriers. *Materials* 3: 1928-1980.

[9] Santos H A, Bimbo L M, Das Neves J and Sarmento B. (2012). Nanoparticulate targeted drug delivery using peptides and proteins. In: *Nanomedicine: Technologies and Applications* (ed. T.J. Webster) 236-301. Woodhead Publishing Limited https://doi.org/10.1533/9780857096449.2.236.

[10] Crombez L, Morris M, Deshayes S, et al. (2008). Peptide-based nanoparticle for ex vivo and in vivo dug delivery. *Curr. Pharm. Des.* 14 (34): 3656-3665.

[11] Deshayes S, Konate K, Aldrian G, et al. (2010). Structural polymorphism of non-covalent peptide-based delivery systems: highway to cellular uptake. *Biochim. Biophys. Acta Biomembr.* 1798 (12): 2304-2314. https://doi.org/10.1016/j .bbamem.2010.06.005.

[12] Marqus S, Pirogova E and Piva T.J. (2017). Evaluation of the use of therapeutic peptides for cancer treatment. *J. Biomed. Sci.* 24 (1): 1-15.

[13] Kim S K, Foote M.B and Huang L. (2013). Targeted delivery of EV peptide to tumor cell cytoplasm using lipid coated calcium carbonate nanoparticles. *Cancer Lett.* 334 (2): 311-318. https://doi.org/10.1016/j.canlet.2012.07.011.

[14] Cheng K, Ding Y, Zhao Y, et al. (2018). Sequentially responsive therapeutic peptide assembling nanoparticles for dual-targeted cancer immunotherapy. *Nano Lett.* 18 (5): 3250-3258.

[15] Dubey N, Varshney R, Shukla J, et al. (2012). Synthesis and evaluation of biodegradable PCL/PEG nanoparticles for neuroendocrine tumor targeted delivery of somatostatin analog. *Drug Delivery* 19 (3): 132-142.

[16] Ostrom Q T, Gittleman H, Farah P, et al. (2013). CBTRUS statistical report: primary brain and central nervous system tumors diagnosed in the United States in 2006-2010. *Neuro Oncol.* 15 (Suppl. 2): 15:ii1-ii56.

[17] Lépinoux-Chambaud C and Eyer J. (2019). The NFL-TBS.40-63 peptide targets and kills glioblastoma stem cells derived from human patients and also targets nanocapsules into these cells. *Int. J. Pharm.* 566: 218-228. https://doi.org/10 .1016/j.ijpharm.2019.05.060.

[18] Agemy L, Friedmann-Morvinski D, Kotamraju V R, et al. (2011). Targeted nanoparticle enhanced proapoptotic peptide as potential therapy for glioblastoma. *Proc. Natl. Acad. Sci. U.S.A.* 108 (42): 17450-17455.

[19] Lee W H, Loo C Y, Young P M, et al. (2014). Recent advances in curcumin nanoformulation for cancer therapy. *Expert Opin. Drug Delivery* 11 (8): 1183-1201.

[20] Kumar A, Ma H, Zhang X, et al. (2012). Gold nanoparticles functionalized with therapeutic and targeted peptides for cancer treatment. *Biomaterials* 33 (4): 1180-1189. https://doi.org/10.1016/j.biomaterials.2011.10.058.

[21] Roth L, Agemy L, Kotamraju V R, et al. (2012). Transtumoral targeting enabled by a novel neuropilin-binding peptide. *Oncogene* 31 (33): 3754-3763. https://doi.org/10.1038/onc.2011.537.

[22] Soman N R, Baldwin S L, Hu G, et al. (2009). Molecularly targeted nanocarriers deliver the

cytolytic peptide melittin specifically to tumor cells in mice reducing tumor growth. *J. Clin. Invest.* 119 (9): 2830-2842.

[23] Tan Y, Wu Q and Zhou F. (2020). Targeting acute myeloid leukemia stem cells: current therapies in development and potential strategies with new dimensions. *Crit. Rev. Oncol. Hematol.* 152: 102993. https://doi.org/10.1016/j .critrevonc.2020.102993.

[24] Niu F, Yan J, Ma B, et al. (2018). Lanthanide-doped nanoparticles conjugated with an anti-CD33 antibody and a p53-activating peptide for acute myeloid leukemia therapy. *Biomaterials* 167: 132-142. https://doi.org/10.1016/j .biomaterials.2018.03.025.

[25] Mader J S, Richardson A, Salsman J, et al. (2007). Bovine lactoferricin causes apoptosis in Jurkat T-leukemia cells by sequential permeabilization of the cell membrane and targeting of mitochondria. *Exp. Cell. Res.* 313 (12): 2634-2650.

[26] Yamada Y, Shinohara Y, Kakudo T, et al. (2005). Mitochondrial delivery of mastoparan with transferrin liposomes equipped with a pH-sensitive fusogenic peptide for selective cancer therapy. *Int. J. Pharm.* 303 (1-2): 1-7.

[27] Witting M, Obst K, Friess W and Hedtrich S. (2015). Recent advances in topical delivery of proteins and peptides mediated by soft matter nanocarriers. *Biotechnol. Adv.* 33 (6): 1355-1369.

[28] Rothbard J B, Garlington S, Lin Q, et al. (2000). Conjugation of arginine oligomers to cyclosporin A facilitates topical delivery and inhibition of inflammation. *Nat. Med.* 6 (11): 1253-1257.

[29] Boge L, Hallstensson K, Ringstad L, et al. (2019). Cubosomes for topical delivery of the antimicrobial peptide LL-37. *Eur. J. Pharm. Biopharm.* 134: 60-67. https://doi.org/10.1016/j.ejpb.2018.11.009.

[30] Mandal A, Pal D, Agrahari V, et al. (2018). Ocular delivery of proteins and peptides: challenges and novel formulation approaches. *Adv. Drug Delivery Rev.* 126: 67-95. https://doi.org/10.1016/j.addr.2018.01.008.

[31] Kim Y C, Chiang B, Wu X and Prausnitz M R. (2014). Ocular delivery of macromolecules. *J. Controlled Release* 190: 172-181. https://doi.org/10.1016/j .jconrel.2014.06.043.

[32] Soriano-Romaní L, Álvarez-Trabado J, López-García A, et al. (2018). Improved in vitro corneal delivery of a thrombospondin-1-derived peptide using a liposomal formulation. *Exp. Eye Res.* 167: 118-121. https://doi.org/10.1016/j.exer.2017 .12.002.

[33] Huang D, Chen Y S, Green C R and Rupenthal I D. (2018). Hyaluronic acid coated albumin nanoparticles for targeted peptide delivery in the treatment of retinal ischaemia. *Biomaterials* 168: 10-23. https://doi.org/10.1016/j.biomaterials .2018.03.034.

[34] Bellettato C M and Scarpa M. (2018). Possible strategies to cross the blood- brain barrier. *Ital. J. Pediatr.* 44 (S2): 127-133.

[35] Dréan A, Goldwirt L, Verreault M, et al. (2016). Blood-brain barrier cytotoxic chemotherapies and glioblastoma. *Expert Rev. Neurother.* 16: 1285-1300.

[36] Lalatsa A, Schatzlein A G and Uchegbu I F. (2014). Strategies to deliver peptide drugs to the brain. *Mol. Pharmaceutics* 11 (4): 1081-1093.

[37] Liu Z, Gao X, Kang T, et al. (2013). B6 peptide-modified PEG-PLA nanoparticles for enhanced brain delivery of neuroprotective peptide. *Bioconjugate Chem.* 24 (6): 997-1007.

[38] Lindqvist A, Rip J, Gaillard P, et al. (2013). Enhanced brain delivery of the opioid peptide DAMGO in glutathione PEGylated liposomes: a microdialysis study. *Mol. Pharmaceutics* 10 (5): 1533-1541.

[39] Patil J S and Sarasija S. (2012). Pulmonary drug delivery strategies: a concise systematic review. *Lung India* 29 (1): 44-49.

[40] Hajos F, Stark B, Hensler S, et al. (2008). Inhalable liposomal formulation for vasoactive intestinal peptide. *Int. J. Pharm.* 357 (1-2): 286-294.

[41] Silva J P, Gonçalves C, Costa C, et al. (2016). Delivery of LLKKK18 loaded into self-assembling hyaluronic acid nanogel for tuberculosis treatment. *J. Controlled Release* 235: 112-124. https://doi.org/10.1016/j.jconrel.2016.05.064.

[42] Gutsmann T. (2016). Interaction between antimicrobial peptides and mycobacteria. Biochim. Biophys. *Acta Biomembr.* 1858 (5): 1034-1043. https://doi.org/10 .1016/j.bbamem.2016.01.031.

[43] Kaspar A A and Reichert J M. (2013). Future directions for peptide therapeutics development. *Drug Discovery Today* 18 (17-18): 807-817. https://doi.org/10.1016/j .drudis.2013.05.011.

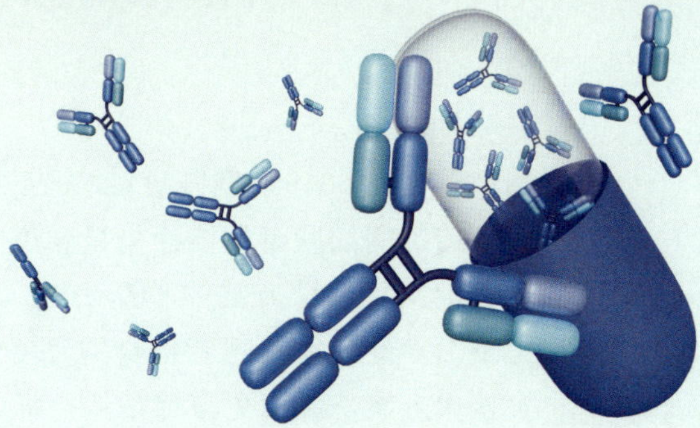

第13章 基于抗体的靶向T细胞疗法

Manoj Bansode[1], Kaushik Deb[2], and Sarmistha Deb[2]

[1]Saiseva Biotech Pvt. Ltd, CureCellsTM Cord Blood Bank, Kant Helix, Bhoircolony, Chinchwad, Pune 411033, Maharashtra, India

[2]DiponEd BioIntelligence LLP, 60/A, 2nd Floor, Karnataka Bank Building, Jigani Link Road, Bomasandra Industrial Area, Bangalore 560099, Karnataka, India

13.1 引言

哺乳动物的适应性免疫系统由细胞介导的免疫（细胞免疫）和体液免疫组成。适应性免疫系统中的主要细胞来自淋巴系统，主要包括T细胞和B细胞，这些细胞通过特异性识别抗原来触发免疫应答。B细胞能够分化为浆细胞，产生B细胞受体和免疫球蛋白（Ig），从而发起体液免疫反应。与此不同，T细胞主要负责细胞免疫反应，并对体液免疫反应进行调控[1,2]。T细胞在胸腺中经历阳性选择和阴性选择过程，完成成熟。最常见的T细胞类型为CD4$^+$ T细胞（辅助T细胞）和CD8$^+$ T细胞（细胞毒性T细胞或杀伤性T细胞）。这两类T细胞表面均表达T细胞受体（TCR）和CD3共受体[1]。TCR能够识别由抗原呈递细胞（APC）处理并与主要组织相容性复合体（MHC-Ⅰ和MHC-Ⅱ）结合的抗原肽。CD4$^+$ T细胞识别MHC-Ⅱ分子呈递的抗原，而CD8$^+$ T细胞则识别MHC-Ⅰ分子呈递的抗原。

肿瘤是全球主要的致死性疾病之一。2019年，美国新增1762450例肿瘤病例，并导致606880例肿瘤死亡[3]。在印度，肿瘤患者的负担已增至225万[4,5]。尽管传统的细胞毒性治疗仍是肿瘤治疗的核心手段，但其局限性和严重不良反应已促使新治疗方法的不断研究。当前，肿瘤治疗已进入免疫治疗的新纪元，免疫治疗通过激活患者自身的免疫系统来对抗肿瘤[6]。作为细胞毒性治疗的安全替代方案，肿瘤免疫疗法的目标是通过增强免疫监视机制，促使免疫系统识别并清除肿瘤细胞。

参与此过程的主要细胞包括细胞毒性淋巴细胞、细胞毒性T细胞（CTL）和自然杀伤（NK）细胞。细胞死亡通过不同的受体途径触发，包括穿孔素（PRF1）、颗粒酶（GZM）以及死亡配体/死亡受体系统。

13.2 免疫介导的肿瘤细胞死亡

肿瘤细胞在表面表达特定抗原，这些抗原能够激活免疫细胞，促使其产生针对肿瘤的特异性抗体，从而有效地破坏肿瘤细胞。例如，抗体与肿瘤抗原结合后，会引发细胞裂解，并启动多种抗体介导的细胞毒性反应。这一过程包括通过抗体与肿瘤抗原结合激活补体系统[7]，生成C3a和C3b片段，这些片段分别激活中性粒细胞和巨噬细胞，随后通过这些免疫细胞的受体信号通路实现对肿瘤细胞的细胞毒性作用[8]。

13.3 肿瘤免疫疗法策略

目前，市场上已存在多种免疫治疗方法，绝大多数是通过基因工程技术激活免疫系统的天然生物制品，如嵌合抗原受体T细胞（CAR-T）。肿瘤免疫疗法可以分为三大类：单克隆抗体、免疫反应调节剂和疫苗。基于抗体的治疗属于被动免疫治疗，即将抗体分子引入体内，而不是由机体自身产生免疫反应[9,10]。单克隆抗体治疗的机制主要通过与肿瘤细胞表面表达的Fc受体相互作用，Fc受体作为靶标抗原。简而言之，这些抗体的靶点包括原癌基因、癌基因信号转导过程中涉及的生长因子受体，以及正常细胞与肿瘤细胞之间的抗原差异[10]。目前，已经批准用于治疗乳腺癌（曲妥珠单抗）和非霍奇金淋巴瘤（利妥昔单抗）以及部分癌症诊断的单克隆抗体[10]。此外，阿伦单抗、托西莫单抗、西妥昔单抗、贝伐珠单抗、帕尼单抗、卡妥索单抗、奥法木单抗、伊匹单抗、帕妥珠单抗和地诺单抗等多种偶联单克隆抗体也已获批准用于临床[11]。与传统抗体相比，单克隆抗体存在一个局限性，即它们的血浆半衰期较短[10]。

免疫反应调节剂分为外源性分子和内源性分子两类。外源性分子包括卡介苗（BCG）、隐孢子虫和内毒素，它们是微生物或微生物产物，常作为免疫增强剂使用；内源性分子包括IL-1、IL-2、干扰素（IFN）、肿瘤坏死因子（TNF）、B细胞、生长因子及集落刺激因子等，这些因子在免疫反应的不同阶段发挥作用[10]。

13.4 T细胞疗法

T细胞治疗的目标是在宿主系统中产生免疫调节的抗肿瘤反应。该治疗方法可分为两种类型。第一种包括从脐带血中分离的自然存在的T细胞；第二种类型是基因改造的血液来源T细胞或嵌合抗原受体T细胞（CAR-T细胞），这些细胞在肿瘤细胞的特定识别位点发挥作用[12]。

肿瘤的发生发展是通过一系列致癌过程推进的，这些过程包括细胞增殖、细胞周期进程、DNA复制、逃避凋亡、血管生成以及转移[10]。T淋巴细胞在肿瘤细胞的清除中起着关键作用[13]。T细胞的激活促使敏感化的细胞毒性T细胞克隆的形成，进而释放淋巴因子。释放的淋巴因子通过生长因子和分化因子激活B细胞，并动员它们发挥作用。淋巴因子的产生也促进网状内皮系统中的吞噬细胞发挥作用，这些吞噬细胞通过吞噬作用清除肿瘤细胞。此外，淋巴因子（尤其是干扰素）通过自然杀伤细胞（NK细胞）和巨噬细胞增强对肿瘤细胞的细胞毒性作用。肿瘤细胞具有独特的肿瘤标志物，NK细胞可以识别这些标志物。此外，细胞溶解释放的细胞毒因子通过一系列生物学反应，促使靶向肿瘤细胞表面产生特异性受体。这些新的表面标志物同样可以被NK细胞识别，从而实现对肿瘤细胞的选择性摧毁[14]。先前的多项体外研究报告表明，巨噬细胞和自然杀伤细胞通过细胞溶解和吞噬作用参与了肿瘤细胞的清除[15,16]。文献中有研究表明，在淋巴细胞和淋巴因子的存在下，细胞溶解的效率得到了显著提高[17-19]。

13.5 自然发生的T细胞

自然发生的T细胞（肿瘤浸润淋巴细胞[TILs]）是一类异质性的淋巴细胞群体，主要由T细胞和NK细胞组成。这些细胞自发地迁移到肿瘤微环境中，并发挥其免疫作用。T细胞的激活会促使淋巴因子的释放，进而通过生长因子和分化因子动员并激活B细胞。淋巴因子的生成还会激活来源于网状内皮系统的吞噬细胞，后者通过吞噬作用清除肿瘤细胞。此外，淋巴因子，特别是干扰素，还通过激活NK细胞和巨噬细胞来增强对肿瘤细胞的细胞毒性作用。肿瘤细胞具有特异性的肿瘤相关抗原，这些抗原可以被NK细胞识别。细胞溶解释放的细胞毒性因子通过一系列生物学机制，在靶向癌细胞表面生成新的特异性受体，这些受体同样能够被NK细胞识别，从而确保肿瘤细胞的选择性和特异性破坏[14]。文献研究表明，巨噬细胞和NK细胞通过细胞溶解和吞噬作用对肿瘤细胞进行清除[15,16]。T细胞治疗的首次报道出现在1972年，当时一名胃癌患者接受了T细胞治疗，结果在未使用其他细胞毒性疗法的情况下，肝脏转移完全消退[20]。肿瘤浸润淋巴细胞（TILs）在多种肿瘤的预后中发挥了积极作用[21-24]。

TILs能够通过其内源性T细胞受体（TCRs）识别肿瘤细胞表面的抗原。T细胞生长因子，如IL-2，有助于从脐带血中分离的TILs进行大规模体外扩增[25,26]。TILs已被广泛应用于晚期转移性黑色素瘤的治疗，并且显示出持久的疗效，显著减小肿瘤体积，并在治疗后维持无病生存状态。与其他肿瘤治疗方法相比，T细胞治疗在降低死亡率、减少复发和耐药性肿瘤发生方面表现出明显优势[27-32]。

13.6 转基因发生T细胞

基因工程改造的T细胞能够在自然的肿瘤特异性免疫反应失效时，增强免疫细胞的功能。T细胞的改造旨在通过操控其抗原特异性来提高免疫应答[12]。基因改造可以通过转移编码克隆T细胞受体（TCR）或合成的嵌合抗原受体（CAR），以便使T细胞能够特异性识别肿瘤抗原来实现。TCR是天然的T细胞受体，能够识别肿瘤细胞上的抗原，这一过程依赖于主要组织相容性复合物（MHC）和人类白细胞抗原（HLA）系统。在这些治疗中，T细胞通常从外周血中分离出来，并在进行基因改造前先行激活。基因改造后，细胞会被扩增并回输给患者。常用的基因转移方法包括瞬时mRNA转染、逆转录病毒载体、慢病毒载体、转座子以及最近应用的基因编辑技术后的同源重组[33-37]。

虽然TILs疗法具有抗肿瘤疗效，但其治疗过程也伴随有一定的毒性反应。这些毒性主要与IL-2的预处理以及大剂量给药方案相关[27-29]。此外，也有研究报道指出，肿瘤的突变负荷或肿瘤新抗原负荷可作为TILs疗法的应答预测指标[38]。

13.7 T细胞和CAR-T细胞疗法的临床意义

肿瘤浸润淋巴细胞（TILs）、肽诱导T细胞及基因工程改造T细胞在肿瘤治疗中表现出根治性潜力，即使对晚期和难治性肿瘤阶段患者，也能够引发持久且完全的应答[39-43]。表13.1列出了自然存在的T细胞与基因改造T细胞的临床应用数据。

表13.1 过继细胞治疗的临床试验报告

疾病	患者人群	靶点	调理疗法	完全缓解（CR）	总缓解率（ORR）	参考文献
黑色素瘤	20人	多种	环磷酰胺(Cy)	1 (5%)	11 (55%)	[44]
黑色素瘤	43人	多种	环磷酰胺+氟达拉滨(Cy+Flu)	5 (12%)	15 (48%)	[45]
黑色素瘤	15人	MART-1 (aa27-35 HLA-A2)	环磷酰胺+氟达拉滨(Cy+Flu)	—	2 (13%)	[46]
黑色素瘤	16人	gp100 (aa154-162 HLA-A2)	环磷酰胺+氟达拉滨(Cy+Flu)	1 (6%)	3 (19%)	[47]
转移性黑色素瘤	20人	MART-1TCR (DMF5)	环磷酰胺+氟达拉滨(Cy+Flu)	—	6 (30%)	[48]
转移性黑色素瘤	16人	gp100TCR (gp154)	环磷酰胺+氟达拉滨(Cy+Flu)	—	3 (19%)	[48]
滑膜肉瘤/黑色素瘤	17人	NY-ESO-1 (aa157165 HLA-A2)	环磷酰胺+氟达拉滨(Cy+Flu)	2 (12%)	9 (53%)	[49]
黑色素瘤	31人	多种	环磷酰胺+氟达拉滨(Cy+Flu)	4 (13%)	15 (48%)	[31]
黑色素瘤	31人	多种	环磷酰胺+氟达拉滨(Cy+Flu)	2 (6%)	13 (42%)	[32]
急性淋巴细胞白血病(儿童/青少年)	75人	CD19	环磷酰胺+氟达拉滨其他	61 (81%)	61 (81%)	[50]
急性淋巴细胞白血病(成人)	16人	CD19	—	14 (88%)	14 (88%)	[51]
急性淋巴细胞白血病(儿童/青少年)	30人	CD19	环磷酰胺+氟达拉滨(Cy+Flu)	27 (90%)	27 (90%)	[50]
B细胞急性淋巴细胞白血病(B-ALL)	38人	—	环磷酰胺/氟达拉滨或FLAG或IE	23 (61%)	—	[52]
慢性淋巴细胞白血病(CLL)	14人	CD19	CD19 环磷酰胺+氟达拉滨 (Cy+Flu)	4 (29%)	8 (58%)	[53]
多发性骨髓瘤(MM)	20人	NY-ESO-1 (aa157-165 HLA-A2)	其他	16 (80%)	18 (90%)	[54]
非霍奇金淋巴瘤/慢性淋巴细胞白血病(NHL/CLL)	15人	CD19	环磷酰胺+氟达拉滨(Cy+Flu)	8 (53%)	12 (80%)	[55]
B细胞急性淋巴细胞白血病(B-ALL)	30人	—	环磷酰胺±依托泊苷或环磷酰胺/氟达拉滨(Cy/Flu)	27 (93%)	—	[56]

续表

疾病	患者人群	靶点	调理疗法	完全缓解（CR）	总缓解率（ORR）	参考文献
黑色素瘤	25人	多种	环磷酰胺+氟达拉滨(Cy+Flu)	3 (13%)	10 (42%)	[30]
B细胞急性淋巴细胞白血病 (B-ALL)	59人	—	研究者选择	55 (93%)	—	[57]
非霍奇金淋巴瘤 (NHL)	101人	CD19	环磷酰胺+氟达拉滨(Cy+Flu)	54%	54%	[58]
慢性淋巴细胞白血病(CLL)	24人	CD19	环磷酰胺+氟达拉滨(Cy+Flu)	4 (17%)	16 (67%)	[59]
B细胞急性淋巴细胞白血病 (B-ALL)	33人	—	环磷酰胺或环磷酰胺/氟达拉滨 (Cy/Flu)	29 (91%)	—	[60]
成人急性淋巴细胞白血病 (ALL) (CD28)	53人	CD19	环磷酰胺(Cy)	44 (83%)	44 (83%)	[61]
多发性骨髓瘤 (MM)	16人	BCMA	环磷酰胺+氟达拉滨(Cy+Flu)	10 (63%)	13 (81%)	[62]

注：ALL，成人急性淋巴细胞白血病；B-ALL，B细胞急性淋巴细胞白血病；BCMA，B细胞成熟抗原；CLL，慢性淋巴细胞白血病；Cy，环磷酰胺；FLAG，氟达拉滨+阿糖胞苷+粒细胞集落刺激因子；Flu，氟达拉滨；IE，异环磷酰胺/依托泊苷；MM，多发性骨髓瘤；NHL，非霍奇金淋巴瘤。

13.8 抗体诱导的T细胞疗法

T细胞在调节细胞介导免疫和一定程度上调节体液免疫方面具有重要作用[1,2]。肿瘤细胞通过改变免疫系统功能，调节T细胞并将其转化为调节性T细胞（T-regs），从而抑制免疫应答[63-65]，导致肿瘤细胞大量生长而不受免疫系统抑制。除常规T细胞疗法外，针对肿瘤细胞的新型T细胞引导策略是使用双特异性抗体（BsAbs），该抗体能够同时与肿瘤细胞表面抗原和T细胞结合，从而在这两类细胞之间充当桥接分子[66,67]。这种双特异性抗体能够激活T细胞并将其引导至肿瘤细胞所在位置[68]。

13.9 双特异性抗体诱导的T细胞疗法

这种肿瘤免疫疗法旨在通过将效应T细胞引导至肿瘤细胞，从而增强抗肿瘤反应。双特异性抗体（BsAbs）具有两个特异性结合端，一个针对T细胞，另一个针对肿瘤抗原。通过这种双重结合，能够形成免疫突触并诱导肿瘤细胞死亡[69]。BsAbs是能够同时识别并结合同一抗原上的两个独立表位或抗原，从而启动所需免疫反应的抗体。

BsAbs主要分为两类：免疫球蛋白G（IgG）类分子和非IgG类分子。IgG类BsAbs保留Fc介导的效应功能，如抗体依赖性细胞毒性（ADCC）、补体依赖性细胞毒性（CDC）和抗体依赖性细胞吞噬作用（ADCP）[70]。非IgG类BsAbs体积较小，具有更好的组织穿透性[71]。

IgG类分子有多种形式，包括四聚体[72]、孔道配对结构[73]、双变异域免疫球蛋白（DVD-Ig）[74]、IgG单链可变片段（scFv）[75]、双功能Fab（DAF）抗体[76]、半分子交换结构[77]和κλ体[78]等。

非IgG类抗体包括基于单链可变片段（scFv）的双特异性抗体[79]、串联单链可变片段（scFv）[80]、双特异性抗体形式[81]、双亲和力重定向分子（DART）[81]、纳米抗体[82]和“对接-锁定”（DNL）技术[83]等。

T细胞激活抗体（TABs）由两个单链可变片段组成，这些片段分别具有针对肿瘤抗原和T细胞的特异性结合位点，如图13.1所示。每个片段包括重链（H-chain）和轻链（L-chain），并根据目标进行相应的修饰[83]。类似的连接子将这些片段连接在一起，提供了与T细胞和肿瘤细胞特定细胞部位结合的灵活性。

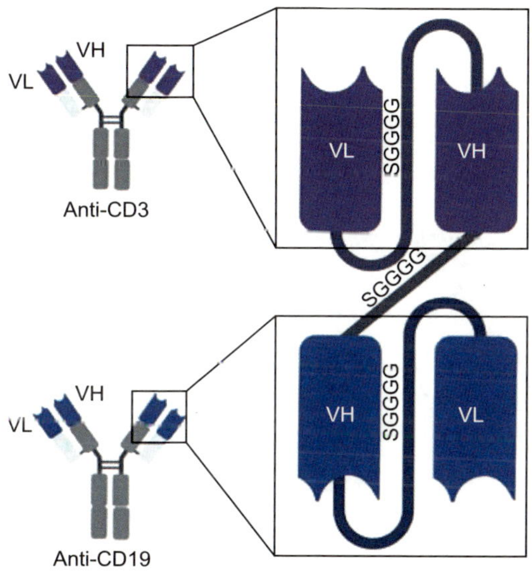

图13.1 TABs的结构（VH，可变H链；VL，可变L链）

这些融合特异性片段排除了其他附加成分，如Fc区，因此它们的功能依赖于效应T细胞与肿瘤细胞之间免疫突触的形成及T细胞的扩增。目前，Fc保留抗体具有肿瘤细胞依赖的Fc区，例如CD19、CD20、CD123、上皮细胞黏附分子（EPCAM）及T细胞特异性抗CD3 Fc区（如图13.2所示）。这些Fc区与肿瘤细胞相关，如乳腺癌中的HER2，胃肠肿瘤中的癌胚抗原（CEA），胃、结肠和乳腺肿瘤中的EPCAM，B细胞上的CD19和CD20[70]。此类疗法的主要机制是通过效应T细胞与肿瘤细胞之间免疫突触或桥接的形成，启动肿瘤细胞的细胞毒性反应。免疫突触的形成促进了穿孔素（perforin）和颗粒酶（granzymes）的释放，穿孔素和颗粒酶进入肿瘤细胞并促进其凋亡（见图13.3）[84]。

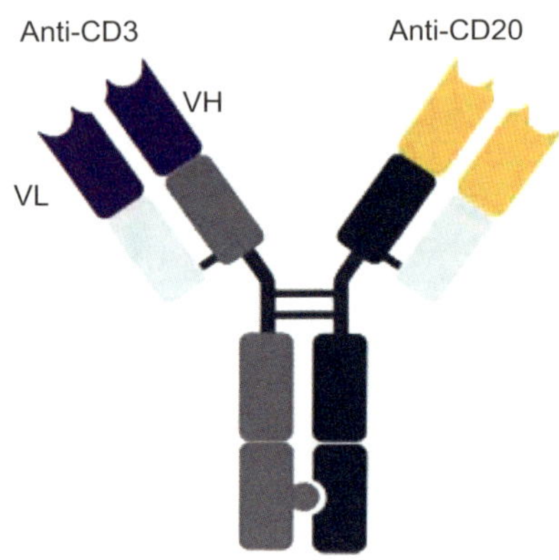

图13.2　保留其Fc尾部结构域的全长抗体

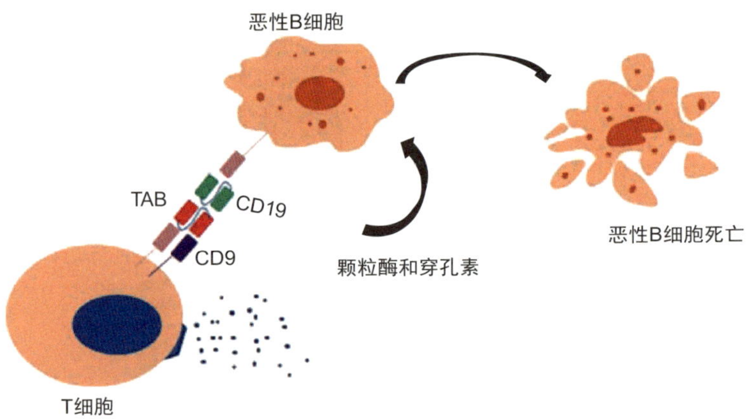

图13.3　T细胞和恶性B细胞之间形成的免疫突触

这种疗法的优势在于双重结合位点能提高特异性，避免了T细胞的随机激活[85]。细胞死亡率依赖于分子诱导未与肿瘤细胞结合的T细胞的增殖和扩展（见图13.4），并决定了这些疗法的持久抗肿瘤效果[86,87]。目前，相关研究正在探索将这一机制应用于其他免疫效应系统，如自然杀伤细胞（NK细胞）[88,89]。

细胞毒性T细胞在肿瘤免疫反应中起着至关重要的作用[90]。然而，肿瘤细胞通过免疫逃逸机制常常抑制肿瘤特异性T细胞的反应，导致治疗效果受限。针对这一问题，免疫疗法的进展提供了应对策略，其中一项方法是通过重定向免疫细胞，尤其是T细胞，作为细胞毒性剂来攻击肿瘤细胞[91]。该过程通过T细胞与靶肿瘤细胞之间的细胞毒性突触实现，从而激活T细胞并促进其增殖，最终导致肿瘤细胞的裂解[92]。此外，除了T细胞外，参与这一过程的免疫细胞还包括巨噬细胞、单核细胞、粒细胞和NK细胞。

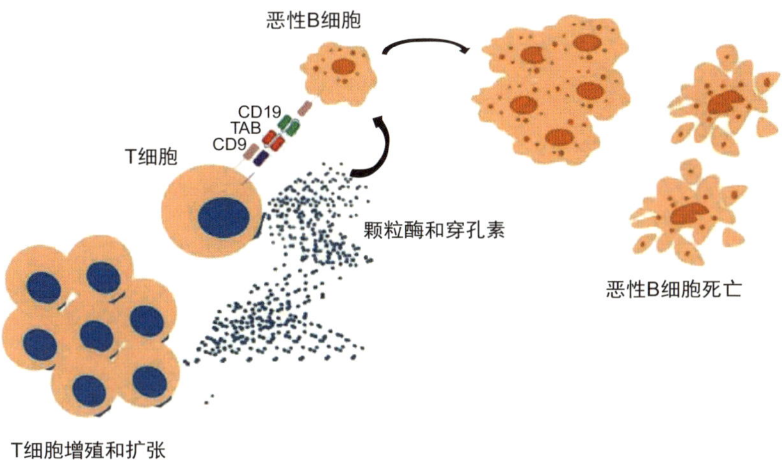

图13.4　T细胞增殖和扩增促进恶性细胞凋亡[86,87]

13.10　双特异性抗体的类型

在肿瘤治疗中，双特异性抗体（BsAbs）有多种不同的类型，常见的有Triomab、BiTE、DART和FynomAb，以及依赖IgG或不依赖IgG的双特异性抗体[93]。

13.11　Triomab抗体在T细胞治疗中的应用

Triomab抗体是通过小鼠-大鼠杂交瘤技术制备的，具有三重功能：一条臂与肿瘤相关抗原结合，另一条臂与T细胞表面的CD3受体结合，同时嵌合的Fc区可识别巨噬细胞、树突状细胞和自然杀伤（NK）细胞上的Fcγ受体（如CD64、CD32、CD16及FcγR）。T细胞激活后会释放细胞因子，如TNF-α和IFN-γ。FcγR阳性辅助细胞会高水平释放促炎细胞因子，包括IL-6、IL-12、GM-CSF和DC-CK1[94]。Catumaxomab属于Triomab家族的一员（见图13.5）。

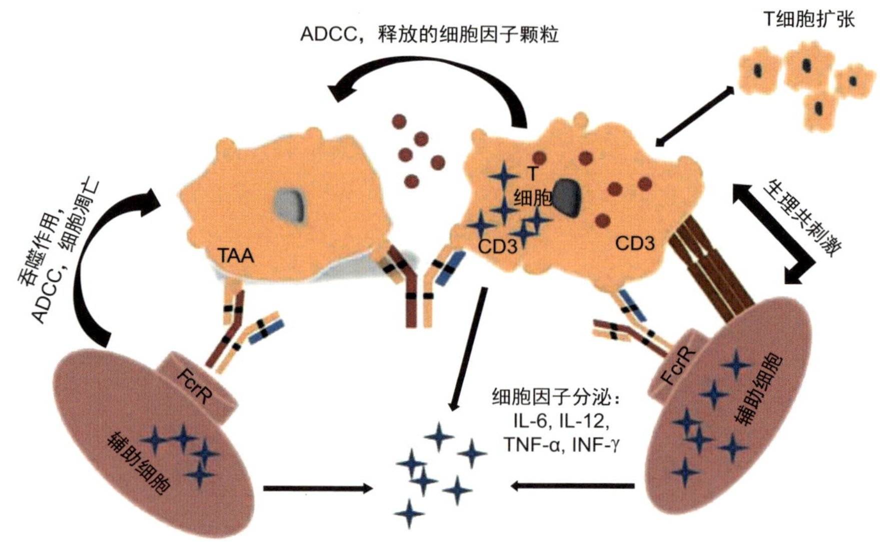

图 13.5　肿瘤细胞通过 T 细胞介导的裂解和抗体依赖性细胞介导的细胞毒性（ADCC），以及通过激活的辅助细胞的吞噬作用被杀伤

13.12　双特异性抗体在 T 细胞治疗中的应用

双特异性抗体（BsAbs）是一类能够同时结合两个不同表位的抗体，用于靶向肿瘤细胞。Amivantamab和Blinatumomab是BiTE平台的代表性药物。Amivantamab（Rybrevant™）能同时靶向肿瘤细胞上的EGFR和MET受体，已获批准用于治疗非小细胞肺癌。Blinatumomab（Blincyto®）能够同时靶向肿瘤细胞上的CD19和T细胞上的CD3，已获批准用于治疗某些类型的白血病患者[95]。BiTE类双特异性抗体通过将T细胞引导至肿瘤细胞，从而增强T细胞对肿瘤的细胞毒性作用。T细胞与靶肿瘤细胞之间形成细胞毒性突触，促使颗粒酶等蛋白质进入肿瘤细胞，伴随T细胞增殖过程释放的促炎细胞因子共同作用，最终导致肿瘤细胞死亡[96,97]（见图13.6）。这一技术的进步使得能够生产出更稳定的双特异性抗体，从而降低免疫原性。与BiTE相比，DART技术通过共价连接双链结构，提升了抗体的稳定性。此外，双靶向策略通过双特异性抗体直接作用于细胞表面受体、可溶性因子、效应分子及效应细胞，为替代疗法提供了新的选择，具有潜力成为联合疗法的有效补充。

双特异性抗体的优势：双特异性抗体凭借其创新的作用机制，表现出更强的治疗效力。这类疗法不仅能够应用于实体肿瘤的治疗，还展现了在未来临床应用中的巨大潜力。其主要优势在于抗体能够精确定位并到达其靶点[66,98]。

BsAbs能够有效引导免疫效应细胞（如NK细胞和T细胞）向肿瘤细胞集结，从而促进其对肿瘤细胞的杀伤。此外，这些抗体通过同时靶向同一细胞上的两个不同受体，能够改变细胞内的信号传导路径，从而调控肿瘤细胞的功能。

双特异性抗体的缺点：在药物靶向递送过程中，双特异性抗体面临许多挑战，诸如血管结构不良、滑膜关节和肾脏的可达性差等问题。这些因素限制了T细胞激活型双特异性抗体在实体肿瘤治疗中的成功应用。目前，尚未有成功的临床试验报道显示这类疗法能有效治疗实体肿瘤。此外，双特异性T细胞激活抗体由于半衰期极短和剂量限制性毒性，使其在肿瘤治疗中受到限制。另一个问题是，肿瘤相关抗原并非仅在肿瘤细胞上表达，这可能导致非靶向组织出现毒性反应。

此外，肿瘤突变和随之而来的治疗逃逸是使用双特异性抗体面临的另一个主要问题。例如，在急性淋巴细胞白血病（ALL）患者中，CD19复发现象较为常见，约10%～20%的患者因CD19的膜转运受损而导致治疗逃逸[99]。

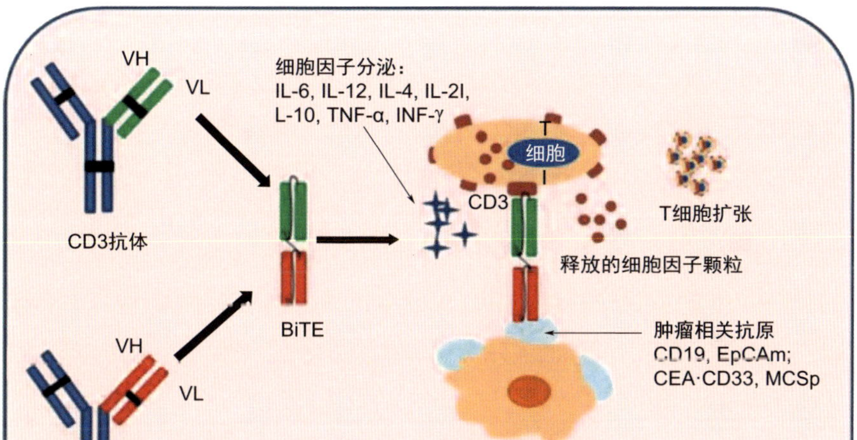

图13.6 BiTE® 贝林妥欧单抗结合T细胞上的CD3和表达CD19的B细胞恶性肿瘤

13.13 临床批准的T细胞激活抗体

卡妥索单抗Catumaxomab是首个临床批准的T细胞激活双特异性抗体，用于靶向CD3和EPCAM治疗恶性腹水。该抗体为三功能抗体，由小鼠IgG2a

（针对EPCAM）和大鼠IgG2b（针对CD3）组成[100,101]。然而，由于商业原因，Catumaxomab于2014年从欧洲市场撤回。

迄今为止，唯一获得临床批准的双特异性T细胞激活抗体是贝林妥欧单抗Blinatumomab（Blincyto，Amgen）。Blinatumomab的一个单链可变片段特异性结合CD3，另一个则针对CD19[102-105]。Blinatumomab用于淋巴瘤和白血病的免疫治疗。研究表明，Blinatumomab可促进炎症性细胞因子的产生，如IL-2、IFN-γ、TNF-α、IL-4、IL-6和IL-10[106]。Blinatumomab能够直接将癌变B细胞连接到CD3阳性T细胞，从而绕过TCR和MHC-1分子[102,107,108]。

在Blinatumomab治疗过程中，研究发现，调节性T细胞的频率有所增加，同时B细胞前体急性淋巴细胞白血病（ALL）细胞上PD-L1的表达水平也有所上升[109-111]。然而，值得注意的是，T细胞激活双特异性抗体在临床应用中也存在一定的风险。特别是在多克隆激活T细胞的过程中，可能会导致严重的细胞因子释放综合征（CRS），这是一种可能致命的不良反应[112,113]（见表13.2）。

13.14 发展前景

从肿瘤中分离的肿瘤特异性T细胞（TILs）被认为是理想的肿瘤杀伤工具，因为它们能够精准地识别并杀死肿瘤细胞。然而，尽管TILs在靶向治疗方面显示出潜力，使用TILs治疗不同类型的肿瘤仍面临许多挑战，主要包括肿瘤微环境的免疫抑制作用以及缺乏有效的治疗模式。目前，研究正在探索利用自体T细胞进行治疗，这些细胞具有更为可预测的肿瘤细胞识别能力。

自体CAR-T细胞疗法在肿瘤治疗中显示出显著的疗效，尤其是在治疗血液肿瘤方面。如今，CAR-T细胞已被应用于实体肿瘤治疗的临床试验中，包括肺癌、结肠癌、前列腺癌和乳腺癌等。这些CAR-T细胞通过细胞因子介导的杀伤作用，显著增强了T细胞的抗肿瘤能力。目前，已有三种CAR-T疗法在市场上获得批准，分别用于治疗25岁以下急性淋巴细胞白血病（ALL）患者、成人弥漫大B细胞淋巴瘤（DLBCL）患者以及复发或难治性大B细胞非霍奇金淋巴瘤（RR DLBCL）患者。

然而，CAR-T细胞疗法在临床应用中仍面临若干挑战。包括CAR-T细胞从血管到肿瘤部位的迁移能力有限，且在实体肿瘤中的效果不如预期。为了解决这些问题，进一步改造CAR结构以增强其在细胞内域的细胞因子功能，以及提高CAR-T细胞的肿瘤穿透力和持久性，将是未来研究的重点。因此，未来的研究需要开发新的策略，以应对抗原阴性复发、提升肿瘤杀伤效果、改善CAR-T细胞的持久性，并全面提高治疗效果。

表13.2 临床阶段双特异性抗体

双特异性抗体(BsAb)	格式	靶点	临床试验阶段	疾病
卡妥索单抗	Triomab	EpCAM×CD3	欧盟批准	EpCAM阳性肿瘤，恶性腹水
			Ⅱa期完成	铂耐药性上皮性卵巢癌
			Ⅱ期完成	胃腺癌
			Ⅱ期完成	卵巢癌
厄妥索单抗	Triomab	HER2×CD3	Ⅰ/Ⅱ期	HER2/Neu阳性晚期实体瘤
FBTA05	TrioMab	CD20×CD3	Ⅰ/Ⅱ期	白血病
贝林妥欧单抗	BiTE	CD3×CD19	美国批准	急性淋巴细胞白血病(ALL)
			Ⅰ期	复发性非霍奇金淋巴瘤(NHL)
			Ⅱ期	B细胞ALL
			Ⅱ期	复发/难治性ALL
索利托单抗（MT110 AMG 110）	BiTE	CD3×EpCAM	Ⅰ期完成	实体瘤
AMG 330	BiTE	CD33×CD3	Ⅰ期	复发/难治性急性髓系白血病（AML）
MT11（BAY2010112）	BiTE	PSMA×CD3	Ⅰ期	前列腺肿瘤
MT111（MEDI-565）	BiTE	CEA×CD3	Ⅰ期完成	胃肠道腺癌
BAY2010112	BiTE	CD3×PSMA	Ⅰ期	前列腺肿瘤
MEDI-565	BiTE	CEA×CD3	Ⅰ期完成	胃肠道腺癌
HER2Bi-aATC	预加载BsAb的T细胞	CD3×HER2	Ⅰ期	卵巢癌，输卵管癌，或原发性腹膜癌
GD2Bi-aATC	预加载BsAb的T细胞	CD3×GD2	Ⅰ/Ⅱ期	儿童和青少年神经母细胞瘤和骨肉瘤
			Ⅰ期完成	多发性骨髓瘤和浆细胞肿瘤
MGD006	DART	CD123×CD3	Ⅰ期	复发/难治性AML
MGD007	DART	gpA33×CD3	Ⅰ期	结肠直肠癌
IMCgp100	ImmTAC	CD3×gp100	Ⅰ期	恶性黑色素瘤
RG7802	CrossMab	CEA×CD3	Ⅰ期	实体瘤
MOR209/ES414	scFv-IgG	PSMA×CD3	Ⅰ期	前列腺癌

13.15 结论

当前的肿瘤标准治疗方法，如手术、放疗和化疗，由于对正常细胞的非特异性毒性，常伴随显著的不良反应。因此，开发安全的替代治疗方案对肿瘤患者至关重要。在这一背景下，免疫治疗，尤其是T细胞疗法或CAR-T细胞疗法与抗体联合应用，因其较低的不良反应和毒性，已显示出显著的疗效。此外，临床试验表明，T细胞治疗在肿瘤患者中取得了良好的治疗效果。随着T细胞和CAR-T细胞设计及递送技术的不断优化，治疗多种恶性肿瘤的前景更加光明，为肿瘤治疗开辟了一个激动人心的新纪元。

参考文献

[1] Sauls R S and Taylor B N. (2019). *Histology T-Cell Lymphocyte*. StatPearls Publishing.

[2] Cano R L E, Lopera H D E. (2013). *Introduction to T and B Lymphocytes*. Bogota (Colombia) El Rosario University Press.

[3] Siegel R L, Miller K D and Jemal A. (2019). Cancer statistics 2019. *CA. Cancer J. Clin.* 69 (1): 7-34. https://doi.org/10.3322/caac.21551.

[4] Mathew A, George P S, Jagathnath Krishna K M, et al. (2019). Transition of cancer in populations in India. *Cancer Epidemiol.* 58: 111-120. https://doi.org/10.1016/j.canep.2018.12.003.

[5] National Institute of Cancer Prevention and Research (NICPR). (2018). Cancer Statistics - India Against Cancer. http://cancerindia.org.in/cancer-statistics (accessed 12 March 2020).

[6] Miliotou A N and Papadopoulou L C. (2018). CAR T-cell therapy: a new era in cancer immunotherapy. *Curr. Pharm. Biotechnol.* 19 (1): 5-18. https://doi.org/10.2174/1389201019666180418095526.

[7] Kulcsár G. (1997). Apoptosis of tumor cells induced by substances of the circulatory system. *Cancer Biother. Radiopharm.* 12 (1): 19-26. https://doi.org/10.1089/cbr.1997.12.19.

[8] Peipp M and Valerius T. (2002). Bispecific antibodies targeting cancer cells. *Biochem. Soc. Trans.* 30 (4): 507-511. https://doi.org/10.1042/bst0300507.

[9] Kulcsár G. (1997). Theoretical and literary evidence for the existence of the passive antitumor defence system. *Cancer Biother. Radiopharm.* 12 (4): 281-286.

[10] Adam J K, Odhav B and Bhoola K D. (2003). Immune responses in cancer. *Pharmacol. Ther.* 99 (1): 113-132. https://doi.org/10.1016/S0163-7258(03)00056-1.

[11] Coulson A, Levy A and Gossell-Williams M. (2014). Monoclonal antibodies in cancer therapy: mechanisms successes and limitations. *West Indian Med. J.* 63 (6): 650-654. https://doi.org/10.7727/wimj.2013.241.

[12] Met Ö, Jensen K M, Chamberlain C A, et al. (2019). Principles of adoptive T cell therapy in cancer. *Semin. Immunopathol.* 41 (1): 49-58. https://doi.org/10.1007/s00281-018-0703-z .

[13] Scaffidi C, Kirchhoff S, Krammer P H and Peter M E. (1999). Apoptosis signaling in lymphocytes. *Curr. Opin. Immunol.* 11 (3): 277-285. https://doi.org/10.1016/s0952-7915(99)80045-4.

[14] Paul W E. (1993). *Fundamental Immunology*. New York: Raven Press.

[15] Gough M J, Melcher A A, Ahmed A, et al. (2001). Macrophages orchestrate the immune

response to tumor cell death. *Cancer Res.* 61 (19): 7240-7247.

[16] Bingle L, Brown N J and Lewis C E. (2002). The role of tumour-associated macrophages in tumour progression: implications for new anticancer therapies. *J. Pathol.* 196 (3): 254-265. https://doi.org/10.1002/path.1027.

[17] Paulnock D. (1992). Macrophage activation by T cells. *Curr. Opin. Immunol.* 4 (3): 344-349. https://doi.org/10.1016/0952-7915(92)90087-U.

[18] Embleton M J. (2003). *The macrophage* (2nd Edn). *Br. J. Cancer* 89 (2): 421. https://doi.org/10.1038/sj.bjc.6601103.

[19] Adams D O and Johnson S P. (1992). Molecular bases of macrophage activation: regulation of class Ⅱ MHC genes in tissue macrophages. In: *Mononuclear Phagocytes* 425-436. Dordrecht: Springer Netherlands https://doi.org/10.1007/978-94-015-8070-0_56 .

[20] Rosenberg S A, Fox E and Churchill W H. (1972). Spontaneous regression of hepatic metastases from gastric carcinoma. *Cancer* 29 (2): 472-474. https://doi.org/10.1002/1097-0142(197202)29:2<472::aid-cncr2820290235>3.0.co;2-u.

[21] Clemente C G, Mihm M C, Bufalino R, et al. (1996). Prognostic value of tumor infiltrating lymphocytes in the vertical growth phase of primary cutaneous melanoma. *Cancer* 77 (7): 1303-1310. https://doi.org/10.1002/(SICI)1097-0142(19960401)77:7<1303::AID-CNCR12>3.0.CO;2-5.

[22] Galon J, Costes A, Sanchez-Cabo F, et al. (2006). Type density and location of immune cells within human colorectal tumors predict clinical outcome. *Science* 313 (5795): 1960-1964. https://doi.org/10.1126/science.1129139.

[23] Sato E, Olson S H, Ahn J, et al. (2005). Intraepithelial $CD8^+$ tumorinfiltrating lymphocytes and a high $CD8^+$/regulatory T cell ratio are associated with favorable prognosis in ovarian cancer. *Proc. Natl. Acad. Sci. U. S. A.* 102(51): 18538-18543. https://doi.org/10.1073/pnas.0509182102.

[24] Loi S, Sirtaine N, Piette F, et al. (2013). Prognostic and predictive value of tumor-infiltrating lymphocytes in a phase Ⅲ randomized adjuvant breast cancer trial in node-positive breast cancer comparing the addition of docetaxel to doxorubicin with doxorubicin-based chemotherapy: BIG 02-98. *J. Clin. Oncol.* 31 (7): 860-867. https://doi.org/10.1200/JCO.2011.41.0902.

[25] Smith K A, Gilbride K J and Favata M F. (1980). Lymphocyte activating factor promotes T-cell growth factor production by cloned marine lymphoma cells. *Nature* 287 (5785): 853-855. https://doi.org/10.1038/287853a0.

[26] Rosenberg S A, Packard B S, Aebersold P M, et al. (1988). Use of tumor-infiltrating lymphocytes and interleukin-2 in the immunotherapy of patients with metastatic melanoma. A preliminary report. *N. Engl. J. Med.* 319(25): 1676-1680. https://doi.org/10.1056/NEJM198812223192527.

[27] Rosenberg S A, Yang J C, Sherry R M, et al. (2011). Durable complete responses in heavily pretreated patients with metastatic melanoma using T-cell transfer immunotherapy. *Clin. Cancer Res.* 17 (13): 4550-4557. https://doi.org/10.1158/1078-0432.CCR-11-0116 .

[28] Besser M J, Shapira-Frommer R, Itzhaki O, et al. (2013). Adoptive transfer of tumor-infiltrating lymphocytes in patients with metastatic melanoma: intent-to-treat analysis and efficacy after failure to prior immunotherapies. *Clin. Cancer Res.* 19 (17): 4792-4800. https://doi.org/10.1158/1078-0432.CCR-13-0380.

[29] Pilon-Thomas S, Kuhn L, Ellwanger S, et al. (2012). Efficacy of adoptive cell transfer of tumor-infiltrating lymphocytes after lymphopenia induction for metastatic melanoma. *J. Immunother.* 35 (8): 615-620. https://doi.org/10.1097/CJI.0b013e31826e8f5f.

[30] Andersen R, Donia M, Ellebaek E, et al. (2016). Long-lasting complete responses in patients with metastatic melanoma after adoptive cell therapy with tumor-infiltrating lymphocytes and an attenuated IL2 regimen. *Clin. Cancer Res.* 22 (15): 3734-3745. https://doi.org/10.1158/1078-0432.CCR-15-1879 .

[31] Itzhaki O, Hovav E, Ziporen Y, et al. (2011). Establishment and large-scale expansion of minimally cultured "young" tumor infiltrating lymphocytes for adoptive transfer therapy. *J. Immunother.* 34 (2): 212-220. https://doi.org/10.1097/CJI.0b013e318209c94c.

[32] Radvanyi L G, Bernatchez C, Zhang M, et al. (2012). Specific lymphocyte subsets predict response to adoptive cell therapy using expanded autologous tumor-infiltrating lymphocytes in metastatic melanoma patients. *Clin. Cancer Res.* 18 (24): 6758-6770. https://doi.org/10.1158/1078-0432.CCR-12-1177 .

[33] Eyquem J, Mansilla-Soto J, Giavridis T, et al. (2017). Targeting a CAR to the TRAC locus with CRISPR/Cas9 enhances tumour rejection. *Nature* 543 (7643): 113-117. https://doi.org/10.1038/nature21405.

[34] Peng P D, Cohen C J, Yang S, et al. (2009). Efficient nonviral sleeping beauty transposon-based TCR gene transfer to peripheral blood lymphocytes confers antigen-specific antitumor reactivity. *Gene Ther.* 16 (8): 1042-1049. https://doi.org/10.1038/gt.2009.54.

[35] Tsuji T, Yasukawa M, Matsuzaki J, et al. (2005). Generation of tumorspecific HLA class I-restricted human Th1 and Tc1 cells by cell engineering with tumor peptide-specific T-cell receptor genes. *Blood* 106 (2): 470-476. https://doi.org/10.1182/blood-2004-09-3663 .

[36] Zhao Y, Zheng Z, Cohen C J, et al. (2006). High-efficiency transfection of primary human and mouse T lymphocytes using RNA electroporation. *Mol. Ther.* 13 (1): 151-159. https://doi.org/10.1016/j.ymthe.2005.07.688.

[37] Clay T M, Custer M C, Sachs J, et al. (1999). Efficient transfer of a tumor antigen-reactive TCR to human peripheral blood lymphocytes confers anti-tumor reactivity. *J. Immunol.* 163 (1): 507-513.

[38] Lauss M, Donia M, Harbst K, et al. (2017). Mutational and putative neoantigen load predict clinical benefit of adoptive T cell therapy in melanoma. *Nat. Commun.* 8 (1): 1738. https://doi.org/10.1038/s41467-017-01460-0.

[39] Ruella M and Kalos M. (2014). Adoptive immunotherapy for cancer. *Immunol. Rev.* 257 (1): 14-38. https://doi.org/10.1111/imr.12136.

[40] Jensen M C and Riddell S R. (2014). Design and implementation of adoptive therapy with

chimeric antigen receptor-modified T cells. *Immunol. Rev.* 257 (1): 127-144. https://doi.org/10.1111/imr.12139.

[41] Hinrichs C S and Rosenberg S A. (2014). Exploiting the curative potential of adoptive T-cell therapy for cancer. *Immunol. Rev.* 257 (1): 56-71. https://doi.org/10.1111/imr.12132.

[42] Dotti G, Gottschalk S, Savoldo B and Brenner M K. (2014). Design and development of therapies using chimeric antigen receptor-expressing T cells. *Immunol. Rev.* 257 (1): 107-126. https://doi.org/10.1111/imr.12131.

[43] Yee C. (2014). The use of endogenous T cells for adoptive transfer. *Immunol. Rev.* 257 (1): 250-263. https://doi.org/10.1111/imr.12134.

[44] Rosenberg S A, Packard B S, Aebersold P M, et al. (1988). Use of tumor-infiltrating lymphocytes and interleukin-2 in the immunotherapy of patients with metastatic melanoma. *N. Engl. J. Med.* 319 (25): 1676-1680. https://doi.org/10.1056/NEJM198812223192527.

[45] Dudley M E, Wunderlich J R, Yang J C, et al. (2005). Adoptive cell transfer therapy following non-myeloablative but lymphodepleting chemotherapy for the treatment of patients with refractory metastatic melanoma. *J. Clin. Oncol.* 23 (10): 2346-2357. https://doi.org/10.1200/JCO.2005.00.240.

[46] Morgan R A, Dudley M E, Wunderlich J R, et al. (2006). Cancer regression in patients after transfer of genetically engineered lymphocytes. *Science* 314 (5796): 126-129. https://doi.org/10.1126/science.1129003.

[47] Johnson L A, Morgan R A, Dudley M E, et al. (2009). Gene therapy with human and mouse T-cell receptors mediates cancer regression and targets normal tissues expressing cognate antigen. *Blood* 114 (3): 535-546. https://doi.org/10.1182/blood-2009-03-211714 .

[48] Morgan R A, Dudley M E and Rosenberg S A. (2010). Adoptive cell therapy. *Cancer J.* 16 (4): 336-341. https://doi.org/10.1097/PPO.0b013e3181eb3879.

[49] Robbins P F, Morgan R A, Feldman S A, et al. (2011). Tumor regression inpatients with metastatic synovial cell sarcoma and melanoma using genetically engineered lymphocytes reactive with NY-ESO-1. *J. Clin. Oncol.* 29 (7): 917-924. https://doi.org/10.1200/JCO.2010.32.2537.

[50] Maude S L, Frey N, Shaw P A, et al. (2014). Chimeric antigen receptor T cells for sustained remissions in leukemia. *N. Engl. J. Med.* 371 (16): 1507-1517. https://doi.org/10.1056/NEJMoa1407222.

[51] Davila M L, Riviere I, Wang X, et al. (2014). Efficacy and toxicity management of 19-28z CAR T cell therapy in B cell acute lymphoblastic leukemia. *Sci. Transl. Med.* 6 (224): 224ra25. https://doi.org/10.1126/scitranslmed.3008226.

[52] Lee D W, Stetler-Stevenson M, Yuan C M, et al. (2015). Safety and response of incorporating CD19 chimeric antigen receptor T cell therapy in typical salvage regimens for children and young adults with acute lymphoblastic leukemia. *Blood* 126 (23): 684. https://doi.org/10.1182/blood.V126.23.684.684.

[53] Porter D L, Hwang W-T, Frey N V, et al. (2015). Chimeric antigen receptor T cells persist and

induce sustained remissions in relapsed refractory chronic lymphocytic leukemia. *Sci. Transl. Med.* 7 (303): 303ra139. https://doi.org/10.1126/scitranslmed.aac5415.

[54] Rapoport A P, Stadtmauer E A, Binder-Scholl G K, et al. (2015). NY-ESO-1-specific TCR-engineered T cells mediate sustained antigen-specific antitumor effects in myeloma. *Nat. Med.* 21 (8): 914-921. https://doi.org/10.1038/nm.3910.

[55] Kochenderfer J N, Dudley M E, Kassim S H, et al. (2015). Chemotherapy-refractory diffuse large B-cell lymphoma and indolent B-cell malignancies can be effectively treated with autologous T cells expressing an anti-CD19 chimeric antigen receptor. *J. Clin. Oncol.* 33 (6): 540-549. https://doi.org/10.1200/JCO.2014.56.2025.

[56] Turtle C J, Hanafi L-A, Berger C, et al. (2016). CD19 CAR-T cells of defined CD4+:CD8+ composition in adult B cell ALL patients. *J. Clin. Invest.* 126 (6): 2123-2138. https://doi.org/10.1172/JCI85309.

[57] Wang Z, Wu Z, Liu Y and Han W. (2017). New development in CAR-T cell therapy. *J. Hematol. Oncol.* 10 (1): 53. https://doi.org/10.1186/s13045-017-0423-1.

[58] Neelapu S S, Locke F L, Bartlett N L, et al. (2017). Axicabtagene ciloleucel CAR T-cell therapy in refractory large B-cell lymphoma. *N. Engl. J. Med.* 377 (26): 2531-2544. https://doi.org/10.1056/NEJMoa1707447.

[59] Turtle C J, Hay K A, Hanafi L-A, et al. (2017). Durable molecular remissions in chronic lymphocytic leukemia treated with CD19-specific chimeric antigen receptor-modified T cells after failure of ibrutinib. *J. Clin. Oncol.* 35 (26):3010-3020. https://doi.org/10.1200/JCO.2017.72.8519. 60 Geyer M.B, Rivière I, Sénéchal B, et al. (2018). Autologous CD19-targeted CAR T cells in patients with residual CLL following initial purine analog-based therapy. *Mol. Ther.* 26 (8): 1896-1905. https://doi.org/10.1016/j.ymthe.2018.05.018.

[61] Maude S L, Laetsch T W, Buechner J, et al. (2018). Tisagenlecleucel in children and young adults with B-cell lymphoblastic leukemia. *N. Engl. J. Med.* 378 (5): 439-448. https://doi.org/10.1056/NEJMoa1709866.

[62] Brudno J N, Maric I, Hartman S D, et al. (2018). T cells genetically modified to express an anti-B-cell maturation antigen chimeric antigen receptor cause remissions of poor-prognosis relapsed multiple myeloma. *J. Clin. Oncol.* 36 (22): 2267-2280. https://doi.org/10.1200/JCO.2018.77.8084.

[63] Ribas A and Wolchok J D. (2018). Cancer immunotherapy using checkpoint blockade. *Science* 359 (6382): 1350-1355. https://doi.org/10.1126/science.aar4060.

[64] Kobold S, Duewell P, Schnurr M, et al. (2015). Immunotherapy in tumors. *Dtsch. Aerztebl. Int.* https://doi.org/10.3238/arztebl.2015.0809.

[65] Dunn G P, Bruce A T, Ikeda H, et al. (2002). Cancer immunoediting: from immunosurveillance to tumor escape. *Nat. Immunol.* 3 (11): 991-998. https:// doi.org/10.1038/ni1102-991.

[66] Carter P J and Lazar G A. (2018). Next generation antibody drugs: pursuit of the "high-hanging fruit" . *Nat. Rev. Drug Discov.* 17 (3): 197-223. https://doi.org/10.1038/nrd.2017.227.

[67] Kobold S, Pantelyushin S, Rataj F and vom Berg J. (2018). Rationale for combining bispecific

T cell activating antibodies with checkpoint blockade for cancer therapy. *Front. Oncol.* 8: https://doi.org/10.3389/fonc.2018.00285.

[68] Baeuerle P A and Reinhardt C. (2009). Bispecific T-cell engaging antibodies for cancer therapy. *Cancer Res.* 69 (12): 4941-4944. https://doi.org/10.1158/0008-5472.CAN-09-0547.

[69] Trabolsi A, Arumov A and Schatz J H. (2019). T cell-activating bispecific antibodies in cancer therapy. *J. Immunol.* 203 (3): 585-592. https://doi.org/10.4049/jimmunol.1900496.

[70] Spiess C, Zhai Q and Carter P J. (2015). Alternative molecular formats and therapeutic applications for bispecific antibodies. *Mol. Immunol.* 67 (2): 95-106. https://doi.org/10.1016/j.molimm.2015.01.003.

[71] Kontermann R E and Brinkmann U. (2015). Bispecific antibodies. *Drug Discov. Today* 20 (7): 838-847. https://doi.org/10.1016/j.drudis.2015.02.008.

[72] Seimetz D, Lindhofer H and Bokemeyer C. (2010). Development and approval of the trifunctional antibody catumaxomab (anti-EpCAM × anti-CD3) as a targeted cancer immunotherapy. *Cancer Treat. Rev.* 36 (6): 458-467. https://doi.org/10.1016/j.ctrv.2010.03.001.

[73] Shatz W, Chung S, Li B, et al. Knobs-into-holes antibody production in mammalian cell lines reveals that asymmetric afucosylation is sufficient for full antibody-dependent cellular cytotoxicity. *MAbs* 5 (6): 872-881. https://doi.org/10.4161/mabs.26307.

[74] Wu C, Ying H, Bose S, et al. Molecular construction and optimization of anti-human IL-1α/β dual variable domain immunoglobulin (DVD-IgTM)molecules. *MAbs* 1 (4): 339-347. https://doi.org/10.4161/mabs.1.4.8755.

[75] Eigenbrot C and Fuh G. (2013). Two-in-one antibodies with dual action Fabs. *Curr. Opin. Chem. Biol.* 17 (3): 400-405. https://doi.org/10.1016/j.cbpa.2013.04.015.

[76] Labrijn A F, Meesters J I, Priem P, et al. (2014). Controlled Fab-arm exchange for the generation of stable bispecific IgG1. *Nat. Protoc.* 9 (10):2450-2463. https://doi.org/10.1038/nprot.2014.169.

[77] Fischer N, Elson G, Magistrelli G, et al. (2015). Exploiting light chains for the scalable generation and platform purification of native human bispecific IgG. *Nat. Commun.* 6: 6113. https://doi.org/10.1038/ncomms7113.

[78] Le Gall F, Kipriyanov S M, Moldenhauer G and Little M. (1999). Di- triand tetrameric single chain Fv antibody fragments against human CD19: effect of valency on cell binding. *FEBS Lett.* 453 (1-2): 164-168. https://doi.org/10.1016/s0014-5793(99)00713-9.

[79] Chames P and Baty D. Bispecific antibodies for cancer therapy: the light at the end of the tunnel? *MAbs* 1 (6): 539-547. https://doi.org/10.4161/mabs.1.6.10015.

[80] Garber K. (2014). Bispecific antibodies rise again. *Nat. Rev. Drug Discov.* 13 (11): 799-801. https://doi.org/10.1038/nrd4478.

[81] Revets H, De Baetselier P and Muyldermans S. (2005). Nanobodies as novel agents for cancer therapy. *Expert Opin. Biol. Ther.* 5 (1): 111-124. https://doi.org/10.1517/14712598.5.1.111.

[82] Goldenberg D M, Rossi E A, Sharkey R M, et al. (2008). Multifunctional antibodies by the dock-and-lock method for improved cancer imaging and therapy by pretargeting. *J. Nucl. Med.*

49 (1): 158-163. https://doi.org/10.2967/jnumed.107.046185.

[83] Mack M, Riethmuller G and Kufer P. (1995). A small bispecific antibody construct expressed as a functional single-chain molecule with high tumor cell cytotoxicity. *Proc. Natl. Acad. Sci.* 92 (15): 7021-7025. https://doi.org/10.1073/pnas.92.15.7021.

[84] Stinchcombe J C, Bossi G, Booth S and Griffiths G M. (2001). The immunological synapse of CTL contains a secretory domain and membrane bridges. *Immunity* 15 (5): 751-761. https://doi.org/10.1016/S1074-7613(01)00234-5.

[85] Huehls A M, Coupet T A and Sentman C L. (2015). Bispecific T-cell engagers for cancer immunotherapy. *Immunol. Cell Biol.* 93 (3): 290-296.https://doi.org/10.1038/icb.2014.93.

[86] Hoffmann P, Hofmeister R, Brischwein K, et al. (2005). Serial killing of tumor cells by cytotoxic T cells redirected with a CD19-/CD3-bispecific singlechain antibody construct. *Int. J. Cancer* 115 (1): 98-104. https://doi.org/10.1002/ijc.20908.

[87] Klinger M, Brandl C, Zugmaier G, et al. (2012). Immunopharmacologic response of patients with B-lineage acute lymphoblastic leukemia to continuous infusion of T cell-engaging CD19/CD3-bispecific BiTE antibody blinatumomab. *Blood* 119 (26): 6226-6233. https://doi.org/10.1182/blood-2012-01-400515 .

[88] Wang T, Sun F, Xie W, et al. (2016). A bispecific protein RG7S-MICA recruits natural killer cells and enhances NKG2D-mediated immunosurveillance against hepatocellular carcinoma. *Cancer Lett.* 372 (2): 166-178. https://doi.org/10.1016/j.canlet.2016.01.001.

[89] Wu M-R, Zhang T, Gacerez A T, et al. (2015). B7H6-specific bispecific T cell engagers lead to tumor elimination and host antitumor immunity. *J. Immunol.* 194 (11): 5305-5311. https://doi.org/10.4049/jimmunol.1402517.

[90] Fan D, Li Z, Zhang X, et al. (2015). AntiCD3Fv fused to human interleukin-3 deletion variant redirected T cells against human acute myeloid leukemic stem cells. *J. Hematol. Oncol.* 8: 18. https://doi.org/10.1186/s13045-015-0109-5.

[91] Satta A, Mezzanzanica D, Turatti F, et al. (2013). Redirection of T-cell effector functions for cancer therapy: bispecific antibodies and chimeric antigen receptors. *Future Oncol.* 9 (4): 527-539. https://doi.org/10.2217/fon.12.203.

[92] Zugmaier G, Klinger M, Schmidt M and Subklewe M. (2015). Clinical overview of anti-CD19 BiTE® and ex vivo data from anti-CD33 BiTE® as examples for retargeting T cells in hematologic malignancies. *Mol. Immunol.* 67 (2 Pt A): 58-66. https://doi.org/10.1016/j.molimm.2015.02.033.

[93] Fan G, Wang Z, Hao M and Li J. (2015). Bispecific antibodies and their applications. *J. Hematol. Oncol.* 8: 130. https://doi.org/10.1186/s13045-015-0227-0.

[94] Hirschhaeuser F, Leidig T, Rodday B, et al. (2009). Test system for trifunctional antibodies in 3D MCTS culture. *J. Biomol. Screen.* 14 (8): 980-990.https://doi.org/10.1177/1087057109341766.

[95] Breton C S, Nahimana A, Aubry D, et al. (2014). A novel anti-CD19 monoclonal antibody (GBR 401) with high killing activity against B cell malignancies. *J. Hematol. Oncol.* 7: 33. https://doi.org/10.1186/1756-8722-7-33.

[96] Nagorsen D, Kufer P, Baeuerle P A and Bargou R. (2012). Blinatumomab: a historical perspective. *Pharmacol. Ther.* 136 (3): 334-342. https://doi.org/10.1016/j.pharmthera.2012.07.013.

[97] Wu J, Fu J, Zhang M and Liu D. (2015). Blinatumomab: a bispecific T cell engager (BiTE) antibody against CD19/CD3 for refractory acute lymphoid leukemia. *J. Hematol. Oncol.* 8: 104. https://doi.org/10.1186/s13045-015-0195-4.

[98] Tabrizi M, Bornstein G G and Suria H. (2010). Biodistribution mechanisms of therapeutic monoclonal antibodies in health and disease. *AAPS J.* 12 (1): 33-43. https://doi.org/10.1208/s12248-009-9157-5.

[99] Braig F, Brandt A, Goebeler M, et al. (2017). Resistance to anti-CD19/CD3 BiTE in acute lymphoblastic leukemia may be mediated by disrupted CD19 membrane trafficking. *Blood* 129 (1): 100-104. https://doi.org/10.1182/blood-2016-05-718395.

[100] Linke R, Klein A and Seimetz D. (2010). Catumaxomab. *MAbs* 2 (2): 129-136. https://doi.org/10.4161/mabs.2.2.11221.

[101] Haense N, Atmaca A, Pauligk C, et al. (2016). A phase I trial of the trifunctional anti Her2 × anti CD3 antibody ertumaxomab in patients with advanced solid tumors. *BMC Cancer* 16 (1): 420. https://doi.org/10.1186/s12885-016-2449-0.

[102] Löffler A, Kufer P, Lutterbüse R, et al. (2000). A recombinant bispecific single-chain antibody CD19 ×CD3 induces rapid and high lymphoma-directed cytotoxicity by unstimulated T lymphocytes. *Blood* 95 (6): 2098-2103.

[103] Newman M J and Benani D J. (2016). A review of blinatumomab a novel immunotherapy. *J. Oncol. Pharm. Pract.* 22 (4): 639-645. https://doi.org/10.1177/1078155215618770.

[104] Topp M S, Gökbuget N, Zugmaier G, et al. (2014). Phase II trial of the anti-CD19 bispecific T cell-engager blinatumomab shows hematologic and molecular remissions in patients with relapsed or refractory B-precursor acute lymphoblastic leukemia. *J. Clin. Oncol.* 32 (36): 4134-4140. https://doi.org/10.1200/JCO.2014.56.3247.

[105] Klein J S, Gnanapragasam P N P, Galimidi R P, et al. (2009). Examination of the contributions of size and avidity to the neutralization mechanisms of the anti-HIV antibodies B12 and 4E10. *Proc. Natl. Acad. Sci.* 106 (18): 7385-7390.https://doi.org/10.1073/pnas.0811427106.

[106] Brandl C, Haas C, D'Argouges S, et al. (2007). The effect of dexamethasone on polyclonal T cell activation and redirected target cell lysis as induced by a CD19/CD3-bispecific single-chain antibody construct. *Cancer Immunol. Immunother.* 56 (10): 1551-1563. https://doi.org/10.1007/s00262-007-0298-z.

[107] Leone P, Shin E-C, Perosa F, et al. (2013). MHC class I antigen processing and presenting machinery: organization function and defects in tumor cells. *JNCI J. Natl. Cancer Inst.* 105 (16): 1172-1187. https://doi.org/10.1093/jnci/djt184.

[108] Löffler A, Gruen M, Wuchter C, et al. (2003). Efficient elimination of chronic lymphocytic leukaemia B cells by autologous T cells with a bispecific anti-CD19/anti-CD3 single-chain antibody construct. *Leukemia* 17 (5): 900-909. https://doi.org/10.1038/sj.leu.2402890.

[109] Köhnke T, Krupka C, Tischer J, et al. (2015). Increase of PD-L1 expressing B-precursor ALL cells in a patient resistant to the CD19/CD3-bispecific T cell engager antibody blinatumomab. *J. Hematol. Oncol.* 8 (1): 111. https://doi.org/10.1186/s13045-015-0213-6 .

[110] Duell J, Dittrich M, Bedke T, et al. (2017). Frequency of regulatory T cells determines the outcome of the T-cell-engaging antibody blinatumomab in patients with B-precursor ALL. *Leukemia* 31 (10): 2181-2190. https://doi.org/10.1038/leu.2017.41.

[111] Lee G R. (2017). Phenotypic and functional properties of tumor-infiltrating regulatory T cells. *Mediators Inflamm.* 2017: 1-9. https://doi.org/10.1155/2017/5458178.

[112] Horvath C J and Milton M N. (2009). The TeGenero incident and the duff report conclusions: a series of unfortunate events or an avoidable event? *Toxicol. Pathol.* 37 (3): 372-383. https://doi.org/10.1177/0192623309332986.

[113] Gökbuget N, Dombret H, Bonifacio M, et al. (2018). Blinatumomab for minimal residual disease in adults with B-cell precursor acute lymphoblastic leukemia. *Blood* 131 (14): 1522-1531. https://doi.org/10.1182/blood-2017-08-798322.

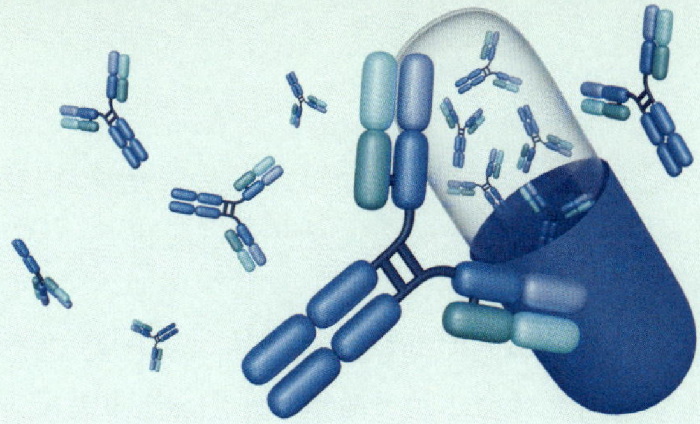

第 14 章

主动靶向递送装置：调控给药速率与程度的技术路径

Jonathan Faro Barros[1,2], **Phedra F. Sahraoui**[1,2], **Yogeshvar N. Kalia**[1,2], **and Maria Lapteva**[1,2]

[1]University of Geneva, School of Pharmaceutical Sciences, CMU, 1 rue Michel Servet, Geneva CH-1211, Switzerland

[2]University of Geneva, Institute of Pharmaceutical Sciences of Western, Switzerland CMU, 1 rue Michel Servet, Geneva CH-1211, Switzerland

14.1 引言

慢性疾病可被定义为在延续或反复出现的长期内持续存在的健康状况，包括心血管疾病、中风、肿瘤、慢性呼吸道疾病、糖尿病、精神疾病、慢性疼痛、自身免疫疾病、遗传性疾病、慢性感染以及视力和听力受损[1,2]。根据世界卫生组织（WHO）的数据，全球60%的死亡是由慢性疾病引起的[2]。幸运的是，有有效的药物可用于治疗这些状况；然而，根据定义，它们的慢性特性需要长期服用治疗剂。选择给药途径取决于许多因素，“理想”的给药途径应该能够将药物递送到其作用部位：①在治疗相关数量内；②在适当的时间框架内；③以靶向的方式，即避免分布到治疗上不相关的组织。

许多长期给药的药物利用常规的口服途径[1]。为了有效，口服给药的药物需要跨越多个屏障以达到足够数量的靶点：首先它必须从剂型中释放出来，在胃肠道吸收，避开首过肝代谢，然后通过循环系统分布到治疗靶点。不幸的是，在许多情况下，这些药物要么没有以治疗相关的量到达靶点[3,4]，要么没有在正确的时间框架内到达（药代动力学差）[5]，要么它们没有足够的靶向性（非选择性全身分布增加了引起非靶点不良反应的风险）[6]。

此外，在老年群体中多种慢性疾病的共存往往导致多重用药。发达国家65岁及以上老年人中，大约有30%的人同时接受五种或更多的治疗方案[7]，由此引发药物相互作用、不良反应的累积等问题，更重要的导致药物依从性显著降低。根据世界卫生组织统计，慢性患者中只有大约50%遵守规范治疗[8]。患者对药物的依从性低下的根源主要是由于常规给药方式对患者生活造成的困扰：每日多次给药、治疗窗狭窄、用药方案严格复杂以及全身性的不良反应。这些正是常规口服给药方式的局限性所在。对于某些活性物质，口服给药根本不可能：例如，蛋白质生物制药在胃肠道中由于其肽性质而降解，需要通过注射途径给药。用于治疗中枢神经系统疾病的药物需要跨越额外的血脑屏障才能到达目标部位。因此，治疗慢性疾病的药物递送仍有改进空间，仍有一系列未满足的需求有待解决。

已经对治疗慢性疾病的替代侵入性或微创性给药途径进行了调查。作为它们侵入性的平衡，它们带来了几个优势：①药物可以以靶向方式传递到难以接近的部位——例如到肝静脉系统（腹腔内）、中枢神经系统（脑室内[i.c.v.]、脊髓内[IT]、硬膜外）、眼睛（眼内）或膀胱（膀胱内），从而实现了相当大的剂量节省（图14.1）；②药物避开了胃肠道和肝脏的降解（皮下注射）；③药物输送动力学可以通过主动药物传递装置严密控制。药物传递可以延续几个月，可以根据患者需求启动，或者根据生理信号响应进行复杂的输入。主动药物传递装置可以在需要时将药物精准递送到目标部位，从而显著改善患者的生活质量。

本章重点介绍了主动药物递送装置，即利用能量输入或外部驱动力进行长期药物递送并能够产生控制药物递送动力学的装置。所涵盖的给药系统包括需外部能量驱动的植入式和非植入式装置（用于长期给药），具体涵盖：电驱动泵、气动泵；渗透泵微机电系统（MEMS）与纳米机电系统（NEMS）；离子导入装置。不包括脉冲注射和微创注射（中空微针、基于速度的装置和微孔技术）；以及依赖于药物主动扩散/释放的药物传递系统（即可生物降解的植入物、固体和可溶性微针）。然而，后一种递送系统在许多出版物中都有详细的介绍[1, 9-11]。

14.2 大型制造设备——药物输液泵

美国FDA将输液泵（infusion pump）定义为“一种以可控量向患者体内

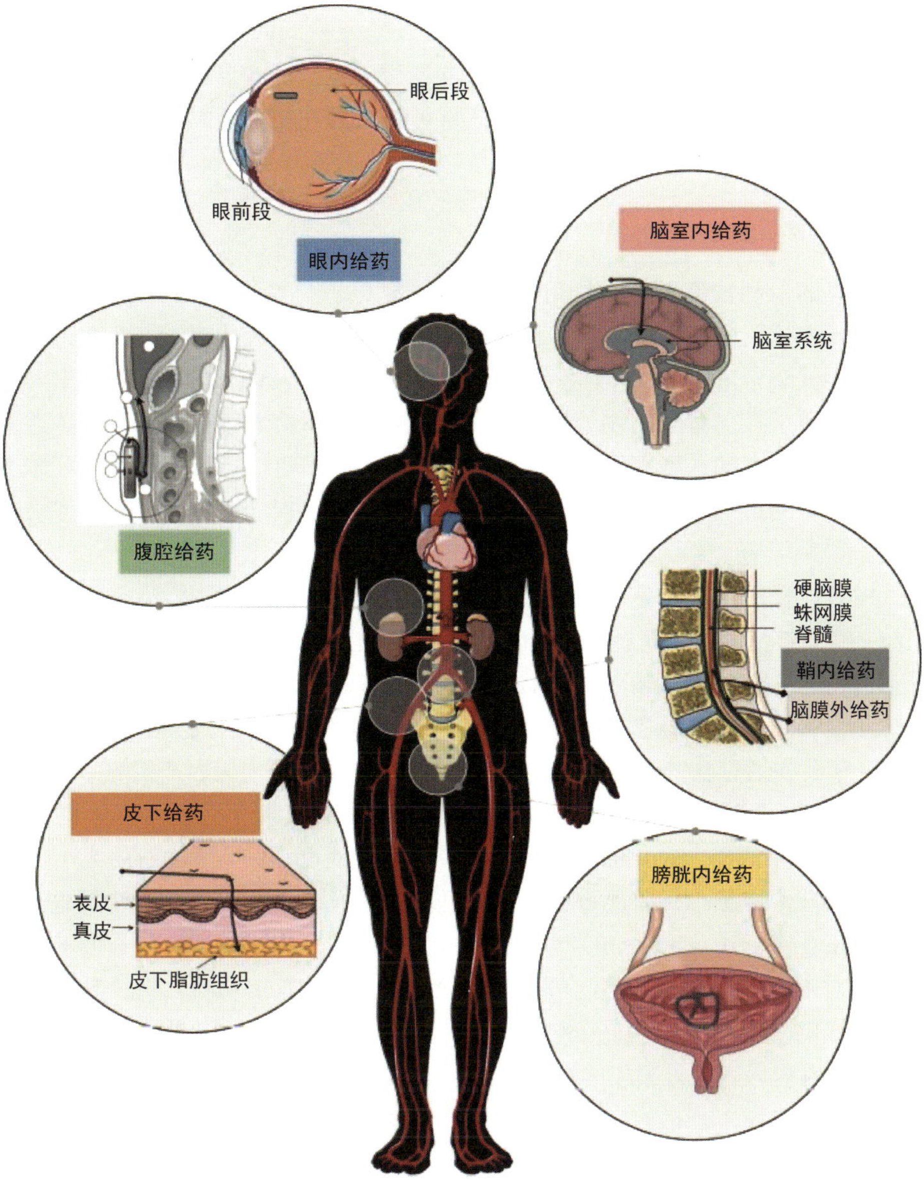

图14.1　主要的活性靶向药物递送途径

来源：信息图改编自Servier医学艺术https://smart.servier.com/

输注流体（如营养物质和药物）的医疗设备”[12]。这类设备通常采用经肠外给药途径，并依赖外部能量输入来实现药物递送。虽然有些输液泵专为临床在患者旁边使用而设计，但移动式输注泵可以是便携式的、可佩戴的或可植入的[12]，因此在提供复杂药物输入动力学的同时，赋予患者自主权并提高生活质量。本节将重点讨论后者。移动式输液泵可以根据其能量来源和流体驱动机制进行分类。

14.2.1 蠕动泵

最早的专利输液泵之一是用于输血的蠕动泵[13]。蠕动泵属于电动驱动泵，其中辊轮连接到转子上，压缩柔性管道，从而推动管内流体输送。美敦力公司的可植入式SynchroMedTM泵系统（SynchroMed EL和SynchroMed Ⅱ）即为典型代表，用于疼痛管理药物的鞘内（IT）递送。泵体植入腹前外侧壁，并通过导管将药物精准输送到靶点。该系统的核心优势在于可以远程编程控制泵体工作，实现宽流量范围的输送，并在镇痛不足的情况下启动患者触发的按需给药模式。

FAD已批准用于脑室内给药的左可啉和用于脑室/硬膜外给药的硫酸吗啡系统，两者都指示用于严重慢性疼痛的治疗。最近还批准了用于治疗一种罕见的肺动脉高压的植入静脉输液（implantable intravenous，Ⅳ）的曲普罗斯汀系统[14]。2015年，SynchroMed泵在一项临床试验中被用来测试一种研究性的抗帕金森病药物，该药物通过脑室内（i.c.v.）给药。然而，该试验可能因为严重的不良事件（包括两起与泵植入相关的事件）以及输注系统的开发和供应困难而终止[15,16]。尽管输送效果显著，SynchroMed泵仍然存在一些缺点，例如泵本身的大小，而且药物储液槽容量小，需要每三到四个月由护理人员重新填充。蠕动泵的微型化工作正在进行中（iPRECIO®；Alzet泵，美国）。当前蠕动泵的另一个不足之处是其对磁场的敏感性，因此可能会出现与磁共振成像（MRI）相关的功能障碍[1]。类似的泵：CADD-Legacy Duodopa泵（Smiths Medical，美国）成功用于给予帕金森病患者肠外凝胶的左旋多巴/卡比多巴。研究结论表明，与常规口服药物相比，这种干预措施在预防药物血浆浓度波动和因此导致的运动表现波动方面更为优越[17]。一项较新的研究报告了使用CADD-Legacy泵进行相同制剂的肠内注射后类似的结果[18]。

14.2.2 气动泵

气动泵通常是可植入的，并使用氯氟烃（CFC）气体作为药物输送的驱动力。该泵由两个相应的装有气体和药物的腔室组成。由于体温是恒定的，当气体在其腔室中膨胀时，药物储液槽被压缩。由于体温是恒定的，因此药物持续地被输送，但只能通过改变储液槽中的药物浓度来进行调节。Codman 3000（Codman & Shurtleff，美国）可以被引用为气动驱动植入泵的第一个例子。它被FDA批准用于脑室内给药的硫酸吗啡和肝动脉给予化疗到肿瘤部位[14]。它在用巴氯芬治疗严重痉挛性瘫痪方面也显示出积极的成果[19]。不幸的是，2018年由于盈利不足，Codman 3000泵的生产被终止，市场空缺留给了Flowonix Medical Inc.（美国）及其Prometra®泵。它具有与Codman 3000泵相同的基于气体膨胀的机制，然而，它通过电力驱动的阀门来实现药物输送的远程控制。因此，Prometra泵在给予硫酸吗啡时可以达到平均准确率为97.1%，90%的置信区间为96.2%～98.0%[20]。然而，这些泵的一个主要缺点是需要在进行MRI之前清空储液槽，因为磁场可能会打开阀门并引发药物过量[21]。图14.2总结了不同泵的药物输送机制、优点和缺点。

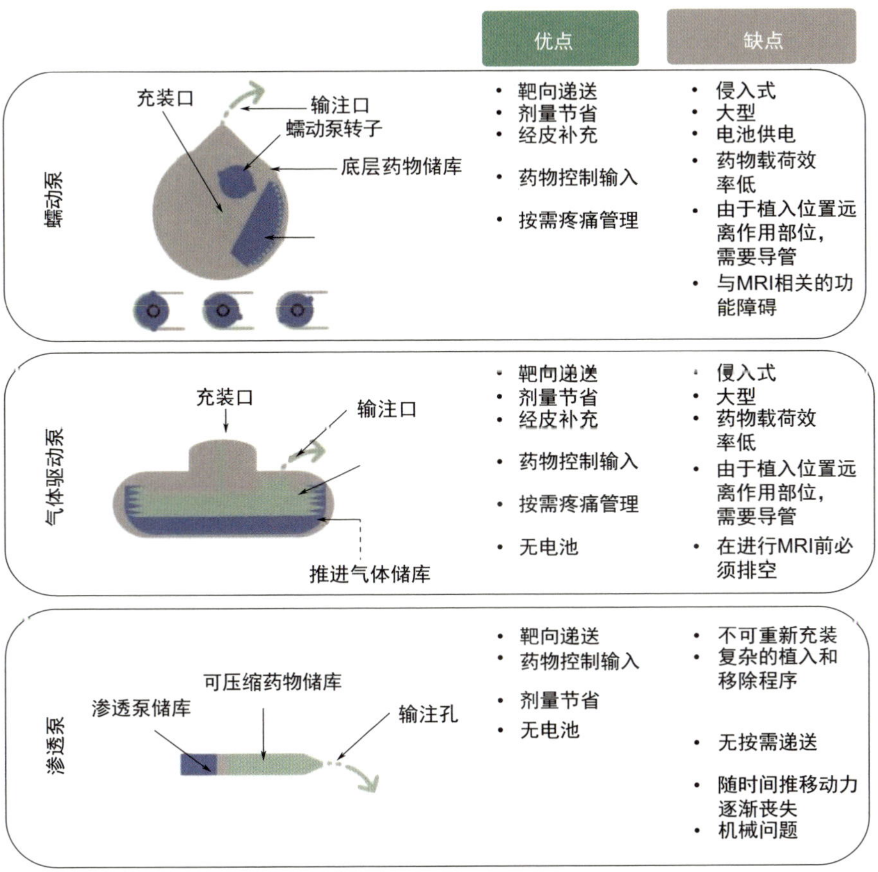

图14.2　不同泵的药物输送机制、优点和缺点

14.2.3 渗透泵

渗透泵是依赖渗透能量的小型植入式装置。这些泵由一个可压缩的储液器组成，其中包含药物，以及一个包含“渗透引擎”的储液器，该引擎由高浓度的渗透剂（可溶性盐）组成，并通过半透膜与外部环境隔离。一旦植入，间质液中的水穿过半透膜渗透进入，被渗透引擎吸引，从而压缩药物储液槽，通过开口释放药物溶液[1]。美敦力公司［美国；现已被强生公司（美国）收购］开发了Viadur®钛植入物，用于左旋匹乐酮醋酸盐的长达12个月的输送，适用于前列腺癌的治疗。该设备由拜耳（德国）推出，然而，由于成本效益低，该设备不再商业化，实际上，由于原材料成本以及内部隔室需要具有较高的光滑度，钛渗透泵的制造成本昂贵。美迪西药物输送系统™（Intarcia Therapeutics Inc.，美国）是用于长期输送糖尿病治疗的艾塞那肽（3 ～ 6个月）的皮下植入式渗透泵。一项为期39周的开放标签、Ⅲ期临床试验（n = 60）的结果表明，在90%的患者中，糖化血红蛋白水平降低[22]。然而，在2017年由于制造问题首次被FDA拒绝后，该系统最近再次未能获得监管批准[23]。

GemRISTM和LiRISTM是用于膀胱内输送吉西他滨和利多卡因的无钛渗透泵，用于治疗局部膀胱病症。这一创新系统由TARIS生物医学有限责任公司［现已被强生公司（美国）收购］开发，由双腔硅管组成。药物以其固态形式存在于较大的管腔中，并作为渗透引擎吸引尿液中的水穿过可渗透的硅橡胶，从而导致药物逐渐溶解并通过管道中的一个150 μm的开口释放。第二个管腔含有氮镍（镍钛）丝，在导入膀胱时卷曲，因此可以留在膀胱内[24]。该系统的主要优点在于没有运动部件，并且相比于溶液，更多的药物可以作为固体加载。

LiRIS旨在在两周内释放利多卡因。一项招募了20名患有间质性膀胱炎或膀胱疼痛综合征的患者的临床试验显示，除了在拆除日（第14天）外，还有设备拆除后的疼痛改善。GemRIS目前正在几个临床试验中进行评估（临床试验编号NCT02722538；NCT02720367，NCT03404791[25]）。TARIS生物医学公司目前正在开展吉西他滨与纳武利尤单抗的联合用药研究（临床试验编号NCT03518320），该研究是与百时美施贵宝的临床合作项目的一部分，同时该公司还在研究曲斯氯铵用于治疗膀胱过度活动症（TAR-302；NCT03109379）。TAR 302能够将药物通过膀胱内给药持续42天，目前正在进行一项为期12周的研究[26]。

14.2.4 胰岛素泵

14.2.4.1 糖尿病和胰岛素产品开发

胰岛素是一种由胰腺β细胞分泌的蛋白质激素，它在血糖水平升高时作出反应，因此对正常的碳水化合物、蛋白质和脂肪代谢至关重要。糖尿病（DM）是一组以血糖浓度升高为特征的疾病[27,28]。1型糖尿病是由于β细胞的自身免疫性破坏引起的。因此，它也被称为少年发病糖尿病或胰岛素依赖型糖尿病。1型糖尿病患者缺乏胰岛素的产生，因此，他们依赖于外源性胰岛素以维持生命[28]。相比之下，2型糖尿病是一种代谢性疾病，在该疾病中，仍然分泌胰岛素，只是外周组织对胰岛素抵抗：对正常循环胰岛素水平的组织反应降低。随着时间的推移，β细胞需要分泌越来越多的胰岛素，并逐渐无法克服胰岛素抵抗[27,28]。早期的2型糖尿病可以通过饮食措施和口服药物治疗[29]，但进展性的2型糖尿病和1型糖尿病需要每天注射胰岛素[29-31]。

胰岛素最早是从动物组织中提取并在1921年由F. Banting和C. H. Best纯化的[32,33]。由于其蛋白质性质，胰岛素无法经口给药，必须注射。胰岛素是跨物种高度保守的蛋白质，最初的胰岛素是从牛和猪组织中分离出来的。不幸的是，胰岛素的半衰期非常短[34]，因此需要非常频繁的注射。此外，内源性胰岛素分泌遵循特定的模式：它由基础分泌和餐后脉冲分泌组成，以应对与餐食相关的高血糖[35]。因此，为了增加患者的舒适度，并更好地模拟内源性胰岛素分泌，逐渐开发了具有不同药代动力学特性（短效和长效）的胰岛素，首先是通过配方努力，后来是通过重组蛋白表达技术。因此，第一种合成人类胰岛素于1982年上市[36]。随后的工作集中于通过改变氨基酸序列（即短效：胰岛素利斯普罗、胰岛素戈鲁林和胰岛素阿斯巴特或长效：胰岛素格拉净、胰岛素德特米和胰岛素戈列美）来修改后者的药代动力学特性。然而，即使有了广泛的胰岛素产品可用，患者仍然需要进行多次注射，并伴随着同样数量的指尖穿刺来测试血糖，更不用说管理血糖带来的心理负担了。

胰岛素输送的“终极目标”是实现完全生理性的胰岛素给药，以持续追求血糖正常化[35,37,38]，理想情况下是以自动化的方式。连续胰岛素输送系统的开发始终伴随着连续葡萄糖测量方法的开发[39]。因此，药物输送系统可以分为葡萄糖控制反馈（闭环）设备或预编程（开环）设备[40]。图14.3总结了胰岛素制剂、闭环输注泵和努力生产自动闭环设备的并行发展。

14.2.4.2 开环胰岛素输送系统

第一台胰岛素泵以及血糖监测被归功于A.H. Kadish。这台泵大约有一个背包大小[39, 41]。第一次尝试连续胰岛素输注是使用静脉给药进行的[42,43]。1974年，Slama等人[42]使用了一个便携的蠕动泵，重1.4 kg，可以放在肩包中携带。1978年，Pickup等人描述了一种用于连续皮下注射胰岛素（CS Ⅱ）的迷你、电池驱动的注射泵的临床使用[44]。该泵由Mill Hill infuser的原型组成，重159 g，配备

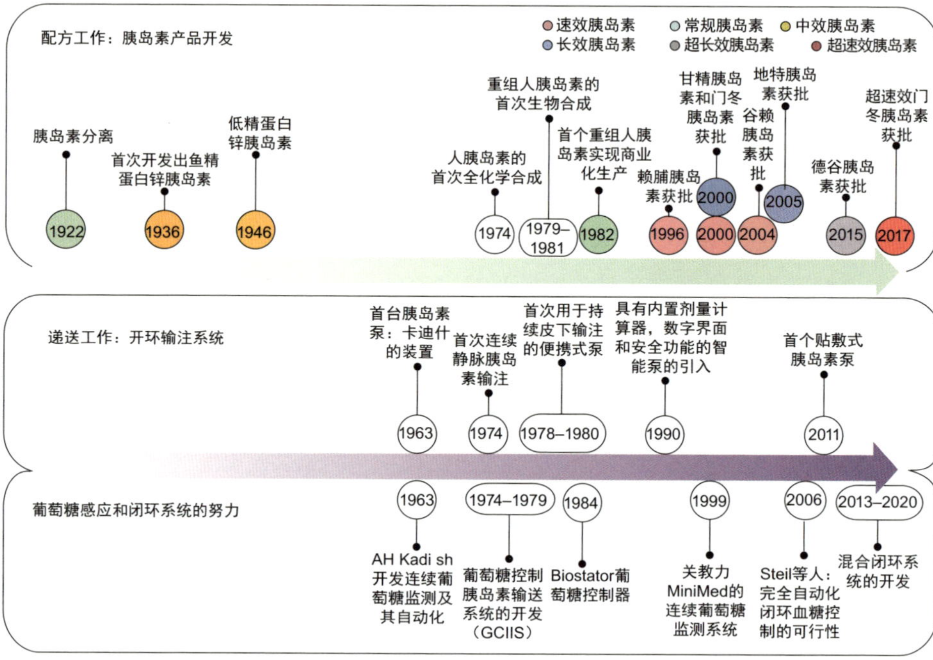

图14.3 胰岛素制剂和输注努力的时间轴

有2 mL的一次性注射器。Actrapid（动物单组分；诺和诺德）[45]胰岛素以缓慢的基础速率（每小时47 μL）和餐前17 min的8倍高速率（375 μL/h）注入12名患者。患者在对照日遵循其常规皮下注射胰岛素方案。结论是CS Ⅱ是可行的，并且为糖尿病患者提供了良好的血糖浓度控制；然而，基础和餐前胰岛素剂量的调整是具有挑战性的[44]。在随后的几年中，Tamborlane等人[46]、Renner等人[47]、Irsigler和Kritz[48]以及Hepp等人[40]进行了类似的研究。

最初的泵是笨重、沉重的设备，电池续航时间仅有几个小时。它们没有安全警报，提供的基础胰岛素输注率灵活性有限，并且配备了金属针头。由于频繁的针头移位，导致了高血糖和糖尿病酮症酸中毒等临床并发症。也有报告称注射部位发生感染[49]。

便携式胰岛素输注泵的发展非常迅速，几年内，设备变得更小、更轻、更用户友好。随着泵开始在医疗界全球范围内获得认可，商业设备开始出现：第一个是迪恩·卡门的自动注射器［图14.4（a）］[46,49,53]。1979年，由西门子设计和制造的设备引入了一个重大改进：所谓的便携式胰岛素剂量调节装置（PIDRA；西门子），后来称为Promedos E1。这台泵被缩小到火柴盒大小，可以容纳更多的胰岛素，易于加满，并具有几个安全功能[40,48]。因此，早在20世纪80年代初，许多泵问世：Promedos（西门子，德国），Betatron Ⅰ和

Ⅱ（Eli Lilly，美国），SB-8000（Sooil，韩国），MiniMed 404 SP（Minimed Technologies，美国）和Nordisk Infuser（诺和诺德，丹麦）[49]［图14.4（a)］。在许多设备中，输送机制包括注射泵，其中例如由引线螺杆带动注射器活塞[54]；可以选择多种基础输送速率以及脉冲输送模式[54]。Nordisk Infuser可以容纳最多的胰岛素（570 IU），而Becton-Dickinson的B-D 1000，一种弹簧驱动的蠕动泵，持有能源供应寿命记录365天。1985年，瑞士公司Disetronic生产了第一台24小时可编程胰岛素泵。此外，Disetronic设备非常轻便（100 g；MRS 3-infuser；MRS 1/H-Tron），防震防水，并且具有许多警报和安全功能，包括①双重控制系统，可保护患者免受“泵运行”的可能性，即不希望的胰岛素输送以及②所谓的“死人开关”，在患者对警报不作出反应时（例如低血糖事件时），泵会自动关闭[54]。

现代胰岛素泵市场由几家制造商主导：美敦力Mini-Med，罗氏Disetronic Medical Systems，安尼玛斯（强生公司），德尔泰克（史密斯集团），Sooil，Nipro和Insulet Cooperation Ltd.[49]。除了进一步缩小外［图14.4（b），(c)］，这些泵还具有考虑实际血糖水平、糖摄入量并据此调整脉冲输送的能力[49]。在英国，《糖尿病控制与并发症试验》和《英国前瞻性糖尿病研究》[55,56]指出，严格的血糖控制对于预防危及生命的与糖尿病相关的并发症，如糖尿病视网膜病变、肾病和神经病变至关重要。这些研究导致了人们对CS Ⅱ的兴趣增加，因为它提供了准确和生理的胰岛素输送。2003年，为了阐明CS Ⅱ的真实医学和心理影响，Weissberg-Benchell等人[57]进行了一项荟萃分析，包括1979年至2001年间发表的52项研究，涵盖了总共1547名患者——只有那些比较了CS Ⅱ与其他基于注射的糖尿病治疗（在同一患者或治疗组之间）的研究才被纳入。结果表明，使用CS Ⅱ的患者的糖化血红蛋白较低，在使用至少一年时效果更好。使用CS Ⅱ的患者的血糖水平也较低。尽管只有描述性数据可用，但CS Ⅱ治疗与低血糖发作频率降低相关。1993年后发表的研究中没有证据表明糖尿病酮症事件，并且大多数报告泵故障或导管阻塞的研究是在1988年之前发表的，这表明技术进步对输液设备的积极影响。还评估了患者的整体满意度：共有19项研究调查了患者的满意度，共有520名受试者，其中325名选择在研究完成后继续使用胰岛素泵。事实上，方便和使用率高的胰岛素泵显著提高了患者的生活质量，因此最初主要用于1型糖尿病患者的胰岛素泵现在也被2型糖尿病患者广泛接受[58]。

然而，Weissberg-Benchell等人[57]还分析了报告导管部位感染的16项研究。确实，虽然泵设备不断改进，但输液套装仍然是医学和实际问题的来源[59]。事实上，尽管胰岛素泵设备持续改进，但输注管路仍是导致临床问题和实际使用问题的主要根源[59]。因此，简化复杂的输注管路成为胰岛素输注系统的下一阶

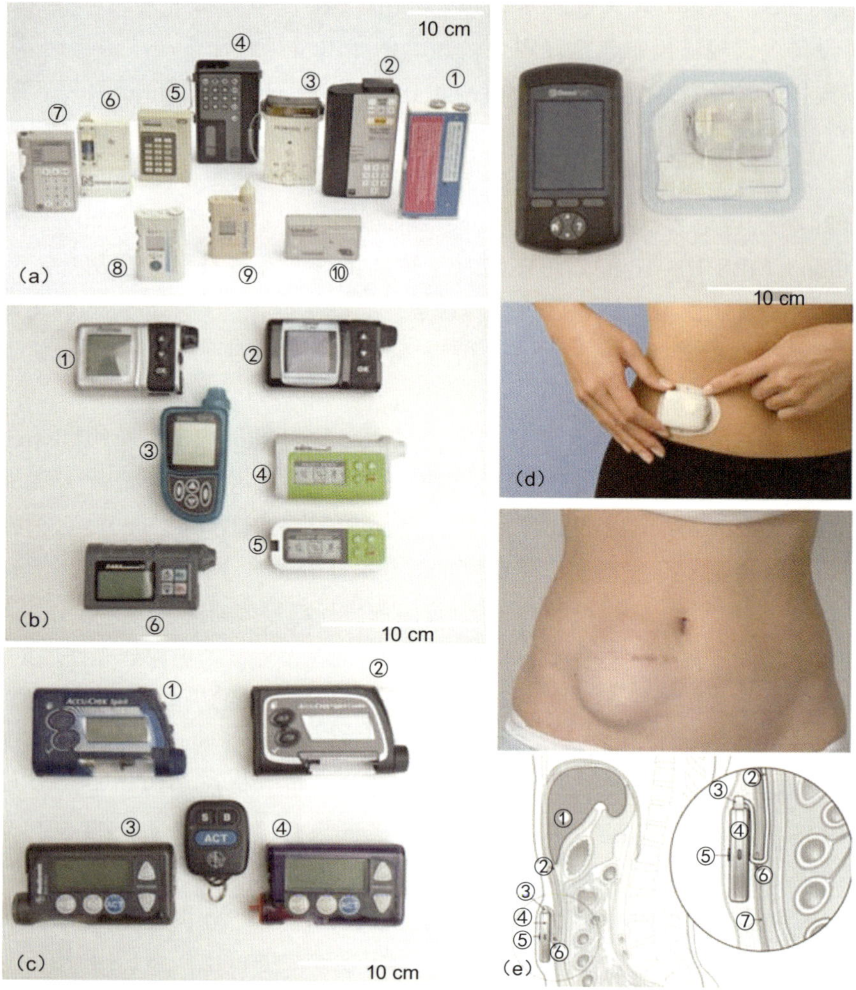

图14.4 胰岛素输注泵

(a) 第一代胰岛素泵(1978年至20世纪90年代):①米尔希尔注射器;②自动注射器型号AS6MP;③Promedos E1;④CPI 9100;⑤Betatron Ⅱ;⑥诺迪斯克注射器;⑦自动注射器,型号AS8MP,但被称为“Travenol”;⑧H-Tron V 100;⑨H-Tron Höchst;⑩迷你医学504。

现代胰岛素泵:(b)①安尼玛斯IR1200;②安尼玛斯Vibe(强生公司);③Cozmo 1700(德尔泰克);④Dana Diabecare R;⑤对应的血糖计;⑥Dana Diabecare。(c)①和②AccuChek Spirit和AccuChek Spirit Combo(罗氏);③和④范式(美敦力迷你医学)系列;⑤和⑥:分别为1.8 mL和3 mL的胰岛素储液器。(d)OmniPod贴片泵(泵盒和控制单元)。(e)连续腹膜内胰岛素输注的可植入泵。①肝脏;②导管尖端;③侧孔;④胰岛素泵;⑤补充口;⑥法兰;⑦腹壁

来源:(a)~(d)[50, 51]获得Wiley许可进行修改,(e)改编自Dijk等人[52]

段发展方向：贴敷式输注装置应运而生。这些设备足够小，可以直接附着在皮肤上，并通过内置导管输送胰岛素，无须管道。它们可以提供基础和脉冲胰岛素[60]。总的来说，贴片泵可以分为简单的机械装置（Valeritas的V-Go和CeQur的PAQ）和全功能的机电装置[60]。在后者中，OmniPod胰岛素管理系统（Insulet Corp.，Bedford，MA）是美国市场上首款贴片泵，它包括一个连接到黏合敷料（pod）的泵单元，该泵单元必须每三天更换一次，并带有集成的葡萄糖计。虽然有许多其他设备存在，但OmniPod是最受欢迎的设备之一［图14.4（d）］[60]。进一步的发展包括进一步的泵微型化，并在后续章节中描述。

可植入式胰岛素泵被开发用于通过腹腔内途径输送胰岛素——这种方法的优势在于它更加符合生理特性——当胰岛素直接被注入腹腔内时，它会被吸收进入门静脉。实际上，在健康人体内，一旦胰岛素被胰腺分泌出来，门静脉中的胰岛素浓度可以比体循环中的胰岛素浓度高得多。在通过肝脏的第一次通行之后，门静脉内胰岛素的20%至80%会被后者提取，因此导致外周胰岛素水平较低。而在皮下注射后，系统和门静脉中的胰岛素水平是相等的，导致系统性高胰岛素血症和肝脏低胰岛素血症[61]。因此，在腹膜内输送胰岛素后，可以获得更可预测的胰岛素曲线，并且在低血糖时胰高血糖素分泌以及肝脏糖原产生得到改善。全植入式泵（MiniMed MIP2007C，美敦力）或具有经皮端口的外部泵，例如Accu-Chek Diaport系统（罗氏糖尿病护理）可以作为输注设备[52]［图14.4（e）］。然而，可植入式泵不受欢迎[58]，并且可能观察到并发症，例如导管阻塞、门静脉血栓形成和腹膜感染，更不用提它们的成本更高和侵入性更强。MiniMed可植入泵于2007年全球下架[52,58]。

14.2.4.3 闭环胰岛素输送系统

尽管患者管理的胰岛素泵显著改善了患者的生活质量，但一种能够在正确的时间和正确的剂量下分泌胰岛素的自主系统，而无须每天人为干预，从而完全取代胰腺的内分泌作用，一直是糖尿病相关研究的最终目标。这种设备通常被称为“人工胰腺”，能够持续监测血糖、解读读数，并通过控制胰岛素输送来对血糖进行响应[62]。对闭环胰岛素输送系统的第一次报道几乎是在1970年初同时由几位研究者完成的[63-66]，并为第一款商业上可获得的闭环设备（Biostator）[67]铺平了道路。这个庞大而复杂的装置包括一台泵，用于确保连续的静脉血采集，一台连续葡萄糖分析仪：一个计算要注入的胰岛素量（或在低血糖时的葡萄糖量）的计算机以及一个由计算机驱动的静脉内胰岛素输注泵。然而，由于其体积和使用静脉注射途径，该设备不适合门诊使用[68]。

实际上，多年来开发“人工胰腺”的主要障碍在于构思可植入式葡萄糖传感器的困难。事实上，长期植入葡萄糖传感器的生物相容性较差：长期植入导致电极上的纤维蛋白沉积或免疫反应[54]。直到1999年，Medtronic的Minimed推出了连续葡萄糖监测（CGM）系统：葡萄糖通过膜从间质液扩散到生物传感器中，然后经酶催化转化为过氧化氢，这是由固定的葡萄糖氧化酶酶制剂生成的。基于葡萄糖组织间隙液浓度变化生成的过氧化氢，随后在电极处发生氧化反应，产生可被电流分析法测量的电信号[53, 62, 69]。

虽然该系统成功控制了夜间和饭间的血糖水平，但传感器的响应时间太慢，以至于无法处理与饮食相关的胰岛素需求，并且传感器的脆弱性也有报道[53]。很快就注意到，基于比例-微分控制的胰岛素剂量计算算法受到了主要时滞的影响，因此需要考虑代谢系统的数学建模[62]。在2006年，Steil等人[70]首次证明了完全自动闭环血糖控制和皮下胰岛素输送来管理血糖的可行性[70]；然而，尽管在控制算法方面取得了重大进展，但该系统无法胜过开环系统，并且需要优化。

闭环系统在葡萄糖感应和胰岛素输送动力学方面存在重大限制（图14.5）。事实上，第一个障碍在于皮下葡萄糖传感器测量的是组织间液中的葡萄糖浓度。

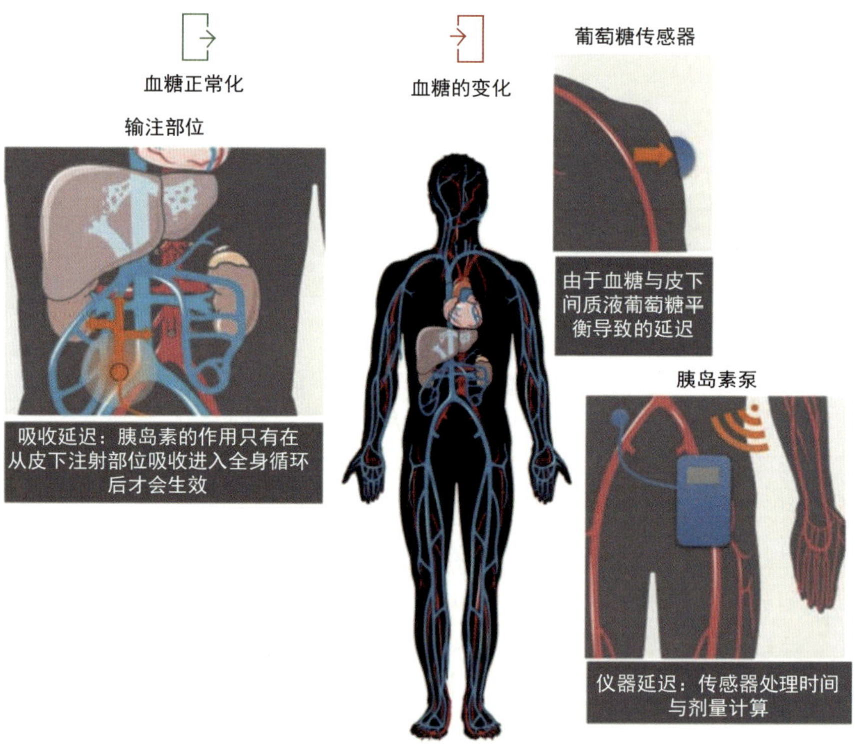

图14.5 闭环系统中血糖变化和正常化之间的延迟

来源：改编自Servier Medical Art https://smart.servier.com/

血液葡萄糖水平变化后，需要5～15 min才能在组织间液中被检测到[62]。虽然泵对数据的解释和胰岛素剂量的计算也需要一些时间，但胰岛素响应的主要延迟是由于皮下给药部位的吸收所致[62]。常规胰岛素可达1 h，而速效胰岛素类似物（如赖脯胰岛素、门冬胰岛素或谷赖胰岛素）仅需约10 min[71]。

由于这些延迟的影响，全自动人工胰腺仍然没有开发出来。然而，开环系统可以部分地“闭合”，即采用所谓的混合治疗（在餐间暂时使用闭环）。患者仍然必须对与餐相关的胰岛素注射进行干预。2013年，FDA批准了MiniMed 530G泵与Enlite传感器，将其归类为“人工胰腺设备系统”。在混合闭环系统（MiniMed 670G泵与Guardian 3传感器；Insulet的Omnipod Dash系统）中，泵根据感知到的值自动控制基础胰岛素输送，以控制餐间和夜间的血糖水平。据报道，餐间期的“闭环闭合”可以改善血糖管理，并确保DM1患者的更好的安全性、治疗满意度和睡眠质量[72]。Diabeloop第一代混合闭环系统（DBLG1）由贴敷式胰岛素泵（Cellnovo）、德康G5血糖传感器及搭载可定制混合算法的控制模块（法国Diabeloop SA公司）组成。研究显示，使用DBLG1系统可显著提高血糖达标时间百分比（TIR，即血糖浓度维持在70～180 mg/dL目标范围内的时间占比），其TIR值（68.5%±9.4%）明显高于开环传感器辅助泵组（59.4%±10.2%；p<0.0001）[73]。事实上，到2016年底，Dexcom的G5 CGM系统是FDA批准的第一个传感器，其扩展指标取代了糖尿病患者调整治疗的采血检测[74]，实际上，很长一段时间以来，CGM设备需要作为校准技术的一种校准技术而进行毛细血糖测量，并且不能单独作为糖尿病管理的测量技术使用[75]。G5移动CGM系统由一个小型传感器组成，通过一个插入器经皮插入，用于测量间质葡萄糖。然后，一个发射器被连接到传感器盒，用于与接收器进行无线通信。

2020年，美敦力获得MiniMed™ 780G先进混合闭环系统的CE认证，初步的临床关键试验结果表明，该系统实现了75%的总体TIR（目标血糖范围时间），并且在夜间达到了82%的TIR。内置的自动校正功能贡献了所有胰岛素注射的22%，而SmartGuard™功能（闭环模式）的使用率达到了95%[76]。胰岛素和胰高血糖素的闭环输送系统也存在，被称为“仿生胰腺”。例如，iLet仿生胰腺在2019年获得了FDA的“突破性设备认定”[58]。

对植入式葡萄糖传感器的改进已经在路上：尽管大多数传感器因酶传感器的寿命而在7到14天内需要更换一次，但最近已经批准了使用第一个植入式长期传感器的新的CGM系统，由Senseonics公司（美国马里兰州杰曼敦）开发，Eversense®由一个小型传感器组成，尺寸为3.5 mm×18.3 mm，其被皮下植入手臂，可连续测量葡萄糖达90天。然而，传感器的植入必须由医疗保健提供者完成，这使其与其他CGM系统相比不具备优势。对间质葡萄糖的非酶检测使得使用期限从一周延长到三个月：光学传感器使用能够通过发光二极管（LED）刺激的葡萄糖反应性水凝胶发出荧光（图14.6）。荧光的强度由光电二极管测量，并将信号传递给发射器，后者计算间质葡萄糖的浓度[78, 79]。该设备在一项90天的临床试验中进行了测试，以评估其与静脉血测量相比在1型糖尿病患者中的血糖测量准确性[80]。随后，又进行了一项在1型和2型糖尿病患者中进行的180天临床试验，以评估植入式CGM的安全性和准确性。该研究的结果使得Senseonics在2016年获得了CE认证[81]。目前正在进行的研究旨在增加超过90天的CGM的使用。

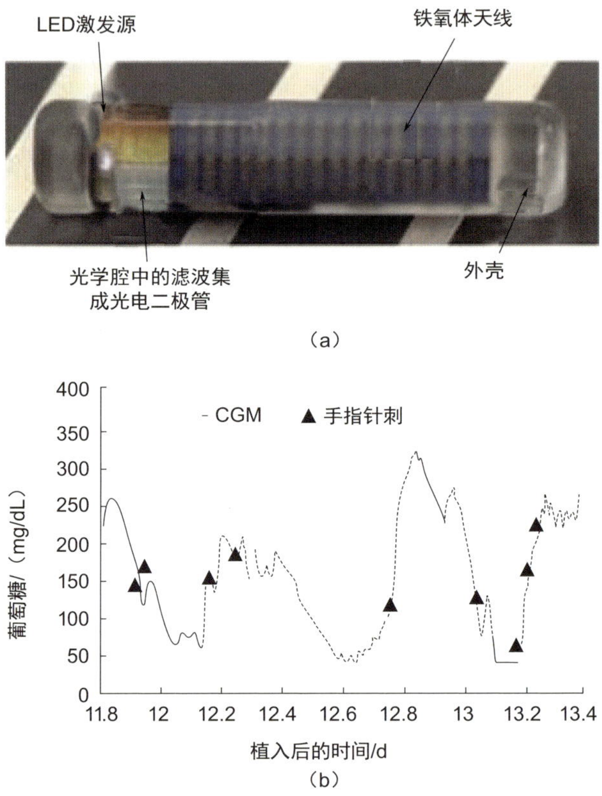

图14.6　下一代葡萄糖传感器（改编自Mortellaro和DeHennis[77]）

（a）可植入式光学葡萄糖传感器；（b）患者随时间的光学葡萄糖传感器测量数据与常规手指针刺测量的对比

虽然混合闭环系统在糖尿病管理方面构成了重大突破，但这些系统的研究和开发费用高昂且耗时，导致设备通常价格昂贵。由于泵疗法的这一方面的恼人之处，患者、家庭和护理人员在网上聚集，使用标签“#WeAreNotWaiting”，要求更实惠的设备。因此开始了一个自行构建的人工胰腺系统（DIY-APS）运动，旨在分享关于人工胰腺设备的知识，并提供开源硬件和软件解决方案，现在被称为“开放人工胰腺系统”项目[58,82]。

总之，胰岛素泵疗法显著改善了糖尿病（DM）的管理，并预防了其并发症：患者的糖化血红蛋白水平更低、低血糖事件更少，并且目标血糖范围时间（TIR）值更高。避免每天多次注射提供了更好的生活质量。然而，仍有许多方面需要优化：与输注装置相关的问题以及不断增加的获取和运行成本是主要问题[58]，因此在这个领域仍然需要大量的研究。与技术进步并行的是，正在开发新的胰岛素，例如，诺和诺德的每周一次胰岛素icodec已经完成了Ⅱ期试验[83]。此外，生物治疗，如β细胞替代疗法或干细胞疗法也似乎很有前途，并且可能提供更加生理和无干预的血糖管理[84]。此外，在生物工程、组织工程和再生医学领域，NanoGland的开发是一个进展，NanoGland是一种新型的基于硅的胰岛素Langerhans小体包装装置，用于移植人类胰岛素。与胰岛素移植相比，移植一个包含胰岛素的免疫隔离装置具有许多优点。它不仅避免了后者的并发症，如移植失败、胰岛素在门脉静脉中的分散、缺乏新生血管化以及终身免疫抑制治疗对患者生命的真正威胁，而且保护了患者的胰岛素免受免疫系统的侵害，促进了血管再生，延长了胰岛素的存活时间。因此，不再需要有毒的免疫抑制药物。此外，与常规注射胰岛素相比，该装置能提供更优的血糖控制效果。NanoGland装置在小鼠移植模型中，其胰岛功能活性在体外可维持30天以上，在体内移植后可持续达120天。因此，这种基于纳米通道的装置为人类胰岛素自体移植提供了一种创新且前景广阔的治疗方案[85-87]。

14.3 微纳加工药物输送设备

先前讨论的大多数机械泵系统存在诸如体积庞大和需要液态剂型等限制[88]。这意味着由于这些设备的笨重尺寸，患者的生活质量会降低。此外，涉及生物制药品的设备的发展在液态配方稳定性方面存在限制。

微加工技术和微机电系统（MEMS）的电机械系统使得大部分问题能够得以克服。此外，基于硅的计算机芯片制造的最新发展，允许从半导体行业向生物医学应用转移知识[89]。因此，这些新型设备由半导体基底组成，集成了不同的结构元件，如药物储液室和可编程电子电路，从而实现了治疗药物的控制释放。MEMS和NEMS（纳机电系统）设备可用于解决常规药物管理设备无法满足的医疗需求。要使基于MEMS的设备完全功能正常，它应该集成不同的元素，如电源、药物储液室、控制和编程电路以及无线通信系统[90]。

MEMS（微机电系统）和NEMS（纳机电系统）技术已经得到了显著的发展，并正在成为生物医学领域中的强大工具，为药物递送设备提供了精确和准确的最新解决方案，无论是脉冲式还是连续式给药。这些技术的进步使得药物递送设备在精度和准确性方面得到了显著提升，能够更好地满足医疗需求，特别是在需要精细控制药物释放时间和剂量的场合[91]。

14.3.1 微机电系统

14.3.1.1 基于微芯片的微机电系统

设计微系统的最基本方式是减小含有活性药物的储液室的尺寸。这种含有明确定量药物的储液室必须能够被触发释放其内容物。Santini等人对这种基于储液室的系统进行了广泛研究，并且是最早报告使用基于MEMS技术的微芯片实现脉冲释放的人之一[92]。这个硅微芯片由一系列个体储液室组成，每个储液室上覆盖一层金薄膜。每个储液室都连接到电路，并可以通过施加电流进行选择性地打开。位于药物配方与间质液之间的金膜，可以通过电化学溶解（氧化）[92]或金属膜的电热激活（熔合）破坏来破裂（图14.7）[88]。

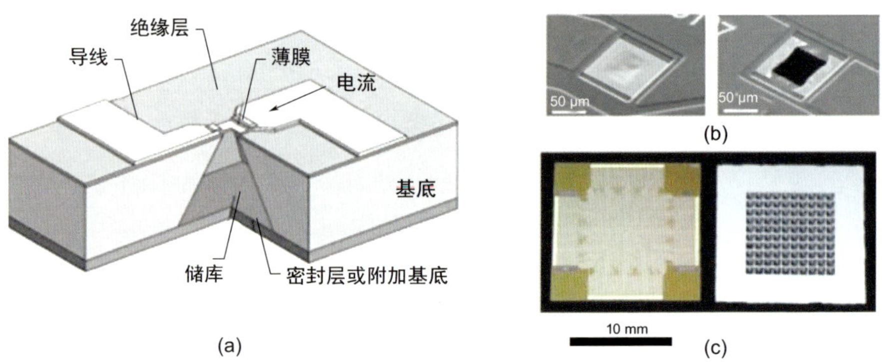

图14.7 基于MEMS的硅微芯片

（a）单单元储库式微芯片示意图；（b）铂钛复合膜在未激活（关闭；左图）与电热激活（开启；右图）状态下的扫描电子显微图像；（c）由100个储库组成的阵列微芯片正反面视图。
资料来源：改编自Maloney等人[88]的研究成果

设备的多功能性还依赖于其能够通过贮囊的顺序和重复开启来实现连续释放。此外，根据传感器或用户通过远程通信技术的需求，设备也可以实现脉冲释放。最后，贮囊中可以容纳不同的制剂，如固体、液体或凝胶[92]，还可以容纳传感器等。

这种多储液室技术随后由MicroCHIPS Biotech Inc.（现为Dare Bioscience，位于美国加利福尼亚州圣地亚哥）改编，成功地在狗身上实现了六个月的利度胺多肽脉冲释放。植入式设备由一组100个单独的药物储液室组成。每个储液室具有300 nL的容量，并可以通过电热激活金膜来特定触发释放其内容物。然后，微芯片被集成到一个具有遥测可控电源的植入式设备中。植入式设备的整体尺寸为4.5 cm × 5.5 cm× 1 cm（图14.8）。该设备的一个有趣的方面是能够将利度胺置于聚乙二醇（PEG）基质中作为固体粉末[93]。利用并控制冻干过程，可以使蛋白质和多肽等生物分子不易发生化学或物理降解，并增加其长期稳定性[94]。通过直接的芯片冻干法，观察到在37 ℃下六个月的稳定配方。在狗的皮下植入后，获得了利度胺的控制脉冲释放剖面，持续25周。该研究结果与其他关于皮下注射亮丙瑞林缓释制剂的研究数据一致[93]。该微芯片还在临床试验中用于人甲状旁腺激素片段（1-34）[hPTH(1-34)] 的输送，连续20天。在八名绝经后妇女的腹部皮下植入的四个月内，都没有报道与设备相关的不良事件，并且患者对设备的耐受性良好。尽管在植入物周围形成了纤维囊，但多次皮下注射后hPTH(1-34)的药代动力学也是相似的。生物标志物也显示出脉冲给药后骨形成的增加。对安全性、耐受性和生物等效性的一个月评估为长期植入式设备的开发提供了有希望的结果[95]。自2019年以来，该技术被Dare Bioscience（美国加利福尼亚州圣地亚哥）收购后，该公司正在研究用户可控的长效可逆避孕方法[96]。

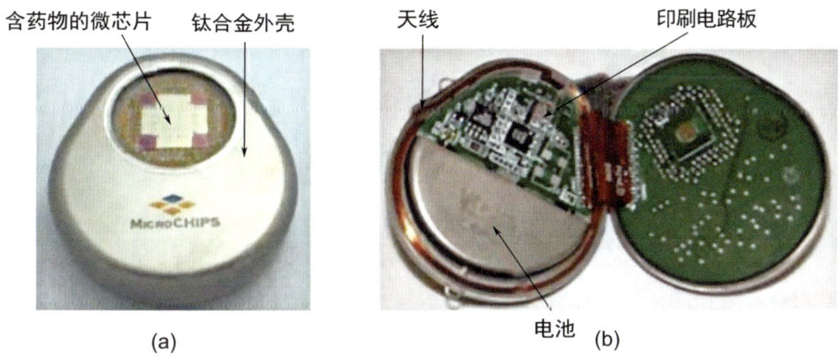

图14.8　微芯片植入式设备[90]

（a）外部视图；（b）组成遥测设备的电子元件

为了扩展将药物以聚合物膜的形式纳入设备的可能性，还研究了其他基于微芯片的设备，特别是导电聚合物如聚吡咯（PPy）。在这些设备中，通过将活性化合物直接聚合到金电极上的方法将其纳入聚合物膜中。然后，通过施加负电势来控制单一或多药物的释放（图14.9）[97]。与基于储液室技术相比，这种设备的药物装载更加容易[90]。

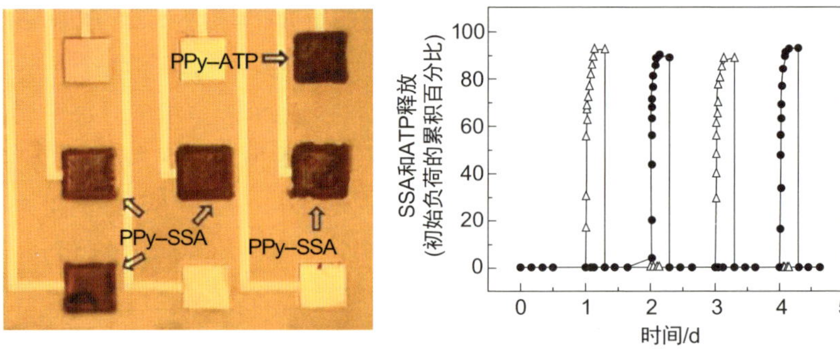

(a) (b)

图 14.9 基于导电聚合物的器件（改编自 Ge 等人[97]）

(a) 含有九个金微电极的微芯片的金相显微镜图像：四个掺杂了PPy/磺酸（SSA）和一个掺杂了PPy/三磷酸腺苷（ATP）；(b) 来自单个微芯片的SSA（Δ）和ATP（•）在体外的脉动释放曲线

14.3.1.2 基于微机电系统的泵式系统

基于MEMS（微机电系统）的技术使得基于泵的设备在保持精确度、准确性和可靠性的同时实现了微型化。由于设备的规模不再允许使用这些泵传统上采用的机电系统，因此正在引入新的流体位移技术。

Debiotech（位于瑞士洛桑）开发的Nanopump™技术是微型化微泵的一个示例。该泵基于由制动器产生的运动，通过出口阀将药物配方从泵腔排出。这些制动器由压电材料制成，在施加电压时具有改变形状的能力。Nanopump安装在包含电路的陶瓷板上，并且完全生物相容（见图14.10）。该泵可精确地以每小时高达2.5 mL的速率进行输液，尺寸仅为10 mm × 6 mm[98]。通过添加传感器来控制流速，这些传感器通过连接到外部设备向用户发送信息和警报。一次性泵的低制造成本和高可靠性使其成为许多应用的有趣平台[99]。

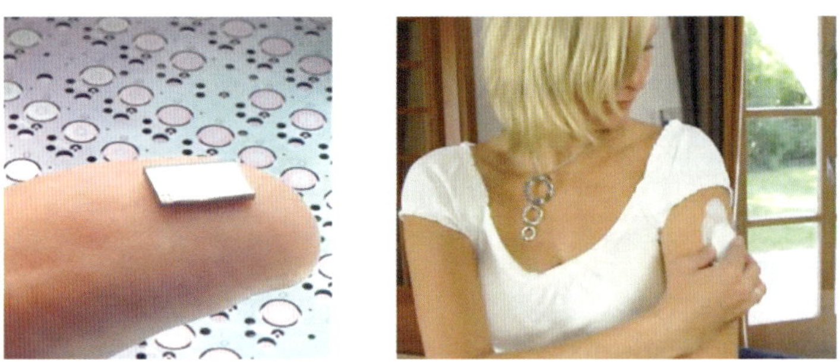

(a) (b)

图 14.10 Debiotech 设备

(a) Debiotech基于MEMS的泵；(b) JewlPUMP™ 包含基于MEMS的泵，应用于患者身体上
来源：Debiotech 产品页面

Debiotech将Nanopump集成到JewelPUMP™中，这是一种用于管理1型糖尿病和最近的2型糖尿病的医疗设备。该泵贴片小巧轻便，无管道，可实现患者友好型和连续皮下输液注射胰岛素[100]。JewelPUMP的准确性在体外和体内进行了测试，并与其他商业上可用的泵进行了比较。在患者的24 h输注中，与其他常规泵相比，流速误差没有显示出显著差异。但是，JewelPUMP可以更早地检测到导管阻塞，并且患者对其更加接受，特别是由于传统泵中存在的管道的缺失[101]。尽管2014年进行了一些Ⅲ期临床试验（NCT02097316），但美国食品药品监督管理局（FDA）和欧洲药品管理局（EMA）均未授予批准。Debiotech的技术仍在开发中，并受到许多专利的保护[102,103]。

基于MEMS（微机电系统）技术，Replenish公司（位于美国加利福尼亚州帕萨迪纳）开发了一种商业化的眼科MicroPump™系统，用于治疗青光眼和视网膜相关疾病的患者。这种眼科泵最初由Humayun团队开发，由一个电控微型药物泵组成[104]。该设备尺寸为13 mm × 16 mm × 5 mm[105]。它由可充电的药物储液器组成，植入于结膜下隙，并且可以手术插入玻璃体腔内的导管中。其驱动力依赖于水的电解。事实上，通过对水施加电位，水电解为氧气和氢气，产生的气体增加了储液器内部的压力，并通过导管和止回阀推动药物配方。药物输送可以通过电流进行控制，因为它直接与产生的气体相关，因此与流速相关[104]。在植入期间，可以在靶位点上直接获得不同的释放曲线（持续或脉冲），从而减少了对多次眼部注射的需求。目前有两个版本的MicroPump可用：用于青光眼的前部MicroPump（AMP）和用于视网膜病变的后部MicroPump（PMP）。植入过程以及MicroPump的安全评估在11名糖尿病黄斑水肿患者队列中进行了90天的观察。没有报告手术植入并发症或不良事件[106]。然而，其中的11名患者中有4名需要额外的雷尼替丁通过玻璃体内注射来达到所需剂量。最后，在13只Beagle犬中进行了一年的植入评估，显示了生物相容性以及良好的安全性[105]。

14.3.1.3 微机电系统——闭环控制的实现路径

为实现高效治疗，药物治疗方案必须由医生或患者本人进行调整。理想状态下，治疗调整应基于生物标志物和代谢产物的测量数据，通过生理学指标监测病理变化。生物传感器作为关键器件，能将生理信号转换为可传输信息（如电流信号），从而为闭环控制提供数据基础。生物传感器可以根据信号转导机制分为以下几类：①电化学传感器，它感应电位、阻抗、电荷积累或电流密度的变化；②光学传感器，它依赖于分析物的吸收/发射；③机械传感器，它感应分析物对机械组件形状或运动的影响[69]。将这些设备与MEMS技术相结合还可以使传感器的微型化成为可能。因此，这一进步允许获取先前无法访问的患者信号。

MEMS（微机电系统）技术的应用之一是Replenish公司（位于美国加利福尼亚州帕萨迪纳）生产的商业化眼科MicroPump™系统，该系统用于治疗青光眼和视网膜相关疾病的患者。虽然生物传感器已经开发多年并在上述进行了介绍，但还开发了其他传感器来测量诸如压力变化之类的各种刺激。这种传感器在心力衰竭（HF）管理中的血流动力学监测方面非常有趣。圣朱德（St. Jude）的CardioMEMSTM HF系统最近被Abbott收购，该系统是2014年由FDA批准的压力传感器[107]。这种设备用于无线测量肺动脉压力，以改善心力衰竭管理并减少与心力衰竭相关的住院。通过一项随机临床试验进行了测试，结果显示通过CardioMEMS进行监测的受试者住院率降低了37%[108]。Elman等人开发了一种用于急救场景的MEMS，体外研究证实，该装置可在1 min内快速释放血管加压素（抗利尿激素）。通过在闭环系统中整合该MEMS装置与心脏起搏器，可优化心血管复苏管理[109]。制药行业正在开发许多其他传感器的其他用途，例如追踪药丸以进行依从性评估[110,111]、检测胃食管疾病的酸反流[112]、睡眠呼吸暂停[113]、压力监测支架等[114,115]。

14.3.2 纳米制造的药物输送设备

基于NEMS（纳机电系统）的设备是MEMS设备的纳米尺度级别的后继者，它们集成了机械和电气功能。尽管这两种技术在众多应用中有所重叠，但通过利用纳米尺度上的独特属性，如表面力（黏附力、摩擦力、表面张力等），NEMS展现出的特性可能使其比MEMS更适合于控制药物递送[8]。例如，在恒定释放的情况下，纳米通道或纳米孔构成了一种非常准确的方式来以可控的方式释放治疗剂（见图14.11）。尺寸在纳米尺度的流体表现出与微米尺度或更大尺度上观察到的不同的物理行为，因为它们接近与分子尺度相对应的尺度[8, 117, 118]。经典的菲克扩散定律不再适用，在微米尺度上分子的扩散是菲克扩散（释放速率由浓度梯度决定），因此在纳米水平上需要使用其他设备，如泵。在纳米通道中，分子传输的驱动力似乎是通过静电相互作用、分子与表面的相互作用和物理约束来调节的，但我们对纳米限制中的扩散传输的理解仍需要进一步地研究。

BioNEMS技术在药物递送领域得到了广泛的研究，包括其在肿瘤内药物递送中的应用。Hood等人开发了一种多功能纳米流体植入物，该植入物通过结合BioNEMS纳米流体膜和平行纳米通道，实现了局部控制释放化疗和免疫治疗药物[119]。在小鼠体内进行的成功概念验证研究显示，治疗性药物和造影剂在肿瘤内部局部释放，这是一种具有潜力扩展临床效用以进行局部传递的尖端技术[119]。在其他研究中，开发了一种可植入的硅纳米通道药物输送系统（nanochannel drug delivery system，nDS），1 mm^2 由多达100000个纳米通道组成，

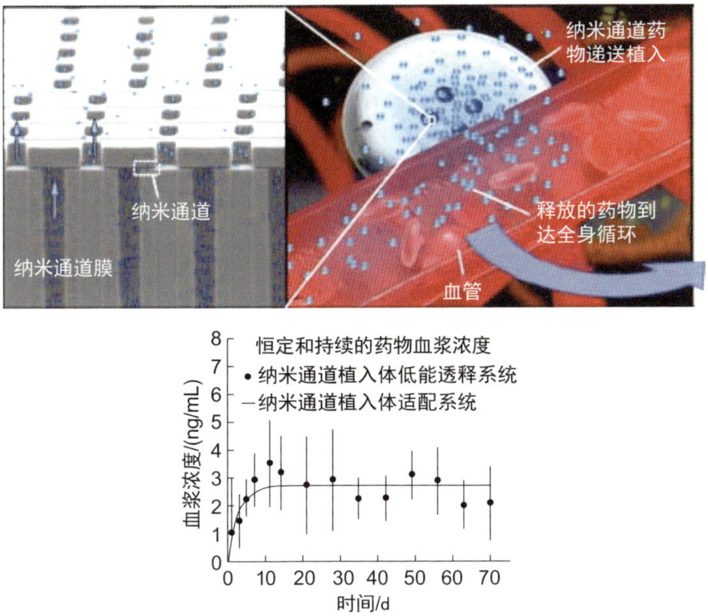

图 14.11　植入式纳米通道设备用于恒定药物输送（改编自 Ferrati 等人[116]）

用于持续地管理心血管疾病所需的心脏保护剂，如阿托伐他汀和白藜芦醇[120]。还开发了一个nDS植入物，用于男性性腺功能减退症的长期持续和恒定释放睾丸激素[121]。在另一项研究中，使用基于硅的微米纳米流体平台进行了药物和细胞移植的受控管理，无须泵机制或激活[122]。此外，还设计了一种基于纳米流体技术的概念验证治疗性眼内植入物，用于受控和持续的眼内治疗药物释放，如比马前列素和地塞米松，通过硅纳米通道膜实现，无须泵机制、激活或重复临床干预（见图 14.12[123]）。

此外，Ferrati 等人开发了另一种植入式药物输送装置，其纳米通道尺寸小至 2.5 nm。这些通道通过物理-静电限域效应调控药物释放，能在临床相关剂量下实现亮丙瑞林、干扰素α-2b、来曲唑及人类生长因子等多种治疗分子的零级释放动力学（如图 14.13 所示）。这种装置已被证明在狗、大鼠和小鼠体内植入后，能够维持持续目标剂量长达 70 天。该平台具有在慢性病状条件下改善长期治疗的潜力[116]。

纳米通道方法的使用使得可以通过调整纳米通道的尺寸和数量来实现个性化的患者治疗，从而根据患者的需要提供药物剂量的极大灵活性。这种技术代表了药物输送领域的重大进步[124]。

所有这些例子展示了持续和恒定药物释放系统开发中的技术进步。然而，在一些复杂的病理学情况下，如高血压、类风湿性关节炎、糖尿病、肿瘤和其他疾

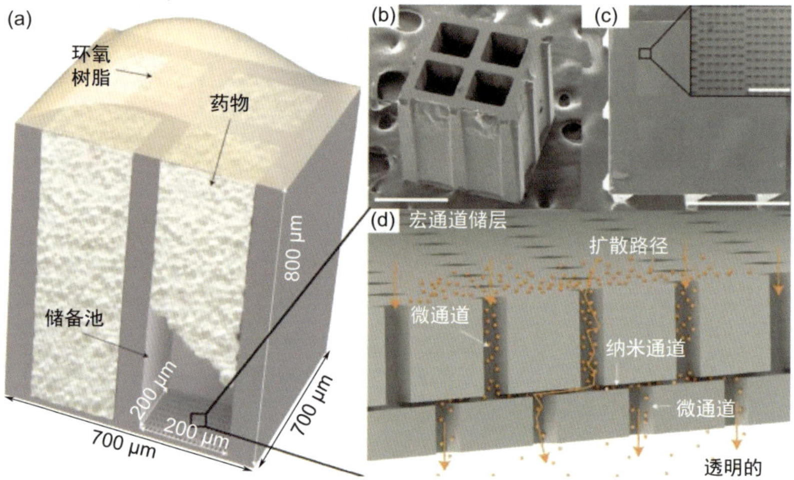

图14.12　nViSTA设备

（a）设备尺寸：在将药物装载到宏通道储液池后，系统随后用环氧树脂密封；（b）硅膜的扫描电子显微镜（SEM）图像；（c）微通道SEM底视图；（d）药物通过纳米通道的扩散路径（非比例尺）

来源：Di Trani等人[123]/经Elsevier许可改编

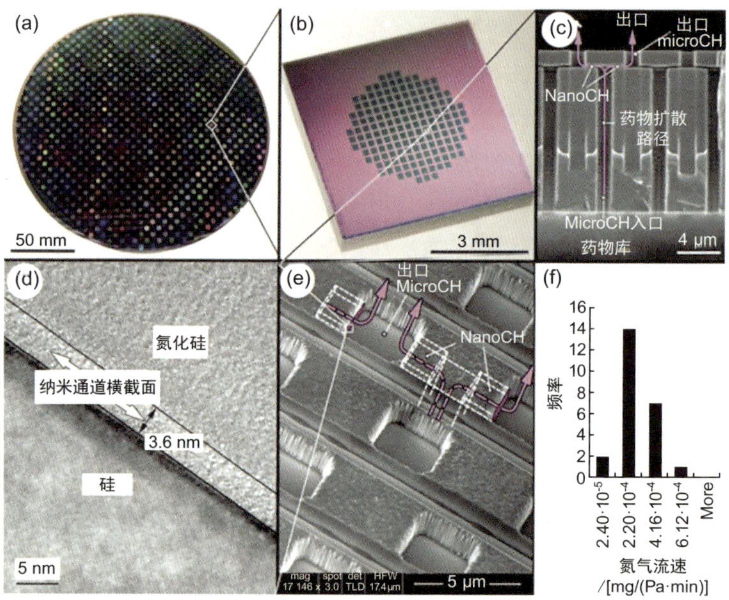

图14.13　可植入纳米通道装置（经许可改编自Ferrati等人[116]）

（a）含有约700个纳米通道膜的晶片图像；（b）带有氮化层的设备；（c）横截面显示微通道和纳米通道的方向；（d）3.6 nm纳米通道的透射电子显微镜（TEM）图像；（e）出口微通道的扫描电子显微镜（SEM）图像；（f）在24个膜上进行的质量控制气体测试结果

粉色箭头指示药物递送

病中，由于昼夜节律的生物钟，药代动力学在一天之内并不是恒定的，零级释放动力学可能是不足够的，因此需要变量药物给药而不是恒定的给药剂量。例如，通过使用低强度电场，药物释放可以进行调节，因此可以根据患者的需要进行定制[122,125]。与此相符，可调控的主动释放装置对于需要精确定时和准确剂量的长期治疗管理更加方便，以便与疾病的昼夜节律行为同步进行药物释放[118, 126, 127]。这样的技术可以解决个体生理学的未满足的医学需求。迄今为止，远程主动控制的药物释放系统已经出现，表明有越来越多的人对开发这种能够根据个体需求进行药物释放的设备感兴趣，以达到最大的治疗效果并最大限度地减少不良反应，从而提高患者依从性和生活质量[128]。关于定时、剂量和药物给药位置的严格调控是精准医学和时间治疗领域的一大进步，其中药物释放与患者的生物钟同步，模仿体内分子的时间变化释放[8]。

尽管植入式药物输送系统提供了一些优势，但这些设备也存在一些限制，如生物污垢，这是由与生物组织的相互作用和蛋白质在生物医学植入物表面的非特异性吸附引起的现象，因此，在体内被识别为异物，设备变得无法活动。许多研究人员正在努力减少这种现象，通过对植入物表面进行功能化，以保持设备的全部功能并改善其生物相容性。其中一种用于预防生物污垢的技术是使用有机分子的自组装单分子层（SAM）技术[129-131]。SAM工程表面在许多不同领域的研究中被使用，各种医疗设备，例如各种生物传感器，都使用SAM以便附着生物受体，然后检测相应的底物（DNA、蛋白质等）。因此，SAM既可以用于防止生物分子在设备表面的非特异性吸附，也可以通过在生物传感器上功能化适当的受体来改善它们的黏附力，以便检测相应的底物[129, 132, 133]。

尽管存在上述的一些障碍，纳米通道技术的使用仍有望实现更高的患者依从性，同时增强治疗效果并最小化系统性不良反应，从而改善多种疾病的临床治疗。

14.4 非侵入性主动药物递送系统：电导

电导是一种完全非侵入性的物理增强技术，它利用轻微的电流（通常<0.5 mA/cm^2）来增强和促进带有离子基团的药物在生物膜内外的转运，从而使更多的药物在较短时间内被传递［图14.14（a）和（b）］[134]。电传输通过两种主要机制发生：电迁移（EM），当带电物种受到电场作用时发生，以及电渗流（EO），也称为对流溶剂流，在电场作用下从阳极向阴极运动，其产生原因在于生理条件下皮肤带负电荷［等电点（pI）为4 ～ 4.5］[134,136]。这也有助于中性分子从阳极向阴极的电传输，但阻碍阴离子向阴极的电迁移。

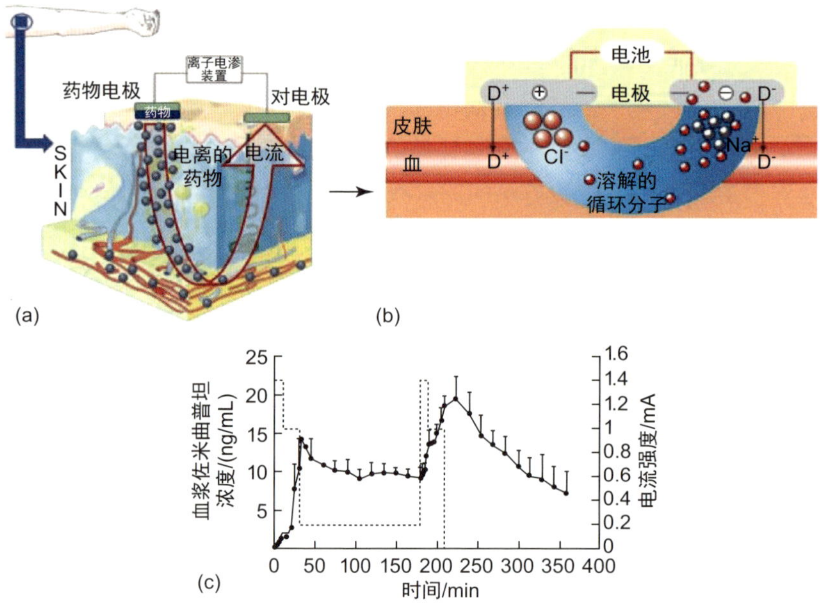

图14.14　电导控制药物传递动力学

（a）和（b）电导的原理；（c）对约克夏猪进行体内离子电渗给药，采用多级电流模式递送佐米曲普坦

资料来源：改编自Kalia等人和Patel等人[134,135]

根据纳氏-普朗克理论，药物的输运可以表示如下，见方程式（14.1）。

$$J_{\text{TOT}} = J_{\text{P}} + J_{\text{EO}} + J_{\text{EM}} = \left[k_{\text{p,DRUG}} + V_{\text{w}} + \left(\frac{i_{\text{d}}}{z_{\text{DRUG}} F} \right) \times \frac{u_{\text{DRUG}}}{\sum_{1}^{i} u_i c_i} \right] \times c_{\text{DRUG}}$$

$$= \left[k_{\text{p,DRUG}} + V_{\text{w}} \right] \times c_{\text{DRUG}} + \frac{i_{\text{d}} t_{\text{DRUG}}}{z_{\text{DRUG}} F} \tag{14.1}$$

式中，J_{TOT}是总通量；J_{EM}和J_{EO}分别是由EM和EO导致的通量；J_{P}是被动通量；i_{d}是施加的电流密度；u_{i}和c_{i}分别表示系统中带电载体的迁移率和浓度；V_{w}是溶剂渗透系数；而z_{DRUG}、u_{DRUG}和c_{DRUG}则分别是药物的相应值（$k_{\text{p,DRUG}}$和t_{DRUG}代表药物的被动渗透系数和传输数）；F是法拉第常数。

电导组件主要包括两个电极室，它们连接到电源和微处理器。其中一个室包含相似极性的药物（即阳极室中的阳离子药物）。当施加恒定小电流时，正电药物从阳极输送到皮肤中，而负电荷物种从阴极输送。由于皮肤是一个带负电荷的膜，其天然的选择透过性（对某些离子种类的优先渗透）有利于阳离子和中性化合物的输送。通常施加的电流强度决定化合物输送到组织中的量，同样，与电极接触的皮肤表面积和电流施加的持续时间也是如此。

离子导入的一个主要优点是能够根据施加的电流强度控制药物输入速率，以适应患者的需求，从而实现个体化治疗。

偏头痛是一种慢性残疾性疾病，其特征是伴随着广泛的其他症状的反复头痛，表现为持续4～72 h的发作。替普坦是5-HT(1B/1D)受体激动剂，在治疗偏头痛方面非常有用。然而，当治疗延迟时，会观察到对替普坦的不完全反应。因此，早期治疗的开始对于实现积极的治疗结果至关重要。

根据给药途径，市场上推出了多种佐米曲普坦制剂（常规和快速溶解片、鼻喷剂），佐米曲普坦是一种治疗偏头痛的广泛处方的替普坦，但仍然存在一些未满足的需求，应该解决以缩短治疗效果的起效时间（快速作用药物），提高药物的有效性，从而提高患者的依从性。

正如上文所讨论的，通过调整参数如电流强度和应用时间，可以使用经皮离子导入紧密控制药物输入动力学。因此，可以通过调节电流剖面实现基础和/或脉冲给药。佐米曲普坦是离子导入的良好候选药物，因为它是一个相对亲水的分子，在生理pH下呈正电荷（pK_a约9.52），并且具有较低的分子量。

Patel等人[135]进行了体外和体内研究，分别使用猪皮和约克夏猪，目的是找到最佳的配方和电离子透入条件。在体外研究中，旨在评估药物达到血流的水平以及在体内研究中评估在基础输入速率上叠加重复脉冲剂量的可行性。

在初始脉冲后，佐米曲普坦在2.5 min后被检测到进入血液，c_{max}在35 min内达到。结果还显示，在维持期（t = 75～180 min）期间药物的浓度保持在一个较窄的范围内（低水平药物输入速率）。在t = 180 min时，电流强度从0.2 mA增加到1.4 mA（0.05～0.35 mA/cm^2），并在10 min内施加第二脉冲后，血液药物水平增加了约50%，如图14.14（c）所示。体内数据显示，与现有剂型相比，通过经皮离子导入可以在更短的时间内实现治疗量的佐米曲普坦，表明该技术具有提供定制药物释放剖面的潜力。

通过调节电流，可以获得用于输送较高分子量肽类药物的复杂药物输送剖面。例如，在对卵巢切除的斯普拉格-道利大鼠进行三重脉冲离子电渗给药人甲状旁腺激素(1-34)片段（剂量：40～400 μg/贴片）后，其血清中出现了三个明显的峰值。该给药方案通过重复施加0.1 mA/cm^{2}电流实现，每次持续30 min，其间以45 min的休息间隔分隔，如图14.15所示。

最初人们认为，在分子量（>3～4 kDa）较高的化合物中，电渗作用的相对贡献成为主导的电输运机制[134, 136, 138, 139]。然而，事实证明情况更为复杂：电迁移已显示为成功的离子导入细胞色素C（12.4 kDa）[140]、RNase A（13.6 kDa）[140, 141]和人类基础成纤维细胞生长因子（17.4 kDa）的主要电输运机制，这些化合物带正电，以及阴离子RNase T1（11.1 kDa）[142]。后三种蛋白质的实验还表明，

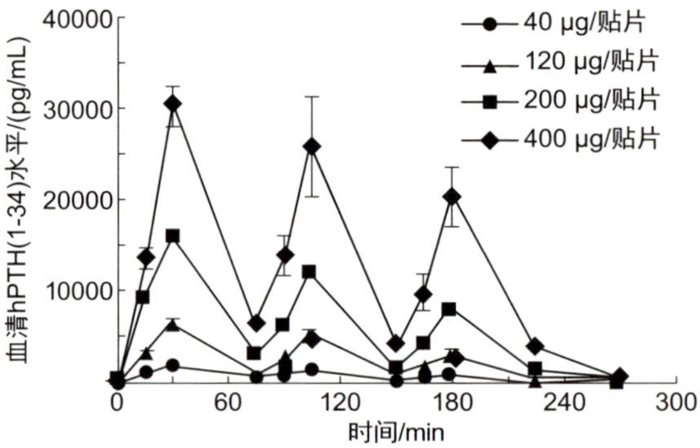

图14.15　经过三次脉冲离子透皮给药后，6M-OVX 大鼠的血清 hPTH(1-34) 水平（改编自 Suzuki 等人[137]）

生物活性在离子导入后得以保留。此外，最近的一项研究表明，一种152 kDa的单克隆抗体——西妥昔单抗（CTX）——可以通过离子导入输送到皮肤中[143]，这主要是基于电渗作用［图14.16（a)］。然而，需要进行更多研究以阐明蛋白质结构和三维物理化学性质分布对蛋白质电输运的作用。

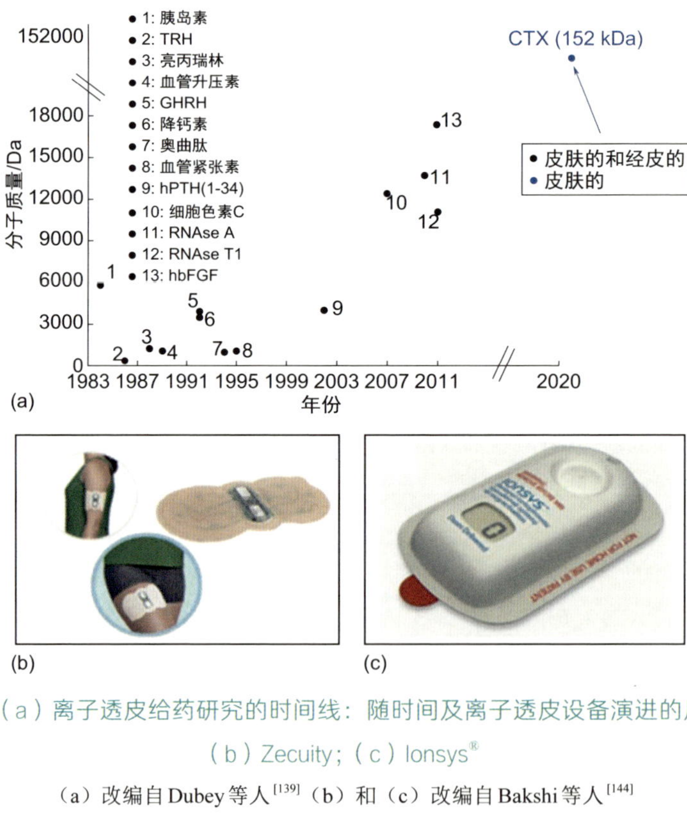

图14.16　（a）离子透皮给药研究的时间线：随时间及离子透皮设备演进的尺寸变化；（b）Zecuity；（c）Ionsys®

（a）改编自Dubey等人[139]（b）和（c）改编自Bakshi等人[144]

尽管离子导入设备具有潜在的应用和商业成功，但一些FDA批准的产品由于一些不良反应、功能失效和/或盈利原因而被撤回市场。LidoSite™是一种肾上腺素、利多卡因HCl离子导入贴片，用于提供快速（10 min内）的完整皮肤局部麻醉，但由于商业成功有限而在上市仅两年后被撤回。Zecuity®舒米替坦离子导入经皮系统［图14.16（b）］（以色列特瓦制药公司）被怀疑在2016年引起烧伤，并于2020年出于安全原因停产[145]。同样，用于急性术后疼痛的芬太尼离子导入经皮贴片Ionsys®［图14.16（c）］也已经由于系统故障（在离子导入芬太尼贴片的一个批次中发现了电路系统的腐蚀）和商业原因而被撤回了市场。GlucoWatch®是一种基于反向电离子透入技术的自动非侵入式血糖监测设备，通过完好的皮肤提取葡萄糖，并每20 min提供一次血糖读数，持续12 h。但由于不良反应如轻微烧伤和皮肤刺激，以及对其准确性的投诉，该设备已从市场下架[144]。

14.5 结论

慢性疾病需要长期给药。许多有效且安全的药物分子可用于治疗广泛的慢性疾病。然而，尽管一个分子具备所有相关的效能和安全特性，除非其给药能够在正确的时间将药物浓度达到目标部位，否则它仍将是一个次优的治疗剂。不同尺寸的体外或植入式主动药物给药设备能够按照复杂的输液动力学给药。传感器、闭环算法的集成以及持续的微型化显著提高了患者的生活质量。药物、智能材料、纳米技术和人工智能的结合已成为满足未满足医疗需求的革命性替代方案，完全控制药物释放以实现按需给药（例如，疼痛管理）或传感器触发的给药（例如，胰岛素输注），更不用说通过局部药物释放减少系统性药物不良反应了。因此，使用这些系统可以大幅提高当前治疗的效果。

特定的植入部位可以实现靶向和局部药物递送，从而进一步减少非靶点不良反应。从技术角度来看，在不久的将来慢性疾病患者可能完全依赖于主动药物递送设备来管理他们的病情；然而，这些设备的低经济收益、不断增加的开发、获取和运行成本仍然是它们广泛分布的障碍。

致谢：作者感谢日内瓦大学为 J.F.B.、P.F.S. 和 M.L. 提供助教职位。M.L. 还要感谢德国慕尼黑 Veldener Str. 136, 81241 的 Neumann 家族，他们为提供胰岛素泵的插图和启发性讨论提供了帮助。

参考文献

[1] Pons-Faudoa F.P, Ballerini A, Sakamoto J and Grattoni A. (2019). Advanced implantable drug delivery technologies: transforming the clinical landscape of therapeutics for chronic diseases. Biomed. *Microdevices* 21 (2): 47.

[2] WHO (2005). Overview - preventing chronic diseases: a vital investment. https://www.who.int/chp/chronic_disease_report/part1/en/index1.html (accessed 27 April 2022).

[3] Beg S, Swain S, Rizwan M, et al. (2011). Bioavailability enhancement strategies: basics formulation approaches and regulatory considerations. *Curr. Drug Delivery* 8 (6): 691-702.

[4] Bolash R B, Niazi T, Kumari M, et al. (2018). Efficacy of a targeted drug delivery on-demand bolus option for chronic pain. *Pain Pract.* 18 (3): 305-313.

[5] Yu J, Zhang Y, Yan J, et al. (2018). Advances in bioresponsive closed-loop drug delivery systems. *Int. J. Pharm.* 544 (2): 350-357.

[6] Chau C H, Steeg P S and Figg W D. (2019). Antibody-drug conjugates for cancer. *Lancet* 394 (10200): 793-804.

[7] Kim J and Parish A L. (2017). Polypharmacy and medication management in older adults. *Nurs. Clin. North Am.* 52 (3): 457-468.

[8] Peeples L. (2018). Medicine's secret ingredient - it's in the timing. *Nature* 556 (7701): 290-292.

[9] Stewart S A, Domínguez-Robles J, Donnelly R F and Larrañeta E. (2018). Implantable polymeric drug delivery devices: classification manufacture materials and clinical applications. *Polymers (Basel)* 10 (12): 1379.

[10] Guillot A J, Cordeiro A S, Donnelly R F, et al. (2020). Microneedle-based delivery: an overview of current applications and trends. *Pharmaceutics* 12 (6): 569.

[11] Logomasini M A, Stout R R and Marcinkoski R. (2013). Jet injection devices for the needle-free administration of compounds vaccines and other agents. *Int. J. Pharm. Compd.* 17 (4): 270-280.

[12] FDA (2018). Infusion pumps 2018. https://www.fda.gov/medical-devices/general-hospital-devices-and-supplies/infusion-pumps (accessed 27 April 2022).

[13] Allen EE (1881). Instrument for transfusion of blood. Patent US249285A.

[14] FDA. FDA-approved drugs. https://www.accessdata.fda.gov/scripts/cder/daf/index.cfm (accessed 27 April 2022).

[15] ClinicalTrial.gov. (2015) Study on tolerability of repeat i.c.v. administration ofsNN0031 infusion solution in patients with PD. https://clinicaltrials.gov/ct2/show/NCT02408562?term=medtronic+synchromed&draw=2&rank=1 (accessed 27 April 2022).

[16] Paul G, Zachrisson O, Varrone A, et al. (2015). Safety and tolerability of intracerebroventricular PDGF-BB in Parkinson's disease patients. *J. Clin. Invest.* 125 (3): 1339-1346.

[17] Nyholm D, Nilsson Remahl A I, Dizdar N, et al. (2005). Duodenal levodopa infusion monotherapy vs oral polypharmacy in advanced Parkinson disease. *Neurology* 64 (2): 216-223.

[18] Zulli C, Sica M, De Micco R, et al. (2016). Continuous intra jejunal infusion of levodopa-carbidopa intestinal gel by jejunal extension tube placement through percutaneous endoscopic gastrostomy for patients with advanced Parkinson's disease: a preliminary study. *Eur. Rev. Med. Pharmacol. Sci.* 20 (11): 2413-2417.

[19] Ethans K D, Schryvers O I, Nance P W and Casey A R. (2005). Intrathecal drug therapy using the Codman Model 3000 Constant Flow Implantable Infusion Pumps: experience with 17 cases. *Spinal Cord* 43 (4): 214-218.

[20] Rauck R, Deer T, Rosen S, et al. (2010). Accuracy and efficacy of intrathecal administration of morphine sulfate for treatment of intractable pain using the Prometra® Programmable Pump. *Neuromodulation* 13 (2): 102-108.

[21] Flowonix. (2016) Prometra® and Prometra® II programmable pumps magneticresonance imaging (MRI) safety information 2016. https://flowonix.com/sites/default/files/pl-15200-02_-_prometra_and_prometra_ii_programmable_pumps_mri_scan_instructions.pdf (accessed 27 April 2022).

[22] Henry R R, Rosenstock J, Denham D S, et al. (2018). Clinical impact of ITCA 650 a novel drug-device GLP-1 receptor agonist in uncontrolled type 2 diabetes and very high baseline HbA(1c): the FREEDOM-1 HBL (high baseline) study. *Diabetes Care* 41 (3): 613-619.

[23] GlobalData GlobalData Healthcare Healthcare. (2020) Intarcia's diabetes drug implant ITCA 650 receives second FDA rejection. https://www.pharmaceuticaltechnology.com/comment/intarcia-itca650-fda-rejection (accessed 14 July 2020).

[24] Nickel J C, Jain P, Shore N, et al. (2012). Continuous intravesical lidocaine treatment for interstitial cystitis/bladder pain syndrome: safety and efficacy of a new drug delivery device. *Sci. Transl. Med.* 4 (143): 143ra00.

[25] ClinicalTrial.gov. https://clinicaltrials.gov.

[26] Cutie C, Efros M, Sobol J, et al. (2019). Continuous intravesical delivery of trospium chloride significantly improves OAB symptoms: results of a phase 1b study. *49th ICS Annual Meeting*, Gothenburg Sweden (3-6 September 2019).

[27] DeFronzo R A. (2015). Pathogenesis of type 2 diabetes mellitus. In: *International Textbook of Diabetes Mellitus* 371-400.

[28] Pugliese A. (2015). Immunopathogenesis of type 1 diabetes in Western society. In: *International Textbook of Diabetes Mellitus* 442-453.

[29] Chatterjee S, Khunti K and Davies M J. (2017). Type 2 diabetes. *Lancet* 389 (10085): 2239-2251.

[30] Scheen A J. (2017). Pharmacotherapy of "treatment resistant" type 2 diabetes. *Expert Opin. Pharmacother.* 18 (5): 503-515.

[31] Daneman D. (2006). Type 1 diabetes. *Lancet* 367 (9513): 847-858.

[32] Tibaldi J M. (2014). Evolution of insulin: from human to analog. *Am. J. Med.* 127 (10 Suppl): S25-S38.

[33] Rosenfeld L. (2002). Insulin: discovery and controversy. *Clin. Chem.* 48 (12): 2270-2288.

[34] Leal M C and Morelli L. (2013). Chapter 318 - Insulysin. In: *Handbook of Proteolytic Enzymes,* 3e (ed. N D Rawlings and G Salvesen) 1415-1420. Academic Press.
[35] Eaton R.P, Allen R.C, Schade D.S and Standefer J.C. (1980). "Normal" insulin secretion: the goal of artificial insulin delivery systems? *Diabetes Care* 3 (2): 270-273.
[36] Hilgenfeld R, Seipke G, Berchtold H and Owens D R. (2014). The evolution of insulin glargine and its continuing contribution to diabetes care. *Drugs* 74 (8): 911-927.
[37] Skyler J S. (2010). Continuous subcutaneous insulin infusion - an historical perspective. *Diabetes Technol. Ther.* 12 (Suppl 1): S5-S9.
[38] Tattersall R B. (1994). The quest for normoglycaemia: a historical perspective. *Diabet. Med.* 11 (7): 618-635.
[39] Kadish A H. (1963). Physiologic monitoring of blood glucose. *Calif. Med.* 98 (6): 325-327.
[40] Hepp K D, Renner R, Piwernetz K and Mehnert H. (1980). Control of insulin-dependent diabetes with portable miniaturized infusion systems. *Diabetes Care* 3 (2): 309-313.
[41] Kadish A H. (1964). Automation control of blood sugar. I. A servomechanism for glucose monitoring and control. *Am. J. Med. Electron.* 3: 82-86.
[42] Slama G, Hautecouverture M, Assan R and Tchobroutsky G. (1974). One to five days of continuous intravenous insulin infusion on seven diabetic patients. *Diabetes* 23 (9): 732-738.
[43] Deckert T and Lorup B. (1976). Regulation of brittle diabetics by a pre-planned insulin infusion programme. *Diabetologia* 12 (6): 573-579.
[44] Pickup J C, Keen H, Parsons J A and Alberti K G. (1978). Continuous subcutaneous insulin infusion: an approach to achieving normoglycaemia. *Br. Med. J.* 1 (6107): 204-207.
[45] Teuscher A. (2007). The history of insulin. In: *Insulin - A Voice for Choice* (ed. A. Teuscher) 10-13. Karger.
[46] Tamborlane W V, Sherwin R S, Genel M and Felig P. (1979). Reduction to normal of plasma glucose in juvenile diabetes by subcutaneous administration of insulin with a portable infusion pump. *N. Engl. J. Med.* 300 (11): 573-578.
[47] Renner R, Hepp K D, Mehnert H and Franetzki M. (1979). Continuous intravenous insulin therapy with a miniaturized open-loop system. *Horm. Metab. Res. Suppl.* 8: 186-190.
[48] Irsigler K and Kritz H. (1979). Long-term continuous intravenous insulin therapy with a portable insulin dosage-regulating apparatus. *Diabetes* 28 (3): 196-203.
[49] Alsaleh F M, Smith F J, Keady S and Taylor K M. (2010). Insulin pumps: from inception to the present and toward the future. *J. Clin. Pharm. Ther.* 35 (2): 127-138.
[50] Diabetesmuseum München. Insulin pumps. https://diabetesmuseum.de/insulinpumpe (accessed 27 April 22).
[51] Insulet Corporation. https://www.insulet.com.
[52] van Dijk P R, Logtenberg S J J, Gans R O B, et al. (2014). Intraperitoneal insulin infusion: treatment option for type 1 diabetes resulting in beneficial endocrine effects beyond glycaemia. *Clin. Endocrinol.* 81 (4): 488-497.
[53] Press M. (2009). Glucose sensors and insulin pumps: prospects for an artificial pancreas. In:

Artificial Organs (ed. N.S. Hakim) 77-91. London: Springer.

[54] Elke A, Tilman S, Pia M H, et al. (2019). *Insulin Pump Therapy.* Berlin Boston: De Gruyter.

[55] Bailey C J and Grant P J. (1998). The UK prospective diabetes study. *Lancet* 352 (9144): 1932.

[56] Nathan D M, Genuth S, Lachin J, et al. (1993). The effect of intensive treatment of diabetes on the development and progression of long-term complications in insulin-dependent diabetes mellitus. *N. Engl. J. Med.* 329 (14): 977-986.

[57] Weissberg-Benchell J, Antisdel-Lomaglio J and Seshadri R. (2003). Insulin pump therapy. A meta-analysis. *Diabetes Care* 26 (4): 1079-1087.

[58] Kesavadev J, Saboo B, Krishna M B and Krishnan G. (2020). Evolution of insulin delivery devices: from syringes pens and pumps to DIY artificial pancreas. *Diabetes Ther.* 11 (6): 1251-1269.

[59] Heinemann L and Krinelke L. (2012). Insulin infusion set: the Achilles heel of continuous subcutaneous insulin infusion. *J. Diabetes Sci. Technol.* 6 (4): 954-964.

[60] Ginsberg B.H. (2019). Patch pumps for insulin. J. Diabetes Sci. *Technol.* 13 (1): 27-33.

[61] Dirnena-Fusini I, Åm M.K, Fougner A.L, et al. (2021). Physiological effects of intraperitoneal versus subcutaneous insulin infusion in patients with diabetes mellitus type 1: a systematic review and meta-analysis. *PLoS One* 16 (4): e0249611.

[62] Cobelli C, Renard E and Kovatchev B. (2011). Artificial pancreas: past present future. *Diabetes* 60 (11): 2672-2682.

[63] Albisser A M, Leibel B S, Ewart T G, et al. (1974). An artificial endocrine pancreas. *Diabetes* 23 (5): 389-396.

[64] Pfeiffer E F, Thum C and Clemens A H. (1974). The artificial beta cell - a continuous control of blood sugar by external regulation of insulin infusion (glucose controlled insulin infusion system). *Horm. Metab. Res.* 6 (5): 339-342.

[65] Kraegen E W, Campbell L V, Chia Y O, et al. (1977). Control of blood glucose in diabetics using an artificial pancreas. *Aust. N. Z. J. Med.* 7 (3): 280-286.

[66] Mirouze J, Selam J L, Pham T C and Cavadore D. (1977). Evaluation of exogenous insulin homoeostasis by the artificial pancreas in insulin-dependent diabetes. *Diabetologia* 13 (3): 273-278.

[67] Young A and Herf S. (1984). Biostator glucose controller: a building block of the future. *Diabetes Educ.* 10 (2): 11-12.

[68] Clemens A H, Chang P H and Myers R W. (1977). The development of Biostator a glucose controlled insulin infusion system (GCIIS). *Horm. Metab. Res.* 7: 23-33.

[69] Coffel J and Nuxoll E. (2018). BioMEMS for biosensors and closed-loop drug delivery. *Int. J. Pharm.* 544 (2): 335-349.

[70] Steil G M, Rebrin K, Darwin C, et al. (2006). Feasibility of automating insulin delivery for the treatment of type 1 diabetes. *Diabetes* 55 (12): 3344-3350.

[71] Janež A, Guja C, Mitrakou A, et al. (2020). Insulin therapy in adults with type 1 diabetes mellitus: a narrative review. *Diabetes Ther.* 11 (2): 387-409.

[72] Sharifi A, De Bock M I, Jayawardene D, et al. (2016). Glycemia treatment satisfaction cognition and sleep quality in adults and adolescents with type 1 diabetes when using a closed-loop system overnight versus sensor-augmented pump with low-glucose suspend function: a randomized crossover study. *Diabetes Technol. Ther.* 18 (12): 772-783.

[73] Benhamou P-Y, Franc S, Reznik Y, et al. (2019). Closed-loop insulin delivery in adults with type 1 diabetes in real-life conditions: a 12-week multicentre open-label randomised controlled crossover trial. *Lancet Digital Health* 1 (1): e17-e25.

[74] FDA (2016). FDA expands indication for continuous glucose monitoring system first to replace fingerstick testing for diabetes treatment decisions 2016. https://www.fda.gov/news-events/press-announcements/fda-expands-indicationcontinuous-glucose-monitoring-system-first-replace-fingerstick-testing (accessed 27 April 22).

[75] Olczuk D and Priefer R. (2018). A history of continuous glucose monitors (CGMs) in self-monitoring of diabetes mellitus. *Diabetes Metab. Syndr.* 12 (2): 181-187.

[76] GlobeNewswire. (2020) Medtronic Presents U.S. Pivotal Trial Data for MiniMedTM 780G Advanced Hybrid Closed Loop System with Automated Correction Bolus Feature. https://www.globenewswire.com/news-release/2020/06/12/2047654/0/en/Medtronic-Presents-U-S-Pivotal-Trial-Data-for-MiniMed-780G-Advanced-Hybrid-Closed-Loop-System-with-Automated-CorrectionBolus-Feature.html (accessed 27 April 2022).

[77] Mortellaro M and DeHennis A. (2014). Performance characterization of an abiotic and fluorescent-based continuous glucose monitoring system in patients with type 1 diabetes. *Biosens. Bioelectron.* 61: 227-231.

[78] Colvin A E and Jiang H. (2013). Increased in vivo stability and functional lifetime of an implantable glucose sensor through platinum catalysis. *J. Biomed. Mater. Res. Part A* 101 (5): 1274-1282.

[79] FDA 2022. Eversense continuous glucose montioring system - P160048 2018. https://www.fda.gov/medical-devices/eversense-e3-continuous-glucosemonitoring-system-p160048s016 (accessed 27 April 2022).

[80] Dehennis A, Mortellaro M A and Ioacara S. (2015). Multisite study of an implanted continuous glucose sensor over 90 days in patients with diabetes mellitus. *J. Diabetes Sci. Technol.* 9 (5): 951-956.

[81] Kropff J, Choudhary P, Neupane S, et al. (2017). Accuracy and longevity of an implantable continuous glucose sensor in the PRECISE study: a 180-day prospective multicenter pivotal trial. *Diabetes Care* 40 (1): 63-68.

[82] The Open Artificial Pancreas System project. https://openaps.org/what-isopenaps (accessed 14 July 2020).

[83] Bajaj H S, Isendahl J, Gowda A, Stachlewska K, et al. (2020). Efficacy and safety of switching to insulin icodec a once-weekly basal insulin vs insulin glargine U100 in patients with T2D inadequately controlled on OADs and basal insulin. 56e réunion annuelle 2020 de l'Association européenne pour l'étude du diabète (EASD) (22 September 2020).

[84] Hussain M A and Theise N D. (2004). Stem-cell therapy for diabetes mellitus. *Lancet* 364 (9429): 203-205.

[85] Sabek O M, Ferrati S, Fraga D W, et al. (2013). Characterization of a nanogland for the autotransplantation of human pancreatic islets. *Lab Chip* 13 (18): 3675-3688.

[86] Sabek O M, Farina M, Fraga D W, et al. (2016). Three-dimensional printed polymeric system to encapsulate human mesenchymal stem cells differentiated into islet-like insulin-producing aggregates for diabetes treatment. *J. Tissue Eng.* 7: 2041731416638198.

[87] Vaithilingam V, Bal S and Tuch B E. (2017). Encapsulated islet transplantation: where do we stand? *Rev. Diabet. Stud.* 14 (1): 51-78.

[88] Maloney J M, Uhland S A, Polito B F, et al. (2005). Electrothermally activated microchips for implantable drug delivery and biosensing. *J. Controlled Release* 109 (1-3): 244-255.

[89] Kumar A and Pillai J. (2018). Implantable drug delivery systems: an overview. In: *Nanostructures for the Engineering of Cells Tissues and Organs* (ed. A.M. Grumezescu) 473-511. William Andrew Publishing.

[90] Staples M. (2010). Microchips and controlled-release drug reservoirs. *Wiley Interdiscip. Rev. Nanomed. Nanobiotechnol.* 2 (4): 400-417.

[91] Bhushan B. (2007). Nanotribology and nanomechanics of MEMS/NEMS and BioMEMS/BioNEMS materials and devices. *Microelectron. Eng.* 84 (3): 387-412.

[92] Santini J T Jr, Cima M J and Langer R. (1999). A controlled-release microchip. *Nature* 397 (6717): 335-338.

[93] Prescott J H, Lipka S, Baldwin S, et al. (2006). Chronic programmed polypeptide delivery from an implanted multireservoir microchip device. *Nat. Biotechnol.* 24 (4): 437-438.

[94] Jain D, Mahammad S S, Singh P P and Kodipyaka R. (2019). A review on parenteral delivery of peptides and proteins. *Drug Dev. Ind. Pharm.* 45 (9): 1403-1420.

[95] Farra R, Sheppard N.F. Jr, McCabe L, et al. (2012). First-in-human testing of a wirelessly controlled drug delivery microchip. *Sci. Transl. Med.* 4 (122): 122ra21.

[96] Darebioscience. (2019) News-releases. https://darebioscience.com/microchipsbiotech (accessed 27 April 2022).

[97] Ge D, Tian X, Qi R, et al. (2009). A polypyrrole-based microchip for controlled drug release. *Electrochim. Acta* 55: 271-275.

[98] Piveteau L-D. (2013). Disposable patch pump for accurate delivery. *ONdrugDelivery* (44): 16.

[99] Debiotech S A. (2020) Nanopump - Programmable Infusion Pump 2020. https://www.debiotech.com/page/index.php?page=product_01&id=2&id_prod=50 (19 August 2020).

[100] Debiotech S.A. (2022) JewelPUMP - Continuous Subcutaneous Insulin Infusion. https://www.debiotech.com/page/index.php?page=product_01&id=1&id_prod=34#type=Brief (accessed 27 April 2022).

[101] Borot S, Franc S, Cristante J, et al. (2014). Accuracy of a new patch pump based on a microelectromechanical system (MEMS) compared to other commercially available insulin pumps: results of the first in vitro and in vivo studies. *J. Diabetes Sci. Technol.* 8 (6): 1133-

1141.

[102] Noth A and Chappel E. (2016). Electronic control method and system for a piezo-electric pump patent. US Patent 9,316,220 B2 filed 19 December 2011 and issued 19 April 2016.

[103] Bianchi F. (2011). Container for storing a drug such as insulin patent. US Patent 2014/0166528 A1 filed 26 July 2012 and issued 19 June 2014.

[104] Saati S, Lo R, Li P-Y, et al. (2009). Mini drug pump for ophthalmic use. *Trans. Am. Ophthalmol. Soc.* 107: 60-70.

[105] Gutiérrez-Hernández J-C, Caffey S, Abdallah W, et al. (2014). One-year feasibility study of replenish MicroPump for intravitreal drug delivery: a pilot study. *Transl. Vision Sci. Technol.* 3 (4): 1.

[106] Humayun M, Santos A, Altamirano J C, et al. (2014). Implantable MicroPump for drug delivery in patients with diabetic macular edema. *Transl. Vision Sci. Technol.* 3 (6): 5.

[107] FDA (2020). CardioMEMS HF pressure measurement system. https://www.accessdata.fda.gov/scripts/cdrh/cfdocs/cfpma/pma.cfm?id=P100045 (accessed 27 April 2022).

[108] Abraham W T, Adamson P B, Bourge R C, et al. (2011). Wireless pulmonary artery haemodynamic monitoring in chronic heart failure: a randomised controlled trial. *Lancet* 377 (9766): 658-666.

[109] Elman N M, Ho Duc H L and Cima M J. (2009). An implantable MEMS drug delivery device for rapid delivery in ambulatory emergency care. *Biomed. Microdevices* 11 (3): 625-631.

[110] Hafezi H, Robertson T L, Moon G D, et al. (2015). An ingestible sensor for measuring medication adherence. *IEEE Trans. Biomed. Eng.* 62 (1): 99-109.

[111] FDA (2017). FDA approves pill with sensor that digitally tracks if patients have ingested their medication. https://www.fda.gov/news-events/pressannouncements/fda-approves-pill-sensor-digitally-tracks-if-patients- aveingested-their-medication (accessed 27 April 22).

[112] Kwiatek M A and Pandolfino J E. (2007). Prolonged reflux monitoring: capabilities of bravo pH and impedance-pH systems. *Curr. GERD Rep.* 1 (3): 165-170.

[113] Jin J and Sánchez-Sinencio E. (2015). A home sleep apnea screening device with time-domain signal processing and autonomous scoring capability. *IEEE Trans. Biomed. Circuits Syst.* 9 (1): 96-104.

[114] Chow E Y, Chlebowski A L, Chakraborty S, et al. (2010). Fully wireless implantable cardiovascular pressure monitor integrated with a medical stent. *IEEE Trans. Biomed. Eng.* 57 (6): 1487-1496.

[115] Takahata K, DeHennis A, Wise K D and Gianchandani Y B. (2003). Stentenna: a micromachined antenna stent for wireless monitoring of implantable microsensors. *Proceedings of the 25th Annual International Conference of the IEEE Engineering in Medicine and Biology Society* (IEEE Cat No03CH37439) (17-21 September 2003).

[116] Ferrati S, Fine D, You J, et al. (2013). Leveraging nanochannels for universal zero-order drug delivery in vivo. *J. Controlled Release* 172 (3): 1011-1019.

[117] Bruno G, Di Trani N, Hood R L, et al. (2018). Unexpected behaviors in molecular transport

through size-controlled nanochannels down to the ultra-nanoscale. *Nat. Commun.* 9 (1): 1682.

[118] Grattoni A, Fine D, Zabre E, et al. (2011). Gated and near-surface diffusion of charged fullerenes in nanochannels. *ACS Nano* 5 (12): 9382-9391.

[119] Hood R L, Bruno G, Jain P, et al. (2016). Nanochannel implants for minimally-invasive insertion and intratumoral delivery. *J. Biomed. Nanotechnol.* 12 (10): 1907-1915.

[120] Sih J, Bansal S S, Filippini S, et al. (2013). Characterization of nanochannel delivery membrane systems for the sustained release of resveratrol and atorvastatin: new perspectives on promoting heart health. *Anal. Bioanal.Chem.* 405 (5): 1547-1557.

[121] Ferrati S, Nicolov E, Zabre E, et al. (2015). The nanochannel delivery system for constant testosterone replacement therapy. *J. Sex Med.* 12 (6): 1375-1380.

[122] Trani N D, Grattoni A and Ferrari M. (2017). Nanofluidics for cell and drug delivery. *IEEE International Electron Devices Meeting (IEDM)* (2-6 December 2017).

[123] Di Trani N, Jain P, Chua C Y X, et al. (2019). Nanofluidic microsystem for sustained intraocular delivery of therapeutics. *Nanomedicine* 16: 1-9.

[124] Sanjay S T, Zhou W, Dou M, et al. (2018). Recent advances of controlled drug delivery using microfluidic platforms. *Adv. Drug Delivery Rev.* 128: 3-28.

[125] Bruno G, Geninatti T, Hood R L, et al. (2015). Leveraging electrokinetics for the active control of dendritic fullerene-1 release across a nanochannel membrane. *Nanoscale* 7 (12): 5240-5248.

[126] Fine D, Grattoni A, Zabre E, et al. (2011). A low-voltage electrokinetic nanochannel drug delivery system. *Lab Chip* 11 (15): 2526-2534.

[127] Bruno G, Canavese G, Liu X, et al. (2016). The active modulation of drug release by an ionic field effect transistor for an ultra-low power implantable nanofluidic system. *Nanoscale* 8 (44): 18718-18725.

[128] Di Trani N, Silvestri A, Bruno G, et al. (2019). Remotely controlled nanofluidic implantable platform for tunable drug delivery. *Lab Chip* 19 (13): 2192-2204.

[129] Barkam S, Saraf S and Seal S. (2013). Fabricated micro-nano devices for in vivo and in vitro biomedical applications. *Wiley Interdiscip. Rev. Nanomed. Nanobiotechnol.* 5 (6): 544-568.

[130] Caldorera-Moore M and Peppas N A. (2009). Micro- and nanotechnologies for intelligent and responsive biomaterial-based medical systems. *Adv. Drug Delivery Rev.* 61 (15): 1391-1401.

[131] Bixler G D and Bhushan B. (2012). Biofouling: lessons from nature. *Philos. Trans. R. Soc. London Ser. A* 370 (1967): 2381-2417.

[132] Gooding J J, Erokhin P, Losic D, et al. (2001). Parameters important in fabricating enzyme electrodes using self-assembled monolayers of alkanethiols. *Anal. Sci.* 17 (1): 3-9.

[133] Schmaltz T, Sforazzini G, Reichert T and Frauenrath H. (2017). Self-assembled monolayers as patterning tool for organic electronic devices. *Adv. Mater.* 29 (18): 1605286.

[134] Kalia Y N, Naik A, Garrison J and Guy R.H. (2004). Iontophoretic drug delivery. *Adv. Drug Delivery Rev.* 56 (5): 619-658.

[135] Patel S R, Zhong H, Sharma A and Kalia Y N. (2009). Controlled non-invasive transdermal iontophoretic delivery of zolmitriptan hydrochloride in vitro and in vivo. *Eur. J. Pharm.*

Biopharm. 72 (2): 304-309.

[136] Marro D, Guy R H and Delgado-Charro M B. (2001). Characterization of the iontophoretic permselectivity properties of human and pig skin. *J. Controlled Release* 70 (1-2): 213-217.

[137] Suzuki Y, Nagase Y, Iga K, et al. (2002). Prevention of bone loss in ovariectomized rats by pulsatile transdermal iontophoretic administration of human PTH(1-34). *J. Pharm. Sci.* 91 (2): 350-361.

[138] Lu M.F, Lee D, Carlson R, et al. (1993). The effects of formulation variables on iontophoretic transdermal delivery of leuprolide to humans. *Drug Dev. Ind. Pharm.* 19 (13): 1557-1571.

[139] Dubey S, Perozzo R, Scapozza L and Kalia Y N. (2011). Noninvasive transdermal iontophoretic delivery of biologically active human basic fibroblast growth factor. *Mol. Pharmaceutics* 8 (4): 1322-1331.

[140] Cázares-Delgadillo J, Naik A, Ganem-Rondero A, et al. (2007). Transdermal delivery of cytochrome C - a 12.4 kDa protein - across intact skin by constant-current iontophoresis. *Pharm. Res.* 24 (7): 1360-1368.

[141] Dubey S and Kalia Y N. (2010). Non-invasive iontophoretic delivery of enzymatically active ribonuclease A (13.6 kDa) across intact porcine and human skins. *J. Controlled Release* 145 (3): 203-209.

[142] Dubey S and Kalia Y N. (2011). Electrically-assisted delivery of an anionic protein across intact skin: cathodal iontophoresis of biologically active ribonuclease T1. *J. Controlled Release* 152 (3): 356-362.

[143] Lapteva M, Sallam M A, Goyon A, et al. (2020). Non-invasive targeted iontophoretic delivery of cetuximab to skin. *Expert Opin Drug Delivery* 17 (4): 589-602.

[144] Bakshi P, Vora D, Hemmady K and Banga A.K. (2020). Iontophoretic skin delivery systems: success and failures. *Int. J. Pharm.* 586: 119584.

[145] FDA (2020). FDA Drug Safety Communication: FDA evaluating the risk of burns and scars with Zecuity (sumatriptan) migraine patch. https://www.fda.gov/drugs/drug-safety-and-availability/fda-evaluating-risk-burns-and-scarszecuity-sumatriptan-migraine-patch (accessed 27 April 2022).

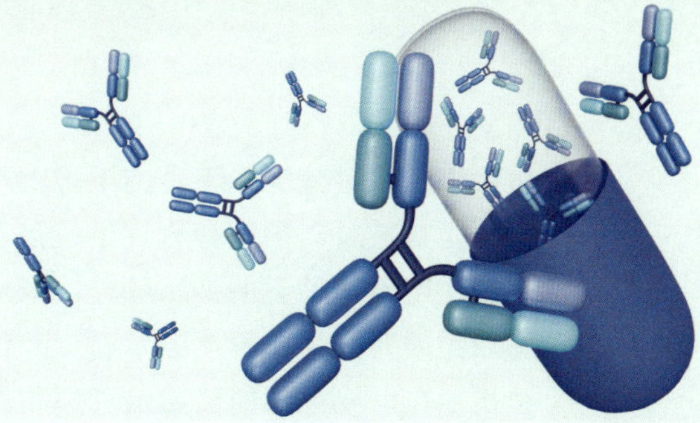

第15章

脑部药物递送：将治疗药物递送至脑部病变部位的靶向技术

Nishit Pathak, Sunil K. Vimal, Cao Hongyi, and Sanjib Bhattacharya

Southwest University, Department of Pharmaceutical Science, 2-Tiansheng Road, Beibei, Chongqing 400715, PR China

15.1 引言

诺贝尔物理学奖得主理查德·费曼（Richard Feynman）在1959年的一次演讲中阐述了“纳米技术”的概念，这是一种“在原子水平上采用新工具制造更小机器”的新技术。费曼进一步指出了纳米科学在医学及其应用中的可能用途。费曼通过纳米机械外科医生使用的纳米尺寸的柳叶刀来找出心脏问题及其治疗方法[1]。到目前为止，纳米医学已经被广泛应用于输送小颗粒。这一应用引起了研究人员的兴趣，也推动了医学的进展，以加强人类活动和生命的本质。这些关注点涵盖了药物递送系统的卓越效率、准确性、可靠性、适应性、成本效益、可控性和灵活性[2,3]。纳米技术方法已完全成为现代科学的一部分，并被用于医学领域，如组织再生、感染预防、癌症治疗以及随后的治疗。在20世纪，因为诊断和随后的治疗存在许多障碍，中枢神经系统（central nervous system, CNS）的许多神经退行性疾病的病因及其病理机制并不为人所知[4,5]。纳米技术的进步带来了微观和宏观形状的颗粒，使其能够以更高的选择性处理复杂的生物系统，同时减少了不良的干扰因素。这些进展将对神经病学领域产生重大影响，尤其是对当前治疗程序的发展[6]。纳米技术使用一种先进的系统，特别是通过使用不同种类的纳米颗粒，来增强潜在小分子药物的递送，使其通过血脑屏障，成为神经元再生的基石，并作为多功能细胞、神经保护细胞和大脑细胞结构。在世界范围内，如脑肿瘤和神经退行性疾病等中枢神经系统疾病，影响着数以百万计的不同人群。

15.2 脑肿瘤

脑肿瘤是最常见的CNS疾病，伴有早期转移和癌变，致死率高，患病人群的发病率约为6/100000[7]。例如，多形性胶质母细胞瘤[8]，它是被描述为最主要的良性中枢神经系统肿瘤中数量最多的一种，是35岁以下人群中最重要的肿瘤病因[8]。世界卫生组织（WHO）根据组织学、神经病理学和神经肿瘤学产生的分子水平信息，对120种中枢神经系统肿瘤进行了正式分类[9]。如图15.1所示，根据其细胞基础和细胞行为特性，脑肿瘤从侵袭性最弱（良性）到侵袭性最强（恶性）不等 。在脑肿瘤中，神经胶质瘤是最常见的，其中至少80%是恶性的，并且其中大约50%导致最多的死亡。尽管治疗胶质瘤至关重要，但胶质母细胞瘤患者的总体生存期为5 ～ 12个月，生存率远低于5%[7,10]。实体瘤与多种神经系统问题有关。黑色素瘤是最易发生多发性脑转移的实体瘤，高达80%的患者发生多发性病变[10]。胶质母细胞瘤和胶质瘤起源于神经胶质祖细胞，这些祖细胞具有固有的致癌性，因此悄悄地侵入健康组织，使其无法完全手术切除[11]。

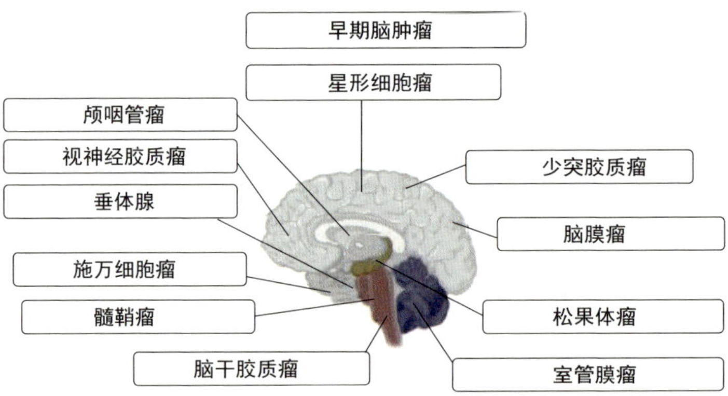

图15.1 原发性常见脑肿瘤类型常见于儿童和成人

美国FDA批准了两种最有效的治疗胶质瘤的药物，特别是抗血管生成药物贝伐单抗和替莫唑胺（TMZ），这两种药物被批准用于临床[12]。此外，恶性脑肿瘤的治疗相当棘手。大多数恶性脑肿瘤如胶质母细胞瘤、神经胶质瘤等在医院治疗中需要巩固手术治疗、综合化疗和放疗。

然而，脑肿瘤因其显著的浸润性、增殖性和侵袭性而易于在早期持续存在[13]。与女性相比，男性更容易患脑肿瘤。脑肿瘤最常见于老年人，但也可发生于任何年龄阶段。在14岁以下的儿童中，脑肿瘤是癌症相关死亡的主要原因[14]。由于缺乏分子生物标志物以及后续针对癌症发生和恶性肿瘤的靶向治疗方法，大多数肿瘤研究人员在诊断转移性疾病方面面临着一个巨大的难题[15,16]。对大多数人群而言，治疗中枢神经系统疾病极具挑战性，因为中枢神经系统的防御屏障、血脑屏障以及血脑脊液屏障维持着大脑微环境和神经元活动，以保障中枢神经系统的正常运转。针对有效输送至中枢神经系统的转录组学和表观遗传学研究已经展开[17]。这些方法可归纳为三大类：非侵入性、侵入性及其他技术（图15.2）。

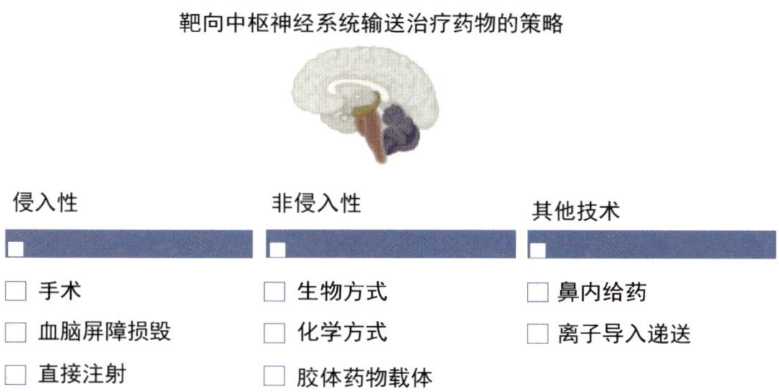

图15.2 基于纳米药物载体的新策略和方法，并将治疗剂输送到中枢神经系统

15.2.1 脑肿瘤靶向递送的障碍

胶质瘤的发生是复杂的，有多种屏障阻止药物到达肿瘤部位。血脑屏障（BBB）、血脑肿瘤屏障（blood-brain tumor barrier, BBTB）和相对较小的EPR效应是脑肿瘤治疗的三个主要障碍。脑肿瘤生长的特定阶段需要屏障靶向治疗策略。血脑屏障是应对肿瘤治疗的首要屏障[18,19]。血脑屏障由微血管内皮细胞和由周细胞、基底膜、星形胶质细胞和内皮细胞（endothelial cells, ECs）组成的血管周围成分组成，统称为紧密连接[20]。跨内皮区有许多特殊的特征：低通透性、过高的跨内皮电阻抗和低丰度的吞饮小泡。血液中的胰岛素和转铁蛋白大分子多肽的效率较低，并且大多数颗粒仍被截留在内皮细胞内。与纳米药物和多功能转运蛋白偶联的穿过血脑屏障的内源性大分子的机制，适用于药物应用的靶向递送和成像[21,22]。内皮细胞的紧密连接（tight intersections, TJs）与大量转运蛋白、化学物质、外排蛋白和受体相互毗邻，它们极大地阻断了多药物释

放途径，并限制血管细胞内的微粒通过跨细胞或细胞旁途径进行转运。血脑屏障所具备的这些生态、形态和活性方面的特性表明，外源性底物和内源性底物不容易移动，并被抑制到达脑实质[20,23]。血脑屏障进一步与离子流相互作用，并通过利用神经递质继续平衡的轴突和突触信号传导，确保向神经细胞输送维生素。各种受体和转运蛋白，如转铁蛋白受体、低密度脂蛋白、内皮生长因子、胰岛素和葡萄糖等，负责转运亲水性小分子，并将其传递到管腔内皮细胞膜。多种受体和转运蛋白的存在为采用主动靶向策略的药物递送成分提供了充足的结合靶点机会[21]。血脑肿瘤屏障是大脑的天然卫士，保护大脑免受血液中有毒物质的侵害，同时为大脑提供正常运转所需的营养物质[24,25]。全身性药物难以有效地穿过血脑肿瘤屏障是开发治疗脑肿瘤药物的关键障碍。药物递送现在集中于通过瘤内或脑室内注射短暂渗透血脑肿瘤屏障或直接绕过血脑肿瘤屏障[25]。脑肿瘤组织中的电呼吸效应随着肿瘤的恶化而发生，纳米载药囊泡通过被动靶向到达肿瘤组织[26]。基于这些受体，针对脑肿瘤靶向给药系统的研究已经全面展开[20-26]。

大脑有许多保护性屏障，包括颅骨、脑膜、脑脊液、血脑屏障和血脑肿瘤屏障[27]。随着脑肿瘤的发展，有害细胞开始向周围基质组织扩散。人类大脑是宇宙中已知的最复杂的事物，当肿瘤组织块达到足够大的体积时，将进一步受到伤害，血脑肿瘤屏障也会被破坏。血脑肿瘤屏障存在于大脑肿瘤组织和微血管之间，阻碍了大多数强亲水性颗粒的药物治疗和脑肿瘤的抗肿瘤治疗[28]。人们建立了各种各样的血脑屏障模型，从较少扰动的血管内皮细胞（blood vascular endothelial cells, BEC）单层模型到更为复杂的精细球体模型等。在微芯片式模型中，最简单的血脑屏障设计可以搭建在血管内皮细胞的分离物之上，这些血管内皮细胞是在跨孔小室插件的管腔外侧面生长形成的单层结构[27, 28]。脑肿瘤的精准治疗是基于能够定位、愈合和治愈脑肿瘤病灶的药物递送，同时减少对外周健康脑组织的牵连[29]。这就是为什么近年来纳米载体因其易处理的后续表面修饰、颗粒尺寸以及更好的治疗效果而备受关注。本节评估了纳米药物在治疗脑肿瘤方面的最新进展：①血脑屏障靶向，即在血脑屏障保持完好无损的情况下，通过血脑屏障进行镇静药物输送和进一步聚焦肿瘤病灶，发挥镇静药物治疗的优势，这适用于大脑肿瘤的初期阶段；②利用血管生成作用实现靶向血脑肿瘤屏障，以作用于大脑肿瘤；③通过粒径驱动来控制高通透性和滞留（EPR）效应对具有不规则血管内皮的脑肿瘤产生的影响。

目前，已经开发了几种技术来筛选对血脑屏障具有高特异性和结合效率的适配体或肽段。与U87细胞共同结合的GMT-8适配体可进一步用作治疗脑肿瘤，用于标记为实现抗脑肿瘤效果而研发的纳米载体[30]。抗肿瘤肽纳米颗粒（带电荷的抗肿瘤肽纳米粒子）在肝、脾、心脏和肺中表现出显著的低循环，而在脑肿瘤中则有大量的扩散。通过这种方式，与低分子量鱼精蛋白（LMWP）带电荷的抗肿瘤肽纳米颗粒相比，装载紫杉醇的带电荷抗肿瘤肽纳米粒子将脑肿瘤荷瘤小鼠的平均存活时间延长了39%。相反，可激活配体可以在pH敏感、酯酶不稳定或刺激敏感的药物纳米载体上与聚乙二醇（PEG）结合[31]。化疗药物与蛋白质的共同递送可以协同提高抗肿瘤效果。郭等人将示踪蛋白和阿霉素（DOX）用于治疗脑肿瘤[32]。阿霉素和姜黄素纳米制剂的联合使用显示出最高的细胞致死率。单独使用37 ng/mL重组蛋白或单独使用1.0 μg/mL阿霉素均不再显著抑制细胞形成（抑制影响 < 25%）。这两种药物的联合使用有效地抑制了细胞生长（抑制影响 > 50%）。与分别使用只装载脂质体或只装载阿霉素的脂质体的小鼠模型相比，使用脂质体配制药物的小鼠的中位存活肿瘤时间分别延长了一半和23%[33,34]。

15.2.2 脑肿瘤靶向纳米给药

纳米颗粒始终构成纳米生物材料的核心部分。它可用作分子簇和功能化聚合物材料的有利表面[35]。它还可以是由一层物质或膜包裹的纳米囊泡形态。它们是靶向转运蛋白的绝佳工具，在发现和治疗危险组织方面具有很好的应用前景（图15.3）。血脑屏障上存在各种受体，可用作配体介导的跨血脑屏障转运

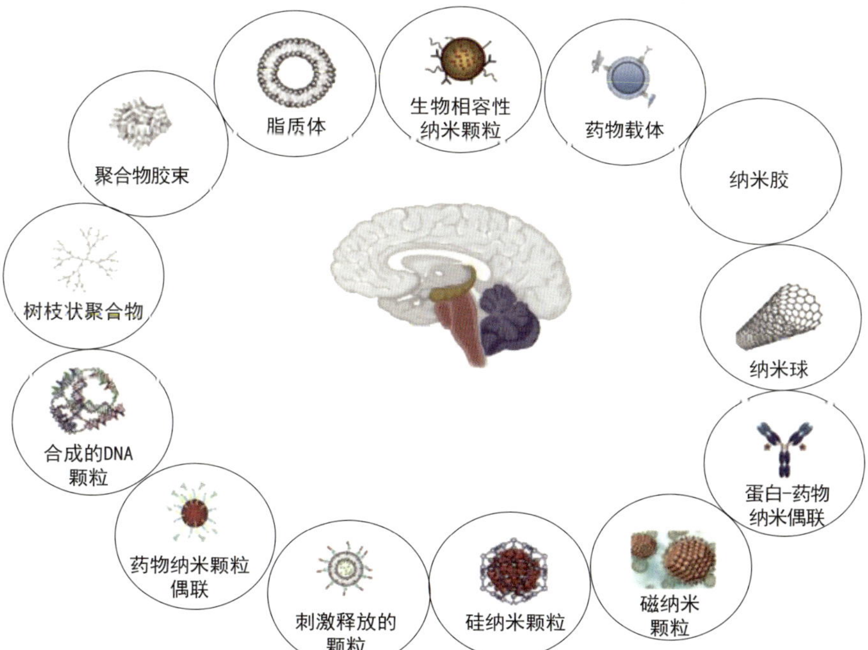

图15.3 用于中枢神经系统疾病和脑肿瘤给药系统的不同纳米药物载体

的靶向基序[36]。计算机辅助药物设计（CADD）分为基于结构的虚拟筛选（SB-VS）和基于配体的虚拟筛选（LB-VS）。以环Ⅱ序列和环Ⅱ末端序列为先导，用计算机辅助药物设计筛选脑靶向功能多肽[37]。

在体外细胞实验中，所有三种与异硫氰酸荧光素（FITC）偶联的多肽均被脑毛细血管内皮细胞（BCEC）专门摄取，而对烟碱型乙酰胆碱受体（nAChR）具有高亲和选择性的对照结合物与海拉（HeLa）细胞中的烟碱型乙酰胆碱受体结合。在体内成像过程中，异硫氰酸荧光素（FITC）标记表征的肽基序CDX、KC20.2S和RVG29均穿透大脑和肾脏，这表明它们具有巨大的神经元靶向能力。在三种肽中，CDX由于其组织选择性而被选择用于胶束材料聚乙二醇-聚丙交酯（PEG-PLA）的修饰。例如，Li及其同事使用含12个氨基酸的噬菌体展示肽库来筛选出用于脑靶向的肽（记为PEP TGN）。TGN与聚乙二醇-聚乳酸-羟基乙醇酸共聚物（PEG-PLGA）共价偶联，用于药物递送应用[38,39]。含有纳米颗粒的香豆素结合药物的脑靶向功效变得比那些没有香豆素结合到纳米颗粒中的药物的脑靶向功效更好。

Lu等人首先提出了一种经牛血清白蛋白（CBSA）修饰的聚乙二醇-聚丙交酯纳米颗粒（CBSA - NP），用于大脑靶向递送。他们观察到，与未修饰的纳米颗粒相比，增加纳米颗粒的底部牛血清白蛋白厚度提供了更好的抗脑肿瘤效果。尽管如此，吸附介导靶向仍存在选择性不佳这一主要缺陷[40]。纳米载体经聚山梨酯80包被后可与血脑屏障相互作用，实现跨屏障转运。聚氰基丙烯酸正丁酯纳米颗粒（p.c.-NPs）作为一种与脑组织相容性的载体结构，已被应用多年[41]。葡萄糖转运蛋白-1（GLUT-1）在血脑屏障和多种肿瘤组织中大量存在，在葡萄糖转运蛋白的引导下，通过葡萄糖的代谢作用来促进大脑肿瘤的药物输送。因此，通过葡萄糖转运蛋白-1将葡萄糖颗粒连接到树枝状聚合物上可实现主动靶向作用。达尼库拉（Dhanikula）等人研究了携带甲氨蝶呤载体的聚醚-共聚酯（PEPE）树状聚合物用于神经胶质瘤的诊断并将它们作为靶向GLUT-1的配体共价连接到葡糖胺上，以改善血脑屏障通透性，并关联到葡萄糖代谢。U87MG和U343MGA细胞用于测试负载甲氨蝶呤的树状聚合物的功效[42]。U87MG和U343MGA细胞均发现，葡糖基化的PEPE树枝状聚合物的内吞量显著高于非葡糖基化的PEPE树枝状聚合物，并且在甲氨蝶呤负载后具有较低的半数抑制浓度（IC_{50}），这意味着在葡糖基化的PEPE树枝状聚合物中负载甲氨蝶呤增强了其有效性[42]。

细胞穿膜肽（CPPs）是一种小分子阳离子肽和两亲性肽，可以快速内化穿过细胞膜。用于装载分子货物的细胞穿膜肽，包括显像剂（量子点和荧光染料）、胶囊、脂质体、寡核苷酸/脱氧核糖核酸 / 核糖核酸、肽/蛋白质、噬菌体和进入细胞的纳米颗粒。为了增强聚酰胺-胺（PAMAM）树状大分子的脑转运，树状大分子和TAT肽可以结合到磁性纳米颗粒（MNPs）上，以构建高效的脑靶向基因递送装置（TAT-MNPs-PAMAM）[43]。

血管肽素-2（angiopep-2）已用于辅助治疗脑肿瘤，其重点在于指向神经胶质瘤细胞和血脑屏障上过表达的低密度脂蛋白受体相关蛋白（LRP）的配体[44]。向等人利用氯毒素（ClTx），一种36个氨基酸的腐蚀性肽，作为靶向药物，用于负载阿霉素的脂质体的大脑胶质瘤聚焦药物。令人惊讶的是，氯毒素通过增加对小鼠脑微血管内皮细胞（BMEC）及神经胶质瘤细胞系C6、U87MG和U251的细胞毒性，增强了脂质体的吸收。在携带U87肿瘤异种移植物的BALB/C小鼠中，载有氯毒素的脂质体在皮下和颅内肿瘤中有更多的积聚，对肿瘤的抑制作用更强，并降低了腋窝肿瘤模型中的血液毒性[45,46]。乳铁蛋白（Lf）是一种出色的脑靶向配体,可在血脑屏障上移动。更重要的是，乳铁蛋白的受体是一种厚度较小的乳铁蛋白，它在胶质瘤细胞中过表达。因此,携带多药耐药抑制剂粉防己碱（Tet）且与阿霉素的乳铁蛋白偶联的聚乙二醇-聚己内酯（PEG-PCL）聚合体辅助转运体系对C6神经胶质瘤细胞产生很强的细胞毒性。载有乳铁蛋白的聚合物囊泡进入大脑并聚集在肿瘤区域，抑制荷胶质瘤小鼠的肿瘤生长[47]。郭等人开发了一种以AS1411（AP）为靶向配体修饰的聚乙二醇-聚乳酸-羟基乙酸（PEG-PLGA）药物递送系统，以促进紫杉醇（PTX）的抗胶质瘤递送。当与核仁素结合时，AS1411作为DNA适配体发挥作用，核仁素通过血管生成静脉进入恶性细胞和内皮细胞的细胞膜内[48]。贝尔纳迪（Bernardi）等人用聚(ε-己内酯)、癸酸/辛酸甘油三酯和山梨醇酐单硬脂酸酯制备了含有吲哚美辛的纳米胶囊，并在实验性神经胶质瘤模型中证明了其对神经胶质瘤的疗效。氧化铁纳米颗粒的药代动力学已在磁共振成像中作为造影剂和药物递送的载体进行了研究[49]。氧化铁纳米颗粒作为磁共振成像的造影剂引起了广泛关注，Yang及其同事发现了一种聚乙二醇（PEG）修饰的交联淀粉磁性纳米颗粒（PEG-MNP），它是理想的磁性靶向材料，并且能在体内长时间循环。

除了在脑中积累外，聚乙二醇修饰的磁性纳米颗粒（PEG-MNPs）还分布在肾、肝、肺和脾中。经典的聚乙二醇修饰的磁性纳米颗粒被脑肿瘤靶向基团功能化，启动神经胶质瘤肿瘤受体介导的跨血脑屏障转运，可进入体内进行稳定和长期的检测。在脑肿瘤中发现每克组织所含纳米颗粒的量高达1.0%注射剂量。X射线和组织学研究证实了其强大的靶向性，并进一步暗示了被动机制通过纳米颗粒被肿瘤组织摄取也起到了一定的控制作用[50]。Cheng等人描述了与非靶向偶联物相比，表皮生长因子（EGF）修饰的金纳米颗粒（Au NPs）促进了对大脑肿瘤的选择性。纳米递送系统对于未来递送多种疏水性治疗药物以治疗难以触及的肿瘤和癌症而言前景乐观[51]。在图15.3中，显示了用于治疗脑肿瘤和中枢神经系统疾病的各类不同的纳米颗粒。

15.3 神经退行性疾病

随着民众年龄的增长，中枢神经系统疾病的风险因素正在稳步增长。然而，纳米制剂为治疗各种神经系统疾病提供了更好的机会，尤其是在中枢神经系统的神经退行性病变方面[52,53]。社会上常见的神经退行性疾病包括癫痫、肌萎缩性侧索硬化症（ALS）、阿尔茨海默病（AD）、多发性硬化症（MS）、帕金森病（PD）、脑肿瘤、精神分裂症、中枢神经系统感染（真菌和病毒）、脑缺血和脑疟疾[54,55]。

在世界范围内，数百万人患有神经退行性疾病，如帕金森病和阿尔茨海默病。帕金森病和阿尔茨海默病是两种在老年人中以令人担忧的速度增长和扩大的疾病，并增加了医疗保健负担。尽管研究提高了我们对这两种疾病的认识，但现有的药物只能稍微缓解它们的病情[55]。*N*-甲基-天冬氨酸（NMDA）和胆碱酯酶抑制剂（例如，卡巴拉汀和多奈哌齐）、美金刚是美国FDA批准的治疗阿尔茨海默病的药物，用作受体拮抗剂。然而，上述药物对严重认知障碍的益处有限，因此无法阻止疾病进展[56]。沙非酰胺（Xadago）是一种改善运动症状而几乎不解决帕金森病病理问题的药物[57]。神经退行性疾病是一种持续的动态神经病变，表现为具有运动和心理功能的神经元的对称性缺失。

15.3.1 阿尔茨海默病

阿尔茨海默病是一种以神经元内过度磷酸化tau蛋白的神经元纤维缠结和细胞外β-淀粉样蛋白（Aβ）斑块为特征的疾病。关注痴呆症的主要原因在于，阿尔茨海默病目前影响全球超过2400万人，预计到2050年将影响1.15亿人[58]。Tau蛋白和Aβ都是痴呆的重要原因，并且对大脑具有神经毒性[59]。为了评估氧化应激在这些过程中的作用，将许多神经元亚群的死亡和金属离子水平的提高作为病理特征，进一步研究了阿尔茨海默病的病理变化[58,60]。

阿尔茨海默病最著名的治疗方法是阻止Aβ斑块的发展。脑内输注Aβ拮抗剂后，Aβ斑块明显消散[61]。人们设计了经转铁蛋白受体-T12（TfR-T12）肽修饰的聚乙二醇-聚丙交酯（PEG - PLA）聚合物，并将其与Aβ中和剂融合，以递送紫杉醇（PTX）用于神经胶质瘤治疗[62]。后来，通过静脉输注组合蛋白，每克脑组织获得3.5%的输注。Aβ-42在中枢神经系统中的聚集减少了40%，而血浆中没有任何Aβ1-42的积聚并出现升高的情况。

然而，输注蛋白的适用性取决于其免疫原性和与Aβ中和剂结合的低强度。小麦胚芽凝集素（WGA）可能允许鼻内途径传递免疫反应至大脑，因为麦胚凝集素含有糖颗粒并与大脑的糖基化膜片段结合，从而增加嗅觉黏膜的摄取[63]。与未修饰的免疫应答（抗体）相关的是，在转基因小鼠中，麦胚凝集素偶联的Aβ拮抗剂的鼻内给药减少了5xFAD转基因小鼠体内的斑块长度和大脑Aβ40/42物质的量。作为对抗Aβ能力的例证，纳米治疗药物可以延长其血液循环时间并增强其生物利用度。姜黄素具有治疗阿尔茨海默病的能力，因为它能抑制Aβ1-2寡聚体的形成，并降低体内淀粉样蛋白水平。姜黄素化合物在输注后表现出较高的生物利用度。然而，由于分散过程，这些纳米颗粒具有一些缺点，例如低载药量、储存过程中的药物渗出和高多分散性，如某些固体脂质纳米颗粒（SLNs）制剂就存在此类问题。纳米颗粒脂质体中的姜黄素克服了这一缺点，并扩大了其对Aβ1-42寡聚体的亲和力[64,65]。姜黄素配制的脂质体在体外抑制寡聚和纤维状Aβ的形成。当纳米颗粒与载脂蛋白E（ApoE）（一种存在于血脑屏障上的低厚度蛋白受体的配体）结合时，它会促进进入大脑的过程[66]。

Mathew等人将载有姜黄素的纳米颗粒与Tet-1肽相结合，Tet-1肽是一种具有逆向转运特性的神经元亲合肽[67]。姜黄素纳米偶联物消除了淀粉样蛋白总量并减少了氧化应激反应[68]。抗氧化剂的优势是阿尔茨海默病治疗的另一个策略，因为氧化损伤是阿尔茨海默病病理的早期事件[69]。不同的抗氧化剂，包括阿魏酸、谷胱甘肽、纳米氧化铈和富勒烯，抑制神经元氧化应激和Aβ肽的纤维化[70]。螯合金属颗粒对抑制Aβ斑块形成具有显著作用。铜螯合剂D-青霉胺在体外实验中可有效解聚Aβ聚集体。而共价连接D-青霉胺的纳米颗粒则能进一步促进Aβ-铜复合物的体外溶解[71]。尽管纳米颗粒可能进一步允许这种亲水性药物穿过血脑屏障，但目前尚未对这种技术进行体内评估。

阿尔茨海默病进展的一个基本病理因素是胆碱能神经传递不良，其作用是在神经元之间获取信息和记忆阻抗。因此，增强与乙酰胆碱的胆碱能相互作用或使用胆碱酯酶抑制剂是应对AD的潜在方法[72,73]。纳米管可穿越BBB并被突触摄取，而经聚山梨酯80修饰的NPs则能显著提升其BBB的渗透性。研究显示，聚山梨酯80可促进载脂蛋白E（ApoE）在血浆中的转运[74]。Yu等人将S14G-人源蛋白（Humanin）包裹在多聚体中，以保护其不受肽酶的切割。用乳铁蛋白修饰的聚合物囊泡旨在实现跨血脑屏障运输。与未修饰的多聚体囊泡相比，载有乳铁蛋白的聚合物囊泡对大脑的负荷增加了3.32倍。因此，修饰的聚合物囊泡逆转了因颅内注射Aβ25-35引起的胆碱乙酰转移酶（ChAT）活性的降低[75]。

TGNYKALHPHNG（缩写为TGN）是一种新的12-氨基酸配体，其是在先前的工作中采用噬菌体展示肽库的体内筛选而发现的，并且具有巨大的脑转运潜力。TGN被用作一级配体，以这种方式靶向并穿透血脑屏障，这已被认为是治疗阿尔茨海默病的有前景的候选物[76,77]。TGN功能化的纳米颗粒用于将纳米颗粒输送到脑室内输注Aβ-40的小鼠的大脑中[78]。与TGN结合的纳米颗粒最终成为一种强大的大脑靶向聚集的框架，从而与未修饰的纳米颗粒相比，向大脑递送四倍多的有效载荷。尽管纳米偶联物的口服和皮下给药被证明是突破性的，但包裹在聚合物囊泡中提高了其生物利用度[78,79]。为了增强血脑屏障穿透能力，将聚合物囊泡与OX26（一种与转铁蛋白受体相适配的拮抗剂）相偶联。与未修饰的聚合物囊泡相比，OX26修饰的聚合物囊泡在大脑中的累积增加了1.26倍[80]。

对东莨菪碱处理的啮齿类动物在Morris水迷宫试验中进行总体测试，进一步证明了这种综合性脑部药物治疗的影响。与未修饰OX26的聚合物囊泡处理的啮齿类动物相比，使用载有NC-1900且带有OX26聚合物囊泡处理的啮齿类动物模型显示出记忆的有效改善和衰老的减缓[81]。

鼻内给药是一种绕过血脑屏障并将药物充分递送到大脑的技术[82]。具神经保护功能的血管活性肠神经保护肽经纳米颗粒高效负载后用于制备鼻内给药[83]。小麦胚芽凝集素（WGA）的加入将脑递送给药量提高了大约两倍。功能化的麦胚凝集素具有较强的透过血脑屏障的能力，在一定程度上促进了痴呆小鼠的空间记忆。通过降低乙酰胆碱酯酶活性，证实了载有麦胚凝集素的纳米颗粒的药效[84,85]。降低配体的大小能使由于凝集素产生的周围的免疫原性和毒性最小化。最小的凝集素，蛙皮素（odorranalectin）可能被用于脑靶向载体。尽管如此，因为鼻腔给药的剂量通常较低，鼻内给药适合追求更高的药效的情况[86]。

大多数聚焦在AD的科学研究，都使用了巧妙的方法将治疗剂递送到大脑，包括全身和局部递送以绕过血脑屏障，使用鼻内和颅内给药的方法脑靶向配体修饰系统。在任何情况下，几乎没有对大脑内治疗药物的分布进行太多的研究。鉴于其低危害性，这些治疗药物（如神经保护类药物）在实体大脑中的扩散可能不那么困难。然而，对于有毒物质，需要进行选择性分配。锚定到靶向细胞结合配体和血脑屏障靶向配体的双靶向系统可用于开发选择性脑部药物递送。

15.3.2 帕金森病

在全球范围内，帕金森病是第二大神经退行性疾病，影响1% ～ 2%的65岁以上人口。黑质中多巴胺能神经元的选择性丢失和脑干中突触核蛋白聚集体的积聚是帕金森病的标志性特征，导致运动调节障碍[54,55,87]。提高大脑中的多巴胺水平是目前治疗帕金森病最常用的方法。然而，这种治疗不再改变疾病的状态或修复受影响的多巴胺能神经元。尽管有一些治疗帕金森病的方法，包括心理治疗、电惊厥疗法、干细胞治疗以及康复治疗或实际的药物治疗等[54,88,89]，但本节将讨论与治疗技术相比，治疗方案中选择的靶向给药。

胶质细胞源性的神经营养因子（GDNF）对帕金森病具有有益的神经保护作用[90]。在任何情况下，神经营养因子的效用都受到其穿过血脑屏障的有限生物利用度的限制。虽然静脉注射的尿皮质素同样无法透过血脑屏障，但经乳铁蛋白修饰的纳米颗粒与未修饰纳米颗粒相比，其脑部药物分布量可提高1.98倍[91]。载有尿皮质素的纳米颗粒减轻了6-羟基多巴胺（6-OHDA）引起的啮齿类动物纹状体损伤，这通过行为学评估、纹状体递质检测和免疫组织化学检测的结果得到证实[92]。胡等人还证明了将尿皮质素用于乳铁蛋白标记的纳米颗粒中用于帕金森病治疗[93]。对于通过与蛙皮素偶联的纳米颗粒进行尿皮质素的靶向递送，使用的是鼻内给药的方式。给予经蛙皮素修饰的纳米颗粒能显著恢复由6-OHDA引起的多巴胺能细胞损失，同时改善神经递质水平的减少，并减少旋转行为[94,95]。与药物治疗相比，基因治疗具有明显的优势，因为其具有逆转PD进展、恢复多巴胺能神经元或增加多巴胺合成酶水平的潜力[96]。纹状体内的酪氨酸羟化酶（TH）活性是PD修复的有效治疗方法之一。

OX26 转铁蛋白受体（TfR）具有一系列预偶联荧光团，可用于组织化学和流式细胞术，也可用于正在分裂的造血细胞和肿瘤细胞群体以及代谢活性的研究。OX26已被用于靶向包裹在脂质体中的酪氨酸羟化酶编码质粒[97]。在经鼻腔给药后，纹状体酪氨酸羟化酶偏移被正常化，其水平从738 pmol/h提升至5486 pmol/h。这种方法进一步逆转了阿扑吗啡诱导的旋转行为。此外，乳铁蛋白标记的纳米颗粒已被用于将DNA递送至大脑，与未修饰的纳米颗粒相比，在大脑内提供了高4.2倍的基因表达[92,93]。考虑到所有这些因素，帕金森病（PD）是一种进展性疾病，有时很难在6-OHDA治疗的啮齿动物模型中重现其病症。帕金森病的系统性鱼藤酮模型通过精确复制人类PD病理学的许多方面，为PD的发病机制提供了思路。该啮齿动物模型是在持续不间断暴露于鱼藤酮模型的引导下构建而成的，以模拟最极端的PD表型，以及黑质神经元内会出现路易体斑块，使该模型有助于展开靶向药物递送治疗帕金森病的疗效[98,99]。此外，还针对鱼藤酮诱导的PD模型评估了乳铁蛋白连接的纳米颗粒作为药物偶联物的基因治疗[100]。尽管许多研究利用病毒载体进行帕金森病的基因治疗，但安全性是其应用于医学治疗的主要问题[101]。尽管纳米颗粒转染效率远低于病毒载体，但这类非病毒载体仍承载着实现定向治疗的希望[102, 103]。

15.3.3 脑血管病

脑血管疾病是导致严重残疾的主要原因，是第二大常见致死因素，也是大量患者住院治疗的主要原因[78]。中风是一种常见的脑血管疾病，其他原因包括脑出血、脑栓塞和脑血栓形成。作为工业化国家的第三大致死原因，中风每年导致1500万人受伤和500万人死亡[104]。缺血性卒中病例约占所有由低灌注、脑卒中或栓塞引起的卒中病例的80%。其余20%的中风在病因上是出血性的，可能是由于内皮功能障碍导致的基础血管病变或高血压引起的[105, 106]。

神经保护专家试图通过治愈中风，以预防由恢复血流或再灌注引起的氧化应激反应[107]。为了改善静脉给药，脑源性神经营养因子（BDNF）与聚乙二醇（PEG）结合，这减少了它的肝脏清除率并延长了它的血液循环时间。用OX26进一步修饰偶联物，可以实现脑靶向作用[108]。OX26-脑源性神经营养因子-聚乙二醇（OX26 - BDNF- PEG）偶联物在降低暴露于大脑中央静脉阻塞24 h的啮齿类动物的梗死程度方面被证明是突破性的。与未修饰的BDNF-PEG结合物相比，OX26-BDNF-PEG治疗效果有了极大提升[108-110]。在短暂前脑缺血的啮齿类动物模型中，每日静脉给药使海马CA1区的神经元密度正常化[111]。该方法可用于治疗可逆性大脑中动脉闭塞[107-111]。类似地，其他神经保护因子，包括血管活性肠肽（VIP）和碱性成纤维细胞生长因子（bFGF），可与OX26偶联，通过静脉输注影响缺血性疾病治疗[112]。

神经保护作用是通过钙通道阻滞剂或自由基清除剂途径实现的[113,114]。由于血红蛋白（Hb）具有更好的氧输送能力，因此被认为是中风治愈早期的候选治疗药物[115]。这类血液替代品的原型分子是双阿司匹林交联血红蛋白（DCLHb）。它由两条α链之间的交联组成，这使得该分子具有稳定性。为了增强血红蛋白的携氧潜能，并减轻血红蛋白的毒性作用，人们采用了多种策略，例如利用PEG偶联和双阿司匹林交联等，为缺血引起的大脑损伤提供有用的治疗结果[76, 116]。SunBio1是直径为30 ～ 50 nm的PEG偶联的类牛血红蛋白。在啮齿类动物中，其血浆半衰期延长至9.6 h，具有轻微的肾毒性。用SunBio1治疗从根本上减少了啮齿类动物在因血栓性血凝块阻塞而导致的坏死组织面积和水肿情况[117, 118]。

促进组织再生有可能帮助人们在受伤后恢复身体机能[119]。神经再生可以通过几种因素刺激，例如细胞疗法、内源性生长因子和血管再生治疗。将药物输送到脑室下区，即神经干细胞凹室，通常通过鞘内输注进行[120]。为了限制治疗的侵袭性，表皮生长因子（EGF）直接装载到水凝胶中，以借助皮质表面载体支持的方式进行释放，并且将表皮生长因子与聚乙二醇（PEG）偶联以延长其分散。载有聚乙二醇-表皮生长因子的水凝胶显著增加了神经干细胞/祖细胞的刺激作用。这种表皮皮质给药方法同样可以有效地递送促红细胞生成素，这是一种对受损脑组织具有神经保护和神经再生潜力的糖蛋白[121]。血管内皮生长因子（VEGF）是一种促进血管生成的成分，可促进神经发生和脑血管生成，限制缺血性脑损伤。对于静脉内输注，将血管内皮生长因子编码的质粒包裹在用转铁蛋白配体功能化的脂质体中，用于静脉内注射，允许它们穿透血脑屏障。与未修饰的脂质体载体相比，24 h输注转铁蛋白包被的脂质体后，通过逆转录聚合酶链反应（RT-PCR）对缺血大脑内血管内皮生长因子信使RNA（mRNA）的量进行了定量分析[122-124]。活性氧（ROS）参与了脑损伤导致的脑缺血。基于碳纳米管（CNTs）用于受控药物靶向递送的显著特性，神经生长因子（NGF）治疗神经系统疾病的可能性实际上可能受到其短半衰期的限制[125]。严重脑损伤后半胱天冬酶-3（caspase-3）激活导致脑细胞死亡。通过立体定向给予携带caspase-3 siRNA的纳米管，可下调caspase-3的表达，从而在缺血脑中产生神经保护作用[126,127]。将血红素加氧酶-1（一种抗氧化酶）基因与地塞米松（一种抗炎剂）连接在一起，进一步减少了由缺血引起的痉挛[128]。

鼻内给药是一种出色的非侵入性给药平台，可以将药物递送到大脑。由碱性成纤维细胞生长因子（bFGF）、重组人促红细胞生成素、去铁胺、酸性成纤维细胞、BDNF、其他生长因子、高迁移率族蛋白 B1（HMGB1）结合肽和人参皂苷Rb1组成的许多治疗剂已通过鼻内途径递送至大脑，并对患有缺血的啮齿类动物产生显著的神经保护作用[30,129,130]。尽管鼻内给药为大脑获得药物提供了一个便捷的途径，但这种策略受到低给药剂量和低停留时间的限制。此外，需要生物黏附材料来延长药物停留时间和活化时间，这同样可能引发严重的局部免疫原性和毒性问题。

15.3.4 炎症性疾病

病毒、细菌、真菌和寄生虫病原体引起的中枢神经系统感染可导致严重的死亡和神经功能障碍[131,132]。目前，这些穿过血脑屏障的微生物的精确治疗方法尚未得到认可。嗜神经性病毒通常通过多种机制进入中枢神经系统，包括：①直接感染内皮细胞，随后通过跨细胞释放病毒进入脑实质；②感染外周免疫细胞，以“特洛伊木马”机制进入中枢神经系统；③血脑屏障破坏后进入细胞旁途径，以及病毒从外周神经系统逆行转运[133-135]。

15.3.4.1 聚焦药物递送的炎症性疾病

某些传染性病原体已被证明跨越血脑屏障而不干扰其渗透性来精确地感染脑组织。目前已观察到细菌性及病毒性病原体，包括大肠杆菌[136]、弗氏柠檬酸杆菌[137]、1型人类免疫缺陷病毒（HIV-1）[138, 139]以及肺炎链球菌[140]，均可通过跨细胞途径侵入血脑屏障。针对弗氏柠檬酸杆菌，囊泡递送机制可解释单个空泡样结构内含多种细菌的现象，表明该菌通过侵袭空泡结构、自主复制并利用脑内皮细胞发生跨细胞转运[136]。如今，特定的微生物配体和脑微血管内皮细胞（BMEC）受体相互作用现已被认为是微生物病原体的全身性跨细胞入口。因此，大肠杆菌K-1在血脑屏障上的主动浸润是通过利用将特定细菌蛋白整合到宿主细胞壁的细菌成分来实现的[137]。

以类似的方式，近期研究表明，HIV-1感染在糖蛋白120（gp120）辅助的吸附内吞作用的指导下进入血脑屏障，这是一种提供进入BMEC的通道的细胞机制[141]。考虑到HIV-1与蛋白聚糖相互作用完全依赖于与gp120中存在的天然成分和蛋白聚糖中的硫酸盐组织的静电接触，HIV-1可能同样利用这些关联顺利进入并跨越血脑屏障以攻击大脑。以下事实支持了这些发现：肝素酶和软骨素酶处理人脑微血管内皮细胞（BMEC）减少了HIV-1的附着，并且gp120缺陷病毒不能通过人BMEC结合和进行胞吞作用[139]。感染部分被完全阻塞，并用肝素包被，表明HIV-1通过蛋白聚糖与细胞壁结合。此外，通过透射电子显微镜（TEM）揭示了HBMEC的作用，显示了不同大小（从150 nm到5 μm）的胞质囊泡从HIV-1的单一基本视野向一千个病毒粒子的汇聚[138]。

血脑屏障的高渗透性是疾病中一个非常常见的情况。免疫应答是在疾病部位快速产生和释放炎症成分，如趋化因子、细胞因子、基质金属蛋白酶和细胞黏附分子等，已发现这些组分可调节血脑屏障的结构和完整性。血脑屏障的紊乱以及各种调节因子之间的相互作用负责触发发病机制的各个方面。主要的肿瘤坏死因子- 1（TNF- 1）和白细胞介素-1（IL-1）、金属蛋白酶和细胞因子对打开血脑屏障方面起有害作用[142]。因此，推测肺炎链球菌[140]和HIV-1[138,139]会利用这一点渗透血脑屏障。特洛伊木马机制假设受感染的巨噬细胞中携带的“病原体”成分能够使大脑内皮细胞在中枢神经系统内被小胶质细胞吸收。这种结合将是病原体跨越血脑屏障完整的毛细血管壁的初始阶段，即免疫细胞跨越整个血脑屏障的环节。这种紧密连接同样可以触发部分受感染的免疫细胞，而大脑内皮细胞是如此接近，病毒颗粒可以将感染传播到具有抵抗力的细胞[132-135]。受HIV-1刺激的巨噬细胞可以穿过血脑屏障，使得感染得以向上进入中枢神经系统。对来自艾滋病病毒阳性患者的中枢神经系统组织的免疫组织化学评估表明，存在紧密连接蛋白和单核细胞特异性抗原CD-68，改变血脑屏障和单核细胞穿透情况。静脉中紧密连接的破坏一直与CD-68标志物有关，CD-68标志物呈现单核细胞聚集体和小胶质细胞结节[132]。

15.3.4.2 用于治疗神经性艾滋病的药物递送

人类免疫缺陷病毒（HIV）说明了某种形式的神经功能障碍，最有可能的原因是在对艾滋病病毒阳性患者开始抗逆转录病毒治疗之前，人类免疫缺陷病毒1型（HIV-1）就已进入中枢神经系统，这一情况的发生时间早于血清学诊断，从而导致许多受感染个体的神经系统并发症[143,144]。小胶质细胞、巨噬细胞和一定程度上的星形胶质细胞会刺激中枢神经系统中的细胞趋化性和大多数适应性免疫反应[145]。纳米技术可以改善抗逆转录病毒药物通过血脑屏障的递送情况，增强神经性艾滋病情况下药物的生物分布和临床疗效。由于大多数抗逆转录病毒（ARV）药物不能充分或不能通过脑屏障递送，因此HIV进入中枢神经系统就相当于形成了一个天然病毒储存库。血脑屏障的结构、外排泵的存在和代谢酶的产生都对抗逆转录病毒药物进入大脑造成障碍。纳米抗逆转录病毒疗法（nanoART）治疗HIV-1疾病的临床益处在于其穿过血脑屏障并增强进入大脑的生物分布[146,147]。将磁性纳米粒子与伏立诺他和替诺福韦两种药物进行耦合，以单一剂量治疗神经性艾滋病，这对于激活潜伏病毒并将其杀死也是有益的[148]。

15.3.5 用于多发性硬化症的药物递送

多发性硬化症（MS）是一种影响脊髓、大脑和视神经的慢性中枢神经系统疾病，包括全身广泛的症状。多发性硬化的神经学特征是巨噬细胞和T细胞的脱髓鞘作用。实验性自身免疫性脑脊髓炎是人类炎性脱髓鞘疾病和多发性硬化症最常用的实验模型[149]。实验性自身免疫性脑脊髓炎（encephalomyelitis, EAE）是一种不可预测的疾病，其中免疫病理学和神经病理学成分之间的联系引起多发性硬化症的主要神经学特征，即炎症加重、轴索脱髓鞘和胶质增生。在EAE中发生的炎症和髓鞘再生调控系统，可以进一步作为这些过程的模型。此外，EAE被广泛用作具有复杂神经病理学表现的功能失常的神经内皮免疫系统疾病的模型。许多已获批准、目前正在使用或正在进行临床试验以备未来用于多发性硬化症治疗的药物完全是基于在实验性自身免疫性脑脊髓炎模型检测中的试验结果。由于动物模型中不断复发的情况，使用脑脊髓炎作为MS模型最终呈现出慢性反复的特点[150]。多发性硬化症显示免疫系统问题过度活跃的诸多迹象，包括血脑屏障的破坏。在这种疾病中，血脑屏障的主要方面可以通过两个假说关联起来：①大脑的内皮细胞作为炎症的触发点，这是一个早期事件，它导致γ 干扰素（IFN-γ）的诱导作用，以处理内皮细胞腔上的主要组织相容性复合体Ⅱ类（MHC Ⅱ类）分子。然后，T细胞在接受MHC Ⅱ类呈递的神经抗原细胞后，可以穿过血脑屏障。②外周T细胞活化诱导黏附分子（如整合素和选择素）的表达，以便促进内皮细胞与穿过血脑屏障的迁移T细胞的相互作用[151]。小胶质细胞作为抗原呈递细胞，参与炎症性脱髓鞘过程。在刺激下，星形胶质细胞会释放出各种免疫调节分子，其中包括前列腺素E、IL-1、干扰素、IL-3和肿瘤坏死因子（TNF）。星形胶质细胞的第二个免疫调节特征是它们在IFN-1刺激后特异性地使MHC Ⅱ类抗原成熟。少突胶质细胞是中枢神经系统内结合并维持髓鞘质量控制的祖细胞。在多发性硬化症的情况下，肿瘤坏死因子等细胞因子，可以通过引发炎症反应和启动灾难性的脱髓鞘过程来破坏细胞[152]。多发性硬化症的复发经常通过反复大剂量静脉注射糖皮质激素（GS）来治疗，尽管口服和静脉注射剂量产生的暴露量是相等的。糖皮质激素药物治疗已被证明可加速急性多发性硬化症复发患者的功能恢复，但长期功能益处尚未得到证实。目标是防止因缺乏轴突、少突胶质细胞和神经元而导致的进行性组织破坏，从而避免导致永久性功能缺陷[153]。

15.4 用于中枢神经系统疾病的药物递送

针对中枢神经系统疾病有几种治疗方法，如放射疗法（应用放射线）、化学疗法（应用化学物质）、基因疗法（改变基因）、免疫疗法（应用免疫原性剂）和外科手术。所有这些疗法都有其特定的优点和不足[154-157]。目前，药物制剂靶向多个位点，并且能够表现出多药理学特征，这在药物发现过程中是至关重要的。神经系统疾病的特征是脑和脊髓中神经元细胞结构和/或功能的逐渐退化。诸多未知的原因和因素，如人口老龄化，慢性脑部疾病如AD、PD和中风，可能引发伴有多种症状的神经系统问题[158,159]。

直到最近，还没有一种单独的重组蛋白用于治疗中枢神经系统疾病。美国FDA认为，对于中枢神经系统疾病的治疗，药物必须透过血脑屏障，这一点是至关重要的。药物穿过血脑屏障到达脑组织对于有效治疗脑疾病非常重要。因此，在开发治疗大脑疾病的配方时，这是需要考虑的最重要因素之一。为了从血流中穿透血脑屏障，药物分子必须具有特定的分子量、亲脂性和电荷特性。另外，绝大多数小分子（分子量大于500 Da）、蛋白质和肽都无法穿过血脑屏障。血脑屏障还具有额外的酶（胞外酶和胞内酶），它们大量存在于内皮细胞内，以在溶质穿过细胞膜时保护大脑。通常，只有一些具有适当亲脂性、分子量和电荷的分子才能很好地从血液扩散到中枢神经系统中。大约98%的小分子和几乎所有的大分子药物都不能穿过血脑屏障[30]。因此，此类药物化合物或分子必须通过位于内皮细胞腔区的特定转运蛋白和/或受体穿过血脑屏障[158-161]。在过去的25年中，与脑相关的单表位抗体和配体已被用于改变药物递送机制。之前所有的临床试验都失败了，因为它只是使化疗药物更容易进入脑组织。尽管这些药物可能不会立即促进脑功能的恢复，但这些治疗方法可能对于最大限度地减少大脑对创伤产生的神经胶质增生反应至关重要，从而为神经元和轴突的生长铺平道路。评估药物的局部转运有利于跟踪治疗愈合过程对脑功能的影响，然而，将药物递送到大脑已被证明是极其复杂和具有挑战性的[162,163]。

15.4.1 Tau蛋白疗法

Tau蛋白病与许多不同的疾病有关，包括AD、PD、亨廷顿舞蹈症（HD）和许多其他神经元疾病[164]。阿尔茨海默病、进行性核上性麻痹、部分额颞叶痴呆、皮质基底节综合征和慢性创伤性脑病都是tau蛋白病的例子，tau蛋白病是一种进行性神经退行性疾病，以tau蛋白阳性沉积物遍布大脑为特征。全面的神经心理学测试对于检测神经退行性疾病的早期迹象是必要的。AD是淀粉样变性的典型病例，该病症被归类为源自错误折叠蛋白的淀粉样纤维的集合[165]。对逝者进行的尸检程序显示，tau蛋白以由广泛磷酸化组成的不溶性蛋白聚集体的形式出现。此外，正常衰老过程和由tau蛋白病导向的阿尔茨海默病之间的区别还有待了解，甚至AD加速了衰老的进程[166]。维马尔（Vimal）等人制备了纳米偶联物（金-聚乙二醇，Au-PEG），其有助于减少周围环境中tau蛋白的负担，从而最大限度地减少与迁移tau蛋白种子相关的破坏性影响[167]。纳米偶联物提供了一个丰富的资源库，为分析众多的中枢神经系统疾病的血脑屏障的变化提供充足的机会。

尽管在纳米偶联物的体外应用中取得了一些成功，但对于纳米缀合物的体内应用来说，成功有效的靶向仍然是一个挑战。被动靶向的作用对于其成功的生物医学应用是有价值的。金纳米颗粒作为错误折叠的tau蛋白的动力学稳定剂，易于形成蛋白质团簇。这有助于减少磷酸化tau蛋白的寡聚化（图15.4）。错误折叠的蛋白质以细胞内聚集体（如神经元纤维缠结和路易体）或细胞外斑块（如老年斑和朊病毒斑块）的形式积聚，从而导致“蛋白病”。阿尔茨海默病通过两种不同病理特征的出现来诊断——老年斑和神经元纤维缠结。要充分理解AD的病因，需要详细了解负责清除因功能障碍引起的蛋白质聚集的脑细胞。金纳米颗粒不仅实现了纳米伴侣的目的，而且还改变了tau蛋白微管相互作用的蛋白可塑性，以重组与细胞骨架相关的神经元功能（图15.4）[167]。淀粉样蛋白-β的假说与tau蛋白、BACE-1蛋白酶抑制剂以及糖原合成酶激酶3β（GSK3β）激酶抑制剂和许多其他抑制剂都在竞相改进AD的积极治疗方法[167]。目前正在进行临床试验、用于治疗AD的高效且后续有望成功的药物包括活性tau疫苗的应用以及为单一表位设计的抗体的应用。除了使用免疫治疗策略外，还有其他几种治疗tau蛋白的方法，目前正在研究与tau蛋白相关的神经变性。这些包括tau蛋白过度磷酸化的调节、抑制tau蛋白的聚集和控制其变体形式的表达，人们正在等待这些临床研究的结果。然而，复杂的tau蛋白质组及其独特的生物学功能值得进一步探索。

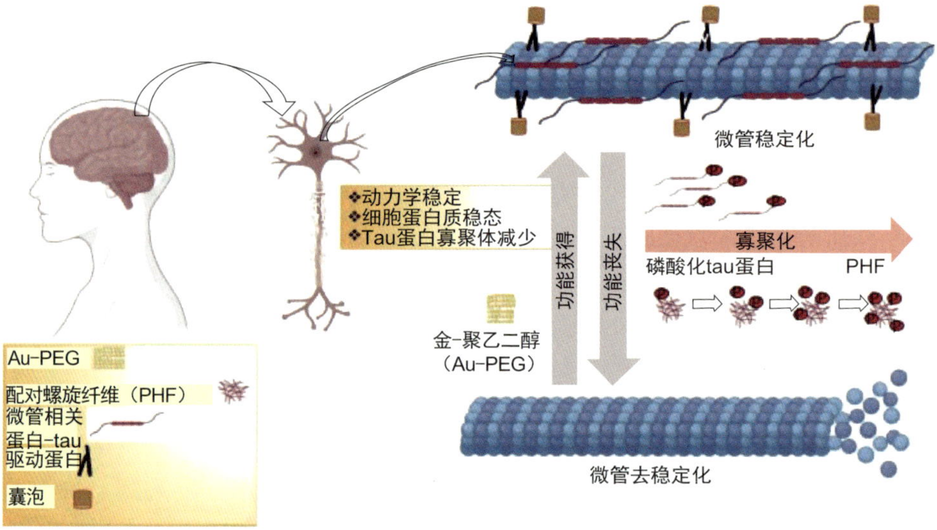

图15.4　基于Au-PEG介导改善的tau蛋白发病机制

过度磷酸化的tau蛋白与微管的结合不如非磷酸化的tau蛋白强，这会导致微管不稳定

15.4.2　免疫疗法

由于大脑功能的复杂性，中枢神经系统相关疾病的治疗一直存在诸多障碍。因此，对于中枢神经系统相关疾病，目前仅有疗效甚微的治疗方法，尚没有强效的治愈手段。在被动免疫疗法的情况下，给予患者可以靶向肿瘤细胞的免疫细胞或抗体。特别是，患者自身的免疫系统没有受到刺激，而是免疫细胞在体外被激活并注射到患者体内。针对特定靶点的外源性免疫球蛋白被用于中枢神经系统相关疾病的治疗。

目前，处理中枢神经系统疾病的技术包括免疫治疗、放疗、化疗、手术治疗和基因治疗，每种治疗策略都有其利弊[156,157]。使用免疫疗法的主动或被动靶向技术是抗癌治疗的重要新兴方法。在肿瘤疫苗和纳米药物的情况下，主动免疫治疗技术刺激非特异性免疫反应。在被动免疫治疗方法中，单克隆抗体的应用也可能导致与有害对应物或与可能是抗肿瘤有效成分的活性免疫试剂的相互作用。在该疾病中，活化的效应T细胞（即调节性T细胞，Tregs）过度表达分子表面标志物（$FOXP3^+$、$CD25^+$以及$CD4^+$）[168]。

15.4.3　基因免疫疗法

基因治疗已成为调节癌基因表达的有效措施[155,169,170]。胶质母细胞瘤的治疗也是使用免疫调节基因疗法制定的方案。免疫调节和基因治疗有助于进入肿瘤环境以进一步实现抗肿瘤免疫应答。Speranza等研究者构建了一种可在宿主细胞内复制的腺病毒载体（AdV- tk），通过递送单纯疱疹病毒胸苷激酶基因（HSV TK），显著增强了抗PD-1疗法在胶质母细胞瘤小鼠模型中的治疗效果[171]。该策略加强了腺病毒载体——胸苷激酶（AdV-tk）和干扰素信号传导，随后程序性死亡配体1（PD-L1）的量增加，使得$CD8^+$ T细胞得以浸润。对于胶质母细胞瘤患者而言，这种辅助治疗成功地将生存率从30%提高到80%[171]。因此，运用协同方法通过免疫治疗来改善免疫应答是重要的。目前由于作为治疗靶点的不同基因和抗原之间存在的差距，而且递送途径仍是胶质瘤治疗的障碍，所以还需要进一步的科学和临床研究来优化辅助治疗。在胶质母细胞瘤患者的病例中，GIT的使用有利于间接抗肿瘤作用和降低对给药的耐药性，但对胶质母细胞瘤的有效和独特基因的了解仍然很少。有趣的是，基因治疗被认为是胶质母细胞瘤的有效治疗方法。

15.4.4 化学疗法

胶质瘤和胶质母细胞瘤是脑内复杂的免疫抑制性肿瘤微环境（TME）。胶质母细胞瘤是一种低免疫原性肿瘤，位于中枢神经系统中T细胞耗竭且具有免疫抑制的微环境的区域。由于药物穿过血脑屏障存在通透性方面的问题，形成抑制性的肿瘤内异质性和肿瘤微环境是一个巨大的挑战。化疗和放疗通常作为多形性胶质母细胞瘤（GBM）的治疗选择[172,173]。

Lollo等将免疫刺激的胞嘧啶-磷酸-鸟嘌呤（CpG）介导的免疫治疗与化疗相结合，以获得高治疗指数，从而减少胶质母细胞瘤的长期复发[174]。他们设计了一种多功能脂质纳米胶囊递送系统，该系统可持续释放免疫刺激CpG试剂和药物紫杉醇（PTX）至神经胶质瘤肿瘤部位。GL261胶质瘤小鼠的原位模型显示，与单独使用CpG和PTX相比，长期给予共载药的脂质纳米胶囊（PTX/CpG）的存活率更高。这表明，对于胶质瘤治疗，免疫-化疗联合治疗方法可能比单纯化疗更有效[174]。

卡迪亚拉（Kadiyala）等人开发了用高密度神经胶质瘤肿瘤特异性抗原修饰的纳米圆盘，其中还含有佐剂和生物活性化合物[175]。高密度脂蛋白（sHDL）纳米圆盘被设计用于免疫-化疗联合疗法，用于递送胞嘧啶-磷酸-鸟嘌呤（CpG）脱氧核苷酸（一种TLR9激动剂）和化疗药物多西他赛（DTX），以靶向神经胶质瘤。纳米圆盘是自组装的合成载脂蛋白Ⅰ肽，有助于靶向GL26同基因神经胶质瘤小鼠的肿瘤。平均尺寸为10～12 nm的DTX-SHDL-CpG纳米圆盘（呈圆盘状）通过将药物递送至肿瘤靶位激活抗肿瘤免疫反应[175]。免疫-化疗联合治疗有诸多益处，例如低复发率、减少耐药性和减少转移。然而，由于肿瘤细胞的异质性且缺乏独特的抗原，免疫治疗的临床试验研究可能会面临挑战。

15.4.5 光免疫疗法

光免疫疗法（PIT）是一种肿瘤治疗方法，包括光动力疗法和免疫疗法[176]。这是一种先进的治疗胶质母细胞瘤的方法，即使用光敏剂与单链抗体片段（SCFv）的中心片段偶联[177]。它是一种免疫疗法，借助光敏剂与靶向SCFv抗体和单克隆抗体相结合。由于光动力疗法（PDT）中的光活化效应，大量的炎症因子（TNF-α和IFN-γ）和活性氧（ROS）的产生[178]结合起来增强胶质母细胞瘤中的抗肿瘤免疫[179,180]。表皮生长因子受体（EGFR）的改变（错义突变、缺失突变和扩增突变）可部分诱导胶质母细胞瘤，调节肿瘤表面的EGFR表达模式可加速胶质母细胞瘤的基因突变[181]。

Huang等人倾向于使用聚乳酸-羟基乙酸共聚物（PLGA），其改善了向肿瘤细胞的光免疫偶联物（PIC）递送，消除了PIT功效的潜在障碍[182]。聚乳酸-羟基乙酸共聚物纳米颗粒（PLGA NPs）与光免疫偶联物苯并卟啉衍生物和西妥昔单抗结合。当用活化的光免疫偶联物纳米颗粒照射时，EGFR阳性U87细胞显示出细胞毒性[182]。基本上，与传统的光免疫偶联物相比，纳米技术的运用改善了常规治疗效果。总体而言，与经典的光动力疗法相比，光免疫疗法已经发展成为有前途的肿瘤靶向治疗，因为其互补抗体附着在纳米颗粒表面。光免疫疗法增加了光敏剂向肿瘤的递送，从而增强了光活化细胞毒性和肿瘤收缩。类似的研究工作表明，对非肿瘤细胞的微小损伤也增强了这种方法的免疫效果[180]。光激活纳米制剂显示出更高的靶向能力并减少肿瘤转移和复发。然而，在光敏剂与抗体偶联这一领域的进一步研究是必要的，以克服药物递送实践中的缺陷。在表15.1中，我们总结了正在进行的使用不同方法绕过血脑屏障的临床试验。

表15.1 正在进行的使用不同方法绕过血脑屏障以治疗中枢神经系统疾病的临床试验

治疗策略： 中枢神经系统疾病	治疗作用	局限性
脑肿瘤靶向递送：细胞毒性药物[183-186]	• 替莫唑胺具有100%的口服生物利用度 • 亚硝基脲和替莫唑胺具有穿过血脑屏障的能力 • 研究了亚硝脲类化疗联合放疗的临床疗效 • 依托泊苷和铂盐联合使用的临床疗效，以及较新的铂衍生物（例如奥沙利铂），其对耐药肿瘤具有活性	• 恶心，骨髓抑制，肝毒性，DOX，心脏毒性，顺铂肾毒性，及其他严重的不良反应 • 在大多数情况下，使用静脉注射
脑肿瘤靶向递送：VEGFR抑制剂[187]	• 口服给药，可以获得指示肿瘤对VEGF抑制的反应性的生物标志物，血管正常化可以降低组织间隙液压并允许更好的药物渗透 • 肿瘤内缺氧减少，治疗耐受性良好	• 单一疗法导致肿瘤持续进展

续表

治疗策略： 中枢神经系统疾病	治疗作用	局限性
脑肿瘤靶向递送：抗 VEGF 抗体[188]	• 在异种移植模型中，观察到体积缩小，单药治疗也有良好的临床疗效	• 严重毒性，特别是与伊立替康联合使用时 • 在大多数情况下，使用静脉注射
脑肿瘤靶向递送：EGFR 抑制剂[189]	• EGFR 抑制反应表型的识别是一种可能	• 单一疗法（包括联合疗法和放射疗法）的疗效有限，且不良反应严重

15.5 发展前景

尽管现有的几种疗法可用于治疗许多神经退行性疾病，但没有一种疗法能逆转疾病并带来更显著的临床疗效，因此只能用作姑息治疗手段[190]。尽管纳米技术发展迅速，并且纳米粒子是有可能彻底改变多种疾病的治疗、成像和早期检测的实体，但必须解决一些固有的问题。在设计治疗方案时应考虑毒理学。关于聚合物的归宿和对神经元细胞的长期毒性方面的数据很少，包括纳米颗粒形式的聚合物的免疫原性、血液相容性、网状内皮系统（RES）捕获和脑内沉积情况[191-193]。纳米颗粒包括各种药物递送系统，例如脂质体、聚合物纳米颗粒、胶束等，这些系统提供了一种成功的策略，因为它们具有靶向血脑屏障的特定能力，并且有助于比单独的药物更有效地将治疗剂递送到大脑。例如，已有研究表明，当适当的配体锚定在表面上以充分利用在血脑屏障上过度表达的受体时，纳米载体已显示出有效地突破血脑屏障并将姜黄素递送到脑内的相应部位。除了药物递送系统之外，理想的脑部药物递送可以通过使用正确的给药途径来实现。将“系统靶向给药”作为治疗脑肿瘤的手段研究前景广阔。它将有助于填补我们对脑肿瘤的临床和病理状况方面的知识空白，为各种靶向选择奠定基础。针对治疗脑肿瘤的优化药物递送方法可以进一步考虑脑肿瘤微环境的特征以提供更好的治疗结果。

15.6 结论

纳米辅助靶向药物递送是治疗中枢神经系统疾病的一种很有前途的方法。可能的优势包括优化药物分布、非侵入性给药、降低全身毒性、改善治疗结果和提高依从性。未来，研究人员应探索细胞器和器官靶向递送，以进一步提高中枢神经系统疾病的治疗水平。利用多学科科学治疗胶质母细胞瘤的新方法聚焦于纳米生物技术、免疫疗法、基因疗法和光免疫疗法。纳米药物为药物向特定靶标的递送以及药物分子与靶标受体的相互作用提供了新的视角，从而导致肿瘤对特定的药物产生耐受性。纳米科学的最新进展通过使用联合用药改善患者的适应性免疫和先天免疫能力，以对抗胶质母细胞瘤。通过采用生物可降解材料（水溶性水凝胶及基质）与刺激响应型纳米材料（如pH、温度敏感型），上述治疗方法的疗效得到进一步提升。在免疫治疗过程中必须克服的中枢神经系统挑战包括由于患者年龄、性别、疾病原因和患者病情严重程度而产生的不同作用机制。尽管靶向递送使用配体来靶向病理部位，但在临床实践之前，这些生物相容性配体还有待进一步评估。此外，基于金属的纳米粒子疗法是治疗神经退行性疾病和脑损伤的潜在方法。必须监测靶位点、调整剂量、佐剂并遵循临床方案以成功给药，从而将基于纳米的免疫疗法引入临床试验。联合治疗和这种靶向药物递送的优化需要在疾病的早期阶段进行，以获得更好的治疗结果，这在处理脑肿瘤、脑损伤和中枢神经系统疾病中可能有更关键的作用。

参考文献

[1] Feynman R P. (1960). There's plenty of room at the bottom. *Eng. Sci. (CalTech)* 594 (23): 22-36.

[2] Jain K K. (2006). Role of nanotechnology in developing new therapies for diseases of the nervous system. *Nanomedicine (Lond.)* 1 (1): 9-12.

[3] Modi G, Pillay V and Choonara Y E. (2010). Advances in the tretment of neurodegenerative disorders employing nanotechnology. *Ann. N. Y. Sci.* 1184: 154-172.

[4] Silva G A. (2006). Neuroscience nanotechnology: progress, opportunities and challenges. *Nat. Rev. Neurosci.* 7 (1): 65-74.

[5] Bouffet E, Tabori U, Huang A and Bartels U. (2010). Possibilities of new therapeutic strategies in brain tumors. *Cancer Treat. Rev.* 36 (4): 335-341.

[6] Nicholas M K, Lukas R V, Chmura S, et al. (2011). Molecular heterogeneity in glioblastoma: therapeutic opportunities and challenges. *Sem. Oncol.* 38 (2): 243-253.

[7] Behin A, Hoang-Xuan K, Carpentier, A F and Delattre J Y. (2003). Primary brain tumours in adults. *Lancet* 361 (9354): 323-331.

[8] Allard E, Passirani C and Benoit J P. (2009). Convection-enhanced delivery of nanocarriers for the treatment of brain tumors. *Biomaterials* 30 (12): 2302-2318.

[9] Louis D N, Perry A, Reifenberger G, et al. (2016). The 2016 World Health Organization classification of tumors of the central nervous system: a summary. *Acta Neuropathol.* 131 (6): 803-820.

[10] www.cdc.gov/uscs/cancer (accessed 7 July 2020).

[11] Nussbaum E S, Djalilian H R, Cho K H and Hall W A. (1996). Brain metastases: histology, multiplicity, surgery and survival. *Cancer* 78 (8): 1781-1788.

[12] Laws E R, Parney I F, Huang W, et al. (2003). Survival following surgery and prognostic factors for recently diagnosed malignant glioma: data from the Glioma Outcomes Project. *J. Neurosurg.* 99 (3): 467-473.

[13] Liu Y and Lu W. (2012). Recent advances in brain tumor-targeted nano-drug delivery systems. *Expert Opin. Drug Deliv.* 9 (6): 671-686.

[14] Parrish K E, Sarkaria J N and Elmquist W F. (2015). Improving drug delivery to primary and metastatic brain tumors: strategies to overcome the blood-brain barrier. *Clin. Pharmacol. Therapeutics* 97 (4): 336-346.

[15] Fidler I J. (2011). The role of the organ microenvironment in brain metastasis. *Semin. Cancer Biol.* 21 (2): 107-112.

[16] Arko L, Katsyv I, Park G E, et al. (2010). Experimental approaches for the treatment of malignant gliomas. *Pharmacol. Ther.* 128 (1): 1-36.

[17] Pathan S A, Iqbal Z, Zaidi S, et al. (2009). CNS drug delivery systems: novel approaches. *Recent Pat. Drug Deliv. Formul.* 3 (1): 71-89.

[18] Cardoso F L, Brites D and Brito M A. (2010). Looking at the blood-brain barrier: molecular anatomy and possible investigation approaches. *Brain Res. Rev.* 64 (2): 328-363.

[19] Abbott N J, Patabendige A A, Dolman D E, et al. (2010). Structure and function of the blood-brain barrier. *Neurobiol. Dis.* 37 (1): 13-25.

[20] Ge S, Song L and Pachter J S. (2005). Where is the blood-brain barrier really? *J. Neurosci. Res.* 79 (4): 421-427.

[21] Preston J E, Abbott N J and Begley D J. (2014). Transcytosis of macromolecules at the blood-brain barrier. *Adv. Pharmacol.* 71: 147-163.

[22] Descamps L, Dehouck M P, Torpier G and Cecchelli R. (1996). Receptor-mediated transcytosis of transferrin through blood-brain barrier endothelial cells. *Am. J. Physiol.-Heart Circ. Physiol.* 270 (4): H1149-H1158.

[23] Booth R. and Kim H. (2012). Characterization of a microfluidic in vitro model of the blood-brain barrier (μBBB). *Lab Chip* 12 (10): 1784-1792.

[24] Khan M, Sherwani S, Khan S, et al. (2021). Insights into multifunctional nanoparticle-based drug delivery systems for glioblastoma treatment. *Molecules* 26 (8): 2262.

[25] Zhao X, Ye Y Ge S, et al. (2020). Cellular and molecular targeted drug delivery in central nervous system cancers: advances in targeting strategies. *Curr. Top. Med. Chem.* 20 (30): 2762-2776.

[26] Zlokovic B V. (2008). The blood-brain barrier in health and chronic neurodegenerative disorders. *Neuron* 57 (2): 178-201.

[27] Dyrna F, Hanske S, Krueger M and Bechmann I. (2013). The blood-brain barrier. *J. Neuroimmune Pharmacol.* 8 (4): 763-773.

[28] Hendricks B K, Cohen-Gadol, A A and Miller J C. (2015). Novel delivery methods bypassing

the blood-brain and blood-tumor barriers. *Neurosurg. Focus* 38 (3): E10.

[29] Pandit R, Chen L and Gotz J. (2020). The blood-brain barrier: physiology and strategies for drug delivery. *Adv. Drug Deliv. Rev.* 165: 1-14.

[30] Bukari B, Samarasinghe R M, Noibanchong J and Shigdar S L. (2020). Non-invasive delivery of therapeutics into the brain: the potential of aptamers for targeted delivery. *Biomedicine* 8 (5): 120.

[31] Cooley M, Chhabra, S R and Williams P. (2008). *N*-Acylhomoserine lactone-mediated quorum sensing: a twist in the tail and a blow for host immunity. *Chem. Biol.* 15 (11): 1141-1147.

[32] Guo L, Fan L, Pang Z, et al. (2011). TRAIL and doxorubicin combination enhances anti-glioblastoma effect based on passive tumor targeting of liposomes. *J. Control. Release* 154 (1): 93-102.

[33] Pham W, Zhao B Q, Lo E H, et al. (2005). Crossing the blood-brain barrier: a potential application of myristoylated polyarginine for in vivo neuroimaging. *Neuroimage* 28 (1): 287-292.

[34] He H, Li Y, Jia X R, et al. (2011). PEGylated poly(amidoamine) dendrimer-based dual-targeting carrier for treating brain tumors. *Biomaterials* 32 (2): 478-487.

[35] Salata O V. (2004). Applications of NPs in biology and medicine. *J. Nanobiotechnol.* 2 (1): 3.

[36] Rauf M A, Rehman F U, Zheng M and Shi B. (2019). The strategies of nanomaterials for traversing blood-brain barrier. In: *Nanomedicine in Brain Diseases* (ed. X. Xue), 29-57. Singapore: Springer.

[37] Zhan C, Yan Z, Xie C and Lu W. (2010). Loop 2 of *Ophiophagus hannah* toxin b binds with neuronal nicotinic acetylcholine receptors and enhances intracranial drug delivery. *Mol. Pharm.* 7 (6): 1940-1947.

[38] Zhan C, Li B, Hu L, et al. (2011). Micelle-based brain-targeted drug delivery enabled by a nicotine acetylcholine receptor ligand. *Angew. Chem.* 123 (24): 5596-5599.

[39] Li J, Feng L, Fan L, et al. (2011). Targeting the brain with PEG-PLGA NPs modified with phage-displayed peptides. *Biomaterials* 32 (21): 4943-4950.

[40] Lu W, Wan J, She Z and Jiang X. (2007). Brain delivery property and accelerated blood clearance of cationic albumin conjugated pegylated NP. *J. Control. Release* 118 (1): 38-53.

[41] Tao X, Li Y, Hu Q, et al. (2018). Preparation and drug release study of novel nanopharmaceuticals with polysorbate 80 surface adsorption. *J. Nanomater.* 2018: 11. https://doi.org/10.1155/2018/4718045.

[42] Dhanikula R S, Argaw A, Bouchard J F and Hildgen P. (2008). Methotrexate loaded polyether-copolyester dendrimers for the treatment of gliomas: enhanced efficacy and intratumoral transport capability. *Mol. Pharm.* 5 (1): 105-116.

[43] Han L, Zhang A, Wang H, et al. (2010). Tat-BMPs-PAMAM conjugates enhance therapeutic effect of small interference RNA on U251 glioma cells in vitro and in vivo. *Hum. Gene Ther.* 21 (4): 417-426. doi: 10.1089/hum.2009.087. PMID: 19899955.

[44] Huang S, Li J, Han L, et al. (2011). Dual targeting effect of Angiopep-2-modified, DNA-loaded NPs for glioma. *Biomaterials* 32 (28): 6832-6838.

[45] Xiang Y, Wu Q, Liang L, et al. (2012). Chlorotoxin-modified stealth liposomes encapsulating levodopa for the targeting delivery against Parkinson's disease in the MPTP-induced mice model. *J Drug Target.* 20 (1): 67-75. https://doi.org/10.3109/1061186X.2011.595490. PMID: 22149216.

[46] Veiseh O, Sun C, Gunn J, et al. (2005). Optical and MRI multifunctional nanoprobe for targeting gliomas. *Nano Lett.* 5 (6): 1003-1008.

[47] Pang Z, Feng L, Hua R, et al. (2010). Lactoferrin-conjugated biodegradable polymersome holding doxorubicin and tetrandrine for chemotherapy of glioma rats. *Mol. Pharm.* 7 (6): 1995-2005.

[48] Guo J, Gao X, Su L, et al. (2011). Aptamer-functionalized PEG-PLGA NPs for enhanced anti-glioma drug delivery. *Biomaterials* 32 (31): 8010-8020.

[49] Bernardi A, Bavaresco L, Wink M R, et al. (2007). Indomethacin stimulates activity and expression of ecto-5′-nucleotidase/CD73 in glioma cell lines. *Eur. J. Pharmacol.* 569 (1-2): 8-15.

[50] Cole A J, David A E, Wang J, et al. (2011). Magnetic brain tumor targeting and biodistribution of long-circulating PEG-modified, cross-linked starch-coated iron oxide NPs. *Biomaterials* 32 (26): 6291-6301.

[51] Cheng Y, Meyers J D, Agnes R S, et al. (2011). Addressing brain tumors with targeted gold NPs: a new gold standard for hydrophobic drug delivery? *Small* 7 (16): 2301-2306.

[52] Walker J E. (1983). Glutamate, GABA and CNS disease: a review. *Neurochem. Res.* 8 (4): 521-550.

[53] Teng Y D. (2014). For neural therapy and repair. *Cell Transplant.* 23 (6): 761-790.

[54] Emard J F, Thouez J P and Gauvreau D. (1995). Neurodegenerative diseases and risk factors: a literature review. *Soc. Sci. Med.* 40 (6): 847-858.

[55] https://www.who.int/mediacentre/news/releases/2007/pr04/en/ (accessed 9 November 2020).

[56] Tan C C, Yu J T, Wang H F, et al. (2014). Efficacy and safety of donepezil, galantamine, rivastigmine and memantine for the treatment of Alzheimer's disease: a systematic review and meta-analysis. *J. Alzheimers Dis.* 41 (2): 615-631.

[57] Olanow C W. and Stocchi F. (2016, 2016). Safinamide: a new therapeutic option to address motor symptoms and motor complications in mid-to late-stage Parkinson's disease. *Eur. Neurol. Rev.* 11 (Suppl. 2): 2-15.

[58] Tanzi R E and Bertram L. (2001). New frontiers in Alzheimer's disease genetics. *Neuron* 32 (2): 181-184.

[59] Younkin S G. (1998). The role of Aβ42 in Alzheimer's disease. *J. Physiol.-Paris* 92 (3-4): 289-292.

[60] Bush A I. (2003). The metallobiology of Alzheimer's disease. *Trends Neurosci.* 26 (4): 207-214.

[61] Brendza R P, Bacskai, B J, Cirrito J R, et al. (2005). Anti-Aβ antibody treatment promotes the rapid recovery of amyloid-associated neuritic dystrophy in PDAPP transgenic mice. *J. Clin. Invest.* 115 (2): 428-433.

[62] Sun P, Xiao Y, Di Q, et al. (2020). Transferrin receptor-targeted PEG-PLA polymeric micelles for chemotherapy against glioblastoma multiforme. *Int. J. Nanomed.* 15: 6673.

[63] Chauhan N B, Davis F and Xiao C. (2011). Wheat germ agglutinin enhanced cerebral uptake of anti-Aβ antibody after intranasal administration in 5XFAD mice. *Vaccine* 29 (44): 7631-7637.

[64] Ono K, Hasegawa K, Naiki H and Yamada M. (2004). Curcumin has potent anti-amyloidogenic effects for Alzheimer's β-amyloid fibrils in vitro. *J. Neurosci. Res.* 75 (6): 742-750.

[65] Yang F, Lim G P, Begum A N, et al. (2005). Curcumin inhibits formation of amyloid β oligomers and fibrils, binds plaques and reduces amyloid in vivo. *J. Biol. Chem.* 280 (7): 5892-5901.

[66] Mulik R S, Monkkonen J, Juvonen R O, et al. (2010). ApoE3 mediated poly(butyl) cyanoacrylate NPs containing curcumin: study of enhanced activity of curcumin against beta amyloid induced cytotoxicity using in vitro cell culture model. *Mol. Pharm.* 7 (3): 815-825.

[67] Mathew A, Fukuda T, Nagaoka Y, et al. (2012). Curcumin loaded-PLGA NPs conjugated with Tet-1 peptide for potential use in Alzheimer's disease. *PLoS One* 7 (3): e32616.

[68] Sharma M, Dube T, Chibh S, et al. (2019). Nanotheranostics, a future remedy of neurological disorders. *Expert Opin. Drug Deliv.* 16 (2): 113-128.

[69] Bonda D J, Wang X, Perry G, et al. (2010). Oxidative stress in Alzheimer's disease: a possibility for prevention. *Neuropharmacology* 59 (4-5): 290-294.

[70] Perry G, Cash A D and Smith M A. (2002). Alzheimer disease and oxidative stress. *J. Biomed. Biotechnol.* 2: 542340. https://doi.org/10.1155/S1110724302203010.

[71] Cui Z, Lockman P R, Atwood C S, et al. (2005). Novel D-penicillamine carrying NPs for metal chelation therapy in Alzheimer's and other CNS diseases. *Eur. J. Pharm. Biopharm.* 59 (2): 263-272.

[72] Babic T. (1999). The cholinergic hypothesis of Alzheimer's disease: a review of progress. *J. Neurol. Neurosurg. Psychiatry* 67 (4): 558-558.

[73] Grossberg S. (2017). Acetylcholine neuromodulation in normal and abnormal learning and memory: vigilance control in waking, sleep, autism, amnesia and Alzheimer's disease. *Front. Neural Circ.* 11: 82.

[74] Bonda D J, Lee H G, Blair, J A, et al. (2011). Role of metal dyshomeostasis in Alzheimer's disease. *Metallomics* 3 (3): 267-270.

[75] Yu Y, Pang Z, Lu W, et al. (2012). Self-assembled polymersomes conjugated with lactoferrin as novel drug carriers for brain delivery. *Pharm. Res.* 29 (1): 83-96.

[76] Zhang C, Wan X, Zheng X, et al. (2014). Dual-functional nanoparticles targeting amyloid plaques in the brains of Alzheimer's disease mice. *Biomaterials* 35 (1): 456-465.

[77] Li J, Feng L, Fan L, et al. (2011). Targeting the brain with PEG-PLGA nanoparticles modified with phage-displayed peptides. *Biomaterials* 32 (21): 4943-4950.

[78] Gao H, Pang Z and Jiang X. (2013). Targeted delivery of nano-therapeutics for major disorders of the central nervous system. *Pharm. Res.* 30 (10): 2485-2498.

[79] Tam D Y, Ho J W T, Chan M S, et al. (2020). Penetrating the blood-brain barrier by self-assembled 3D DNA nanocages as drug delivery vehicles for brain cancer therapy. *ACS Appl. Mater. Interfaces* 12 (26): 28928-28940.

[80] Pang Z Q, Fan L, Hu K L, et al. (2010). Effect of lactoferrin- and transferrin-conjugated polymersomes in brain targeting: in vitro and in vivo evaluations. *Acta Pharmacol. Sin.* 31 (2): 237-243.

[81] Mishima K, Tsukikawa H, Miura I, et al. (2003). Ameliorative effect of NC-1900, a new AVP4-9 analog, through vasopressin V1A receptor on scopolamine-induced impairments of spatial memory in the eight-arm radial maze. *Neuropharmacology* 44 (4): 541-552.

[82] Wu H, Hu K and Jiang X. (2008). From nose to brain: understanding transport capacity and transport rate of drugs. *Expert Opin. Drug Deliv.* 5 (10): 1159-1168.

[83] Gao X, Wu B, Zhang Q, et al. (2007). Brain delivery of vasoactive intestinal peptide enhanced with the NPsconjugated with wheat germ agglutinin following intranasal administration. *J. Control. Release* 121 (3): 156-167.

[84] Gao X, Tao W, Lu W, et al. (2006). Lectin-conjugated PEG-PLA NPs: preparation and brain delivery after intranasal administration. *Biomaterials* 27 (18): 3482-3490.

[85] Li J, Wu H, Hong J, et al. (2008). Odorranalectin is a small peptide lectin with potential for drug delivery and targeting. *PLoS One* 3 (6): e2381.

[86] Wu H, Li J, Zhang Q, et al. (2012). A novel small odorranalectin-bearing cubosomes: preparation, brain delivery and pharmacodynamic study on Aβ25-35-treated rats following intranasal administration. *Eur. J. Pharm. Biopharm.* 80 (2): 368-378.

[87] Srikanth M and Kessler J A. (2012). Nanotechnology—novel therapeutics for CNS disorders. *Nat. Rev. Neurol.* 8 (6): 307-318.

[88] Soler R, Fullhase C, Hanson A, et al. (2012). Stem cell therapy ameliorates bladder dysfunction in an animal model of Parkinson disease. *J. Urol.* 187 (4): 1491-1497.

[89] Alonso-Frech F, Sanahuja J J and Rodriguez A M. (2011). Exercise and physical therapy in early management of Parkinson's disease. *Neurologist* 17: S47-S53.

[90] Ron D. and Janak P H. (2005). GDNF and addiction. *Rev. Neurosci.* 16 (4): 277-286.

[91] Abuirmeileh A, Lever R, Kingsbury A E, et al. (2007). The corticotrophin-releasing factor-like peptide urocortin reverses key deficits in two rodent models of Parkinson's disease. *Eur. J. Neurosci.* 26 (2): 417-423.

[92] Hu K, Li J, Shen Y, et al. (2009). Lactoferrin-conjugated PEG-PLA NPs with improved brain delivery: in vitro and in vivo evaluations. *J. Control. Release* 134 (1): 55-61.

[93] Hu K, Shi Y, Jiang W, et al. (2011). Lactoferrin conjugated PEG-PLGA NPs for brain delivery: preparation, characterization and efficacy in Parkinson's disease. *Int. J. Pharm.* 415 (1-2): 273-283.

[94] Huang R, Han L, Li J, et al. (2009). Neuroprotection in a 6-hydroxydopamine-lesioned Parkinson model using lactoferrin-modified NPs. *J. Gene Med. A* 11 (9): 754-763.

[95] Wen Z, Yan Z, Hu K, et al. (2011). Odorranalectin-conjugated NPs: preparation, brain delivery and pharmacodynamic study on Parkinson's disease following intranasal administration. *J. Control. Release* 151 (2): 131-138.

[96] Kordower J H. and Bjorklund A. (2013). Trophic factor gene therapy for Parkinson's disease.

Mov. Disord. 28 (1): 96-109.

[97] Zhang Y, Schlachetzki F, Zhang Y F, et al. (2004). Normalization of striatal tyrosine hydroxylase and reversal of motor impairment in experimental parkinsonism with intravenous nonviral gene therapy and a brain-specific promoter. *Hum. Gene Ther.* 15 (4): 339-350.

[98] Luk K C and Lee, V M Y. (2014). Modeling Lewy pathology propagation in Parkinson's disease. *Parkinsonism Relat. Disord.* 20: S85-S87.

[99] Gibb W R. and Lees A. (1988). The relevance of the Lewy body to the pathogenesis of idiopathic Parkinson's disease. *J. Neurol. Neurosurg. Psychiatry* 51 (6): 745-752.

[100] Kumari S, Ahsan S M, Kumar J M, et al. (2017). Overcoming blood-brain barrier with a dual purpose Temozolomide loaded Lactoferrin NPs for combating glioma (SERP-17-12433). *Sci. Rep.* 7 (1): 1-13.

[101] Patil P M, Chaudhari P D, Sahu M and Duragkar N J. (2012). Review article on gene therapy. *Res. J. Pharmacol. Pharmacodyn.* 4 (2): 77-83.

[102] Mandel R J, Burger C and Snyder R O. (2008). Viral vectors for in vivo gene transfer in Parkinson's disease: properties and clinical grade production. *Exp. Neurol.* 209 (1): 58-71.

[103] Davidson B L. and Breakefield X O. (2003). Viral vectors for gene delivery to the nervous system. *Nat. Rev. Neurosci.* 4 (5): 353-364.

[104] Cooke M J, Wang Y, Morshead C M and Shoichet M S. (2011). Controlled epi-cortical delivery of epidermal growth factor for the stimulation of endogenous neural stem cell proliferation in stroke-injured brain. *Biomaterials* 32 (24): 5688-5697.

[105] Gupta A, Nair S, Schweitzer A D, et al. (2012). Neuroimaging of cerebrovascular disease in the aging brain. *Aging Dis.* 3 (5): 414.

[106] Tong X, Yang Q, Ritchey M D, et al. (2019). Peer reviewed: the burden of cerebrovascular disease in the United States. *Prevent. Chronic Dis.* 16: https://doi.org/10.5888/pcd16.180411.

[107] Sun Y, Feng X, Ding Y, et al. (2019). Phased treatment strategies for cerebral ischemia based on glutamate receptors. *Front. Cell. Neurosci.* 13: 168.

[108] Bendix Johnsen K, Burkhart A, Bohn Thomsen L and Andresen T. (2019). Targeting the transferrin receptor for brain drug delivery. *Prog. Neurobiol.* 181: 101665.

[109] Zhang Y and Pardridge W M. (2001). Conjugation of brain-derived neurotrophic factor to a blood-brain barrier drug targeting system enables neuroprotection in regional brain ischemia following intravenous injection of the neurotrophin. *Brain Res.* 889 (1-2): 49-56.

[110] Kamarudin S N, Iezhitsa I, Tripathy M, et al. (2020). Neuroprotective effect of poly(lactic-*co*-glycolic acid) NP-bound brain-derived neurotrophic factor in a permanent middle cerebral artery occlusion model of ischemia in rats. *Acta Neurobiol. Exp.* 80: 1-18.

[111] Song B W, Vinters H V, Wu D and Pardridge W M. (2002). Enhanced neuroprotective effects of basic fibroblast growth factor in regional brain ischemia after conjugation to a blood-brain barrier delivery vector. *J. Pharmacol. Experimental Therapeutics* 301 (2): 605-610.

[112] Jain K K. (2000). Neuroprotection in cerebrovascular disease. *Expert Opin. Investig. Drugs* 9 (4): 695-711.

[113] Lewen A, Matz P and Chan P H. (2000). Free radical pathways in CNS injury. *J. Neurotrauma* 17 (10): 871-890.

[114] Siesjo B K, Zhao Q, Pahlmark K, et al. (1995). Glutamate, calcium and free radicals as mediators of ischemic brain damage. *Ann. Thorac. Surg.* 59 (5): 1316-1320.

[115] Gulati A, Barve A and Sen A P. (1999). Pharmacology of hemoglobin therapeutics. *J. Lab. Clin. Med.* 133 (2): 112-119.

[116] Vandegriff K D, Malavalli A and Olsen S D. (2018). Diaspirin Crosslinked Pegylated Hemoglobin. US atent No. 10, 029, 001. Washington, DC: U.S. Patent and Trademark Office.

[117] Lee J, Lee J, Yoon S and Nho K. (2006). Pharmacokinetics of 125I-radiolabelled PEG-hemoglobin SB1. *Artif. Cells, Blood Substit. Biotechnol.* 34 (3): 277-292.

[118] Ji H J, Chai H Y, Nahm S S, et al. (2007). Neuroprotective effects of the novel polyethylene glycol-hemoglobin conjugate SB1 on experimental cerebral thromboembolism in rats. *Eur. J. Pharmacol.* 566 (1-3): 83-87.

[119] Erlandsson A, Lin C H A, Yu F and Morshead C M. (2011). Immunosuppression promotes endogenous neural stem and progenitor cell migration and tissue regeneration after ischemic injury. *Exp. Neurol.* 230 (1): 48-57.

[120] Kolb B, Morshead C, Gonzalez C, et al. (2007). Growth factor-stimulated generation of new cortical tissue and functional recovery after stroke damage to the motor cortex of rats. *J. Cereb. Blood Flow Metab.* 27 (5): 983-997.

[121] Wang Y, Cooke M J, Lapitsky Y, et al. (2011). Transport of epidermal growth factor in the stroke-injured brain. *J. Control. Release* 149 (3): 225-235.

[122] Wang Y, Cooke M J, Morshead C M and Shoichet M S. (2012). Hydrogel delivery of erythropoietin to the brain for endogenous stem cell stimulation after stroke injury. *Biomaterials* 33 (9): 2681-2692.

[123] Sun Y, Jin K, Xie L, et al. (2003). VEGF-induced neuroprotection, neurogenesis and angiogenesis after focal cerebral ischemia. *J. Clin. Invest.* 111 (12): 1843-1851.

[124] Zhao H, Bao X J, Wang R Z, et al. (2011). Postacute ischemia vascular endothelial growth factor transfer by transferrin-targeted liposomes attenuates ischemic brain injury after experimental stroke in rats. *Hum. Gene Ther.* 22 (2): 207-215.

[125] Hassanzadeh P, Arbabi E, Atyabi F and Dinarvand R. (2017). Nerve growth factor-carbon nanotube complex exerts prolonged protective effects in an in vitro model of ischemic stroke. *Life Sci.* 179: 15-22.

[126] Al-Jamal K T, Gherardini L, Bardi G, et al. (2011). Functional motor recovery from brain ischemic insult by carbon nanotube-mediated siRNA silencing. *Proc. Natl. Acad. Sci. U.S.A.* 108 (27): 10952-10957.

[127] Budihardjo I, Oliver H, Lutter M, et al. (1999). Biochemical pathways of caspase activation during apoptosis. *Annu. Rev. Cell Dev. Biol.* 15 (1): 269-290.

[128] Patel S S and Udayabanu M. (2017). Effect of natural products on diabetes associated neurological disorders. *Rev. Neurosci.* 28 (3): 271-293.

[129] Yenari M A and Han H S. (2012). Neuroprotective mechanisms of hypothermia in brain ischaemia. *Nat. Rev. Neurosci.* 13 (4): 267-278.

[130] Margulies S. and Hicks R. (2009). Combination therapies for traumatic brain injury: prospective considerations. *J. Neurotrauma* 26 (6): 925-939.

[131] Wong K T. (2020). *Emerging CNS Infections. Infections of the Central Nervous System: Pathology & Genetics* (ed. K.T. Wong), 505-514. Kuala Lumpur, Malaysia: Department of Pathology, Faculty of Medicine, University of Malaya.

[132] Huang S H. and Jong A Y. (2001). Cellular mechanisms of microbial proteins contributing to invasion of the blood-brain barrier: MicroReview. *Cell. Microbiol.* 3 (5): 277-287.

[133] Bicker J, Alves G, Fortuna A and Falcao A. (2014). Blood-brain barrier models and their relevance for a successful development of CNS drug delivery systems: a review. *Eur. J. Pharm. Biopharm.* 87 (3): 409-432.

[134] Casadevall A. (2010). Cryptococci at the brain gate: break and enter or use a Trojan horse? *J. Clin. Invest.* 120 (5): 1389-1392.

[135] Santiago-Tirado F H and Doering T L. (2017). False friends: phagocytes as Trojan horses in microbial brain infections. *PLoS Pathog.* 13 (12): e1006680.

[136] Wang Y and Kim K S. (2002). Role of OmpA and IbeB in *Escherichia coli* K1 invasion of brain microvascular endothelial cells in vitro and in vivo. *Pediatr. Res.* 51 (5): 559-563.

[137] Badger J L, Stins M F and Kim K S. (1999). *Citrobacter freundii* invades and replicates in human brain microvascular endothelial cells. *Infect. Immun.* 67 (8): 4208-4215.

[138] Liu N Q, Lossinsky A S, Popik W, et al. (2002). Human immunodeficiency virus Type 1 enters brain microvascular endothelia by macropinocytosis dependent on lipid rafts and the mitogen-activated protein kinase signaling pathway. *J. Virol.* 76 (13): 6689-6700.

[139] Bobardt M D, Salmon P, Wang L, et al. (2004). Contribution of proteoglycans to human immunodeficiency virus Type 1 brain invasion. *J. Virol.* 78 (12): 6567-6584.

[140] Ring A, Weiser J N and Tuomanen E I. (1998). Pneumococcal trafficking across the blood-brain barrier. Molecular analysis of a novel bidirectional pathway. *J. Clin. Invest.* 102 (2): 347-360.

[141] Banks W A, Freed E O, Wolf K M, et al. (2001). Transport of human immunodeficiency virus Type 1 pseudoviruses across the blood-brain barrier: role of envelope proteins and adsorptive endocytosis. *J. Virol.* 75 (10): 4681-4691.

[142] Wolka A M, Huber J D and Davis T P. (2003). Pain and the blood-brain barrier: obstacles to drug delivery. *Adv. Drug Deliv. Rev.* 55 (8): 987-1006.

[143] Zhang Y L, Ouyang Y B, Liu L G and Chen D X. (2015). Blood-brain barrier and neuro-AIDS. *Eur. Rev. Med. Pharmacol. Sci.* 19 (24): 4927-4939.

[144] Saxena S K, Tiwari S and Nair M P. (2012). Nanotherapeutics: emerging competent technology in neuroAIDS and CNS drug delivery. *Nanomedicine* 7 (7): 941-944.

[145] Pedemonte E, Mancardi G, Giunti D, et al. (2006). Mechanisms of the adaptive immune response inside the central nervous system during inflammatory and autoimmune diseases. *Pharmacol. Ther.* 111 (3): 555-566.

[146] Saxena S K, Maurya V K, Kumar S and Bhatt M L. (2020). Modern approaches in nanomedicine for NeuroAIDS and CNS drug delivery. In: *NanoBioMedicine* (ed. S.K. Saxena and S.M.P. Khurana), 199-211. Singapore: Springer.

[147] Das M K, Sarma A and Chakraborty T. (2016). Nano-ART and neuroAIDS. *Drug Deliv. Transl. Res.* 6 (5): 452-472.

[148] Honeycutt J B and Garcia J V. (2018). Humanized mice: models for evaluating NeuroHIV and cure strategies. *J. Neurovirol.* 24 (2): 185-191.

[149] Jayant R D, Atluri V S, Agudelo M, et al. (2015). Sustained-release nanoART formulation for the treatment of neuroAIDS. *Int. J. Nanomed.* 10: 1077.

[150] Polman C H, Matthaei I, De Groot C J A, et al. (1988). Low-dose cyclosporine A induces relapsing remitting experimental allergic encephalomyelitis in the Lewis rat. *J. Neuroimmunol.* 17 (3): 209-216.

[151] Lucchinetti C F, Parisi J and Bruck W. (2005). The pathology of multiple sclerosis. *Neurol. Clin.* 23 (1): 77-105.

[152] Owens T and Sriram S. (1995). The immunology of multiple sclerosis and its animal model, experimental allergic encephalomyelitis. *Neurol. Clin.* 13 (1): 51-73.

[153] Schmidt J, Metselaar J M, Wauben M H, et al. (2003). Drug targeting by long-circulating liposomal glucocorticosteroids increases therapeutic efficacy in a model of multiple sclerosis. *Brain* 126 (8): 1895-1904.

[154] Soussain C, Ricard D, Fike J R, et al. (2009). CNS complications of radiotherapy and chemotherapy. *Lancet* 374 (9701): 1639-1651.

[155] Costantini L C, Bakowska J C, Breakefield X O and Isacson O. (2000). Genetherapy in the CNS. *Gene Ther.* 7 (2): 93-109.

[156] Hanif S, Muhammad P, Chesworth R, et al. (2020). Nanomedicine-based immunotherapy for central nervous system disorders. *Acta Pharmacol. Sin.* 41(7): 1-18.

[157] Freskgard P O and Urich E. (2017). Antibody therapies in CNS diseases. *Neuropharmacology* 120: 38-55.

[158] Jeffrey P and Summerfield S. (2010). Assessment of the blood-brain barrier in CNS drug discovery. *Neurobiol. Dis.* 37 (1): 33-37.

[159] Wong D F, Tauscher J and Grunder G. (2009). The role of imaging in proof of concept for CNS drug discovery and development. *Neuropsychopharmacology* 34 (1): 187-203.

[160] Mansor N I, Nordin N, Mohamed F, et al. (2019). Crossing the blood-brain barrier: a review on drug delivery strategies for treatment of the central nervous system diseases. *Curr. Drug Deliv.* 16 (8): 698-711.

[161] Jain K K. (2009). Current status and future prospects of nanoneurology. *J. Nanoneurosci.* 1 (1): 56-64.

[162] Mukhtar M, Bilal M, Rahdar A, et al. (2020). Nanomaterials for diagnosis and treatment of brain cancer: recent updates. *Chemosensors* 8 (4): 117.

[163] Zeeshan F, Mishra D K and Kesharwani P. From the nose to the brain, nanomedicine drug

delivery. In: *Theory and Applications of Nonparenteral Nanomedicines* (ed. J. Siepmann), 153-180. Academic Press.

[164] Kovacs G G. (2015). Invited review: neuropathology of tauopathies: principles and practice. *Neuropathol. Appl. Neurobiol.* 41 (1): 3-23.

[165] DeLeo A M. and Ikezu T. (2018). Extracellular vesicle biology in Alzheimer's disease and related tauopathy. *J. Neuroimmune Pharmacol.* 13 (3): 292-308.

[166] Hernandez F and Avila J. (2007). Tauopathies. *Cell. Mol. Life Sci.* 64 (17): 2219-2233.

[167] Vimal S K, Zuo H, Wang Z, et al. (2020). Self-therapeutic NP that alters tau protein and ameliorates tauopathy toward a functional nanomedicine to tackle Alzheimer's. *Small* 16 (16): 1906861.

[168] Grauer O M, Nierkens S, Bennink E, et al. (2007). CD_{4+} $FoxP_{3+}$ regulatory T cells gradually accumulate in gliomas during tumor growth and efficiently suppress antiglioma immune responses in vivo. *Int. J. Cancer* 121 (1): 95-105.

[169] Kozielski K L, Ruiz-Valls A, Tzeng S Y, et al. (2019). Cancer-selective NPs for combinatorial siRNA delivery to primary human GBM in vitro and in vivo. *Biomaterials* 209: 79-87.

[170] Rosenberg S A. (1991). Immunotherapy and gene therapy of cancer. *Cancer Res.* 51 (18 Suppl): 5074s-5079s.

[171] Speranza M C, Passaro C, Ricklefs F, et al. (2018). Preclinical investigation of combined gene-mediated cytotoxic immunotherapy and immune checkpoint blockade in glioblastoma. *Neuro Oncol.* 20 (2): 225-235.

[172] Badie B and Berlin J M. (2013). The future of CpG immunotherapy in cancer. *Immunotherapy* 5 (1): 1-3.

[173] Lim M, Xia Y, Bettegowda C and Weller M. (2018). Current state of immunotherapy for glioblastoma. *Nat. Rev. Clin. Oncol.* 15 (7): 422-442.

[174] Lollo G, Vincent M, Ullio-Gamboa G, et al. (2015). Development of multifunctional lipid nanocapsules for the co-delivery of paclitaxel and CpG-ODN in the treatment of glioblastoma. *Int. J. Pharm.* 495 (2): 972-980.

[175] Kadiyala P, Li D, Nunez F M, et al. (2019). High-density lipoprotein-mimicking nanodiscs for chemo-immunotherapy against glioblastoma multiforme. *ACS Nano* 13 (2): 1365-1384.

[176] Kobayashi H. (2020). Theranostic near-infrared photoimmunotherapy. In: *Make Life Visible* (ed. Y Toyama, M Nakamura, A Miyawaki, et al.), 219-225. Springer, Singapore.

[177] Sandland J and Boyle R W. (2019). Photosensitizer antibody-drug conjugates: past, present and future. *Bioconjug. Chem.* 30 (4): 975-993.

[178] Qian W, Qian M, Wang Y, et al. (2018). Combination glioma therapy mediated by a dual-targeted delivery system constructed using OMCN-PEG-Pep22/DOX. *Small* 14 (42): 1801905.

[179] Li F, Cheng Y, Lu J, et al. (2011). Photodynamic therapy boosts anti-glioma immunity in mice: a dependence on the activities of T cells and complement C3. *J. Cell. Biochem.* 112 (10): 3035-3043.

[180] Burley T A, Ma̧czy´nska J, Shah A, et al. (2018). Near-infrared photoimmunotherapy targeting

EGFR—shedding new light on glioblastoma treatment. *Int. J. Cancer* 142 (11): 2363-2374.

[181] Mitsunaga M, Ogawa M, Kosaka N, et al. (2011). Cancer cell-selective in vivo near infrared photoimmunotherapy targeting specific membrane molecules. *Nat. Med.* 17 (12): 1685-1691.

[182] Huang H C, Pigula M, Fang Y and Hasan T. (2018). Immobilization of photo-immunoconjugates on NPs leads to enhanced light-activated biological effects. *Small* 14 (31): 1800236.

[183] Kudarha R R. and Sawant K K. (2020). Chondroitin sulfate conjugation facilitates tumor cell internalization of albumin nanoparticles for brain-targeted delivery of temozolomide via CD44 receptor-mediated targeting. *Drug Deliv. Transl. Res.* 1-15.

[184] Juillerat-Jeanneret L. (2008). The targeted delivery of cancer drugs across the blood-brain barrier: chemical modifications of drugs or drug-nanoparticles? *Drug Discov. Today* 13 (23-24): 1099-1106.

[185] Boulikas T, Pantos A, Bellis E and Christofis P. (2007). Designing platinum compounds in cancer: structures and mechanisms. *Cancer Ther.* 5: 537-583.

[186] Pugazhendhi A, Edison T N J I, Velmurugan B K, et al. (2018). Toxicity of doxorubicin (DOX) to different experimental organ systems. *Life Sci.* 200: 26-30.

[187] Ferraris C, Cavalli R, Panciani P P and Battaglia L. (2020). Overcoming the blood-brain barrier: successes and challenges in developing nanoparticle-mediated drug delivery systems for the treatment of brain tumours. *Int. J. Nanomed.* 15: 2999.

[188] Chen Y and Huang L. (2008). Tumor-targeted delivery of siRNA by non-viral vector: safe and effective cancer therapy. *Expert Opin. Drug Deliv.* 5 (12): 1301-1311.

[189] Karyagina T S, Ulasov A V, Slastnikova T A, et al. (2020). Targeted delivery of 111In into the nuclei of EGFR overexpressing cells via modular nanotransporters with anti-EGFR affibody. *Front. Pharmacol.* 11: 176.

[190] Kristjanson L J, Toye C and Dawson S. (2003). New dimensions in palliative care: a palliative approach to neurodegenerative diseases and final illness in older people. *Med. J. Australia* 179: S41-S43.

[191] Mushtaq G, Khan J A, Joseph E and Kamal M A. (2015). Nanoparticles, neurotoxicity and neurodegenerative diseases. *Curr. Drug Metab.* 16 (8): 676-684.

[192] Saraiva C, Praca C, Ferreira R, et al. (2016). Nanoparticle-mediated brain drug delivery: overcoming blood-brain barrier to treat neurodegenerative diseases. *J. Control. Release* 235: 34-47.

[193] Trippier P C, Jansen Labby K, Hawker D D, et al. (2013). Target-and mechanism-based therapeutics for neurodegenerative diseases: strength in numbers. *J. Med. Chem.* 56 (8): 3121-3147.

缩略语对照表

英文缩写	中文名称	英文缩写	中文名称
AD	阿尔茨海默病	CNS	中枢神经系统
AIDS	获得性免疫缺陷综合征	CNSD	中枢神经系统疾病
ALS	肌萎缩侧索硬化	CNTs	碳纳米管
AMD	老年性黄斑变性	COPD	慢性阻塞性肺疾病
AMP	前部微泵	CpG	胞嘧啶-磷酸-鸟嘌呤
ApoE	载脂蛋白E	CPPs	细胞穿膜肽
ARV	抗逆转录病毒	CQA	关键质量属性
ATP	三磷酸腺苷	CSA	胆固醇硫酸酯
AZT	叠氮胸苷	CSII	连续皮下胰岛素输注
AZTP	叠氮胸苷棕榈酸酯	CSP	石药集团有限公司
Aβ	β-淀粉样蛋白	CTS/PEG-GA	壳聚糖/聚乙二醇-甘草次酸
BBB	血脑屏障	DBLG1 Diabeloop	第一代
BBTB	血脑肿瘤屏障	DC3	树突状细胞靶向12肽
BCEC	脑毛细血管内皮细胞	DCLHb	双阿司匹林交联血红蛋白
Bcl-2	B细胞淋巴瘤2	DEPC	二芥酰磷脂酰胆碱
BEC	血管内皮细胞	DIY-APS	自制人工胰腺系统
BET	细菌内毒素	DLin-MC 3-DMA	二亚油基甲基-4-二甲氨基丁酸酯
BLP25	替昔莫肽	DM	糖尿病
BMEC	脑微血管内皮细胞	DMPC	二肉豆蔻基磷脂酰胆碱
BPD	苯并卟啉衍生物一元酸	DMPG	二肉豆蔻基磷脂酰甘油
BTZ	硼替佐米	DNA	脱氧核糖核酸
CADD	计算机辅助药物设计	DOPC	二油酰磷脂酰胆碱
CAGR	复合年增长率	DOPE	二油酰磷脂酰乙醇胺
CBSA-NP	阳离子牛血清白蛋白纳米颗粒	DOPS	二油酰磷脂酰丝氨酸
CCS/C	神经酰胺氨甲酰精胺/胆固醇	DOTAP	1,2-二油酰基-3-三甲基铵-丙烷
CFC	氯氟烃	DOX	多柔比星，阿霉素
CGM	连续葡萄糖监测	DPI	干粉吸入剂
CH	胆固醇	DPPG	二棕榈酰磷脂酰甘油
ChAT	胆碱乙酰转移酶	DS	硫酸葡聚糖
CHOL	胆固醇	DSPC	1,2-二硬脂酰-*sn*-甘油磷酸胆碱
ClTx	氯毒素	DSPG	二硬脂酰磷脂酰甘油
CMC	化学、生产和控制	DTX	多西他赛

续表

英文缩写	中文名称	英文缩写	中文名称
EAE	脑脊髓炎	HupA	石杉碱甲
EDC	3-(3-二甲氨基丙基)-1-乙基碳二亚胺盐酸盐	i.c.v.	脑室内
EGFR	表皮生长因子受体	ICAM-1	细胞内黏附分子-1
EM	电迁移	ICH	国际理事会技术协调会
EO	电渗流	IgG	免疫球蛋白G
EPC	卵磷脂	IL1-β	白细胞介素1β
EPG	卵磷脂酰甘油	ILs	免疫脂质体
EPR	高通透和滞留效应	IND	研究新药
FDA	美国食品和药品监督管理局	IT	硬膜外
FITC	异硫氰酸荧光素	IV	静脉注射
FMX	超顺磁纳米氧化铁	LED	发光二极管
F-PEG-HMD	叶酸-聚乙二醇-疏水改性葡聚糖	LErafAON	c-Raf反义寡脱氧核苷酸
FR	叶酸受体	LNCaP	人前列腺腺癌细胞
GBM	多形性胶质母细胞瘤	LNPs	脂质纳米颗粒
GDNF	胶质细胞源性神经营养因子	LPS	脂多糖
GI	胃肠道	LRP	低密度脂蛋白受体相关蛋白
GLUT-1	葡萄糖转运蛋白-1	LUV	大单层囊泡
GM-CSF	粒细胞巨噬细胞集落刺激因子	mAb	单克隆抗体
GMP	生产质量管理规范	MDR	多重耐药性
GN	肾小球肾炎	MEMS	微机电系统
Grb2	生长因子受体结合蛋白2	miR-34a	脑富集的miRNA家族
GS	糖皮质激素	MLV	多层囊泡
GUV	巨单层囊泡	MMP-2	金属蛋白酶-2
HAART	高效抗逆转录病毒疗法	mNNE	黏附性神经元纳米乳液
Hb	血红蛋白	MNP	磁性纳米粒
HD	亨廷顿病，亨廷顿舞蹈症	Mo/Mac	单核细胞/巨噬细胞
HER	人表皮生长因子受体	MPER	膜近端外部区
HFS	手足综合征	MPS	单核吞噬系统
HIV	人类免疫缺陷病毒	MRI	磁共振成像
HPH	热高压均质化	mRNA	信使核糖核酸
hPTH(1-34)	人甲状旁腺激素片段（1-34）	MS	多发性硬化症
HSPC	氢化大豆磷脂酰胆碱	MTP-PE	胞壁酰三肽磷脂酰乙醇胺

续表

英文缩写	中文名称	英文缩写	中文名称
MVV	多囊泡	PMP	后部微泵
NCE	新化学实体	POPC	棕榈酰油酰磷脂酰胆碱
nDS	纳米通道给药系统	ROS	活性氧
NEMS	纳米机电系统	PPy	聚吡咯
NGF	神经生长因子	pRBC	疟原虫感染红细胞
NHP	非人灵长类动物	PS	磷脂酰丝氨酸
NHS	*N*-羟基琥珀酰亚胺	PSMA	前列腺特异性膜抗原
NIR	近红外	PTX	紫杉醇
NJ	新泽西	QbD	设计质量
NMDA	*N*-甲基-天冬氨酸	RBC	红细胞
NNEs	神经元纳米乳液	RBD	受体结合结构域
NPL	非常规脂质体	RES	网状内皮系统
NPs	纳米颗粒	RGD	三肽 Arg-Gly-Asp
NSCLC	非小细胞肺癌	RNA	核糖核酸
nViSTA	纳米流体视网膜治疗系统	RNAi	小干扰核糖核酸
OA	骨关节炎	ROPI	盐酸罗匹尼罗
PAMAM	聚酰胺-胺	ROS	活性氧
PCL	聚己内酯	RT	放射疗法
PD	帕金森病	SAM	自组装单分子层
PDA	聚多巴胺	SAXS	小角X射线散射
PDAC	胰腺导管腺癌	SB-VS	基于结构的虚拟筛选
PDGF	血小板衍生生长因子	SCLC	小细胞肺癌
PDI	多分散指数	SEM	扫描电子显微镜
PDT	光动力疗法	siRNA	小干扰RNA
PEG	聚乙二醇	siRNAs	小干扰核糖核酸
PEG-PLA	聚乙二醇-聚乳酸	SLNs	固体脂质纳米颗粒
PEPE	聚醚共聚酯	SM	鞘磷脂
PIC	光免疫偶联物	SPECT	单光子发射计算机断层扫描
PK	药代动力学	SSA	磺酸
PLA	聚（D,L-乳酸）	SUV	小单层囊泡
PLK1	polo样激酶1	T4N5	酶T4噬菌体核酸内切酶V

续表

英文缩写	中文名称	英文缩写	中文名称
TEM	透射电子显微镜	TNF-α	肿瘤坏死因子α
TfRscFv	抗转铁蛋白受体单链抗体片段	TTR	转甲状腺素蛋白
TH	酪氨酸羟化酶	VEGF	血管内皮生长因子
TMC	*N*,*N*,*N*-三甲基壳聚糖	WGA	小麦胚芽凝集素
TMZ	替莫唑胺	WHO	世界卫生组织